"十四五"职业教育国家规划教材
"十三五"卫生高等职业教育校院合作"双元"规划教材

供临床医学类及相关专业用

眼耳鼻喉口腔科学

第 3 版

主　审　马建民

主　编　戴　馨

副主编　王维亚　李　爱　苑明茹　王雪林

编　委　（按姓名汉语拼音排序）

毕双双（菏泽医学专科学校）　　　　　　　　王　清（菏泽医学专科学校）

戴　馨（菏泽医学专科学校）　　　　　　　　王维亚（洛阳职业技术学院）

黄金荣（江西医学高等专科学校第一附属医院）　王雪林（江西医学高等专科学校）

李　爱（乌兰察布医学高等专科学校）　　　　杨　静（菏泽医学专科学校）

李　波（哈尔滨医科大学附属第五医院）　　　杨　莹（黔东南民族职业技术学院）

李　蕾（哈尔滨医科大学附属第五医院）　　　苑明茹（南阳医学高等专科学校）

李毓强（重庆市教育科学研究院）　　　　　　张慧敏（菏泽医学专科学校）

吕继忠（菏泽医学专科学校）　　　　　　　　赵　红（菏泽医学专科学校）

穆晓颖（菏泽医学专科学校）

北京大学医学出版社

YANERBIHOU KOUQIANG KEXUE

图书在版编目（CIP）数据

眼耳鼻喉口腔科学 / 戴馨主编. —3版. —北京：
北京大学医学出版社，2020.10（2025.8重印）
ISBN 978-7-5659-2092-9

Ⅰ. ①眼⋯ Ⅱ. ①戴⋯ Ⅲ. ①眼科学-高等职业教育-教材②耳鼻咽喉科学-高等职业教育-教材③口腔科学-高等职业教育-教材 Ⅳ. ①R77②R76③R78

中国版本图书馆CIP数据核字（2019）第240741号

眼耳鼻喉口腔科学（第3版）

主　　编：戴　馨
出版发行：北京大学医学出版社
地　　址：（100083）北京市海淀区学院路38号　北京大学医学部院内
电　　话：发行部 010-82802230；图书邮购 010-82802495
网　　址：http://www.pumpress.com.cn
E-mail：booksale@bjmu.edu.cn
印　　刷：北京瑞达方舟印务有限公司
经　　销：新华书店
责任编辑：法振鹏　郭　颖　　**责任校对：**靳新强　　**责任印制：**李　啸
开　　本：850 mm×1168 mm　1/16　　印张：21　　插页：8　　字数：626千字
版　　次：2020年10月第3版　2025年8月第6次印刷
书　　号：ISBN 978-7-5659-2092-9
定　　价：60.00元
版权所有，违者必究
（凡属质量问题请与本社发行部联系退换）

修订说明

《国务院办公厅关于深化医教协同进一步推进医学教育改革与发展的意见》要求加快构建标准化、规范化医学人才培养体系，全面提升人才培养质量。《国家职业教育改革实施方案》指出要促进产教融合育人，建设一大批校企"双元"合作开发的国家规划教材。新时期的卫生职业教育面临前所未有的发展机遇和挑战。

本套教材历经4轮建设，不断更新完善、与时俱进，为全国高职临床医学类人才培养做出了贡献。第3轮教材入选教育部普通高等教育"十一五"国家级规划教材15种，第4轮教材入选"十二五"职业教育国家规划教材17种。

高质量的教材是实施教育改革、提升人才培养质量的重要支撑。为深入贯彻《国家职业教育改革实施方案》，服务于新时期高职临床医学类人才培养改革发展需求，北京大学医学出版社经过前期广泛调研、系统规划，启动了第5轮"双元"数字融合高职临床医学教材建设。指导思想是：坚持"三基、五性"，符合最新的国家高职临床医学类专业教学标准，结合高职教学诊改和专业评估精神，突出职业教育特色和专业特色，重视人文关怀，与执业助理医师资格考试大纲要求、岗位需求对接。强化技能训练，既满足多数院校教学实际，又适度引领教学。实践产教融合、校院合作，打造深度数字融合的精品教材。

教材的主要特点如下：

1. 全国专家荟萃

遴选各地高职院校具有丰富教学经验的骨干教师参与建设，力求使教材的内容和深浅度具有全国普适性。

2. 产教融合共建

吸纳附属医院或教学医院的临床双师型教师参与教材编写、审稿，学校教师与行业专家"双元"共建，使教材内容符合行业发展、符合多数医院实际和人才培养需求。

3. 知名专家审定

聘请知名临床专家审定教材内容，保证教材的科学性、先进性。

4. 教材体系优化

针对各地院校课程设置的差异，部分教材实行"双轨制"。如既有《人体解剖学与组织胚胎学》，又有《人体解剖学》《组织学与胚胎学》，便于各地院校灵活选用。按照专业教学标准调整规范教材名称，如《医护心理学》更名为《医学心理学》，《诊断学基础》更名为《诊断学》。

5. 职教特色鲜明

结合最新的执业助理医师资格考试大纲，教材内容体现"必需、够用，针对性、适用性"。以职业技能和岗位胜任力培养为根本，以学生为中心，贴近高职学生认知，夯实基础知识，培养实践技能。

6. 纸质数字融合

利用二维码技术打造融媒体教材，提供拓展阅读资料、音视频学习资料等，给予学生自主学习和探索的空间及资源。

本套教材的组织、编写得到了多方面大力支持。很多院校教学管理部门提出了很好的建议，职教专家对编写过程精心指导、把关，行业医院的临床专家热心审稿，为锤炼精品教材、服务教学改革、提高人才培养质量而无私奉献。在此一并致以衷心的感谢！

本套教材出版后，出版社及时收集使用教材院校师生的质量反馈，响应《关于推动现代职业教育高质量发展的意见》，按职业教育"岗课赛证"融通教材建设理念及时更新教材内容；对照《高等学校课程思政建设指导纲要》《职业教育教材管理办法》等精神要求，自查自纠、深入贯彻课程思政教学要求，更新数字教学资源；力争打造培根铸魂、启智增慧，适应新时代要求的精品卫生职业教育教材。

希望广大师生多提宝贵意见，反馈使用信息，以臻完善教材内容，为新时期我国高职临床医学教育发展和人才培养做出贡献！

"十三五"卫生高等职业教育
校院合作"双元"规划教材审定委员会

顾　　　问	王德炳（北京大学医学部）	
	文历阳（卫生职业教育教学指导委员会）	
主 任 委 员	刘玉村（北京大学医学部）	
副主任委员	（按姓名汉语拼音排序）	
	陈地龙（重庆三峡医药高等专科学校）	潘岳生（岳阳职业技术学院）
	范　真（南阳医学高等专科学校）	沈国星（漳州卫生职业学院）
	蒋继国（菏泽医学专科学校）	周争道（江西医学高等专科学校）
秘 书 长	王凤廷（北京大学医学出版社）	
委　　　员	（按姓名汉语拼音排序）	
	陈裒裒（贵阳护理职业学院）	邱志军（岳阳职业技术学院）
	郭家林（遵义医药高等专科学校）	宋印利（哈尔滨医科大学大庆校区）
	黎　梅（毕节医学高等专科学校）	孙建勋（洛阳职业技术学院）
	李金成（邵阳学院）	孙　萍（重庆三峡医药高等专科学校）
	李　玲（南阳医学高等专科学校）	吴　勇（黔东南民族职业技术学院）
	林建兴（漳州卫生职业学院）	闫　宫（乌兰察布医学高等专科学校）
	刘　军（宜春职业技术学院）	杨　翀（广州卫生职业技术学院）
	刘其礼（肇庆医学高等专科学校）	赵其辉（湖南环境生物职业技术学院）
	宁国强（江西医学高等专科学校）	周恒忠（淄博职业学院）

前 言

随着科学技术的发展、医学理念的革新及全民健康素养的提高,卫生高等职业教育面临着新的挑战。为适应新时期卫生高等职业教育发展与改革的新要求,结合基层医疗的实际需求,根据卫生高等职业教育的教学特点,按照临床医学专业国家教学标准,围绕高等职业临床医学专业培养目标,编写此教材。

本教材以"三基"(基础理论、基本知识、基本技能)、"五性"(思想性、科学性、先进性、启发性、实用性)和"三特定"(特定的对象、特定的要求、特定的限制)为编写原则,以"必需、够用、实用"为编写尺度,体现"人民至上,生命至上"的价值追求和"预防为主,健康促进"的基层医疗理念,依据"早临床、多临床、反复临床"的人才培养模式,力求做到内容精炼、概念准确,编排合理,梯度清晰,图文并茂,形式新颖,便于教师教授和学生学习,对临床工作人员也有参考和指导作用。

本教材主要的读者是高等职业医学院校临床医学类及相关专业的学生和基层医疗单位工作的专科人员。教材以临床常见病、多发病为主要内容进行全面、详细的描述,将"医疗、保健、预防、康复"的理念以及各学科的新知识、新技术融入课程内容,保证教材的科学性、先进性、实用性及针对性。突出理论和实践相统一,和临床实践相衔接,增加医患沟通和人文关怀。本教材以布鲁姆教学目标分类法从认知领域、情感领域和动作技能领域三方面对学生提出学习要求,有利于学生临床思维的构建。完善案例分析、知识链接、考点提示、自测题等内容,增加思维导图、教学课件、教学视频、思政之光等数字资源,有助于学生的自主学习和拓展训练。

本教材在编写过程中,得到了全体编委的大力支持和通力合作,各位编委以认真、严谨、负责的态度在有限的时间内完成了教材的编写、初稿审校、交叉审校、统稿和定稿的工作。其间,我们得到了编委所在单位的大力支持,谨在此一并致以衷心的感谢。

由于水平和时间有限,本书难免有错误和不足之处,恳请各位同仁及读者批评、指正,以资完善。

戴 馨

目 录

第一篇 眼科学

第一章 眼的应用解剖与生理 2
第一节 眼 球 2
第二节 视 路 6
第三节 眼附属器 7
第四节 眼的血管与神经 9

第二章 眼科常用检查 12
第一节 视功能检查 12
第二节 眼部检查 14
第三节 眼科特殊检查 18

第三章 眼睑病 22
第一节 概述 22
第二节 眼睑炎性病变 22
第三节 眼睑位置与功能异常 25
第四节 眼睑肿瘤 27

第四章 泪器病 30
第一节 泪道狭窄及阻塞 30
第二节 泪囊炎 30

第五章 结膜病 33
第一节 概述 33
第二节 细菌性结膜炎 34
第三节 病毒性结膜炎 35
第四节 沙眼 36
第五节 过敏性结膜炎 37

第六节 干眼 37
第七节 翼状胬肉 38

第六章 角膜病 40
第一节 概述 40
第二节 细菌性角膜炎 41
第三节 真菌性角膜炎 43
第四节 单纯疱疹病毒性角膜炎 44
第五节 角膜软化症 45

第七章 巩膜病 48
第一节 表层巩膜炎 48
第二节 巩膜炎 49

第八章 葡萄膜病 52
第一节 概述 52
第二节 葡萄膜炎 53

第九章 青光眼 57
第一节 概述 57
第二节 原发性青光眼 57
第三节 继发性青光眼 62
第四节 先天性青光眼 62

第十章 晶状体病 64
第一节 白内障 64
第二节 晶状体位置异常 68

第十一章 玻璃体、视网膜及视神经疾病 70

第一节 玻璃体疾病 70
第二节 视网膜疾病 71
第三节 视神经疾病 76

第十二章 眼眶病 79

第一节 眼眶炎症 79
第二节 甲状腺相关眼病 81

第十三章 眼屈光与斜视弱视 83

第一节 眼的屈光与调节 83
第二节 正视与屈光不正 84
第三节 斜视 88

第四节 弱视 91

第十四章 眼外伤 93

第一节 概述 93
第二节 眼钝挫伤 94
第三节 眼球穿通伤 96
第四节 眼异物伤 97
第五节 眼化学性烧伤 98
第六节 其他类型眼外伤 99

第十五章 防盲治盲 101

第一节 盲和低视力的标准 101
第二节 国际防盲治盲现状 102
第三节 我国防盲治盲现状 102

附录1 眼科常用治疗技术 105

第二篇 耳鼻咽喉头颈外科学

第一章 耳鼻咽喉头颈外科应用解剖与生理 110

第一节 耳的应用解剖与生理 110
第二节 鼻的应用解剖与生理 119
第三节 咽的应用解剖与生理 124
第四节 喉的应用解剖与生理 129
第五节 气管、食管的应用解剖与生理 132
第六节 颈部的应用解剖 133

第二章 耳鼻咽喉检查法 136

第一节 耳部检查法 137
第二节 鼻部检查法 142
第三节 咽部检查法 144
第四节 喉部检查法 146

第五节 气管、支气管与食管检查法 147
第六节 颈部检查法 149

第三章 耳部疾病 152

第一节 外耳疾病 152
第二节 中耳疾病 155
第三节 耳源性眩晕 163
第四节 耳聋 167
第五节 耳外伤 169
第六节 耳部肿瘤 171

第四章 鼻部疾病 174

第一节 外鼻及鼻前庭疾病 174
第二节 鼻腔炎性疾病 175

第三节 鼻窦炎 181
第四节 鼻中隔偏曲 184
第五节 鼻出血 185
第六节 鼻腔异物 188
第七节 鼻外伤 189
第八节 鼻-前颅底肿瘤 190

第五章 咽部疾病 193

第一节 咽部的炎性疾病 193
第二节 咽部间隙脓肿 196
第三节 阻塞性睡眠呼吸暂停低通气综合征 198
第四节 咽部肿瘤 200
第五节 腺样体肥大 202
第六节 咽异感症 203

第六章 喉部疾病 205

第一节 喉部的炎性疾病 205
第二节 喉肿瘤 209

第三节 喉梗阻 211
第四节 气管插管术及气管切开术 213
第五节 喉外伤 216
第六节 喉麻痹 217
第七节 喉异物 219
第八节 声带小结 220
第九节 声带息肉 221

第七章 气管与食管疾病 223

第一节 气管与食管异物 223
第二节 食管腐蚀伤 225

第八章 颈部疾病 227

第一节 颈部肿瘤 227
第二节 颈部外伤 228

附录2 耳鼻咽喉科常用治疗技术 231

第三篇 口腔科学

第一章 口腔颌面部解剖与生理 238

第一节 颌面部解剖与生理 238
第二节 口腔 247
第三节 牙齿的解剖与生理 249

第二章 口腔颌面部检查法 254

第三章 牙体牙髓病 258

第一节 龋病 258
第二节 牙髓炎 262
第三节 根尖周炎 263

第四章 牙周疾病 267

第一节 牙龈病 267
第二节 牙周炎 269

第五章 口腔黏膜病 273

第一节 复发性口腔溃疡 273
第二节 口腔黏膜感染性疾病 274
第三节 口腔黏膜斑纹类疾病 276

第六章 口腔颌面部感染 279

第一节 概述 279
第二节 智齿冠周炎 280

第三节　口腔颌面部间隙感染　281
第四节　颌骨骨髓炎　283
第五节　面颈部淋巴结炎　283
第六节　涎腺炎症　284

第七章　口腔颌面部肿瘤　287

第一节　口腔颌面部囊肿　288
第二节　口腔颌面部良性肿瘤　289
第三节　口腔颌面部恶性肿瘤　290

第八章　口腔颌面部损伤　294

第一节　口腔颌面部损伤特点　294
第二节　口腔颌面部损伤的
　　　　急救处理　295
第三节　颌面部软组织损伤　296
第四节　牙槽突骨折和颌骨
　　　　骨折　296
第五节　颧骨颧弓骨折　299

第九章　口腔修复学　302

第一节　口腔修复学的基本
　　　　概念　302

第二节　牙体缺损、牙列缺损或
　　　　缺失的修复　304

第十章　全身疾病与口腔疾病的关系　308

第一节　全身疾病或药物导致的
　　　　口腔疾病　308
第二节　全身疾病在口腔的
　　　　表现　310
第三节　与口腔疾病相关的
　　　　综合征　312

第十一章　口腔预防保健　313

第一节　概述　313
第二节　口腔疾病的预防　314
第三节　自我口腔保健方法　315
第四节　社区口腔卫生保健　316

中英文专业词汇索引　318

主要参考文献　323

彩图　325

第一篇

眼科学

第一章 眼的应用解剖与生理

第一章数字资源

思政之光

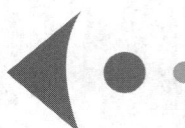

学习目标

通过本章内容的学习，学生应能：
识记：
说出眼球壁与眼内容物的组成、视路的组成和眼附属器的组成。
理解：
解释眼球及眼附属器的生理功能和视觉传导通路的临床意义。
运用：
辨析眼部疾病的发病部位，具有正确的审美观和科学的生命观。

眼为视觉器官，由眼球、视路和眼附属器组成。眼球和视路完成视觉功能，眼附属器具有保护和运动功能。

第一节 眼 球

眼球（eye ball）近似球形，位于眼眶前部，借眶筋膜韧带与眶壁联系，周围有眶脂肪衬垫、结缔组织和眼肌等包绕。眼球前有眼睑保护，后面受眶骨壁保护。正常成人眼球前后径约24mm，水平径约23.5mm，垂直径约23mm。眼球向正前方平视时突出于外侧眶缘12～14mm，两眼球突出度相差通常不超过2mm。

> ➤ 考点：正常成人眼球的大小。

眼球由眼球壁和眼内容物组成（图1-1-1）。

一、眼球壁

眼球壁分为三层：外层为纤维膜，中层为葡萄膜，内层为视网膜。

（一）外层

纤维膜（fibrous tunic）由坚韧致密的纤维组织构成。前1/6为透明的角膜，后5/6为瓷白色不透明的巩膜。两者移行处称为角膜缘。

1. 角膜（cornea） 近似圆形，横径为11.5～12.0mm，垂直径为10.5～11.0mm，中央厚度约0.5mm，周边部约1mm。组织学上角膜由外向内分为5层。

（1）上皮细胞层（epithelium）：由5～6层复层鳞状上皮细胞组成，再生能力强，损伤后

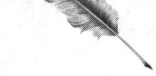

第一章 眼的应用解剖与生理

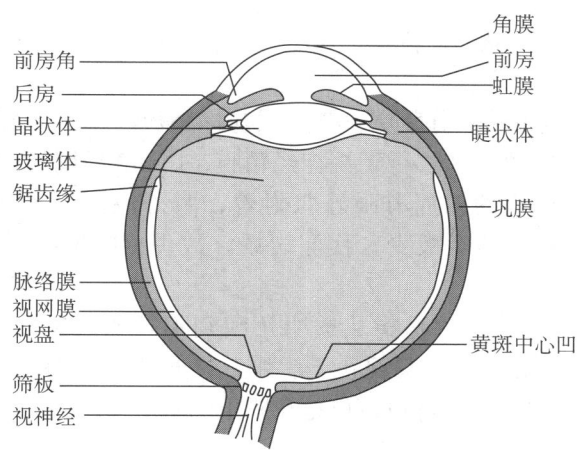

图 1-1-1　眼球水平切面示意图

修复快，且不留瘢痕。

（2）前弹力层（Bowman's membrane）：为一层透明胶原纤维膜，对机械损伤的抵抗力较强，损伤后不能再生，留下薄翳。

（3）基质层（stroma）：约 500μm，占角膜厚度的 90% 以上。由 200～250 层平行排列的纤维束薄板组成。此层损伤后不能再生，由瘢痕组织代替。

（4）后弹力层（descemet membrane）：由内皮细胞分泌，比较坚韧，损伤后可以再生。

（5）内皮细胞层（endothelium）：为贴于后弹力层后面的一层六角形细胞，具有角膜-房水屏障作用。内皮细胞数量随年龄增加而减低，损伤后不能再生，其缺损区依靠邻近的内皮细胞扩展和移行来覆盖（图 1-1-2）。

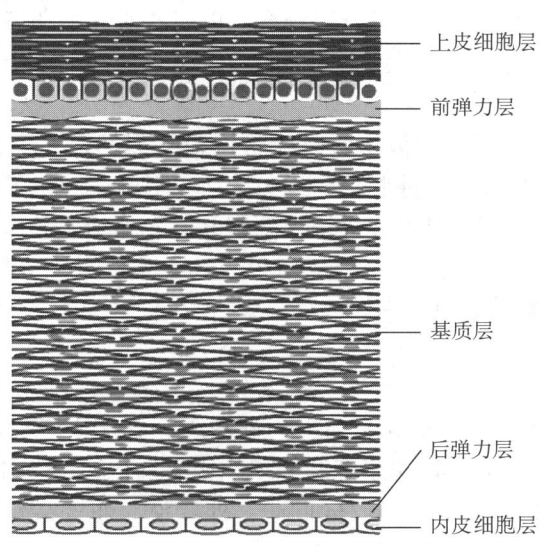

图 1-1-2　角膜组织结构示意图

角膜的特点：①组织结构排列有序，具有透明性；②主要的屈光介质；③角膜组织无血管，主要从房水、泪膜和角膜缘血管网获取营养；④有丰富的感觉神经末梢，感觉敏锐；⑤角膜上皮层易通过脂溶性物质，基质层和内皮层易通过水溶性物质，所以能够通过正常角膜的眼药制剂必须既有水溶性又有脂溶性。

角膜表面有一层泪膜（tear film），含有电解质、IgA、溶菌酶、乳铁蛋白等成分，具有湿润角膜、结膜，提供氧和营养物质的作用。

> 考点：角膜的解剖结构与特点。

2．巩膜（sclera） 组织学上分表层、基质层与棕黑板层。前部与角膜相连，后部与视神经交接处分为内、外两层，外 2/3 移行于视神经鞘膜，内 1/3 呈网眼状，称为巩膜筛板，视神经纤维由此穿出眼球。巩膜的四周有眼外肌附着，眼外肌附着处最薄，约 0.3mm。巩膜表层富有血管，深层血管、神经极少，代谢缓慢，故炎症时反应不如其他组织急剧，病程迁延。

3．角膜缘（corneal limbus） 是指从透明角膜到不透明巩膜之间的移行区，平均宽约 1.0mm。前界起于前弹力层的止端，后缘止于后弹力层止端，即前房角的前界 Schwalbe 线。

角膜缘是内眼手术切口的标志部位，也是角膜干细胞所在之处。

（二）中层

中层称葡萄膜（uvea），因富含色素和血管又称色素膜和血管膜。其具有遮光、供给眼球营养的功能，自前向后分为虹膜、睫状体和脉络膜三部分。

1．虹膜（iris） 位于晶状体前，周边与睫状体相连续。虹膜形如圆盘状，中央有一直径为 2.5～4mm 的圆孔，称为瞳孔（pupil）。虹膜内有环行瞳孔括约肌和放射状瞳孔开大肌，分别受副交感神经和交感神经支配，调节瞳孔的大小。

虹膜的生理特点是：①根据外界光线的强弱，通过瞳孔反射通路使瞳孔扩大或缩小，从而调节进入眼内的光线，保证视网膜成像的清晰。②虹膜组织血管和感觉神经末梢丰富，炎症时以渗出反应为主，且伴有强烈的眼部疼痛。

2．睫状体（ciliary body） 前接虹膜根部，后与脉络膜相连，宽 6～6.5mm。前 1/3 肥厚，称为睫状冠，其内侧面纵行放射状突起称为睫状突；后 2/3 薄而平坦，称为睫状体扁平部（或睫状环）。睫状体至晶状体赤道部有晶状体悬韧带与之相联系。睫状体内有睫状肌和睫状上皮细胞，睫状肌含有三种平滑肌纤维，即纵行肌纤维、放射状肌纤维和环行肌纤维。

睫状突的无色素上皮细胞分泌形成房水，与眼内压及眼球内部组织营养代谢有关。睫状体可参与调节作用。

3．脉络膜（choroid） 前起于锯齿缘，与睫状体扁平部相连，后止于视盘周围。脉络膜和巩膜联系疏松，两者之间存有潜在性腔隙，称为脉络膜上腔。脉络膜富含血管和色素，供血量约占眼球总供血量的 65%，供应视网膜外层，并起到遮光和暗房的作用。

> 考点：葡萄膜的解剖结构与特点。

（三）内层

视网膜（retina）是一层透明的薄膜，前界为锯齿缘，后界止于视盘。视网膜由色素上皮层和神经上皮层组成。组织学上，视网膜细胞和组织由外向内可分为 10 层，依次为：视网膜色素上皮层、光感受器层（视锥细胞和视杆细胞）、外界膜、外核层、外丛状层、内核层、内丛状层、神经节细胞层、神经纤维层和内界膜（图 1-1-3）。

视盘（optic disc）又称为视神经盘或视神经乳头，位于眼球后极偏鼻侧，直径约 1.5mm，为视神经纤维汇集穿出眼球的部位。视盘呈淡红色，其中央呈漏斗状，称为视杯或生理凹陷。视盘无感光细胞，在正常视野中形成生理盲点。

黄斑（macula lutea）为视网膜后极部的椭圆形凹陷区，其直径为 1～3mm，是视网膜最薄处，只有视锥细胞集中于此。黄斑区没有血管，营养主要由脉络膜毛细血管层供应。该区中央有一凹陷称为中心凹。黄斑区感知的视力为中心视力，黄斑区以外感知的视力为周边视力。

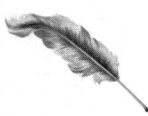

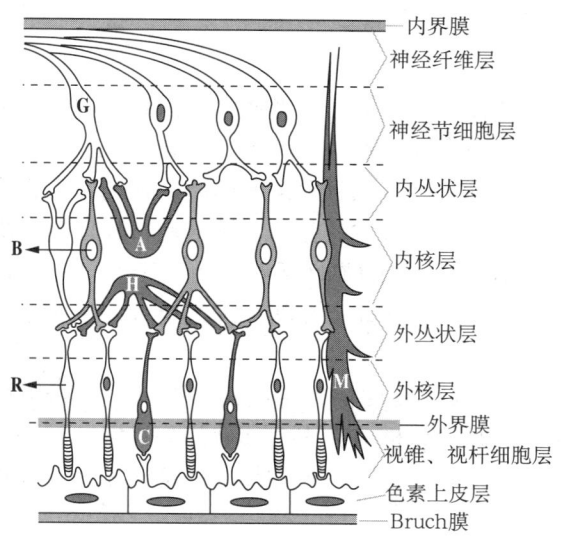

图 1-1-3 视网膜结构示意图

R：视杆细胞　C：视锥细胞　B：双极细胞　H：水平细胞
A：无长突细胞　G：神经节细胞　M：Müller 细胞

> 考点：视网膜的解剖结构与功能。

二、眼内容物

（一）眼内腔

眼内腔包括前房、后房和玻璃体腔。

1. 前房　是由角膜、虹膜、晶状体和睫状体前部共同围成的腔隙，容积约为 0.2ml。前房周边处为前房角（angle of anterior chamber），是眼内房水排出的主要通道，前为角膜缘，后为虹膜根部（图 1-1-4）。

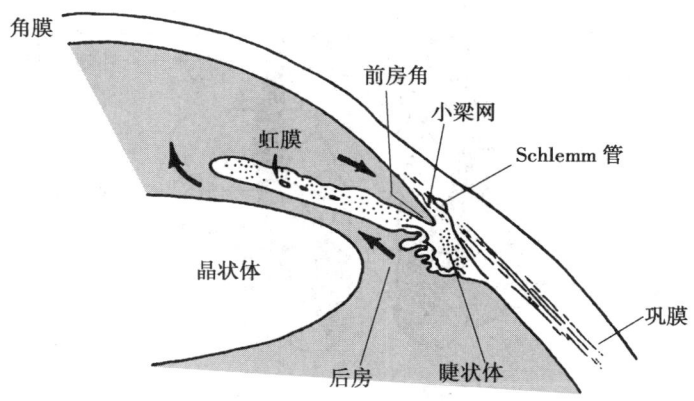

图 1-1-4　前房角的解剖与房水流出途径

2. 后房　为虹膜后面、晶状体前面、晶状体赤道部、玻璃体前面和睫状体内面构成的不规则环形腔隙，容积约为 0.06ml。

3. 玻璃体腔　前为晶状体、晶状体悬韧带和睫状体后面，后为视网膜前面，容积约为 4.5ml。

（二）眼内容物

眼内容物包括房水、晶状体和玻璃体。三者通常与角膜一起统称为眼的屈光介质。

1．房水　充满前、后房的透明液体称为房水（aqueous humor）。房水由睫状突上皮细胞产生。房水的主要成分为水，含有少量无机盐、蛋白质、葡萄糖、维生素 C、尿素及一些生长调节因子等。房水主要供给角膜、晶状体的营养，排出其新陈代谢产物，维持正常眼内压。

2．晶状体（lens）　为双凸透镜状的弹性透明体，位于虹膜和瞳孔之后、玻璃体之前，借晶状体悬韧带与睫状体联系。由晶状体囊和晶状体纤维组成，是重要的屈光介质之一，可完成调节功能，能滤去部分紫外线。

3．玻璃体（vitreous）　为透明胶质体，主要成分是水（占99%），占眼球内容积的4/5。前面有一凹面称为玻璃体凹，晶状体坐落其内，其他部分与视网膜和睫状体相贴。玻璃体中央为玻璃体管（Cloquet管）。其营养来自脉络膜和房水，是屈光介质的组成部分，对眼球有支撑作用。

> 考点：眼的屈光介质构成。

第二节　视　路

视路（visual pathway）是视觉信息从视网膜光感受器开始到大脑枕叶视觉中枢的传导路径。临床上通常指从视神经开始，经视交叉、视束、外侧膝状体、视放射到枕叶视觉中枢的神经传导通路（图1-1-5）。

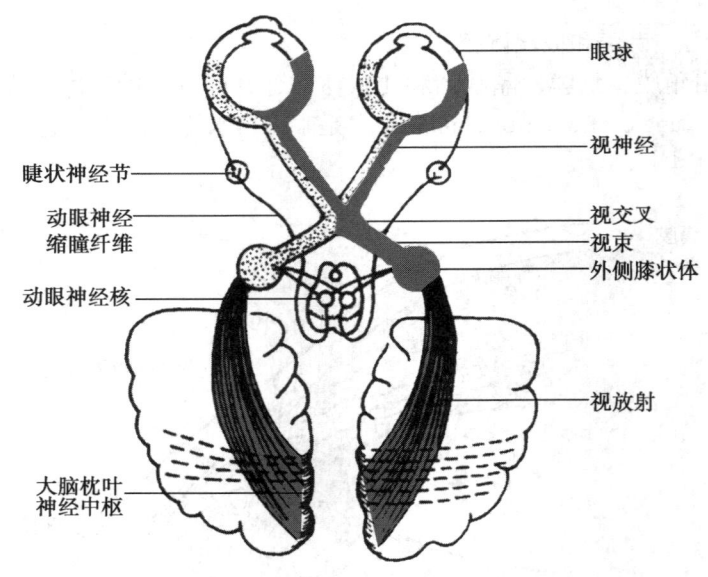

图1-1-5　视路示意图

视神经（optic nerve）是中枢神经系统的一部分。从视盘起至视交叉前脚，全长约40mm。按其部位分为眼内段、眶内段、管内段和颅内段4部分。视交叉（optic chiasma）是两侧视神经交汇处，此处的神经纤维分为两组，来自两眼视网膜的鼻侧纤维交叉至对侧，来自颞侧的神经纤维不交叉。视束（optic tract）是视神经纤维经视交叉后位置重新排列的一段神经束。离开视交叉后，分为两束绕大脑脚至外侧膝状体。外侧膝状体（lateral geniculate body）位于大脑脚外侧，卵圆形，由视网膜神经节细胞发出的神经纤维换神经元后再入视放射。视放射（optic radiation）是联系外侧膝状体和枕叶皮质的神经纤维结构。视皮质（visual cortex）位于大脑枕叶皮质相当于 Brodmann 分区的 17、18、19 区，以及距状裂上、下唇和枕叶纹状区，是大脑皮质中最薄的区域。

由于视觉纤维在视路各段排列不同，所以在神经系统某部位发生病变或损害时对视觉纤维的损害各异，表现为特定的视野异常。因此，视野缺损的特征性改变对中枢神经系统病变的定位诊断具有重要意义。

> ➤ 考点：视路的构成。

第三节 眼附属器

眼附属器包括眼睑（eyelid）、结膜（conjunctiva）、泪器（lacrimal apparatus）、眼外肌（extraocular muscles）和眼眶（orbit），具有保护、运动和支持眼球的作用。

一、眼睑

眼睑位于眼眶的前部，分为上、下眼睑，游离缘为睑缘，上、下眼睑之间的裂隙为睑裂。眼睑内外端联合处分别称为内眦和外眦。睑缘分为前、后两唇。前唇钝圆，有排列整齐的睫毛。毛囊周围有皮脂腺（Zeis腺）和变态汗腺（Moll腺），排泄管开口于毛囊。后唇边缘锐利，紧贴于眼球前部。两唇间有一条灰线是皮肤与黏膜交界处。在灰线与后唇之间，有排成一行的细孔，为睑板腺开口。近内眦部上、下睑缘各有一乳头状隆起，中央有一小孔称上、下泪小点，为泪小管开口。内眦与眼球之间有一弯形小凹，称为泪湖。泪湖颞侧为半月皱襞，鼻侧隆起物为泪阜。眼睑由外向内分为五层，即皮肤层、皮下组织层、肌层、睑板层及睑结膜层（图 1-1-6）。

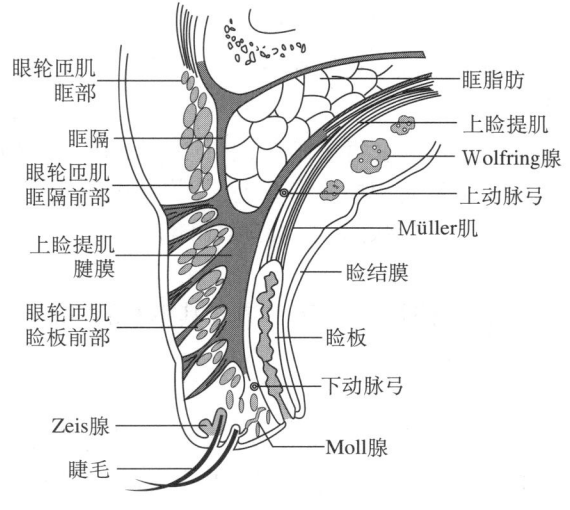

图 1-1-6 眼睑矢状切面示意图

二、结膜

结膜为一层薄而透明的黏膜组织,覆盖在眼睑后面和眼球前面,分睑结膜、球结膜和穹窿结膜。由结膜形成的囊状间隙称为结膜囊,睑裂相当于其开口处。上睑结膜在距上睑缘后唇 2～3mm 处,有一与睑缘平行的浅沟为睑板下沟,常为细小异物存留之处。球结膜和睑结膜的移行部分,即穹窿结膜,多皱襞,便于眼球转动。穹窿部还含有 Krause 腺和 Wolfring 腺,分泌浆液。

三、泪器

泪器由分泌泪液系统和导流泪液系统(泪道)组成(图 1-1-7)。

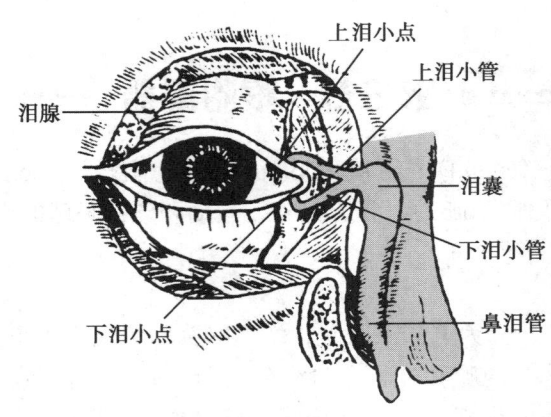

图 1-1-7 泪器剖示图

(一)泪腺

泪腺位于眼眶外上方的泪腺窝内,正常不可扪及,其排泄导管有 10～20 根开口于外上穹窿结膜处,穹窿结膜的 Krause 腺和 Wolfring 腺称为副泪腺。

(二)泪道

泪道包括上、下睑的泪小点、泪小管、泪囊和鼻泪管。

1. 泪小点　为泪道的起始部,位于内眦部,上、下睑缘各一个,分别称为上泪小点和下泪小点。泪点开口面向泪湖。

2. 泪小管　起始于泪小点,开始垂直于睑缘走行 1～2mm,然后水平方向行向鼻侧,最后上、下泪小管汇合成泪总管,与泪囊相接。有时上、下泪小管不汇合而分别直接与泪囊连接。

3. 泪囊　位于泪囊窝内,为一囊状结构,其顶端闭合成一盲端,下端与鼻泪管相接。正常泪囊长约 10mm。

4. 鼻泪管　上与泪囊相接,向下开口于下鼻道,其下端的 Hasner 瓣膜为胚胎期的残膜。

四、眼外肌

眼外肌是司眼球运动的横纹肌,每眼各有 6 条,包括 4 条直肌和 2 条斜肌(图 1-1-8)。

4 条直肌为上直肌、下直肌、内直肌和外直肌,均起于眶尖部视神经孔周围的总腱环,止于眼球前部的巩膜表面。内、外直肌的主要功能为控制眼球的内转和外转,上、下直肌收缩时分别使眼球上转、下转,同时还有内转内旋和内转外旋的作用。

2 条斜肌为上斜肌和下斜肌。上斜肌起于总腱环,在眶内上缘处穿过滑车转向后外方,止于眼球后外上部巩膜,使眼球内旋、外转和下转。下斜肌起源于眶壁的内下侧,向外伸展止于

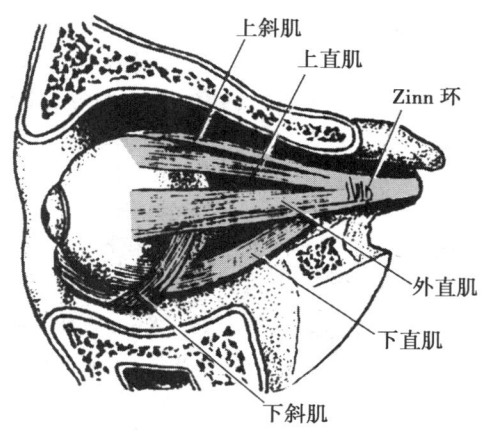

图 1-1-8 眼外肌的侧面观（左眼）

眼球的后外侧，使眼球外旋、外转和上转。

五、眼眶

眼眶为四棱锥形的骨窝，由 7 块颅骨构成，包括额骨、筛骨、泪骨、上颌骨、蝶骨、颚骨和颧骨。有上、下、内、外四壁，外侧壁比较坚固，其他三壁骨质均菲薄，且与鼻窦相邻（图 1-1-9），眼眶和鼻窦病变可相互波及。眼眶壁上有许多神经与血管的通道，如视神经孔、眶上裂、眶下裂等。

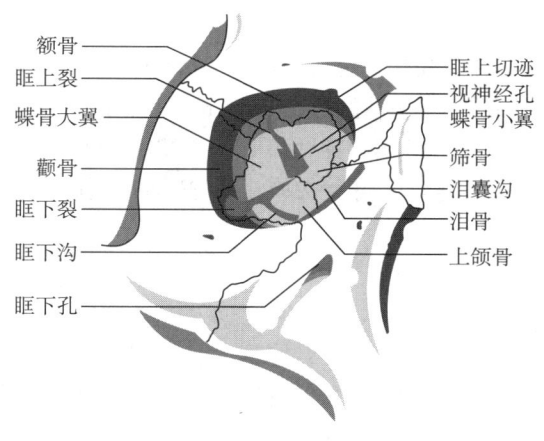

图 1-1-9 眼眶的前面观

> 考点：眼附属器的构成与功能。

第四节 眼的血管与神经

一、眼的血管

（一）动脉

眼的血液供应主要来自颈内动脉的分支眼动脉，少部分来自颈外动脉系统（图 1-1-10），其主要分支有：视网膜中央动脉（central retinal artery，CRA），分为颞上、颞下、鼻上、鼻下4支，供应视网膜内层；睫状后短动脉，供应脉络膜及视网膜外层；睫状后长动脉供应虹膜、睫状体和前部脉络膜；睫状前动脉，供应虹膜睫状体、角膜缘和前部球结膜。

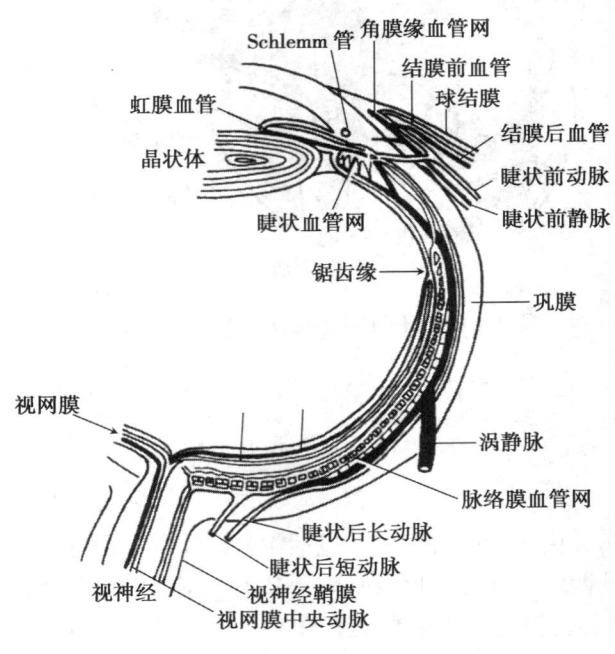

图 1-1-10　眼球的血管分布

（二）静脉

眼球静脉回流主要有：视网膜中央静脉（central retinal vein，CRV），与同名动脉伴行，经眼上静脉或直接回流到海绵窦；涡静脉（vortex vein），位于眼球赤道部后方，汇集脉络膜及部分虹膜睫状体的血液，经眼上、眼下静脉回流到海绵窦；睫状前静脉，收集虹膜、睫状体的血液，分别入眼上静脉和眼下静脉，大部分经眶上裂注入海绵窦，一部分经眶下裂注入面静脉及翼腭静脉丛，进入颈外静脉。

二、眼的神经

眼部的神经支配丰富，共有 6 对脑神经与眼有关。视神经传导视觉神经冲动，动眼神经支配眼内肌、上睑提肌和除外直肌、上斜肌以外的眼外肌，滑车神经支配上斜肌，三叉神经司眼部感觉，展神经支配外直肌，面神经支配眼轮匝肌。睫状神经节（ciliary ganglion）位于视神经外侧，总腱环前 10mm 处。节前纤维由长根感觉根、短根运动根和鼻睫状神经组成。眼内手术施行球后麻醉，即阻滞此神经节。

（王　清　戴　馨）

自测题

一、选择题

1. 损伤后不能再生，会导致角膜形成瘢痕的两层为

   A．角膜上皮层和基质层

   B．角膜基质层和后弹力层

   C．后弹力层和内皮层

   D．前弹力层和基质层

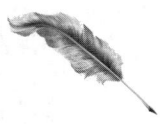

E．前弹力层和内皮层
2．以下结构中不属于眼球壁外层的是
A．角膜
B．巩膜
C．葡萄膜
D．角膜缘
E．前房角前界
3．自然光照下瞳孔的直径为
A．1～2mm
B．2～3mm
C．3～3.5mm
D．2.5～4mm
E．4～4.5mm

4．下列结构不属于泪道的组成部分的是
A．泪点
B．泪小管
C．泪囊
D．鼻泪管
E．泪腺
5．支配外直肌的神经是
A．动眼神经
B．三叉神经
C．展神经
D．滑车神经
E．面神经

二、名词解释
1．黄斑 2．视路

三、问答题
简述眼的屈光介质。

第二章 眼科常用检查

第二章数字资源

学习目标

通过本章内容的学习，学生应能：

识记：
1. 说出视力、眼压的检查方法。
2. 列举裂隙灯显微镜检查及眼底检查的方法。

理解：
解释视力、眼压、视野的记录方法和临床意义。

运用：
规范进行眼科检查和病历书写，培养科学态度，具有与患者及其家属交流的意识和能力。

第一节 视功能检查

视功能检查包括视觉心理物理学检查（如视力、视野、色觉、暗适应、对比敏感度等）及视觉电生理检查。

一、视力检查

视力（visual acuity）是指视器辨别物体形状和大小的能力，分为中心视力和周边视力，中心视力分为远视力和近视力，反映黄斑中心凹的视功能，又称视敏度。临床上中心视力≥1.0称为正常视力。世界卫生组织（WHO）提出视力分级标准，较好眼的最佳矫正视力<0.05时为盲（blindness），较好眼的最佳矫正视力<0.3，但≥0.05时为低视力（low vision）。

视力通过视力表检查获得，检查顺序一般为先右眼后左眼，或先健眼后患眼，另眼用遮眼板或手掌遮挡，切勿压迫眼球。如为戴镜矫正者，应先检查裸眼视力，再查戴镜矫正视力。检查室需有充足的光线照明。检查者用杆指视力表的视标，嘱受检者说出或用手势表示该视标的缺口方向，逐行检查，找出受检者的最佳视力行。

（一）远视力检查

视力表置于受检者前方 5m 处，受检眼与视力表 1.0 行同高。从 0.1 行向下逐行检查，记录能辨认出最小一行视标的视力。如在 5.0m 距离能辨认 1.0 全部视标，对下一行辨认出两个视标，记录为 1.0^{+2}；若在 1.2 行认错 3 个视标，记录为 1.2^{-3}。

视力低于 0.1 者，令其走近视力表，直到认出 0.1 行的视标为止，此时根据公式 V = d/D

计算,其中 V 代表实际视力,d 代表实际看到 0.1 行视标的距离,D 代表正常人看清该行字符的距离(50m),如在 3m 处看清 0.1 行视标,则实际视力为 V = 3m/50m = 0.06。

当视力低于 0.02 时,则令受检者辨认指数(counting finger,CF),嘱受检者背光而立,从眼前 1m 处逐渐移近,直至能正确辨认指数为止,并记录该距离,如 CF/40cm。若在 5cm 处仍不能识别,则检查手动(hand motion,HM),记录能正确判断手动的距离,如 HM/30cm。如手动不能识别,则检查光感(light perception,LP)。在暗室中用手电照射受检眼,遮盖对侧眼,记录可辨认光源的距离,如 LP/30cm;不能辨认出光源时记录为无光感。有光感者需检查光定位,将光源置于受检者 1m 处,检查上、下、左、右、左上、左下、右上、右下及中央九个方位,能辨认记录为"+",不能辨认出记录为"-"。

➤ 考点:远视力的检查及记录方法。

知识链接

敢于挑战"国际标准视力表"的缪天荣

缪天荣是我国眼视光学的开拓者,对眼科光学器械、眼科检查法、视觉光学等研究较深。1952 年中华医学会第九届大会通过使用"国际标准视力表",我国开始全面采用小数制视力表。

但在实践中,人们发现"国际标准视力表"存在不少缺陷。如从 0.2 到 0.1,与 1.0 到 0.9 相比,近视递增的程度是一样的,但通过"国际标准视力表",0.1 比 0.2 大 1 倍,而 0.9 比 1.0 仅大 1/9,检查表上明显存在误差。

经过 3 年苦心研究,1958 年,缪天荣终于成功研制出"对数视力表"及"五分记录法"。这种独创的视力表的核心在于:将视力和视角设定为对数关系,因此被认为是一种最符合视力生理的,而又便于统计和计算的视力检测系统。

在 1978 年全国科学大会上,"对数视力表"获全国科学大会奖。1980 年以来,"对数视力表"在我国 22 个省(市、区)应用,并据此对 25 万名中小学生进行大规模的视力测试和统计,促进了我国"防控近视"工作。1986 年,"对数视力表"的研究成果在第 25 届国际眼科大会(罗马)上"亮相",引起轰动。1990 年 5 月 1 日起,"对数视力表"在全国实施。

(二)近视力检查

常用的近视力表主要有标准近视力表和 Jaeger 视力表。在充足光线照明下,视力表置于眼前 33cm 处,自己持视力表前后移动,从上向下逐行辨认,直至能看出最小字号,记录视力;如不能辨认,将视力表前后移动,辨认视标后记录视力及距离,如 0.8/20cm。近视力检查有助于了解眼的调节能力,与远视力检查配合,可帮助推断有无屈光不正或其他眼病。

二、视野检查

视野(visual field)是指眼向正前方固定注视时所见的空间范围,反映黄斑中心凹以外的视网膜感光细胞的功能,又称周边视力。注视点 30° 以内范围的称为中心视野,30° 以外范围的称为周边视野。许多眼病及神经系统疾病,如眼底病、视路疾病可引起视野的特征性改变,视野检查对其诊断有重要意义。世界卫生组织规定视野半径 ≤ 10°,即使视力正常也属

于盲。

（一）周边视野检查

1. 对照法　此法以检查者的正常视野与受检者的视野作比较，以确定受检者的视野是否正常。检查者与受检者面对面而坐，距离约1m。检查右眼时，受检者遮左眼，右眼注视受检者的左眼。而检查者遮盖右眼，左眼注视受检者的右眼。检查者将手指置于自己与受检者的中间等距离处，分别从上、下、左、右各方位向中央移动，嘱受检者发现手指出现时即告之，这样受检者就能以自己的正常视野比较受检者视野的大致情况。

2. 弧形视野计　是简单的动态周边视野计。检查时，受检眼注视中心目标，遮盖另眼，依次检查 12～16 个径线，将各径线开始看见视标的角度在视野表上连接画线，即为受检者的视野范围。正常情况下，白色视标的视野最大，其范围平均为上方 55°、下方 70°、鼻侧 60°、颞侧 90°。蓝、红、黄色视野依次递减 10°左右，绿色视野最小。

（二）中心视野检查

1. 平面视野计　中心 30°动态视野计，黑色屏布 1m 见方，中心为注视点，屏两侧水平径线 15°～20°，用黑线各缝一竖圆示生理盲点。检查时用不同大小的视标绘出各自的等视线。

2. Amsler 表　检查距离为 33cm，相当于 10°范围的中心视野，主要用于检查早期黄斑病变及其进展情况，或测定中心、旁中心点。

（三）自动视野计

自动视野计是一种电脑控制的静态定量视野计，从受检者对光的敏感度检测视野缺损，并对其深度定量分析。自动视野计设备内有针对青光眼、黄斑疾病、神经系统疾病的特殊检查程序，能自动监控受检者固视的情况，对多次随诊的视野进行统计学分析，提示视野缺损的进展情况。

三、色觉检查

色觉（color vision）是指视网膜视锥细胞的特殊感觉功能。若视锥细胞感光色素缺损，辨色能力出现异常，称为色觉障碍。临床上将色觉障碍分为色弱和色盲两种类型。色弱是指眼辨别颜色的能力降低；色盲是指眼不能分辨颜色，绝大多数先天性色觉障碍为性连锁隐性遗传性疾病，最常见者为红绿色弱（盲）；后天性色觉障碍见于某些视网膜视神经疾病。色觉检查以假同色图（色盲本）检查法最常用。

四、暗适应检查

暗适应（dark adaptation）是指当人们从明亮处进入暗处，随着视网膜对光敏感度的增高，从开始一无所见到后来能够逐渐看清暗处物体的过程，这一过程需要 30～40 分钟。暗适应主要用于评估视网膜视杆细胞的功能，可用于诊断和观察各种夜盲性疾病。检查方法有对比法、暗适应计法。

第二节　眼部检查

眼部检查一般应遵循先右眼后左眼或先健眼后患眼，由外向内、由前向后，两侧对照的原则进行检查。

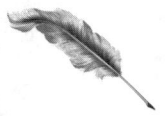

一、眼附属器检查

（一）眼睑

观察眼睑有无红肿、淤血、气肿、瘢痕或肿物，有无内翻或外翻，两侧睑裂是否对称，上睑提起及睑裂闭合是否正常；睫毛是否整齐，方向是否正常，睫毛有无变色、脱落，根部有无充血、鳞屑、脓痂或溃疡等。

（二）泪器

观察泪腺部位皮肤有无红肿、压痛、肿物，泪腺有无脱垂；泪小点位置、大小有无异常；泪囊区有无红肿、压痛、溃疡或瘘管，挤压泪囊有无分泌物自泪小点溢出。可采用泪道冲洗确定泪道的通畅程度，必要时行泪囊X线碘油造影的方法帮助临床定性诊断。Schirmer试验可检测泪液分泌量，泪膜破裂时间可反映泪膜的成分和功能。

Schirmer 试验

Schirmer试验用于检测泪液的分泌量。用一条5mm×35mm的滤纸，将一端弯折5mm，置于下睑内侧1/3结膜囊内，其余部分悬垂于皮肤表面，轻闭双眼，5分钟后测量滤纸被泪水渗湿的长度。如果检查前使用了表面麻醉剂，则反映的是副泪腺功能，短于5mm为异常；如没有用表面麻醉剂，则评价的是泪腺功能，短于10mm为异常。有时还需要进一步检查行鼻腔刺激后的Schirmer试验值，用于鉴别Sjögren综合征与非Sjögren综合征。

（三）结膜

将眼睑向上、下翻转，检查睑结膜及穹窿结膜有无充血、水肿、乳头增生、滤泡形成、瘢痕、睑球粘连，有无异物等。检查球结膜时，以拇指和示指将上、下眼睑分开，嘱受检者上、下、左、右各方向转动眼球，观察有无充血，注意区分睫状充血与结膜充血（表1-2-1），有无疱疹、出血、异物、色素沉着或新生物。

> 考点：结膜充血与睫状充血的鉴别。

表1-2-1　结膜充血与睫状充血的鉴别

	结膜充血	睫状充血
血管来源	结膜后动脉	睫状前动脉
充血部位	越近穹窿部，充血越明显	越近角膜缘，充血越明显
血管形态	呈树枝状或网状	绕角膜缘向四周呈放射状
颜色	鲜红	玫瑰红
血管移动性	推动球结膜时血管随之移动	血管不移动
血管走行方向	由穹窿部走向角膜缘	由角膜缘走向穹窿部
扩展的可能性	可侵犯伸入角膜形成角膜血管翳	停止于角膜缘
滴肾上腺素试验	充血消失	充血不消失，可能更清楚
临床意义	结膜炎	角膜或眼球深层组织炎症

（四）眼球位置及运动

注意眼球位置是否对称，高低是否相同，大小有无异常，眼球有无突出或内陷，有无震颤或斜视。嘱受检者向上、下、左、右及右上、右下、左上、左下八个方向注视（图1-2-1），以了解眼球各方向转动有无障碍。采用Hertel眼球突出度计测量眼球突出度。采用角膜映光法、

遮盖法等检查眼球有无斜视。

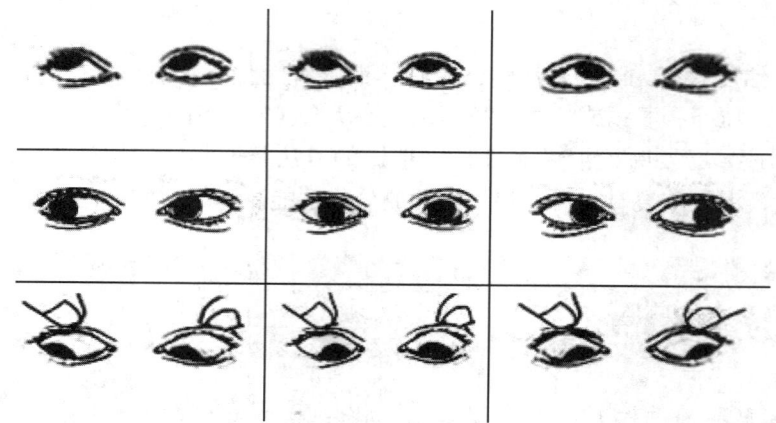

图 1-2-1　检查眼球运动的注视方向

（五）眼眶检查

观察两侧眼眶是否对称，眶缘触诊有无缺损、压痛、肿物及眶内压高低。眼眶深部损伤或病变时需要进行 B 超、X 线、CT 或 MRI 检查。

二、眼前节检查

（一）角膜

注意角膜的形状、大小、曲率、透明度及表面是否光滑，有无异物、新生血管及浑浊（瘢痕或炎症），有无感觉异常，有无角膜后沉着物（keratic precipitate，KP）。

1．角膜荧光素染色　检查角膜上皮有无缺损、角膜溃疡等，可用无菌玻璃棒或棉棒蘸 1%～2% 无菌荧光素钠液涂于下穹窿结膜，1～2 分钟后观察，上皮缺损的部位和范围可呈黄绿色着色。

2．角膜弯曲度检查　采用 Placido 板映照法评估角膜的曲率。如需测定角膜的曲率半径及屈光度，则须用角膜曲率计或角膜地形图检查。

3．角膜感觉检查　在消毒棉签上抽出一根纤细的纤维，从受检者的侧面触及角膜（勿触及眼睑和睫毛），立即引起瞬目反射为知觉正常；若瞬目迟钝，表示知觉迟钝；若瞬目反射消失，表示知觉麻痹。

（二）巩膜

注意巩膜有无黄染、充血、结节及压痛。

（三）前房

观察前房的深浅，轻度浑浊肉眼不易觉察，须借助裂隙灯检查；重度，则角膜透明度降低、角膜后沉着物附着，房水中出现纤维素性渗出或胶冻样渗出物，甚至积脓、积血等。

（四）虹膜

观察虹膜的颜色、纹理，有无新生血管、色素脱落、萎缩、结节，有无与角膜或晶状体粘连，有无根部离断及缺损，有无震颤（晶状体脱位）。

（五）瞳孔

两侧瞳孔是否等大、形圆，位置是否居中，边缘是否整齐。瞳孔的大小，对光反射是否存在。检查瞳孔和各种反射对于视路及全身疾病的诊断有重要意义。

1．直接光反射　在暗室内用手电筒照射受检眼，该眼瞳孔迅速缩小的反应。

2．间接光反射　在暗室内用手电筒照射另侧眼，受检眼瞳孔迅速缩小的反应。

3. 集合反射　受检眼视近物时缩小，并伴有双眼球向鼻侧集合的反应。

（六）晶状体

观察晶状体有无浑浊，形态和位置是否正常。正常大小瞳孔下只能看到晶状体的前 1/3，必要时散瞳后检查。

（七）玻璃体

散瞳后在裂隙灯显微镜下可检查前 1/3 的玻璃体。注意有无浑浊物飘动、机化条索、液化和脱离等。

三、眼后节检查

（一）玻璃体

检查玻璃体有无浑浊、液化、浓缩、积血、变性、脱离及增殖性病变，有无异物、寄生虫等。

（二）眼底

一般需要借助检眼镜在暗室内进行。注意观察视盘大小、形状、颜色、边界，是否存在病理性凹陷，有无视网膜水肿、出血、渗出、坏死、萎缩、脱离，视网膜血管的形态、颜色和动静脉比例，黄斑及中心凹光反射情况。用直接检眼镜还可大致测量患眼的屈光状态。

常用的检眼镜有直接检眼镜和间接检眼镜两种。

1．直接检眼镜检查法　直接检眼镜检查所见为放大 16 倍的正像，可见范围小，但观察精细，不需散瞳，如需详细检查则应散瞳。受检者取坐位或卧位，检查右眼时受检者位于受检者右侧，右手持检眼镜用右眼观察受检者的右眼，检查左眼时相反。

（1）彻照法：用于观察眼的屈光介质有无浑浊。将镜片转盘拨到 +8.0 ～ +10.0D，距受检眼 10 ～ 20cm。

（2）眼底检查：将转盘拨到"0"，距受检眼 2cm 处，拨动转盘看清眼底为止（图 1-2-2）。

2．间接检眼镜检查法　间接检眼镜放大倍数小，所见为倒像，具有立体感，一般需散瞳检查。其可见范围比直接检眼镜大，能较全面地观察眼底情况（图 1-2-3）。

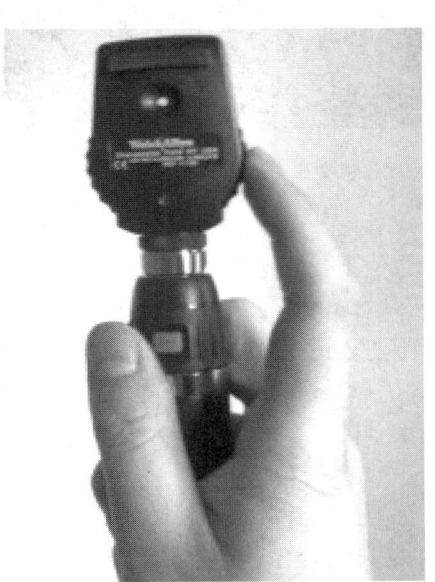

图 1-2-2　直接检眼镜

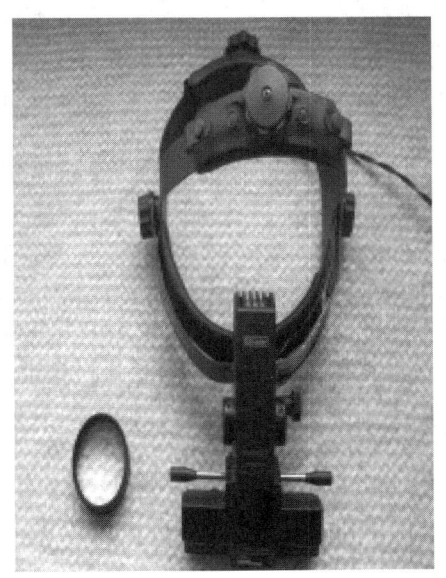

图 1-2-3　双目间接检眼镜

第三节 眼科特殊检查

一、眼压测量

眼压（intraocular pressure，IOP）是眼球内容物作用于眼球壁的压力。眼压测量（tonometry）包括指测法和眼压计测量法。

（一）指测法

指测法只能粗略估计眼压高低。检查时嘱受检者双眼向下注视，检查者双手示指尖放于受检者上睑皮肤，两指交替按压眼球睫状体部，间接感触眼球软硬程度（图 1-2-4）。记录方法：以 Tn 表示正常眼压，T+1、T+2、T+3 分别表示眼压偏高、很高、极高；T-1、T-2、T-3 分别表示眼压偏低、很低、极低。

（二）眼压计测量法

1. Schiötz 眼压计　属于压陷式眼压计（图 1-2-5）。受检者取仰卧位，向正上方注视，使角膜切面位于水平正中位，检查者右手持眼压计，左手拇指及示指分开上、下眼睑，眼压计垂直向下使底板轻落在角膜中央，读出眼压计指针刻度。如数值 < 3，应更换较重砝码重新测量，使指针所指刻度在 3 ~ 7 为宜。眼压记录方法：砝码克重 / 指针度数。测完后，滴抗生素滴眼液以防感染。Schiötz 眼压计测量值受眼球壁硬度的影响。

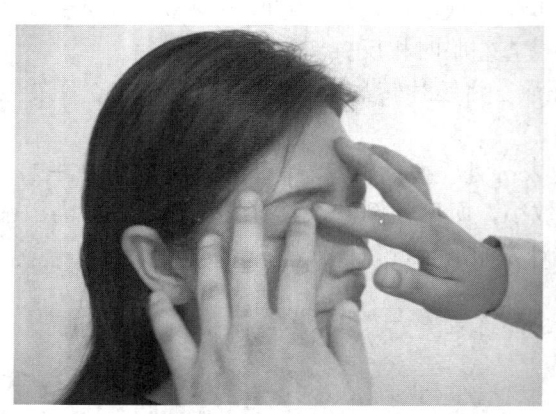

图 1-2-4　指测法测量眼压

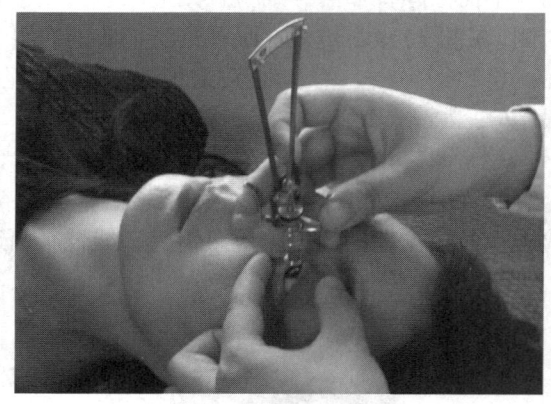

图 1-2-5　Schiötz 眼压计测量法

2. Goldman 眼压计　属于压平式眼压计。其测量数值不受眼球壁硬度和角膜曲率的影响，但受角膜中央厚度的影响，是目前准确性较可靠的眼压计。

3. 非接触眼压计　利用可控的空气脉冲，将角膜压平到一定的面积，记录角膜压平到一定程度的时间，将其换算为眼压值。该测量方法的最大优点是可以避免交叉感染，无需表面麻醉；缺点是当眼压 < 18mmHg 和 > 40mmHg 时误差较大（图 1-2-6）。

二、裂隙灯显微镜检查

裂隙灯显微镜是一种最基本的眼科检查仪器，借助裂隙灯显微镜能够清楚地观察浅表和深部组织的病变。配合前房角镜、视网膜镜、三面镜和裂隙灯透镜可检查眼底病变。裂隙灯显微镜（图 1-2-7）的操作方法主要包括直接焦点照明法、弥散光照射法、角膜缘分光照明法、后部反光照明法、间接照明法和镜面反光照明法，其中最常用的是直接焦点照明法。检查时让受检者取坐位，将下颌放置在下颌托上，前额紧贴额托；检查者将裂隙灯的光线投照于受检者

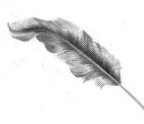

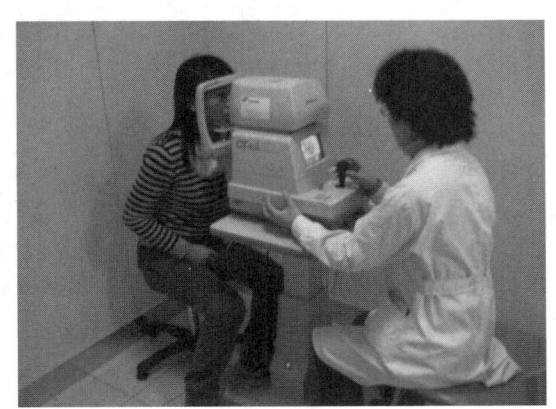 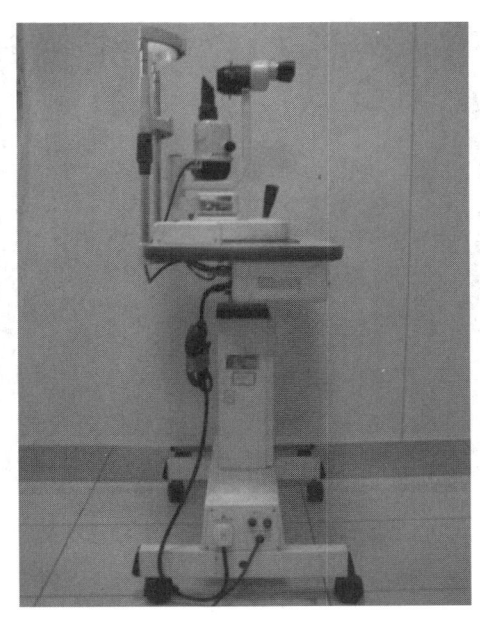

图 1-2-6 非接触眼压计测量法　　　　图 1-2-7 裂隙灯显微镜

的眼部，通过目镜观察。

三、视觉电生理检查

视觉电生理检查是通过检测视觉系统的生物电活动来评估视功能有无病变，是一种无创、客观的检查方法。临床上常用的检查包括眼电图（electrooculogram，EOG）、视网膜电图（electroretinogram，ERG）和视觉诱发电位（visual evoked potential，VEP）。

四、眼科影像学检查

（一）超声检查

A 型超声主要用于眼部的生物测量和判断病变的性质。B 型超声可用于检测眼球和眼眶组织的病变。彩色多普勒成像（color Doppler imaging，CDI）主要用于研究眼部和眶部血管性病变和肿瘤的血流特征。

（二）计算机断层扫描

计算机断层扫描（computer tomography，CT）可以获得水平切面、冠状切面、矢状切面等扫描图像，并且可以对图像进行三维重建。可用于检测眼眶、眶周围组织及某些眼球的病变，如视网膜母细胞瘤（图 1-2-8），尤其适合于检测眼眶的骨质改变和眶内、球内的金属异物存留等病变。

（三）磁共振成像

磁共振成像（magnetic resonance image，MRI）可用于眼球、眼眶及眶周组织改变情况的检查（图 1-2-9）。

（四）眼底血管造影

眼底血管造影是将造影剂经肘静脉快速注入人体，用装有特定滤光片的眼底照相机拍摄视网膜和脉络膜血管循环情况。荧光素眼底血管造影（fundus fluorescein angiography，FFA）可观察视网膜的血液循环情况，吲哚菁绿血管造影（indocyanine green angiography，ICGA）主要反映脉络膜血液循环情况。

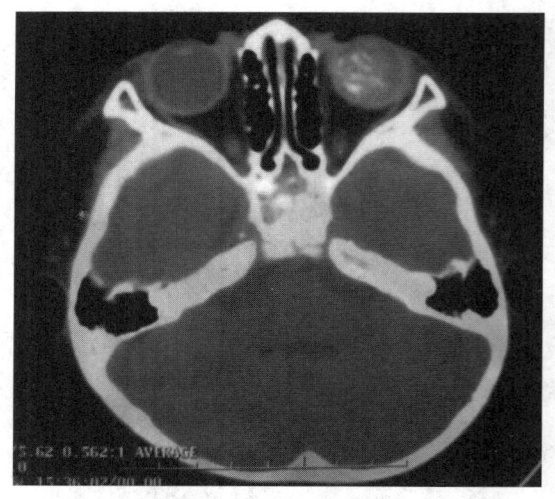 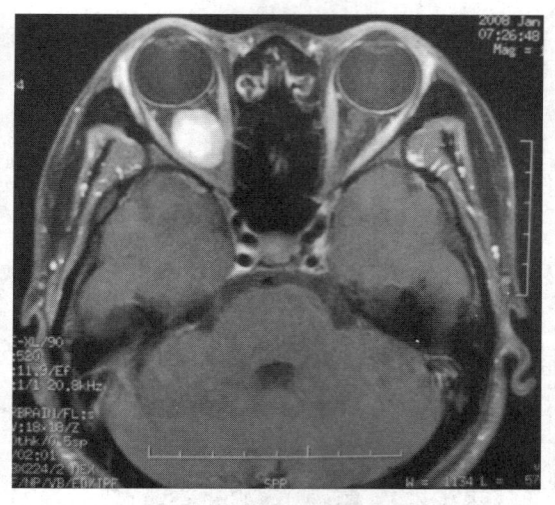

图 1-2-8 视网膜母细胞瘤 CT 扫描结果　　图 1-2-9 眶内海绵状血管瘤 MRI 扫描结果

（五）光学相干断层扫描

光学相干断层扫描（optical coherence tomography，OCT）是一种非接触无创的检查技术，可用于黄斑疾病的诊断、早期青光眼神经纤维层厚度测量及随访观察等。

（毕双双　杨　静）

自测题

一、选择题

1. 国际标准视力表远视力检查距离为
   A．50m
   B．5m
   C．3m
   D．2.5m
   E．4m

2. 在眼病诊断中，较有参考价值的是
   A．矫正视力
   B．裸眼视力
   C．针孔视力
   D．远视力
   E．近视力

3. 裂隙灯检查最常用的检查方法是
   A．弥散光照射法
   B．角膜缘分光照明法
   C．后部反光照明法
   D．直接焦点照明法
   E．点状光照明法

4. 眼压指的是眼球内容物对（　　）的压力
   A．眼球壁
   B．角膜
   C．巩膜
   D．视神经
   E．玻璃体

5. 以下眼压检查方法中不受巩膜厚度及角膜曲率影响的检查方法是
   A．指测法
   B．Goldman 眼压计测量
   C．非接触眼压计测量
   D．压陷式眼压计测量
   E．回弹式眼压计测量

6. 用直接检眼镜进行眼球屈光介质的检查时需要将镜片转盘拨到
   A．-10.0 至 -12.0D
   B．-5.0 至 -8.0D
   C．+8.0 至 +10.0D
   D．+10.0 至 +12.0D

E．+2.0 至 +3.0D
7．以下关于直接检眼镜说法正确的是
    A．直接检眼镜观察到的是倒像
    B．直接检眼镜放大 4 倍
    C．直接检眼镜放大 16 倍
    D．直接检眼镜有立体感
    E．直接检眼镜不能观察玻璃体

8．以下不会出现睫状充血的是
    A．角膜炎
    B．虹膜炎
    C．结膜炎
    D．青光眼
    E．睫状体炎

二、名词解释

1．视力 2．视野 3．眼压

三、问答题

1．简述视力的检查方法及注意事项。
2．眼前节和眼后节检查包括哪些内容？通常用什么仪器检查？
3．如何鉴别结膜充血和睫状充血？

（毕双双　杨　静）

第三章

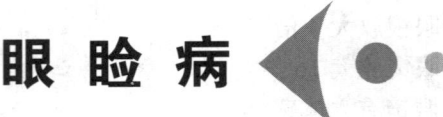

眼 睑 病

第三章数字资源

思政之光

学习目标

通过本章内容的学习，学生应能：
识记：
说出睑腺炎、睑板腺囊肿、睑缘炎的临床表现。
熟悉：
解释睑腺炎、睑板腺囊肿的鉴别要点，睑缘炎、眼睑内翻、眼睑外翻的治疗原则。
运用：
培养仁心仁术的职业精神。

第一节 概 述

眼睑覆盖在眼球的表面，与眼球表面紧密贴合，起保护眼球的作用。眼睑皮肤薄而富有弹性，皮下组织疏松，组织液或血液容易在皮下组织积聚，炎症容易扩散。睑板富含睑板腺，可分泌皮脂，通过睑缘腺口排出并参与泪膜形成。眼睑的瞬目动作可以清除眼球表面的灰尘及微生物，还可以将泪液和皮脂均匀地涂布在眼球表面，起到湿润的作用。睑缘有排列整齐的睫毛可以阻挡灰沙和汗水进入，减少强光对眼睛的刺激。

眼睑位于眼表，易受微生物、风尘和化学物质的侵袭，发生炎症反应。眼睑腺体的开口位于睑缘和睫毛毛囊根部，易发生细菌感染。炎症时眼睑充血、水肿明显。眼睑具有丰富的血液供应，对炎症和外伤有较强的抵抗力和修复能力。由于眼睑的静脉没有静脉瓣，与面部静脉相互沟通，因此眼睑的化脓性感染容易通过静脉回流进入海绵窦。

眼睑常见的疾病是炎症、位置和功能的异常、先天异常及肿瘤等。在对眼睑疾病进行治疗时要保持眼睑与眼球的正常关系。眼睑外伤或手术时，不宜切除过多的眼睑组织。

第二节 眼睑炎性病变

案例 1-3-1

患者男性，16岁，因右眼上眼睑红痛2日就诊。眼科查体：双眼视力1.0，右眼眼压：15mmHg，左眼眼压：17mmHg，右眼上睑外眦部红肿，可扪及硬结，明显压痛，相应结膜面见局部充血，双眼角膜清亮，前房中深，双眼瞳孔等大等圆，对光反射存在，晶状体透明，双眼眼底未见异常。

问题：
1．患者目前最可能的诊断是什么？
2．应该如何治疗？
3．如何与患者沟通治疗配合要求？

一、睑腺炎

睑腺炎（hordeolum）也称麦粒肿，俗称"针眼"，是细菌侵入眼睑腺体引起的一种急性化脓性炎症，可以分为内睑腺炎和外睑腺炎。睫毛毛囊或眼睑皮脂腺（Zeis 腺）或汗腺（Moll 腺）感染时称为外睑腺炎（external hordeolum）；睑板腺（meibomian 腺）感染称为内睑腺炎（internal hordeolum）。

【病因】
大多数睑腺炎由葡萄球菌感染所致，最常见的是金黄色葡萄球菌。

【临床表现】
患处有红、肿、热、痛等典型急性炎症表现。外睑腺炎的炎症反应主要位于睫毛根部的睑缘处，早期红肿较弥散。内睑腺炎局限于睑板腺内，眼睑红肿较为局限。病变处可触及明显压痛的硬结。相应睑结膜充血、肿胀。睑腺炎发生 2~3 天后可形成黄色脓点，脓点可自行破溃，破溃后炎症明显减轻，1~2 天逐渐消退。如果炎症发生在年老体弱、抵抗力差的患者或致病菌毒力较强，炎症可扩散到整个眼睑，形成眼睑蜂窝织炎。如不及时处理，有时可能引起败血症或海绵窦血栓。

【诊断】
眼睑局部充血和水肿，有胀痛、触痛和硬结，相应睑结膜充血，可形成脓肿，脓肿破溃穿破皮肤面或结膜面。

➤ 考点：睑腺炎的诊断要点。

【治疗】
早期睑腺炎可给予局部热敷，每次 10~15 分钟，每日 2~3 次，以促进眼睑血液循环，缓解症状，促进炎症消退。每日滴用抗生素滴眼液 4~6 次，反复发作及伴有全身症状者，可口服抗生素类药物，控制感染。

脓肿形成后，应及时切开排脓。外睑腺炎的皮肤切口应与睑缘平行，内睑腺炎切口应与睑缘垂直。脓肿不能排净，应放置引流条。

当脓肿未形成时不宜切开，更不能挤压排脓，否则会导致感染扩散，引起眼睑蜂窝织炎，甚至海绵窦血栓或败血症而危及生命。

二、睑板腺囊肿

睑板腺囊肿（chalazion）是由于睑板腺排出管阻塞，腺体分泌物潴留引起的慢性无菌性肉芽肿性炎症，俗称霰粒肿。它有纤维结缔组织包囊，囊内含有睑板腺分泌物及包括巨细胞在内的慢性炎症细胞浸润。

【临床表现】
好发于青少年或中年人，多见于上睑，也可上、下眼睑或双眼同时发生，常见有反复发作

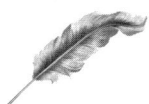

者。病程进展缓慢。一般无疼痛感和压痛。表现为眼睑皮下一或数个大小不一的圆形肿块,与之相对应的睑结膜面呈紫红色。破溃后可在睑结膜面形成息肉,也可在睑皮肤面形成肉芽组织。对复发性或老年人的睑板腺囊肿注意与睑板腺癌相鉴别,切除肿物应进行病理检查。

> 考点:睑腺炎及睑板腺囊肿的鉴别。

【治疗】

①小而无症状者无需治疗;②大者可热敷促进吸收;③对于大而不能吸收者可以手术切除。手术在睑结膜面做垂直于睑缘的切口,刮除囊肿内容物,剥离囊膜壁,将囊肿完整摘除。

三、睑缘炎

睑缘炎(blepharitis)是指睑缘、睫毛毛囊及其腺体组织的慢性或亚急性炎症。临床分为三种类型:鳞屑性睑缘炎、溃疡性睑缘炎和眦部睑缘炎。

(一)鳞屑性睑缘炎

【病因】

鳞屑性睑缘炎的病因尚不十分明确,可能与卵圆皮屑芽孢菌感染有关。睑板腺分泌功能过盛,容易引起本病。屈光不正、视疲劳、营养不良、长期使用劣质化妆品等也可诱发本病。

【临床表现】

自觉眼痒、烧灼感,睑缘充血,睫毛及睑缘表面附有灰白色鳞屑(图1-3-1,彩图1-3-1),鳞屑与溢出的皮脂形成黄色痂皮。睑缘无溃疡。睫毛易脱落,但可再生。

【治疗】

去除诱因,避免刺激因素。保持睑缘洁净,用生理盐水或3%硼酸溶液清洁睑缘,去除鳞屑和痂皮,涂抗生素眼膏,每日2～3次。炎症消退后再持续治疗2～3周,以防复发。

(二)溃疡性睑缘炎

【病因】

睫毛毛囊及其附属腺体的慢性或亚急性化脓性炎症,致病菌主要为葡萄球菌。屈光不正、视疲劳、营养不良等可能是诱因。

【临床表现】

自觉眼痒、刺痛和烧灼感。睑缘充血,睫毛根部散在小脓疱及黄色痂皮,去除痂皮后可见浅小溃疡。睫毛易脱落,且不能再生,出现秃睫。瘢痕组织增生,形成睫毛乱生,睑缘外翻。

【治疗】

去除诱因,避免刺激因素。生理盐水或3%硼酸溶液清洗睑缘,去除痂皮及毛囊的脓液。局部滴用抗生素眼液,涂抗生素眼膏。病情好转后应持续用药2～3周,以防复发。

(三)眦部睑缘炎

【病因】

多由Morax-Axenfeld双杆菌感染引起。维生素B_2缺乏可能与发病有关。

【临床表现】

本病多为双侧,外眦部多见。自觉局部刺痒、异物感和烧灼感。外眦部皮肤与睑缘充血、肿胀及浸渍糜烂(图1-3-2,彩图1-3-2)。常伴有结膜充血。

【治疗】

0.5%硫酸锌滴眼液,每天3～4次,补充维生素B_2。

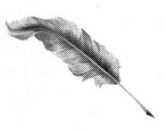

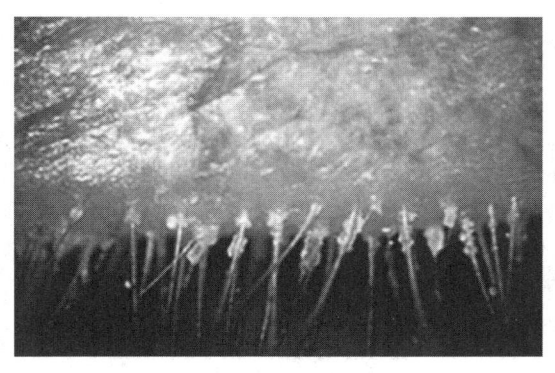
图 1-3-1　鳞屑性睑缘炎

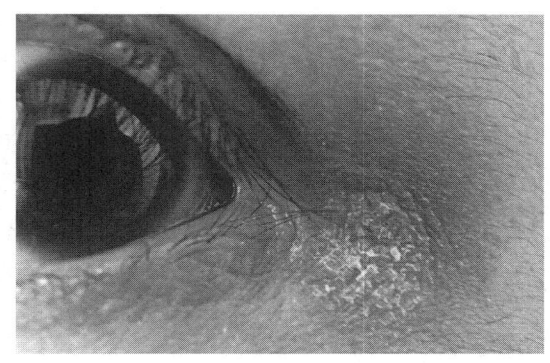
图 1-3-2　眦部睑缘炎

第三节　眼睑位置与功能异常

正常眼睑与眼球表面紧密相贴，中间有一潜在毛细间隙；上、下睑睫毛充分伸展指向前方，排列整齐，不与角膜相接触；上、下睑紧密闭合；上睑上举至瞳孔上缘；上、下泪小点贴靠在泪阜基部，使泪液顺利排入泪道。先天性或获得性眼睑位置异常可引起眼睑功能异常，造成眼球的损害。

一、睑内翻及倒睫

睑内翻（entropion）是指睑缘向眼球方向翻转，同时睫毛倒向眼球。如仅是睫毛向后生长指向眼球，称为倒睫（trichiasis）。

【病因】

1．瘢痕性睑内翻　长期慢性沙眼，睑结膜及睑板部瘢痕收缩，使眼睑向眼球方向卷曲。

2．痉挛性睑内翻　多发生于下眼睑，老年人多见。由于眶隔和下睑皮肤松弛，眼轮匝肌纤维向前上方滑动压迫睑板上缘，致使下睑上部向内翻卷（图 1-3-3，彩图 1-3-3）。

3．先天性睑内翻　多见于婴幼儿，大多数由于内眦赘皮、睑缘部轮匝肌过度发育或睑板发育不全所致。

【临床表现】

自觉畏光、流泪、刺痛及眼睑痉挛等。睑缘和睫毛倒向角膜。角膜上皮受损者，荧光素钠着染（+）。可继发感染，导致角膜溃疡。长期迁延不愈，可形成角膜新生血管。

【治疗】

1．治疗原发病　积极治疗活动性沙眼、角膜炎等。

2．手术治疗　先天性睑内翻不必急于手术治疗，若 5～6 岁仍有明显睑内翻，可行手术治疗。瘢痕性睑内翻可采用睑板切断术或睑板楔形切除术（Hotz 改良法）。痉挛性睑内翻可手术切除松弛的皮肤及部分眼轮匝肌纤维。

二、睑外翻

睑外翻（ectropion）是指睑缘向外翻转离开眼球，睑结膜可暴露在外，多合并睑裂闭合不全。

【病因】

1．瘢痕性睑外翻（cicatricial ectropion）　眼睑皮肤的外伤、烧伤、化学伤或眼睑手术后瘢痕性收缩（图 1-3-4，彩图 1-3-4）。

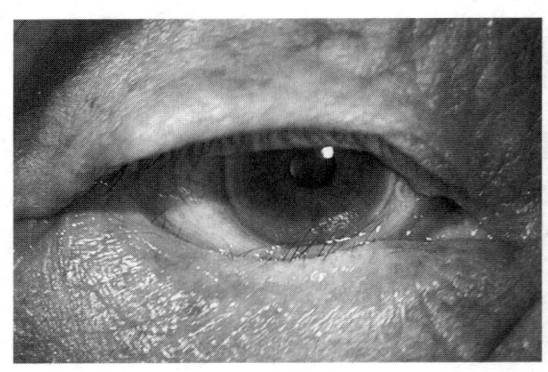
图 1-3-3　右眼下眼睑内翻伴倒睫

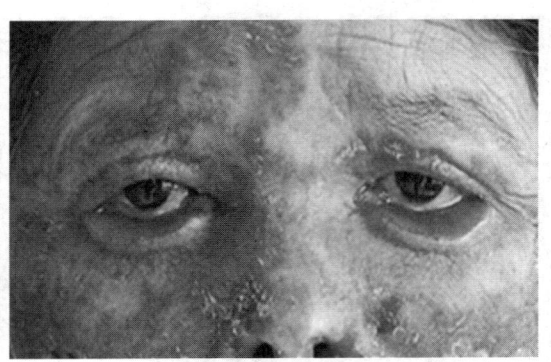
图 1-3-4　双眼瘢痕性下眼睑外翻

2．麻痹性睑外翻（paralytic ectropion）　由于面神经麻痹使眼轮匝肌收缩功能丧失，加之下睑本身重量使之下坠而外翻。

3．老年性睑外翻（senile ectropion）　由于眼轮匝肌功能减弱，眼睑皮肤比较松弛引起。

【临床表现】

1．轻度　仅有睑缘离开眼球，由于破坏了眼睑与眼球间的毛细管作用可引起溢泪。

2．重度　若睑缘外翻明显，部分或全部睑结膜暴露在外，可导致结膜充血、干燥、肥厚甚至角化；常合并睑裂闭合不全，易引起暴露性角膜炎或溃疡，影响视力。

【治疗】

瘢痕性睑外翻须手术治疗。麻痹性睑外翻可手术治疗，注意保护结膜和角膜。老年性睑外翻严重者应手术矫正。

三、上睑下垂

上睑下垂（ptosis）是指上睑的上睑提肌或 Müller 平滑肌功能不全或丧失，导致上睑部分或全部呈下垂状态，即向前方注视时，上睑缘遮盖上部角膜超过 2mm。

【病因】

1．先天性上睑下垂　动眼神经核或上睑提肌发育不良，为常染色体显性或隐性遗传。

2．后天性上睑下垂　常见于上睑提肌损伤、动眼神经麻痹、交感神经疾病、重症肌无力及机械性开合运动障碍等。

【临床表现】

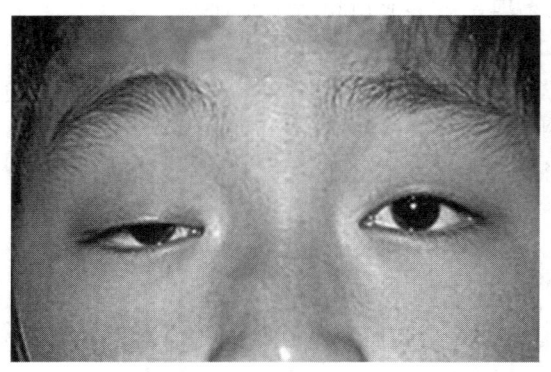
图 1-3-5　右眼上睑下垂

1．先天性上睑下垂　常双眼发病，有时为单眼，表现为不同程度的睑裂变窄（图 1-3-5，彩图 1-3-5），眼睑上抬困难，常伴有眼球上转运动障碍。患者通过额肌的力量提高上睑位置，形成较深的额纹，眉毛上挑，或仰头视物。严重时可形成形觉剥夺性弱视。有时伴有小睑裂、内眦赘皮、眼球震颤等。

2．后天性上睑下垂　多有相关病史或伴有其他症状，如上睑提肌损伤可有外伤史；交感神经疾病可伴有 Horner 综合征；重症肌无力所致的上睑下垂具有晨轻暮重特点，注射新斯的明后症状明显减轻。

【治疗】

先天性上睑下垂轻度者可观察。为避免弱视的发生，重度者应尽早手术，尤其是单眼患儿。后天性上睑下垂应积极进行病因治疗和药物治疗，半年以上无效者可以考虑手术治疗。

 知识链接

上睑提肌肌力的评估方法

上睑提肌功能评估结果是决定手术方式的关键。具体方法是用拇指压住眉部以阻止额肌作用，令患者极度向上、向下注视时上睑睑缘位置的最大偏差值。正常人位置差值应大于8mm，不足4mm者为重度上睑下垂。

第四节　眼睑肿瘤

眼睑肿瘤分为良性和恶性两大类。良性肿瘤较常见，且容易确诊，如血管瘤、色素痣、黄斑瘤等。治疗时除考虑预后外，还应考虑眼睑的功能和美容问题。

一、睑板腺癌

睑板腺癌（meibomian gland carcinoma）占我国眼睑恶性肿瘤的第二位，恶性程度高。患者多为老年女性，好发于上睑（图1-3-6，彩图1-3-6）。临床表现似睑板腺囊肿，手术后易复发。肿瘤可以向眶内浸润，并发生转移。

早期行手术彻底切除肿瘤。由于睑板腺癌早期与睑板腺囊肿外观极其相似，因此中老年人在行睑板腺囊肿切除后，应该将病变组织送病理检测，以避免误诊。

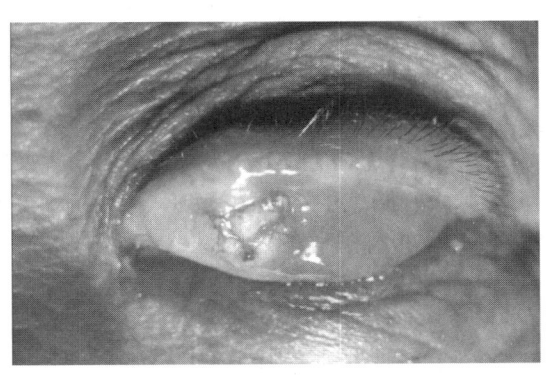

图 1-3-6　睑板腺癌

二、眼睑基底细胞癌

基底细胞癌（basal cell carcinoma）是我国最常见的眼睑恶性肿瘤，多发于中老年人，发生率随着年龄的增长而增加。好发部位为下眼睑和内眦部皮肤。早期眼睑出现小的丘疹样结节，质地坚硬，生长缓慢。因富含色素，可误诊为色素痣或黑色素瘤。随病程延长，肿瘤中央部出现溃疡，形状如火山口，基底平而硬，边缘略隆起、潜行，且向内卷（图1-3-7，彩图1-3-7）。病变逐渐向周围组织侵蚀，可以引起广泛破坏，淋巴转移较少见。

尽早手术，术中采用冰冻切片以确定肿瘤的性质及切除范围。对放疗敏感，术后可辅以放射治疗。

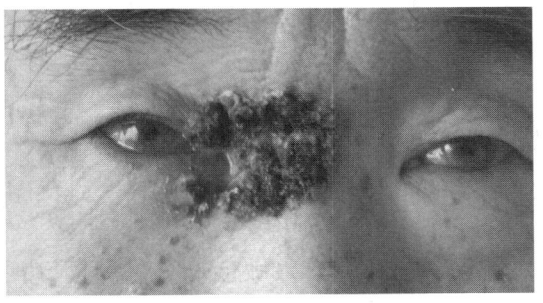

图 1-3-7　基底细胞癌

三、眼睑鳞状细胞癌

鳞状细胞癌（squamous cell carcinoma）多见于中老年人，好发于睑缘皮肤与黏膜移行处，生长缓慢。早期表现为局限性小硬结，可较快发展成菜花状或溃疡状，溃疡边缘高起。晚期病变可向深部组织扩展，可通过淋巴系统发生转移。

应早期彻底切除肿瘤。对放疗和化疗均敏感。

（毕双双　王　清）

自测题

一、选择题

1. 睑腺炎最常见的致病菌是
   A．链球菌
   B．金黄色葡萄球菌
   C．莫-阿双杆菌
   D．真菌
   E．铜绿假单胞菌
2. 外麦粒肿早期治疗正确的是
   A．局部热敷
   B．局部冷敷
   C．切开排脓
   D．将脓液挤出
   E．滴抗生素眼液
3. 睑板腺囊肿的病因是
   A．细菌感染
   B．真菌感染
   C．睑板腺分泌旺盛
   D．睑板腺出口阻塞
   E．睑板腺急性炎症
4. 外麦粒肿手术时，其手术切口应
   A．在结膜面
   B．与睑板腺平行
   C．与睑缘垂直
   D．与睑缘平行
   E．与眶缘垂直
5. 对放射治疗最敏感的眼睑恶性肿瘤是
   A．黄色瘤
   B．眼睑血管瘤
   C．基底细胞癌
   D．鳞状细胞癌
   E．睑板腺癌
6. 倒睫最常见的原因是
   A．沙眼
   B．睑缘炎
   C．睑腺炎
   D．眼睑皮肤瘢痕
   E．结膜炎
7. 患者诉眼痒、异物感。检查：双眼外眦部睑缘和皮肤充血、肿胀，并有浸渍糜烂，外眦部结膜充血、肥厚。可诊断为
   A．鳞屑性睑缘炎
   B．溃疡性睑缘炎
   C．眦部睑缘炎
   D．以上均可
   E．以上都不是
8. 患者，发现左眼上睑肿胀1周。检查：左眼上睑中央处可触及一圆形肿块，约黄豆大小，与皮肤无粘连，无压痛，病灶对应的睑结膜面为紫红色。应诊断为
   A．外麦粒肿
   B．内麦粒肿
   C．睑板腺囊肿
   D．以上均可
   E．以上都不是
9. 以下哪种维生素缺乏会引发眦部睑缘炎
   A．维生素B_1
   B．维生素A
   C．维生素E
   D．维生素B_2
   E．维生素C
10. 老年人睑板腺囊肿（霰粒肿）术后

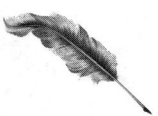

复发，首先应排除

　　　A．手术未切除干净

　　　B．瘢痕组织增生

C．睑板腺癌可能

D．继发感染

E．局部红肿

二、名词解释

1．睑腺炎　2．睑板腺囊肿　3．上睑下垂

三、问答题

1．简述内睑腺炎与外睑腺炎切开排脓的方式。

2．简述睑腺炎与睑板腺囊肿的鉴别。

（毕双双　王　清）

第四章 泪器病

第四章数字资源

学习目标

通过本章内容的学习，学生应能：
识记：
说出慢性泪囊炎、急性泪囊炎、新生儿泪囊炎的临床表现和治疗原则。
理解：
解释慢性泪囊炎、急性泪囊炎、新生儿泪囊炎的病因和危害。
运用：
能初步诊断泪囊炎，并提出治疗建议，尊重患者，与患者良好沟通病情使其配合治疗。

泪器分为泪液分泌系统和泪液排出系统。泪液分泌系统由泪腺、副泪腺、结膜杯状细胞等组成。泪液排出系统包括泪小点、泪小管、泪总管、泪囊和鼻泪管。泪器病的主要症状为泪溢和流泪。

第一节 泪道狭窄及阻塞

泪道狭窄及阻塞是常见泪道疾病。泪小点外翻、泪小点狭窄、泪小点闭塞或缺如、泪小管至鼻泪管狭窄或阻塞、炎症、外伤、异物、肿瘤等以及鼻部疾病均可导致泪道不同程度的狭窄，甚至阻塞。

【临床表现】

主要症状是泪溢。长期的泪液浸渍可引起慢性结膜炎、眼睑或面颊部湿疹性皮炎。拭泪可致眼睑外翻，从而加重泪溢。泪道阻塞部位常用的判断方法有泪道冲洗、泪道探通、泪道造影等。

【治疗】

针对病因进行治疗。如泪小点狭窄者可行泪小点扩张术；泪小管狭窄者可行泪道置管术；鼻泪管阻塞者可行泪囊鼻腔吻合术。

第二节 泪囊炎

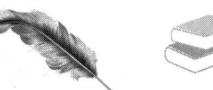

案例 1-4-1

患者女，50岁，因左眼流泪1年就诊。眼科查体：双眼视力0.8，双眼眼压

15mmHg。右眼泪小点在位开放，结膜轻度充血，按压泪囊区无分泌物溢出；左眼泪小点在位开放，结膜充血，按压泪囊区有少许脓性分泌物溢出。双眼角膜清，前房中深，瞳孔圆，直径2.5mm，对光反射存在，晶状体密度增加，眼底未见异常。

问题：
1．患者目前最可能的诊断是什么？
2．确诊后如何治疗？
3．如何与患者沟通治疗配合要求？

一、慢性泪囊炎

【病因】

由于鼻泪管狭窄或阻塞，泪液潴留于泪囊，细菌感染所致。常见致病菌为肺炎链球菌、葡萄球菌等。沙眼、泪道外伤、鼻炎、鼻中隔偏曲、下鼻甲肥大等因素与发病有关。

> ➤ 考点：慢性泪囊炎的病因。

【临床表现】

多见于中老年女性。主要症状为泪溢，常伴有结膜充血。挤压泪囊区有黏液性或脓性分泌物自泪小点溢出。分泌物大量潴留时可出现泪囊黏液性囊肿。

> ➤ 考点：慢性泪囊炎的临床表现。

【治疗】

1．药物治疗和泪道冲洗　一般仅能减轻症状。
2．手术治疗　常用的手术方式为泪囊鼻腔吻合术，或经内镜下泪囊鼻腔吻合术。不能行上述手术者，可行泪囊摘除术。

知识链接

泪囊鼻腔吻合术

泪囊鼻腔吻合术是在泪囊内侧与相邻的鼻腔间建立一个新通道，手术中将泪囊通过一个骨孔与鼻腔黏膜相吻合，使泪液从吻合口直接进入中鼻道。

二、急性泪囊炎

【病因】

急性泪囊炎大多数在慢性泪囊炎的基础上发生，也可无溢泪史而突然发生。常见致病菌为金黄色葡萄球菌、溶血性链球菌等。

【临床表现】

泪囊区皮肤红肿、疼痛，炎症可波及眼睑及面颊部（图1-4-1，彩图1-4-1），甚至引起眶蜂窝织炎、结膜充血。严重时可有发热等全身症状。泪囊区局部可形成脓肿，破溃后炎症减轻。

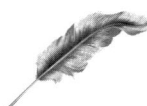

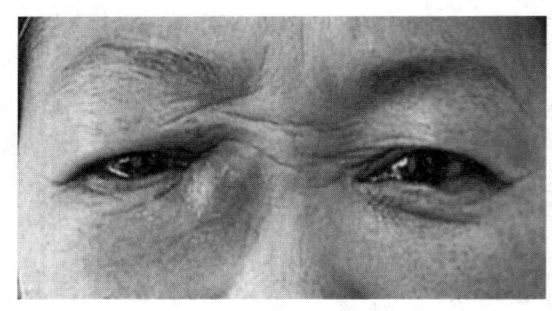

图 1-4-1　右眼急性泪囊炎

【治疗】

早期局部热敷，局部和全身使用足量抗生素。炎症期禁忌泪道冲洗或泪道探通，以免感染扩散。脓肿形成可切开排脓，放置引流条。炎症消退后按慢性泪囊炎处理。

三、新生儿泪囊炎

【病因】

鼻泪管下端发育不全，或出生时鼻泪管下端 Hasnar 瓣膜残留，继发感染所致。

【临床表现】

主要症状为泪溢。按压泪囊区有黏液性或脓性分泌物自泪小点溢出。

【治疗】

按摩泪囊区，局部滴抗生素滴眼液，多数患儿可自愈。无效者可考虑泪道冲洗或行泪道探通术。

（穆晓颖　李　蕾）

自测题

一、选择题

1. 导致慢性泪囊炎的主要原因为
   A．泪总管阻塞
   B．泪囊狭窄
   C．泪小点闭塞
   D．鼻泪管阻塞或狭窄
   E．泪小管阻塞
2. 慢性泪囊炎的主要症状为
   A．畏光
   B．泪囊区红、肿、热、痛
   C．泪溢
   D．睫状压痛
   E．全身发热、耳前淋巴结肿大
3. 急性泪囊炎不应该进行的处理是
   A．热敷
   B．局部抗生素眼药
   C．泪道探通
   D．全身抗生素治疗
   E．脓肿形成后切开排脓
4. 判断泪道阻塞最常用的诊断方法为
   A．泪道探通术
   B．泪道冲洗
   C．泪道造影
   D．眼眶 CT
   E．染料试验
5. 急性泪囊炎的临床表现不正确的是
   A．急性起病
   B．不会导致眶蜂窝织炎
   C．可形成脓肿
   D．可有发热等全身症状
   E．结膜可有充血

二、名词解释

慢性泪囊炎

三、问答题

1. 简述慢性泪囊炎的临床表现。
2. 简述急性泪囊炎的治疗原则。

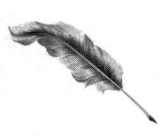

第五章 结膜病

第五章数字资源

思政之光

学习目标

通过本章内容的学习，学生应能：

识记：
1. 说出结膜炎的症状与体征。
2. 列举不同类型结膜炎的临床表现。

理解：
解释不同类型结膜炎的相同点和不同点、诊断方法及治疗方法。

运用：
发扬实事求是的科学精神，培养职业责任感。

第一节 概 述

结膜（conjunctiva）是覆盖于眼睑后和眼球前的一层半透明的黏膜组织。结膜炎（conjunctivitis）是结膜病中最常见的类型，其次是结膜变性疾病。

1. **结膜炎的病因** 最常见的是微生物感染，可为细菌、病毒和衣原体，偶见真菌、立克次体及寄生虫感染。理化因素刺激，如风沙、紫外线、医用药品等也可引起结膜炎。部分结膜炎还可由免疫性病变（过敏性）、全身疾病、邻近组织炎症蔓延引起。

2. **结膜炎的症状** 异物感、烧灼感、痒、畏光、流泪和分泌物增多等。

3. **结膜炎的体征** 结膜充血、分泌物、乳头增生、滤泡形成、结膜水肿和耳前淋巴结肿大等。①结膜充血：是急性结膜炎最常见的体征，表现为表层血管充血，以穹窿部明显。②结膜分泌物：不同类型结膜炎分泌物有所不同，如细菌性结膜炎呈黏液性、脓性或浆液性；过敏性结膜炎呈黏稠丝状；病毒性结膜炎呈水样或浆液性。③球结膜水肿。④乳头增生：结膜炎症的非特异性体征，裂隙灯显微镜下见中心有扩张的毛细血管到达顶端，并呈轮辐样散开。⑤滤泡形成：外观光滑、半透明隆起的结膜改变，中央无血管，由淋巴细胞反应引起。⑥耳前淋巴结肿大：是病毒性结膜炎的一个重要体征。

> 考点：结膜炎常见的症状与体征。

4. **结膜炎的诊断** 根据临床症状和体征做出诊断。实验室检查包括细胞学检查、病原体培养，以及免疫学和血清学检查。结膜分泌物涂片有助于诊断有无细菌感染，必要时可做细菌

和真菌培养；血清学检查，如检测患者血清中抗体的效价，有助于病毒性结膜炎的诊断。

5. 结膜炎的治疗原则　针对病因，眼局部给药为主，必要时全身用药。急性期禁忌包扎患眼。

第二节　细菌性结膜炎

案例 1-5-1

新生儿，男，出生后第 2 天，家长发现患儿双眼肿胀，大量的脓性分泌物把上下眼睑睫毛粘住。眼科查体：双眼睑高度水肿，结膜充血水肿，结膜囊可见大量脓性分泌物，角膜清，余检查不配合。

问题：
1. 患儿目前最可能的诊断是什么？
2. 目前该如何处理？
3. 如何与患儿家长沟通治疗配合要求？

一、急性或亚急性细菌性结膜炎

急性或亚急性细菌性结膜炎（acute or subacute bacterial conjunctivitis）又称为急性卡他性结膜炎，俗称"红眼病"。传染性强，多见于春秋季节，可散发感染，也可在学校、工厂等集体生活场所流行。常见致病菌为肺炎双球菌、流感嗜血杆菌、金黄色葡萄球菌等。

发病急，潜伏期 1～3 天。双眼同时或先后发病，3～4 天达高峰。常见症状为眼红、异物感、灼热感和流泪等，眼部分泌物多，尤以晨起时明显，常将上、下睑睫毛粘在一起。

治疗原则：①保持结膜囊清洁：分泌物多时，可用生理盐水或 3% 硼酸溶液冲洗结膜囊；②局部应用抗生素滴眼液，可选用喹诺酮类或氨基糖苷类药物，急性期每 1～2 小时一次。

二、慢性细菌性结膜炎

慢性细菌性结膜炎（chronic bacterial conjunctivitis）可由急性结膜炎演变而来，或毒力较弱的病原菌感染所致。常见致病菌为金黄色葡萄球菌和摩拉克菌等。

慢性细菌性结膜炎进展缓慢，持续时间长。可有眼痒、烧灼感、干涩感或视疲劳等症状。结膜轻度充血，睑结膜肥厚、乳头增生，分泌物呈黏液性或白色泡沫样。

三、超急性细菌性结膜炎

超急性细菌性结膜炎（hyperacute bacterial conjunctivitis）又称脓漏眼，是一种传染性极强、破坏性极大的结膜炎，病原体为奈瑟菌属的淋球菌和脑膜炎双球菌。成人主要由生殖器-眼接触传播而感染，新生儿则通过母体产道感染。

双眼或单眼发病，潜伏期 10 小时至 2～3 天，病情进展迅速。眼睑高度水肿，结膜充血、水肿，严重者结膜可突出于睑裂之外，伴大量脓性分泌物，部分患者可累及角膜，并发角膜

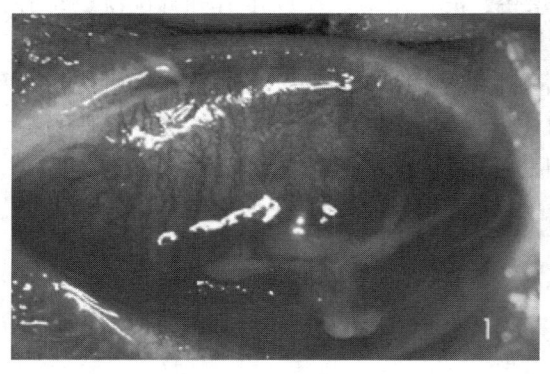

图 1-5-1　新生儿淋菌性结膜炎

溃疡甚至眼内炎。常有耳前淋巴结肿大和压痛（图 1-5-1，彩图 1-5-1）。

治疗原则：用生理盐水或3%硼酸溶液彻底冲洗结膜囊。急性期频点抗生素滴眼剂。全身应用足量抗生素。

第三节 病毒性结膜炎

案例 1-5-2

患者男，32岁，眼科医生。接触大量结膜炎患者2天后，突然出现双眼眼红、畏光、异物感、流泪。眼科查体：双眼结膜充血水肿，广泛片状结膜下出血、结膜滤泡形成，角膜点状染色。

问题：
1. 患者目前最可能的诊断是什么？
2. 需要做哪些检查？

一、流行性角结膜炎

流行性角结膜炎（epidemic keratoconjunctivitis）是一种传染性强的接触性传染病，由腺病毒8、19、29和37型引起。

【临床表现】

潜伏期5～7天，症状重，双眼发病。主要症状有眼红、疼痛、畏光和水样分泌物。急性期眼睑水肿，结膜充血水肿、滤泡形成，结膜下出血。发病数天后，角膜可出现弥散的斑点状上皮损害，2周后发展为上皮下浸润，主要散布于中央角膜，角膜敏感性正常。结膜炎症最长持续3～4周。伴耳前淋巴结肿大和压痛。儿童可有全身症状，如发热、咽痛、中耳炎等（图1-5-2，彩图1-5-2）。

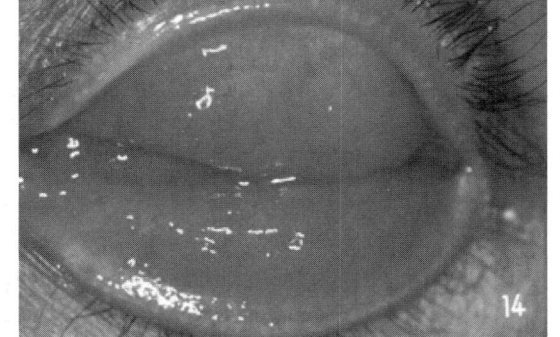

图1-5-2 流行性角结膜炎

【治疗】

局部冷敷和使用血管收缩剂，可减轻症状。急性期可使用抗病毒药物，以抑制病毒复制，如0.1%阿昔洛韦、0.15%更昔洛韦、干扰素等滴眼液。合并有细菌感染时加用抗生素滴眼液。

二、流行性出血性结膜炎

流行性出血性结膜炎（epidemic hemorrhagic conjunctivitis）是一种暴发流行的自限性眼部传染病。主要由70型肠道病毒引起。

【临床表现】

潜伏期18～48小时；病程5～7天。常见症状有眼痛、畏光、流泪、异物感等。球结膜下出血呈点状或片状，从上方球结膜开始向下方球结膜蔓延。滤泡形成，伴角膜上皮损害和耳前淋巴结肿大。部分患者有发热、肌肉酸痛等全身症状。

【治疗和预防】

治疗同流行性角结膜炎，有自限性。应加强个人卫生和医院管理，防止传播。

第四节 沙 眼

沙眼（trachoma）是由沙眼衣原体感染所致的一种慢性传染性致盲性角结膜炎。20世纪50年代以前该病曾在我国广泛流行，70年代以后，发病率大大降低。

【病因】

多由A、B、C或Ba抗原型沙眼衣原体感染所致。通过直接接触或污染物间接传播。

【临床表现】

多为双眼发病。急性沙眼主要发生在儿童。一般起病缓慢，潜伏期5～14天。

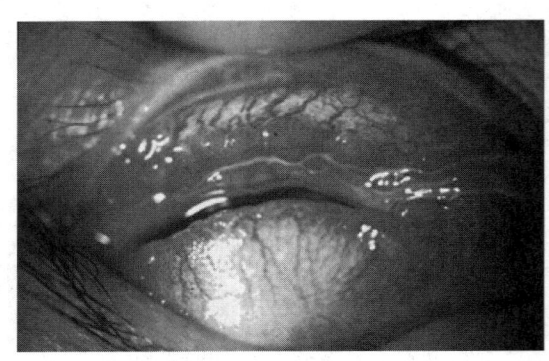

图1-5-3 沙眼急性期

急性期症状包括畏光、流泪、异物感及黏液脓性分泌物。眼睑红肿，结膜充血，乳头增生，上、下穹窿结膜布满滤泡。可合并弥漫性角膜上皮炎及耳前淋巴结肿大（图1-5-3，彩图1-5-3）。

慢性期患者无明显不适，仅眼痒、异物感和烧灼感。结膜充血减轻，乳头增生、滤泡形成，病变以上睑结膜和上穹窿结膜显著，并可出现垂帘状角膜血管翳。结膜病变逐渐变成白色平滑的瘢痕。角膜缘滤泡发生瘢痕化改变，称为Herbert小凹。角膜血管翳及睑结膜瘢痕为沙眼的特有体征。晚期可发生睑内翻及倒睫、上睑下垂、睑球粘连、角膜浑浊、实质性角结膜干燥症、慢性泪囊炎等并发症，严重影响视力，甚至失明。

> 考点：沙眼的症状、体征及并发症。

【分期】

Ⅰ期（进行活动期）：上睑结膜乳头与滤泡并存，上穹窿结膜模糊不清，有角膜血管翳。
Ⅱ期（退行期）：上睑结膜自瘢痕开始出现至大部分变为瘢痕，仅留少部分活动性病变。
Ⅲ期（完全瘢痕期）：上睑结膜活动性病变完全消失，以瘢痕代替，无传染性。

【诊断】

典型的沙眼可根据乳头、滤泡、角膜血管翳和结膜瘢痕等做出诊断。WHO要求诊断沙眼时至少符合下述标准中的2条：①上睑结膜5个以上滤泡；②典型的睑结膜瘢痕；③角膜缘滤泡或Herbert小凹；④广泛的角膜血管翳。

实验室检查可以确定诊断。沙眼细胞学的典型特点是可检出淋巴细胞、浆细胞和多形核白细胞。结膜刮片染色检查可显示沙眼包涵体。荧光抗体染色、酶联免疫测定、聚合酶链反应等方法都有高敏感性和高特异性。

> 考点：沙眼的诊断标准。

【治疗】

包括全身和眼局部药物治疗，以及对并发症的治疗。

1. 局部治疗 用0.1%利福平滴眼液、10%～30%磺胺醋酰钠滴眼液和喹诺酮类滴眼液等滴眼。夜间使用四环素类、红霉素类眼膏，疗程最少10～12周。

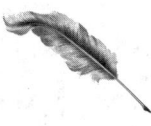

2．全身治疗　急性期或严重的沙眼应全身应用抗生素治疗，一般疗程 3～4 周。可口服红霉素、多西环素或四环素。

3．并发症的治疗　主要是针对沙眼的并发症进行治疗。

第五节　过敏性结膜炎

过敏性结膜炎（allergic conjunctivitis）是由于眼部组织对过敏原产生超敏反应所引起的炎症。分为速发型和迟发型两种。

【病因】

速发型：致敏原有花粉、角膜接触镜及其清洗液等。

迟发型：一般由阿托品、氨基糖苷类抗生素、抗病毒药物碘苷、防腐剂硫柳汞及缩瞳剂等药物引起。

【临床表现】

接触致敏物质数分钟后可迅速发生眼部瘙痒、眼睑肿胀、结膜充血水肿。在滴入局部药物后 24～48 小时才发生的为Ⅳ型超敏反应，表现为眼睑皮肤湿疹、结膜乳头增生、滤泡形成，严重者可引起结膜上皮剥脱。下方角膜可见斑点样上皮糜烂。慢性接触性睑结膜炎的后遗症包括色素沉着、皮肤瘢痕、下睑外翻。

【治疗】

查找过敏原，避免再次接触。局部点用抗组胺药滴眼液及细胞膜稳定剂。严重者可加用全身抗过敏药。

第六节　干　眼

干眼（dry eye）又称角膜结膜干燥症，是指任何原因引起的泪液质或量异常，或动力学异常导致的泪膜稳定性下降，并伴有眼部不适和（或）眼表组织损害为特征的多种病症的总称。

【病因】

病因繁多，病理过程复杂。眼表的结构或功能损害都可能引起干眼。干眼分为泪液生成不足型和蒸发过强型两种。

【临床表现】

常见的症状有眼干涩、异物感、烧灼感、痒感、畏光、眼红、视物模糊、视力波动、视疲劳、难以名状的不适、不能耐受有烟尘的环境等。体征包括结膜血管扩张，结膜增厚、皱褶而失去光泽，角膜上皮点状脱落等。早期可轻度影响视力，严重者可导致角膜溃疡穿孔。

【诊断】

目前干眼症的诊断尚无统一标准。我国《干眼临床诊疗专家共识（2013 年）》中干眼的诊断标准：①有干燥感、异物感、烧灼感、疲劳感、不适感、视力波动等主观症状之一和泪膜破裂时间 ≤ 5s 或泪液分泌试验（无表面麻醉）≤ 5mm/5min；②有干燥感、异物感、烧灼感、疲劳感、不适感、视力波动等主观症状之一，5s ＜ 泪膜破裂时间 ≤ 10s，或 5mm/5min ＜ 泪液分泌试验（无表面麻醉）≤ 10mm/5min，同时有角结膜荧光素染色阳性。

➢ 考点：干眼的诊断要点。

【治疗】

1．去除病因，治疗原发病　积极改善工作和生活环境，及时停用可引起干眼的药物或眼

部化妆品。

2．非药物治疗　普及干眼知识、戴湿房镜或硅胶眼罩或软性角膜接触镜、眼睑清洁、热敷及睑板腺按摩等物理疗法。对患者进行心理干预等。

3．药物治疗　人工泪液、润滑眼膏、糖皮质激素、非甾体类抗炎药及免疫抑制剂如环孢素A等。

4．手术治疗　主要包括泪小点栓塞、睑缘缝合术、颌下腺及唇腺移植术等。

知识链接

视频终端综合征

视频终端综合征是由于长时间使用电脑、文字处理机、电视游戏机等终端屏幕，影响眼和身心健康所产生的一组疾病，也称VDT症候群，包括眼部、全身及精神症状，眼部症状可出现干眼症状。为预防VDT，屏幕到眼的距离为40～70cm，视线稍向下形成一定的角度。使用1～2h电脑后，休息10～5min。眺望远方，休息眼睛，适当活动身体。屈光不正的患者，应配戴合适度数的眼镜。出现干眼症状，可使用人工泪液。

第七节　翼状胬肉

翼状胬肉（pterygium）是一种向角膜表面生长与结膜相连的纤维血管样组织，常发生于鼻侧的睑裂区，形态似翼状而得名。

【病因】

病因不明确，可能与环境因素有关，如紫外线照射、气候干燥、接触风尘等。多见于近地球赤道和户外工作的人群，如渔民、农民、地质工作者等。遗传对本病也有一定影响。

【临床表现】

单眼或双眼发病，鼻侧多见。多无自觉症状，或仅有轻度异物感。当病变较大或遮盖瞳孔区时，可引起视力障碍。胬肉呈三角形，尖端伸向角膜，尖端为头部，角膜缘处为颈部，巩膜表面为体部。进展期胬肉充血、肥厚，静止期胬肉色灰白，较薄，呈膜状。

➢ 考点：翼状胬肉的临床表现。

【治疗】

胬肉小而静止时一般不需治疗。如胬肉进行性发展，侵及瞳孔区或影响美观且有手术要求者，可手术切除，但有一定的复发率。

（穆晓颖　戴　馨）

自测题

一、选择题

1．结膜乳头外观上与结膜滤泡最主要的区别为

A．多见于睑结膜

B．半透明外观

C．乳头中心区有扩张的毛细血管

D．基底部有血管环绕

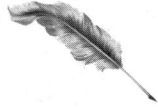

E．多见于睑结膜
2．细菌性结膜炎患者的结膜分泌物呈
　　A．黏液性或脓性
　　B．浆液性或水样
　　C．浆液性、黏液性和黏稠丝状
　　D．浆液性、黏稠丝状和脓性
　　E．水样、黏液性和脓性
3．下列哪项不是沙眼的并发症
　　A．睑内翻
　　B．倒睫
　　C．角结膜干燥症
　　D．葡萄膜炎
　　E．慢性泪囊炎
4．干眼诊断的主要根据不包括
　　A．干涩、异物感
　　B．泪液分泌不足和泪膜不稳定
　　C．眼表面上皮细胞的损害
　　D．眼部胀痛不适
　　E．泪液的渗透压增加
5．沙眼特有的体征是
　　A．结膜巨乳头
　　B．睑结膜瘢痕
　　C．结膜滤泡
　　D．结膜乳头
　　E．结膜假膜
6．对翼状胬肉的临床特点描述不正确的是
　　A．与紫外线照射、接触风尘有关
　　B．多双眼发病，鼻侧多见
　　C．进展期胬肉色灰白，较薄，呈膜状
　　D．胬肉形态上分为头、颈、体三部分
　　E．单纯切除后有较高的复发率
7．关于流行性出血性结膜炎的描述，正确的是
　　A．由腺病毒8、19、29和37型感染引起
　　B．无耳前淋巴结肿大
　　C．球结膜下出血从上方球结膜向下方球结膜蔓延
　　D．治疗以抗生素为主
　　E．不伴角膜上皮损害

二、名词解释
1．沙眼　2．干眼

三、问答题
1．描述结膜炎的临床表现。
2．描述沙眼的诊断标准。
3．描述干眼的诊断标准。

第六章

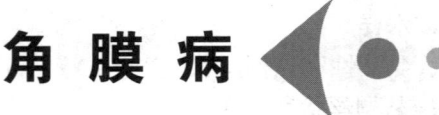

角膜病

第六章数字资源

思政之光

学习目标

通过本章内容的学习，学生应能：

识记：
1. 说出角膜炎的病理改变。
2. 列举不同类型角膜炎的临床表现。

理解：
1. 解释角膜炎的病因。
2. 分析角膜炎的发病机制。

运用：
能够区别不同原因角膜炎，正确选择检查方法，关爱患者，与患者良好沟通病情使其配合治疗，培养创新意识。

第一节 概述

角膜病是我国主要的致盲性眼病之一，常见角膜炎症、外伤、变性、营养不良等，其中以炎症最为多见。角膜的防御能力减弱，外界或内源性致病因素侵袭角膜组织引起的炎症，称为角膜炎（keratitis）。

【病因】

1. 感染性　感染是引起角膜炎的常见原因。病原体包括细菌、真菌、病毒、衣原体、棘阿米巴等。

2. 内源性　某些自身免疫性疾病如类风湿关节炎，可发生角膜变态反应性炎症。维生素A缺乏可引起角膜干燥或角膜软化。

3. 局部蔓延　结膜、巩膜、虹膜睫状体等邻近组织的炎症可蔓延至角膜。

【病理】

不同病因所致的角膜炎，有着类似的病理变化过程。

第1阶段为浸润期。致病因子侵袭角膜引起角膜缘血管充血扩张，炎症细胞及炎性渗出侵入病变区，形成灰白色浸润灶，称为角膜浸润（corneal infiltration）。此时可出现眼痛、畏光、流泪和眼睑痉挛等眼部刺激症状。若经及时治疗，炎症浸润可以完全吸收，角膜恢复透明。

第2阶段为溃疡形成期。浸润区组织发生变性、坏死、脱落，形成角膜溃疡（corneal ulcer）。溃疡底部灰白污秽，边缘不清，病灶区角膜水肿。病变可继续向深部发展，破坏角膜基质层，暴露出较坚韧的后弹力层，在眼内压的作用下形成透明水珠状的后弹力层膨出（descemetocele）。若病变穿破后弹力层，则发生角膜穿孔和虹膜脱出；若穿孔口位于角膜中央，房水不断流出，则形成角膜瘘（corneal fistula）。

第3阶段为炎症消退期。如果得到正确的治疗，炎症逐渐消退，溃疡边缘浸润减轻，患者的症状和体征均明显改善。

第4阶段为愈合期。炎症得到控制后，角膜浸润逐渐吸收，溃疡基底部清洁平滑，上皮细胞再生，溃疡缺损区由结缔组织充填，形成厚薄不等的瘢痕。若瘢痕性浑浊较薄呈云雾状，肉眼不易观察到，通过浑浊部分能够看清虹膜纹理者，称角膜薄翳（corneal nebula）。浑浊较厚呈灰白色，仍能透见虹膜纹理者，称角膜斑翳（corneal macula）。浑浊很厚呈瓷白色，不能透见虹膜者，称角膜白斑（corneal leucoma）。若瘢痕组织中嵌有虹膜组织时，形成粘连性角膜白斑（adherent corneal leukoma）。在高眼压的作用下，混杂有虹膜组织的角膜瘢痕呈紫黑色隆起，称为角膜葡萄肿（cornea staphyloma）。

> 考点：角膜炎的病理改变。

【临床表现】

1．角膜刺激症状　角膜炎最明显的症状为眼痛、畏光、流泪、眼睑痉挛等。

2．睫状充血　角膜缘血管扩张充血，呈紫红色，越近角膜缘越明显。

3．角膜浑浊　角膜浸润、水肿、溃疡及瘢痕形成等均可造成角膜浑浊，导致不同程度的视力下降。

4．角膜新生血管　可分为浅表性鲜红色新生血管和深部基质层内暗红色新生血管。

5．严重的角膜炎可并发虹膜睫状体炎。

【诊断】

1．临床诊断　根据典型的临床表现及角膜浸润和角膜溃疡的形态特征等，较易做出临床诊断。但应强调病因诊断。

2．实验室诊断　角膜溃疡组织刮片检查行Gram和Giemsa染色，可在早期做出病因学诊断，同时进行微生物培养及药物敏感试验，为有效治疗角膜炎提供可靠保证。角膜共聚焦显微镜还可以对感染性角膜炎如真菌或棘阿米巴角膜炎等进行早期诊断。

【治疗】

1．去除病因，促进溃疡愈合，减少瘢痕形成是角膜炎的治疗原则。细菌性角膜炎选用敏感或广谱抗生素治疗。病毒性角膜炎可选用阿昔洛韦、更昔洛韦、高浓度干扰素等或联合用药。

2．糖皮质激素的使用要严格掌握适应证。细菌性角膜溃疡愈合后，应用糖皮质激素可以抑制炎症反应，减少瘢痕形成；真菌性角膜炎禁用糖皮质激素；单纯疱疹病毒性角膜炎应根据病变类型，掌握糖皮质激素用药时机；变态反应性角膜炎应用糖皮质激素可取得良好的治疗效果。

3．合并虹膜睫状体炎时，应散瞳治疗。对药物难以控制的重症感染者，角膜溃疡穿孔或即将穿孔者，应选择治疗性角膜移植术。

第二节　细菌性角膜炎

案例1-6-1

患者李某，女性，50岁，农民，右眼痛伴畏光、流泪7天，加重3天。患者7天前砍柴时，不慎被树枝划伤右眼，感眼痛不适、异物感，畏光、流泪，自行包眼，3天

后自觉眼痛明显,不敢睁眼,曾在当地卫生院就诊,予氯霉素滴眼液滴眼,口服四环素等,症状无缓解。眼科查体:右眼视力0.1,左眼1.5,右眼结膜混合性充血,轻度水肿,角膜灰白色浑浊,中央有一约1mm×1.5mm大小圆形灰白色溃疡灶,前房下方白色积脓约1mm,隐约见瞳孔缘,其他眼内结构窥不清。左眼未见异常。

问题:
1. 患者目前最可能的诊断是什么?需要做哪些检查?
2. 需要与哪些疾病进行鉴别诊断?
3. 如何治疗?如何与患者及亲属沟通以配合治疗?

细菌性角膜炎(bacterial keratitis)由细菌感染引起,病情多较严重,即使治愈后也会留有角膜瘢痕、角膜新生血管等。

【病因】

多为角膜外伤或角膜异物剔除后感染所致,佩戴角膜接触镜和慢性泪囊炎也是重要的危险因素。常见的致病菌有表皮葡萄球菌、铜绿假单胞菌、链球菌、肺炎双球菌、金黄色葡萄球菌和肠道杆菌等。

【临床表现】

起病急,发展快。症状为眼痛、畏光、流泪、眼睑痉挛等。睫状充血或混合充血,严重者伴球结膜水肿。病变早期可见角膜灰白或灰黄色浸润灶,邻近组织水肿。浸润灶迅速扩大、坏死、脱落,形成溃疡。可伴有不同程度的前房积脓。

革兰氏阳性球菌感染者,常发生于已受损的角膜。多表现为圆形或椭圆形局灶性脓肿病灶(图1-6-1,彩图1-6-1)。肺炎双球菌引起的角膜炎,多呈中央较深、有匐行性边缘的溃疡,后弹力层可见放射状皱褶,常伴有前房积脓。

革兰氏阴性细菌感染者,起病迅速、发展迅猛,患者眼痛明显。典型表现为迅速发展的角膜溶解、坏死、穿孔,特别是铜绿假单胞菌感染,溃疡表面有大量黏稠脓性或黏液脓性黄绿色分泌物,伴大量前房积脓。如不及时控制,数日内可发生整个角膜坏死穿孔,眼球内容脱出或全眼球炎。

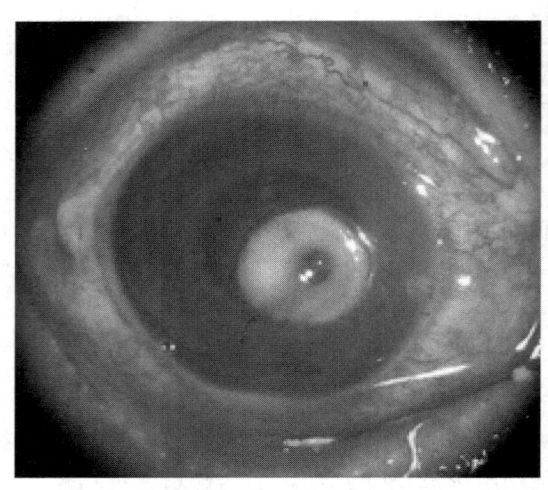

图1-6-1 细菌性角膜溃疡

> 考点:细菌性角膜炎的症状、溃疡特征。

【诊断】

依据临床特征,结合实验室检查可以做出诊断。病原学诊断需做细菌培养,药物敏感试验筛选敏感抗生素指导用药。

【治疗】

对疑似细菌性角膜炎应立即积极治疗,给予广谱抗生素,根据细菌培养和药物敏感试验结果及时调整使用敏感抗生素。革兰氏阳性菌感染首选头孢霉素,50mg/ml头孢唑啉(cefazolin)是代表药物。革兰氏阴性菌感染首选氨基糖苷类,可选择1.3%~1.5%妥布霉素（tobramycin）。氟喹诺酮类（fluoroquinodone）对革兰氏阴性菌和许多革兰氏阳性菌均有抗菌作用，尤其对耐药的葡萄球菌也有作用。链球菌属和淋病奈瑟菌属引起的角膜炎首选青霉素 G（penicillin G）100 000 U/ml，对于耐药的淋病奈瑟菌感染可使用头孢曲松钠（ceftriaxone sodium）。万古霉素对革兰阳性球菌有良好的杀灭作用，尤其对耐药的表皮葡萄球菌和金黄色葡萄球菌的敏感性较高，可作为严重的难治性细菌性角膜炎的二线用药。

急性期抗生素滴眼液频繁滴眼，严重者每 5 分钟滴眼一次，持续 30 分钟，然后改为 15～30 分钟滴眼一次，必要时可结膜下注射抗生素。病情稳定后，逐渐减少滴眼次数，睡前涂抗生素眼膏。

并发虹膜睫状体炎者应给予 1% 阿托品滴眼液或眼膏散瞳。局部可使用胶原酶抑制剂（依地酸二钠、半胱氨酸等）抑制溃疡发展，大量口服维生素 C、维生素 B 等药物有助于溃疡愈合。病情不能控制可能发生角膜穿孔者，可考虑治疗性角膜移植术。

> 考点：细菌性角膜炎的治疗。

第三节　真菌性角膜炎

【病因】

真菌性角膜炎（fungal keratitis）多发生在植物性角膜外伤后，主要致病菌为镰刀菌属、弯孢菌属、曲霉菌属、念珠菌属、酵母菌属等。其发病可能与全身或眼局部大量使用广谱抗生素、糖皮质激素或免疫抑制剂有关。

【临床表现】

起病缓慢，病程长，早期有异物感，刺激症状较轻。角膜病灶呈灰白色或乳白色，表面欠光滑，呈牙膏样或苔垢样外观，可刮除。溃疡周围有基质溶解形成的浅沟或抗原抗体反应形成的免疫环，部分病例在病灶旁可见"伪足"或"卫星灶"样浸润，角膜后可有斑块状沉着物。常伴有严重的虹膜睫状体炎反应，出现灰白色的黏稠前房积脓。真菌侵入眼内导致真菌性眼内炎（图 1-6-2，彩图 1-6-2）。

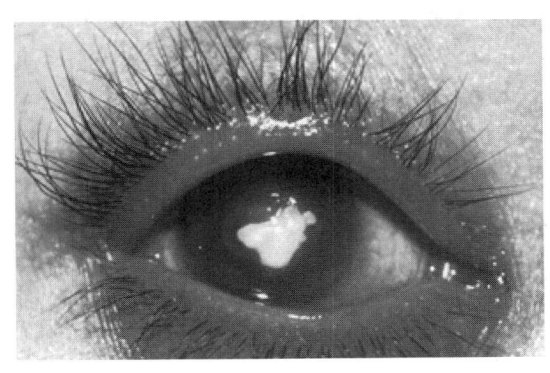

图 1-6-2　真菌性角膜溃疡

> 考点：真菌性角膜炎的症状、溃疡特征。

【诊断】

根据病史和角膜病灶特征，可做出初步诊断。实验室检查找到真菌和菌丝可以确诊，方法有角膜刮片染色、真菌培养、角膜组织活检及共聚焦显微镜检查。

【治疗】

1. 药物治疗　局部应用 0.25% 两性霉素 B、纳他霉素、0.5% 咪康唑滴眼液或 1% 氟胞嘧啶滴眼液或眼膏，每 1～2 小时滴眼一次。病情控制后可逐渐减少用药次数。病情严重者全身使用抗真菌药物。伴有虹膜睫状体炎者，使用 1% 阿托品滴眼液或眼膏散瞳，禁用糖皮质激素。

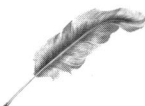

2. **手术治疗** 药物治疗无效者，需行手术治疗，包括清创术、结膜瓣遮盖术和角膜移植术。术后继续抗真菌药物治疗，以防止感染复发。

第四节 单纯疱疹病毒性角膜炎

单纯疱疹病毒性角膜炎（herpes simplex keratitis，HSK）是由单纯疱疹病毒（herpes simplex virus，HSV）引起的一种严重的致盲性眼病，是最主要的致盲性角膜病。临床特点为反复发作，多次发作后视力逐渐丧失。

> 考点：单纯疱疹病毒性角膜炎的发病率占角膜病首位。

【病因】

大多数眼部感染为单纯疱疹病毒1型所致，分为原发感染和复发感染。原发感染常见于幼儿，发生头、面部皮肤及黏膜组织的感染。病毒潜伏在三叉神经节，机体抵抗力下降时，如感冒、发热、疲劳、使用糖皮质激素或免疫抑制剂后，潜伏的病毒被活化，逆行到神经末梢或角膜上皮细胞，导致单纯疱疹性角膜炎复发。

【临床表现】

1. **原发感染** 常见于幼儿，患儿表现为全身发热、耳前淋巴结肿大、唇部或皮肤疱疹等，眼部受累表现为急性滤泡性结膜炎、假膜性结膜炎、眼睑皮肤疱疹，角膜呈现点状或树枝状病变，荧光素钠染色阳性。

2. **复发感染** 主要见于成年人，临床上主要分为四种类型。

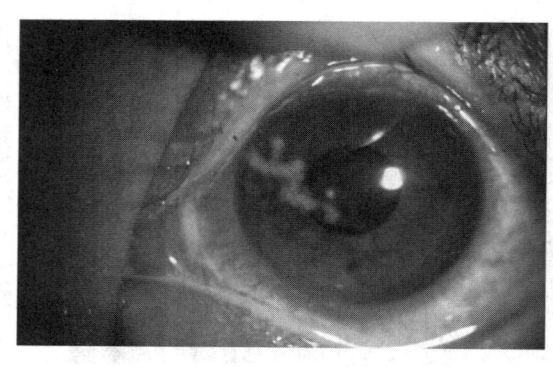

图1-6-3 单纯疱疹病毒性角膜炎树枝状角膜损害

(1) 上皮型角膜炎：2/3以上为上皮型。病变区角膜知觉减退是典型体征。感染初期角膜上皮出现灰白色针尖样小疱，点状或排列成行或聚集成簇。上皮细胞坏死崩解，形成点状角膜炎。在角膜中央区，点状病灶扩大融合形成树枝状角膜炎（dendritic keratitis）（图1-6-3，彩图1-6-3）。若病情进展，则进一步发展为地图状溃疡（geographic ulcer）。经积极治疗，大多数浅层溃疡可在1~2周内愈合，但基质浅层的炎症浸润可长达数月才能吸收，可能留下角膜薄翳。

(2) 神经营养性角膜病变：多发生于恢复期或静止期，病灶多位于睑裂区，局限于角膜的上皮面及基质浅层，呈圆形或椭圆形。其形成原因复杂，可能包括基底膜损伤、神经营养障碍和泪膜不稳定等因素。治疗方法为停用所有药物，包扎患眼或使用角膜绷带镜，保护角膜上皮。处理不当可能会引起角膜穿孔。

(3) 基质型角膜炎：根据临床表现可分为免疫性和坏死性两种类型。

免疫性基质型角膜炎的最常见类型是盘状角膜炎（disciform keratitis），其充血、刺激症状轻微，角膜中央区基质呈灰白色盘状水肿，角膜上皮完整。坏死性基质型角膜炎表现为角膜基质内单个或多个黄白色坏死浸润灶、基质溶解坏死以及上皮广泛性缺损，甚至形成灰白色脓肿、角膜后沉着物、虹膜睫状体炎和眼压升高。常诱发基质层新生血管。

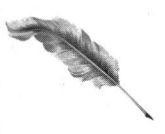

知识链接

单纯疱疹病毒

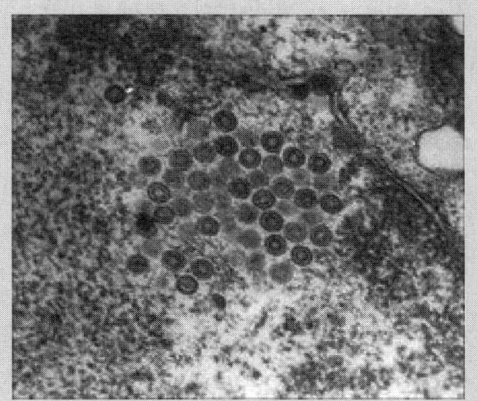

HSV-1 形态

单纯疱疹病毒属于疱疹病毒科 a 病毒亚科，病毒质粒大小约 180nm，是一种 DNA 病毒，分为 1 型和 2 型两个血清型，人是其唯一的自然宿主。单纯疱疹病毒在全球广泛分布，人群中感染极为普遍，潜伏和复发感染者较多。病毒可通过皮肤、黏膜的直接接触或性接触途径进入机体。在感染宿主后，常在神经细胞中建立潜伏感染，激活后又会出现无症状的排毒，在人群中维持传播链，周而复始的循环。

（4）角膜内皮炎：可分为盘状、弥漫性和线状 3 种类型，盘状角膜内皮炎最常见，表现为角膜的基质水肿，透明性下降、水肿区角膜后沉着物和虹膜睫状体炎。严重者可能导致角膜内皮功能失代偿，出现大疱性角膜病变。

> 考点：单纯疱疹病毒性角膜炎的分类和临床表现。

【治疗】

治疗目的是抑制病毒复制，减轻炎症反应。上皮型角膜炎必须给予有效的抗病毒药物。基质型角膜炎除抗病毒治疗外，抗炎治疗尤为重要。内皮型角膜炎还应采取保护角膜内皮细胞功能的措施。

临床常选用阿昔洛韦、更昔洛韦滴眼液或眼膏，可联合应用干扰素。上皮型角膜溃疡禁用糖皮质激素。对于基质型角膜炎，糖皮质激素与抗病毒药物可同时应用。有虹膜睫状体炎时，要及时使用睫状肌麻痹剂。角膜瘢痕影响视力时，可行穿透性角膜移植术。

> 考点：病毒性角膜炎的治疗原则。

第五节 角膜软化症

角膜软化症（keratomalacia）由于维生素 A 缺乏，导致角膜干燥、溶解、坏死及穿孔，以粘连性角膜白斑或角膜葡萄肿告终。多因麻疹、肺炎、中毒性消化不良等迁延性疾病或慢性消耗性疾病病程中未及时补充维生素 A 所致，也见于消化道脂类吸收障碍导致的维生素 A 吸收减少。

【临床表现】

患儿发育不良，精神萎靡，皮肤粗糙。双眼缓慢起病，早期出现夜盲，球结膜干燥，失去正常光泽和弹性。眼球转动时，球结膜产生许多与角膜缘平行的同心性皱褶，在内外侧近角膜缘球结膜上出现三角形、泡沫状上皮角化斑，称 Bitot 斑。角膜上皮干燥，失去光泽，出现灰

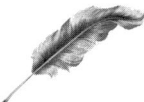

白色浑浊，随后上皮脱落，基质溶解坏死，常继发感染，出现前房积脓。如病情进一步发展，全角膜软化穿孔，甚至眼内容物脱出。

【治疗】

及时矫正营养不良，积极治疗原发全身病。大量补充维生素 A，同时补充其他维生素。局部使用抗生素滴眼液和眼膏预防感染。如能早期治疗，在角膜穿孔前控制病情，预后良好。

自测题

一、选择题

1. 角膜穿孔属于角膜炎病理变化过程中哪一期
   A．浸润期
   B．溃疡形成期
   C．角膜穿孔期
   D．炎症消退期
   E．愈合期
2. 单纯疱疹病毒性角膜炎由下列哪项引起
   A．HSV
   B．HPV
   C．HIV
   D．HQV
   E．HCV
3. 关于原发单纯疱疹病毒性角膜炎，说法正确的是
   A．常发生于老年人
   B．常在三叉神经支配的体表发生感染
   C．常在面神经支配的体表发生感染
   D．常在动眼神经支配的体表发生感染
   E．单纯疱疹病毒是一种 RNA 病毒
4. 单纯疱疹病毒性角膜炎临床表现不包括
   A．眼痛
   B．视力下降
   C．畏光
   D．视物变形
   E．眼红
5. 单纯疱疹病毒性角膜炎治疗原则以下错误的是
   A．抗病毒，预防感染
   B．清创疗法
   C．散瞳
   D．手术治疗
   E．不需服用抗病毒药物
6. 单纯疱疹病毒性角膜炎复发的原因是
   A．病毒潜伏在角膜基质层内
   B．角膜易受单纯疱疹病毒感染
   C．潜伏在三叉神经节内的病毒活化
   D．角膜受外伤
   E．潜伏在结膜囊内的病毒活化
7. 下列哪一项不是真菌性角膜溃疡的特点
   A．舌苔样分泌物
   B．免疫环
   C．分界沟
   D．稀薄的前房积脓
   E．植物外伤史
8. 下列哪种疾病禁用激素进行治疗
   A．细菌性角膜炎
   B．真菌性角膜炎
   C．盘状角膜炎
   D．病毒性角膜炎
   E．虹膜睫状体炎
9. 引起角膜软化症的主要原因是
   A．免疫性疾病
   B．感染性疾病
   C．维生素 A 缺乏
   D．维生素 D 缺乏
   E．发育不良

二、名词解释

盘状角膜炎

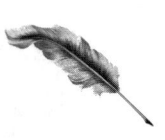

三、问答题

1. 单纯疱疹病毒性角膜炎的临床表现有哪些?
2. 单纯疱疹病毒性角膜炎的治疗原则是什么?

（杨　静　毕双双）

第七章

巩 膜 病

第七章数字资源

 学习目标

通过本章内容的学习，学生应能：

识记：

说出巩膜炎的分型、临床表现。

理解：

解释巩膜炎的病因及治疗原则。

运用：

初步诊断巩膜炎，并提出治疗建议。和患者沟通病情，使其配合检查及治疗。提升对患者的关爱意识。

巩膜由胶原纤维和弹力纤维致密交织组成，具有保护眼内组织、维持眼内压、保持眼球形状、抵御外来致病因素的功能。由于神经和血管少，不易发病；一旦出现病变，则病程易迁延反复，组织修复能力及药物治疗效果较差。巩膜病以巩膜炎症最常见，其临床特点是病程长，反复发作。主要症状为疼痛、畏光、流泪。炎症经久不愈、反复发作可致巩膜变薄，形成巩膜葡萄肿。巩膜炎症可累及邻近组织，出现角膜炎、葡萄膜炎、白内障及青光眼等。

根据炎症侵犯部位可分为表层巩膜炎和巩膜炎。

第一节 表层巩膜炎

 案例 1-7-1

患者高某，女性，30岁，职员，右眼红痛1周。患者自述1周前右眼无明显诱因出现红痛，视力无减退，无眼部分泌物，自行用红霉素眼药膏，效果差。眼科查体：双眼视力1.0，眼压14mmHg，右眼颞上区域球结膜充血水肿，相应巩膜表面可见一结节，压痛（+），双眼角膜清亮，KP（-），虹膜纹理清晰，瞳孔等大等圆，对光反射存在，眼底未见异常。

问题：

1. 患者目前最可能的诊断是什么？需要做哪些检查？
2. 需要与哪些疾病进行鉴别诊断？
3. 如何与患者解释治疗方法？

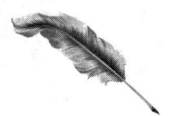

表层巩膜炎（episcleritis）是巩膜表层组织的复发性、自限性非特异性炎症，多发于20～50岁，女性多见，双眼同时或先后发病，以睑裂区暴露部位最常见。可反复发作，持续数年。目前病因尚不明确，多认为是抗原抗体反应所致。可分为单纯性表层巩膜炎和结节性表层巩膜炎。

【临床表现】

1．单纯性表层巩膜炎（simple episcleritis） 又称周期性表层巩膜炎。其特点是周期性复发，发作突然，持续1天至数天即愈。妇女多在月经期发作。症状较轻，自觉轻微疼痛和灼热感，有时伴眼睑水肿，视力多不受影响。检查见巩膜外层和球结膜弥漫性或局限性扇形充血水肿，色暗红。

2．结节性表层巩膜炎（nodular episcleritis） 常急性发病，突发眼红、眼痛以夜间为甚，一般不影响视力。其特征为局限性充血性结节样隆起，结节呈暗红色，单发或多发，其周围结膜充血、水肿，有疼痛和压痛。反复多次发作可使巩膜变薄。

【诊断与鉴别诊断】

根据病史、症状及特征可明确诊断。应与结膜炎相鉴别。

【治疗】

本病多为自限性。局部滴用血管收缩剂可减轻充血。眼痛者眼局部滴用糖皮质激素滴眼液或非甾体类滴眼液，必要时可全身应用非甾体抗炎药或糖皮质激素。

➢ 考点：表层巩膜炎的临床表现及分型。

第二节 巩膜炎

巩膜炎（scleritis）为巩膜基质层的炎症，病情和预后比浅层巩膜炎严重，对眼球结构和功能有一定的破坏性。好发于40～60岁，女性居多，半数以上为双眼发病。病变位于眼球赤道前部者称前巩膜炎，发生在赤道后部者称后巩膜炎。

【临床表现】

1．前巩膜炎 双眼先后发病，可持续数周，反复发作，病程迁延数月或数年。发作时眼部疼痛、压痛，有刺激症状。如位于直肌附着处，眼球运动时疼痛加重。可伴偏头痛。视力可轻度下降，眼压轻度增高。巩膜充血呈紫色外观，巩膜表层和巩膜本身均有水肿，炎症消退后，病变区巩膜被瘢痕组织代替，巩膜变薄呈蓝灰色。

前巩膜炎可分为3种类型：①弥漫性前巩膜炎：约占40%，巩膜呈弥漫性充血，球结膜水肿；②结节性前巩膜炎：约占44%，局部巩膜呈紫红色充血、压痛、结节状隆起；③坏死性巩膜炎：约占14%，疼痛最严重，常单眼发病，多发生眼部和全身并发症，如并发角膜炎、葡萄膜炎、白内障、青光眼等，破坏性极大，可引起视力损害甚至失明。受累巩膜可坏死变薄，呈蓝灰色。

2．后巩膜炎 是发生在赤道后部巩膜及视神经周围的炎症，临床少见，多为单眼发病。一般眼前节无明显变化，极易误诊或漏诊。可表现为不同程度的眼痛和压痛，视力减退。眼睑及球结膜水肿，眼球轻度突出，眼外肌受累可有复视或眼球运动障碍。眼底检查可见脉络膜视网膜皱褶和条纹、视盘水肿、渗出性视网膜脱离、黄斑水肿等。眼B超、CT或MRI显示后部巩膜增厚，有助于诊断。

➢ 考点：巩膜炎的临床表现及分型。

【诊断】

对巩膜炎患者应做系统性检查，特别要注意关节、皮肤、心血管、呼吸系统的情况，实验室检查，如血清学分析、红细胞沉降率及胸部X线检查等，有助于病因学诊断。根据眼部临床表现及特点，可对巩膜炎的各个类型做出鉴别诊断。眼底检查非常重要。眼底荧光素血管造影有助于与其他眼底病鉴别。

【治疗】

尽早发现和及时治疗非常重要。首先祛除病因。局部或全身应用糖皮质激素，或选用非甾体抗炎药、免疫抑制剂等药物。并发虹膜睫状体炎时，应用阿托品散瞳。对坏死、穿孔的巩膜可试行异体巩膜修补术。及时治疗并发症。

知识链接

巩膜的自我修复

巩膜的自我修复能力较差，其损伤愈合与修复过程主要依赖邻近组织的血液供应。巩膜损伤后在创缘周围纤维细胞活跃，成纤维细胞合成胶原，交联、沉积、又不断被降解和改造，形成结缔组织。数周后新形成的瘢痕中纤维已接近正常，但较密集且排列欠规整。一部分纤维为子午线方向走行，形成"巩膜胼胝"，并常因与表面的结膜相愈合而形成粘连。巩膜损害程度严重时，葡萄膜的纤维血管组织会进入巩膜伤口，从而形成葡萄膜和巩膜间致密的粘连性瘢痕。眼内压作用下可引起巩膜葡萄肿。巩膜基本成分的胶原性质，决定了其病理过程缓慢，所致的胶原紊乱难于修复。眼球是胶原的"窗口"，因此巩膜炎常是全身结缔组织疾病的眼部表现。

自测题

一、选择题

1. 关于巩膜，下列叙述错误的是
   - A．为眼球的最外壁
   - B．主要由胶原纤维和弹力纤维构成
   - C．很少血管，因而巩膜炎常常迁延不愈
   - D．富含神经，因而巩膜炎常有剧烈的眼痛
   - E．巩膜疾病以炎症最常见

2. 关于巩膜厚度的叙述，错误的是
   - A．后极部巩膜最厚，达 1.0mm
   - B．斜肌附着处巩膜最薄，仅 0.3mm
   - C．赤道部厚为 0.4～0.6mm
   - D．高度近视眼巩膜较薄
   - E．儿童巩膜较薄

3. 关于表层巩膜炎的叙述，错误的是
   - A．较巩膜炎多见
   - B．较少影响视力
   - C．愈后较好
   - D．为自限性疾病，可自愈
   - E．很少复发

4. 坏死性巩膜炎最明显的临床症状为
   - A．眼红
   - B．眼痛
   - C．畏光
   - D．流泪
   - E．视力下降

5. 关于坏死性巩膜炎，下列叙述正确的是
   - A．大量分泌物
   - B．男性多于女性
   - C．眼痛与炎症体征不符
   - D．视力较少受影响
   - E．不危及生命

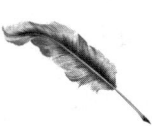

二、名词解释

1．单纯性表层巩膜炎　2．结节性表层巩膜炎

三、问答题

1．为什么巩膜炎患者应接受全身系统检查？
2．试述巩膜炎的治疗。

（杨　静　黄金荣）

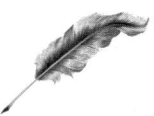

第八章

葡萄膜病

第八章数字资源

思政之光

学习目标

通过本章内容的学习，学生应能：

识记：
说出葡萄膜炎的病因和分类。

理解：
解释前葡萄膜炎的临床表现和治疗原则。

运用：
区别不同类型葡萄膜炎，具有早期对前葡萄膜炎做出正确处理的能力。尊重患者，关爱患者，树立终身学习观念，培养创新意识。

第一节 概 述

葡萄膜富含黑色素和血管，由虹膜、睫状体和脉络膜组成，三者相互连接，在血液供应上也密切相关，故病变时常相互影响。葡萄膜富含黑色素相关抗原，视网膜及晶状体也含有多种可致葡萄膜炎的抗原，葡萄膜血流丰富且缓慢，这些特点使其易于受到自身免疫、感染、代谢、血源性、肿瘤等因素的影响。葡萄膜疾病以炎症最常见，其次为肿瘤，也可发生先天性异常和退行性变等。

【葡萄膜炎的病因】

葡萄膜炎往往非单一病因所致，不少患者很难查出明确病因。葡萄膜小血管丰富，血流缓慢，通透性强，是眼部免疫性疾病最易发生的部位，几乎所有类型的免疫反应都可参与其发病过程。

1．感染性　由细菌、病毒、真菌、立克次体、寄生虫等病原体感染所致，又可分为内源性（通过血流入眼内所致）和外源性（外伤或手术所致）。

2．非感染性　亦分为内源性（主要由于对变性组织、坏死肿瘤组织的免疫反应所致）和外源性（主要由于外来致病因素引起）。

【葡萄膜炎的分类】

按病因分为感染性和非感染性，按病理表现分为肉芽肿性和非肉芽肿性，按病程分为急性（小于3个月）和慢性（大于3个月），按解剖部位分为：①前葡萄膜炎；②中间葡萄膜炎；③后葡萄膜炎；④全葡萄膜炎。在临床工作中，往往联合使用上述分类方法。

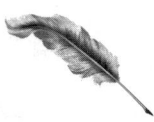

第二节 葡萄膜炎

案例 1-8-1

患者李某,男,32岁。因"左眼眼红,眼痛3天,视力下降2天"就诊。患者自述3天前感冒后左眼红痛,到卫生所就诊,诊断为"结膜炎",给予妥布霉素滴眼液滴眼,未见好转,且出现视力下降,来我院就诊。无眼病史。眼科检查:右眼视力1.0,左眼视力0.1,左眼混合性充血,角膜清亮,KP(+++),前房深度可,房水闪辉(+++),瞳孔约1.5mm,对光反射消失,虹膜纹理不清,9点虹膜后粘连,瞳孔区少量纤维渗出。右眼未见异常。全身检查未见明显异常。

问题:
1. 目前最可能的诊断是什么?
2. 确诊后如何治疗?
3. 如何与患者沟通?

一、前葡萄膜炎

前葡萄膜炎(anterior uveitis)是葡萄膜炎中最常见的类型,包括虹膜炎、虹膜睫状体炎和睫状体炎3种类型。

【临床表现】

1. 症状

(1)疼痛:急性期明显,可出现眼痛、畏光、流泪,可有睫状压痛。

(2)视物模糊:由于房水浑浊、角膜后沉着物、角膜内皮水肿等所致;睫状肌痉挛可引起暂时性近视;发生黄斑水肿,继发性青光眼及并发性白内障可使视力进一步下降。

2. 体征

(1)充血:睫状充血或混合充血,睫状充血是急性前葡萄膜炎的一个常见体征。

(2)房水浑浊:由于虹膜睫状体血管通透性增加,大量炎症细胞和纤维素渗入房水所致。裂隙灯显微镜检查可见房水闪辉,称为Tyndall现象。严重者可形成前房积脓。

(3)角膜后沉着物(keratic precipitate,KP):由于炎症细胞和纤维素在角膜下部沉着,形成基底向下的扇形分布。粉尘状KP主要由多核中性粒细胞、淋巴细胞组成,多见于非肉芽肿性炎症;羊脂状KP由巨噬细胞和类上皮细胞相互融合形成,多见于肉芽肿性和慢性炎症。

(4)虹膜改变:虹膜充血肿胀,纹理不清,有时出现虹膜结节。可出现虹膜后粘连。

(5)瞳孔改变:瞳孔缩小,对光反应迟钝或消失。虹膜部分后粘连使瞳孔变形,呈梅花状或不规则形。若虹膜全周后粘连称瞳孔闭锁。若大量纤维素性渗出物成膜状覆盖于瞳孔区,则称为瞳孔膜闭。反复炎症刺激可引起虹膜萎缩或虹膜新生血管。

(6)晶状体改变:虹膜色素沉积在晶状体前表面,遗留环形色素。

(7)玻璃体浑浊:玻璃体前部可出现炎症细胞。偶见反应性黄斑水肿或视盘水肿。

【并发症】

1. 继发性青光眼 炎症细胞、纤维蛋白性渗出及组织碎片阻塞小梁网,虹膜周边前粘连或小梁网炎症使房水引流受阻,瞳孔闭锁或膜闭阻断房水从后房进入前房,引起眼压升高。

2. 并发性白内障 炎症反复发作,房水改变,影响晶状体代谢从而引起白内障,多为后

囊下浑浊。长期滴用糖皮质激素滴眼液，也可引起晶状体后囊下浑浊。

3．低眼压及眼球萎缩　炎症反复发作或慢性化，可致睫状体脱离或萎缩，房水分泌减少，引起眼压下降，严重者可致眼球萎缩。

【诊断与鉴别诊断】

根据临床表现即可诊断。应详细询问病史，特别是全身性结缔组织疾病。实验室检查包括血常规、红细胞沉降率、HLA-B27抗原分型等，对怀疑病原体感染所致者，应进行相应的病原学检查。本病应与急性结膜炎、急性闭角型青光眼及眼内肿瘤进行鉴别。

【治疗】

治疗原则是立即散瞳以防止虹膜后粘连，迅速抗炎以防止眼组织破坏和并发症的发生。

1．睫状肌麻痹剂　散瞳是治疗虹膜睫状炎的关键，一旦发病立即给药。散瞳可预防和拉开虹膜后粘连，避免并发症；解除瞳孔括约肌和睫状肌痉挛，以减轻充血、水肿及疼痛，促进炎症消退。常用制剂有阿托品（0.5%～2.0%）、山莨菪碱（0.25%～0.5%）、后马托品（1%～4%）、托吡卡胺（1.0%～2.0%）、复方托吡卡胺及去氧肾上腺素（2.0%～10.0%）等。

2．糖皮质激素　一般局部给药，常用制剂有醋酸氢化可的松（0.2%、2.5%）、醋酸地塞米松（0.1%）、醋酸泼尼松龙（0.12%～1%）和地塞米松磷酸盐（0.1%）悬液或溶液。病情严重者，给予地塞米松磷酸盐每15分钟滴眼1次，4次后改为每小时一次，根据炎症消退情况逐渐减少滴眼次数，改为作用缓和的糖皮质激素滴眼液。

3．非甾体消炎药　通过阻断前列腺素、白三烯等花生四烯酸代谢产物而发挥抗炎作用。常用制剂为吲哚美辛、双氯芬酸钠等滴眼液滴眼治疗，每日3～8次。

4．免疫疗法　对皮质激素类药物治疗无效、病情迁延不愈者可采用免疫抑制剂治疗。

5．并发症治疗　见有关章节。

二、中间葡萄膜炎

中间葡萄膜炎（intermediate uveitis）是累及睫状体平坦部、玻璃体基底部、周边脉络膜和视网膜的炎症性和增生性疾病。多发于40岁以下青壮年，常累及双眼同时或先后发病。

【临床表现】

1．症状　轻者可无任何症状或自觉眼前有黑影飘动，重者可出现视物模糊。少数有眼红、眼痛等表现。

2．体征　玻璃体雪球状浑浊、睫状体平坦部雪堤样改变、周边视网膜静脉周围炎以及视网膜脉络膜炎症病灶是最常见改变，多见于下方。眼前节改变轻微，但部分患者可出现前葡萄膜炎的体征。

3．并发症　常见黄斑囊样水肿和并发性白内障，以及视网膜新生血管、玻璃体积血、增生性玻璃体视网膜病变和视盘水肿等。

【诊断与鉴别诊断】

三面镜和双目间接检眼镜检查有典型的玻璃体及周边部视网膜血管炎等改变可做出诊断。超声生物显微镜检查（UBM）有助于诊断。应注意与其他伴有玻璃体炎性细胞和浑浊的疾病相鉴别。

【治疗】

对视力0.5以下、有明显炎症反应的应积极治疗。可给予糖皮质激素等药物。合并前葡萄膜炎时，应用睫状肌麻痹剂。病情严重者，可选用免疫抑制剂治疗。出现视网膜新生血管，可行激光光凝。

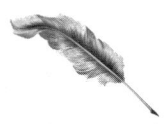

三、后葡萄膜炎

后葡萄膜炎（posterior uveitis）是后部脉络膜、玻璃体、视网膜炎性病变的总称，包括脉络膜炎、视网膜炎、视网膜脉络膜炎、脉络膜视网膜炎和视网膜血管炎等。

【临床表现】

1．症状　取决于炎症的类型、受累部位及严重程度。位于赤道部附近的后葡萄膜炎，可能仅有眼前黑影飘动。累及黄斑区的弥漫性脉络膜视网膜炎，还有视物变形、暗点和明显的视力减退。

2．体征

（1）玻璃体内炎症细胞和浑浊，严重时看不清眼底。

（2）眼底改变：①急性期：可见局灶性或播散性黄白色渗出灶，大小不一，境界不清；弥漫性脉络膜炎或脉络膜视网膜炎；视网膜血管炎；视网膜水肿或黄斑水肿；渗出性视网膜脱离。②瘢痕期：视网膜色素沉着和脱色素区；瘢痕病灶。

3．并发症　黄斑部视网膜前膜、黄斑水肿、视盘水肿、视神经炎、视网膜血管炎、视网膜下新生血管、视网膜脱离、视神经萎缩、眼球萎缩等。

【诊断与鉴别诊断】

根据典型的临床表现，可做出诊断。FFA 对诊断有很大帮助，ICG 有助于了解脉络膜及血管受累程度，OCT 对黄斑病变有诊断价值。后葡萄膜炎需与其他眼病相鉴别，如交感性眼炎、Coats 病以及一些特殊类型葡萄膜炎。

【治疗】

给予糖皮质激素治疗。对顽固后葡萄膜炎，可谨慎选用免疫抑制剂治疗或两者联合应用。

四、交感性眼炎

交感性眼炎（sympathetic ophthalmia）是指发生于一眼穿通性眼外伤或内眼手术后的双眼肉芽肿性葡萄膜炎，受伤眼或手术眼称为诱发眼，未受伤眼称为交感眼。

【病因】

外伤或手术后眼内抗原暴露，激发自身免疫应答所致。

【临床表现】

多数发生于外伤或手术后 2 周至 2 个月以内，最长 56 年，超过 2 年发病的概率随时间的延长而减少。一般发病隐匿，多为肉芽肿性炎症，以全葡萄膜炎为多见。

【诊断】

眼球穿通伤或内眼手术史对诊断有重要价值。FFA 检查可见视网膜色素上皮和脉络膜水平的早期多灶性渗漏和晚期染料积存。

【治疗】

对眼前节受累者，可给予糖皮质激素和睫状肌麻痹剂滴眼治疗；后葡萄膜炎或全葡萄膜炎者，则应选择糖皮质激素口服或其他免疫抑制剂治疗。

【预防】

眼球穿通伤后及时修复伤口，避免葡萄膜嵌顿；预防感染；糖皮质激素控制葡萄膜炎等措施可能有预防作用。对抢救无效、修复无望的眼球方可行眼球摘除术。

自测题

一、单项选择题

1. 治疗葡萄膜炎最主要的治疗措施是
    A．散瞳
    B．糖皮质激素
    C．非甾体抗炎药
    D．抗生素
    E．免疫抑制剂
2. 虹睫炎发作时，引起视力下降的原因，除外
    A．角膜水肿
    B．角膜后沉着物
    C．房水浑浊
    D．玻璃体浑浊
    E．调节麻痹
3. 虹睫炎的瞳孔改变不包括
    A．虹膜后粘连
    B．梅花形瞳孔
    C．瞳孔闭锁
    D．瞳孔膜闭
    E．房角粘连
4. 关于急性虹睫炎诊断，哪项不正确
    A．眼红、眼痛
    B．KP，房水闪辉
    C．瞳孔散大
    D．虹膜后粘连
    E．睫状充血
5. 关于急性虹睫炎治疗，哪项不正确
    A．立即散瞳，防止粘连
    B．局部点用妥布霉素地塞米松眼药水
    C．双氯芬酸钠
    D．全身使用激素
    E．并发症不用处理

二、多项选择题

虹睫炎时，给予睫状肌麻痹剂的目的是
    A．防止和拉开虹膜后粘连，避免并发症
    B．减轻炎症，减轻疼痛
    C．解除睫状肌、瞳孔括约肌痉挛
    D．减少房水生成
    E．抗感染

三、名词解释

1．睫状充血　2．KP

四、问答题

1．前葡萄膜炎的临床表现有哪些？
2．前葡萄膜炎的治疗原则是什么？
3．治疗葡萄膜炎时，给患者用睫状肌麻痹剂的目的是什么？常用的睫状肌麻痹剂有哪些？

（李　爱　王雪林）

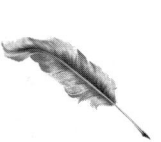

第九章 青光眼

第九章数字资源

思政之光

学习目标

通过本章内容的学习,学生应能:

识记:
1. 说出青光眼的概念和分类。
2. 列举急性闭角型青光眼的临床表现和治疗原则。

理解:
1. 分析急性闭角型青光眼的发病机制。
2. 解释降眼压药物的作用机制。

运用:
早期诊断青光眼,正确处理急性发作期青光眼,具有和患者沟通交流及进行健康教育的能力,培养预防疾病、驱除病痛的职业责任。

第一节 概 述

青光眼(glaucoma)是一类以视野缺损和视神经萎缩为共同特征的疾病,病理性眼压增高是其主要危险因素。青光眼是主要致盲眼病之一,有一定的遗传倾向。若不能及早进行正确治疗,往往导致视功能严重障碍甚至失明。

眼球内容物对眼球壁的压力称眼压。房水生成率和房水排出率的动态平衡是维持生理性眼压的重要因素。正常眼压为 1.33～2.79kPa(10～21mmHg),24 小时眼压差 ≤ 1.064kPa(8mmHg),双眼眼压差 ≤ 0.665kPa(5mmHg)。若眼压变化超过上述范围,则认为眼压处于病理状态。眼压升高是导致视神经和视野损害的重要因素。临床上,部分患者眼压虽已超越统计学正常上限,但长期随访并不出现视神经、视野损害,称为高眼压症;部分患者眼压在正常范围,却发生了青光眼典型的视神经萎缩和视野缺损,称为正常眼压青光眼。

根据房角形态、病理机制以及发病年龄三个主要因素,一般将青光眼分为原发性、继发性和先天性三大类。

第二节 原发性青光眼

案例 1-9-1

患者,女,58 岁。主诉:1 天前出现右眼视物模糊、眼痛,伴同侧头痛,恶心、呕吐。发病前有情绪激动史。既往无发作史。检查：右眼视力0.1（不能矫正），左眼0.8，右眼眼压45mmHg，左眼20mmHg，右眼球结膜混合性充血、水肿，角膜雾浊，色素性KP（+），前房浅，周边前房约1/5CT，瞳孔约7mm，对光反射消失，晶状体轻度浑浊，眼底窥不清。左眼结膜无充血，前房浅，晶状体轻度浑浊，眼底未见异常。

问题：
1．目前最可能的诊断是什么？
2．请为该患者拟订治疗方案。

原发性青光眼（primary glaucoma）是指发病机制尚未完全阐明的一类青光眼。根据眼压升高时前房角的状态（关闭或开放），又分为闭角型青光眼和开角型青光眼。在我国原发性闭角型青光眼较常见，可分为急性闭角型青光眼和慢性闭角型青光眼。

一、原发性闭角型青光眼

（一）急性闭角型青光眼

急性闭角型青光眼（acute angle-closure glaucoma）是因前房角的急性闭塞导致房水排出障碍，引起眼压急剧升高，并伴有相应症状和眼前节改变为特征的眼病。发病年龄多在50岁以上，女性多于男性，双眼先后或同时发病。

【病因】

病因尚未充分阐明。眼球局部解剖结构变异，如小眼球、小角膜、浅前房、房角狭窄，晶状体较厚、位置相对靠前，是本病的主要发病因素。随年龄增长，晶状体厚度增加，虹膜与晶状体前表面接触紧密，房水通过瞳孔时阻力增加，后房压力高于前房，推挤虹膜向前膨隆，一旦周边虹膜与小梁网相贴，房角即可关闭，眼压急剧升高，引起急性发作（图1-9-1）。

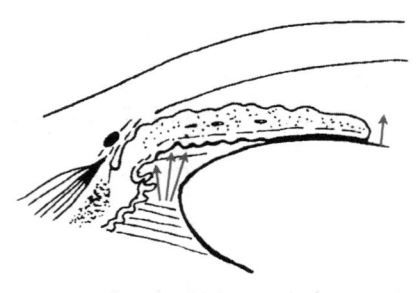

图1-9-1 闭角型青光眼瞳孔阻滞机制发生示意图

【临床表现】

根据症状和体征不同，将其临床过程分为6期。

1．临床前期　当一眼急性发作，另一眼具有前房浅、房角狭窄等解剖因素，尚未发作，则该眼即为临床前期；或暗室激发试验可使眼压升高者，亦称临床前期。

2．先兆期　一过性或反复多次的小发作，多出现在傍晚时分。表现为突然出现雾视、虹视，轻度的眼胀痛伴同侧额部头痛，或鼻根部酸胀。即刻检查眼压为40mmHg以上，轻度睫状充血，角膜轻度雾状浑浊，前房浅，瞳孔散大，对光反射迟钝。休息后可自行缓解或消失。

3．急性发作期

（1）症状：突然出现剧烈的眼胀、眼痛，伴头痛、恶心、呕吐。视力严重下降，常降到指数或手动，甚至仅留光感。有时易被误诊为胃肠道、颅脑疾患等疾病。

（2）体征

1）眼睑水肿，混合性充血，或伴球结膜水肿。
2）角膜水肿，呈雾状或毛玻璃状，角膜内皮可有色素性KP。
3）瞳孔中等散大，常呈竖椭圆形，对光反射迟钝或消失，有时可见局限性后粘连。
4）前房极浅，周边部前房几乎完全消失，房角镜检查可见房角完全关闭。
5）眼底可见视网膜动脉搏动、视盘水肿或视网膜血管阻塞。
6）眼压升高，常为50mmHg以上，指测眼压时眼球坚硬如石。

高眼压缓解后，症状减轻或消失，眼前节常留下永久性组织损伤，如角膜后色素沉着、虹膜节段性萎缩、晶状体前囊下点状或片状灰白色浑浊（青光眼斑），统称急性闭角性青光眼三联征，有诊断意义。

4．间歇期　小发作缓解后，房角重新开放，症状和体征减轻或消失，不用药或仅用少量缩瞳剂就能将眼压维持在正常范围内。但瞳孔阻滞的病理基础尚未解除，可再次急性发作。

5．慢性期　急性大发作或反复小发作后，房角广泛粘连（通常＞180°），小梁网功能严重损害，眼压中度升高，视力进行性下降。眼底可见青光眼性视盘凹陷，并有相应的视野缺损。

6．绝对期　指眼压持续升高过久，眼组织特别是视神经遭到严重破坏，视力已降至无光感的晚期病例，偶可因眼压过高或角膜变性而出现顽固性眼痛。

【诊断】

1．先兆期小发作，多数根据一过性发作的典型病史，具有特征性的浅前房、窄房角等改变做出诊断；必要时可做暗室试验以明确诊断。

2．急性发作期的症状和特征典型，诊断并不困难，房角镜检查证实房角关闭是重要依据。

【治疗】

治疗原则是先用药物降低眼压，眼压下降后及时选择适当的手术治疗；若药物治疗不能使眼压降至正常，应尽早采用手术降压处理。

1．缩瞳剂　主要为拟胆碱作用药物，可使房角重新开放。常用1%～2%毛果芸香碱滴眼液，用法为每5分钟滴眼一次，待眼压降低或瞳孔缩小，改为1～2小时滴眼1次或每日4次。

2．β肾上腺素能受体阻滞剂　可抑制房水生成。常用0.25%～0.5%噻吗洛尔、0.25%～0.5%盐酸左旋布诺洛尔和0.25%～0.5%倍他洛尔等滴眼液，每天1～2次。主要有心血管系统和呼吸系统的不良反应，对心脏房室传导阻滞、窦性心动过缓和支气管哮喘者禁用。

3．碳酸酐酶抑制剂　可抑制房水生成。分为全身和局部两种剂型，前者以乙酰唑胺为代表，同时服用氯化钾，以减少其排钾的副作用。后者以2%布林佐胺滴眼液为代表，每天滴眼2次，避免了全身应用碳酸酐酶抑制剂的不良反应。

4．肾上腺素能受体激动剂　可促进房水经小梁网及葡萄膜巩膜外流通道排出。临床常用0.2%酒石酸溴莫尼定滴眼液为代表，每天1～2次。

5．前列腺素衍生物　可促进房水经小梁网及葡萄膜巩膜外流通道排出。临床常用0.005%拉坦前列腺素、0.004%曲伏前列腺素和0.03%贝美前列腺素。每天傍晚滴眼1次。

6．高渗剂　短时间内提高血浆渗透压，使眼内水分进入血液，眼压迅速下降，但作用时间短，2～3h后作用消失。常用的有20%甘露醇和50%甘油等。心脏病患者慎用。可致颅内压降低，出现头痛、恶心等症状，宜平卧休息。

7．手术治疗　房角开放或粘连范围＜1/3周、眼压稳定在21mmHg以下者，可行周边虹膜切除术或激光虹膜切开术。房角粘连已达2/3周、药物不能控制眼压者，可行滤过性手术，如小梁切除术等。

> ➢ 考点：急性闭角型青光眼的临床分期及治疗方法。

（二）慢性闭角型青光眼

慢性闭角型青光眼（chronic angle-closure glaucoma）是由于周边虹膜与小梁网逐渐粘连，眼压缓慢升高，最终导致视神经损害和视野缺损的青光眼。

【病因】

存在浅前房、窄房角等解剖结构的变异，但其程度较急性闭角型青光眼轻。房角狭窄是导

致周边虹膜逐步与小梁网发生粘连的一个基本条件。

【临床表现】

慢性闭角型青光眼常见于 50 岁左右的老年人，男性居多。患者早期可无自觉症状，直到视功能受损才发现而就医。眼压多为中度升高。可见前房浅、房角狭窄或部分关闭。一般没有眼压急剧升高所伴随的相应症状群，眼前节组织也没有明显异常。视盘可见杯状凹陷。视野发生进行性损害。

【诊断】

诊断依据：眼压中度升高；周边前房浅，中央前房深度略浅或接近正常；房角中等度狭窄，有不同程度的虹膜周边前粘连；典型的青光眼性视盘凹陷；青光眼性视野缺损。

【鉴别诊断】

应与开角型青光眼相鉴别，主要依据房角镜检查。高眼压状态下，开角型青光眼房角开放无粘连。慢性闭角型青光眼视功能损害进展速度较开角型青光眼快。

【治疗】

治疗原则是药物控制眼压后手术。早期病例可采用缩瞳剂治疗，或采用周边虹膜切除术或激光房角成形术治疗。若房角已发生广泛粘连，或已有明显视神经损害，则行滤过性手术。

知识链接

青光眼激发试验

1．暗室试验　是为原发性闭角型青光眼筛选、设计的激发试验。Seidel 于 1928 年首先介绍此方法。让受检者在暗室停留 1 小时后，眼压升高 ≥ 1.064kPa（8mmHg）即为阳性。即刻查房角可见房角进一步变窄或关闭。

2．暗室加俯卧试验　暗室内先测量眼压，让受检者戴眼罩俯卧于检查床上，1.5 小时后再测眼压，如眼压上升 1.064kPa（8mmHg）为阳性。即刻检查房角，可见前房角关闭。

二、原发性开角型青光眼

原发性开角型青光眼（primary open angle glaucoma，POAG）又称慢性单纯性青光眼，特点是高眼压状态下前房角开放；发病隐匿，早期不易发现，往往就诊时视功能已明显损害。

【病因】

目前尚不完全清楚。可能与遗传有关。一般认为病变部位主要在小梁网和 Schlemm 管，房水排出的阻力增加导致眼压升高。

【临床表现】

1．症状　开角型青光眼早期多无明显的自觉症状，部分病例在病情进展到一定程度时，可出现轻微头痛、眼胀、视疲劳等症状。

2．体征

（1）症状：无自觉症状。少数可有雾视、眼胀等症状。多数患者在视野严重受损才引起注意而就医。

（2）眼前节：前房深度正常，虹膜平坦，房角开放，在双眼视神经损害程度不一致的患者可以发现相对性传入性瞳孔障碍。

（3）眼底：典型的眼底表现为：①视盘生理凹陷进行性扩大和加深，杯/盘（C/D）＞ 0.6（图 1-9-2，彩图 1-9-1）；②双眼凹陷不对称，C/D 差值＞ 0.2；③视乳头上或其周围浅表线状

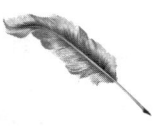

出血；④视网膜神经纤维层缺损，可借助无赤光检眼镜或视网膜神经纤维分析系统进行观察。

（4）视野缺损：是诊断青光眼和评估病情的主要指标。典型的早期视野改变为旁中心暗点、弓形暗点。随着病情发展，可出现鼻侧阶梯、环形暗点、向心性缩小，晚期仅存颞侧视岛和管状视野（图1-9-3）。

【诊断】

本病的关键在于早期诊断。早期诊断的主要指标有：

1．眼压升高　应测定24小时眼压，若眼压波动范围≥1.06kPa（8mmHg）或双眼压差≥0.67kPa（5mmHg）为病理性眼压。

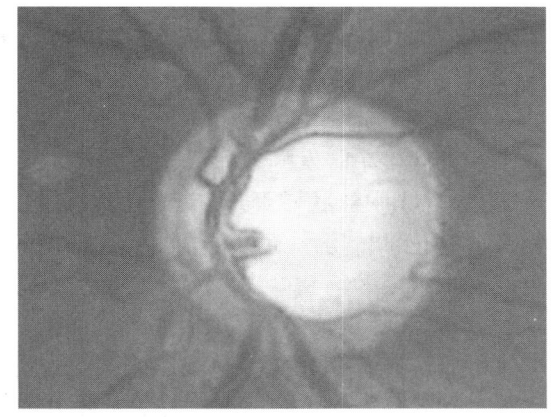

图1-9-2　开角型青光眼眼底改变（青光眼杯）

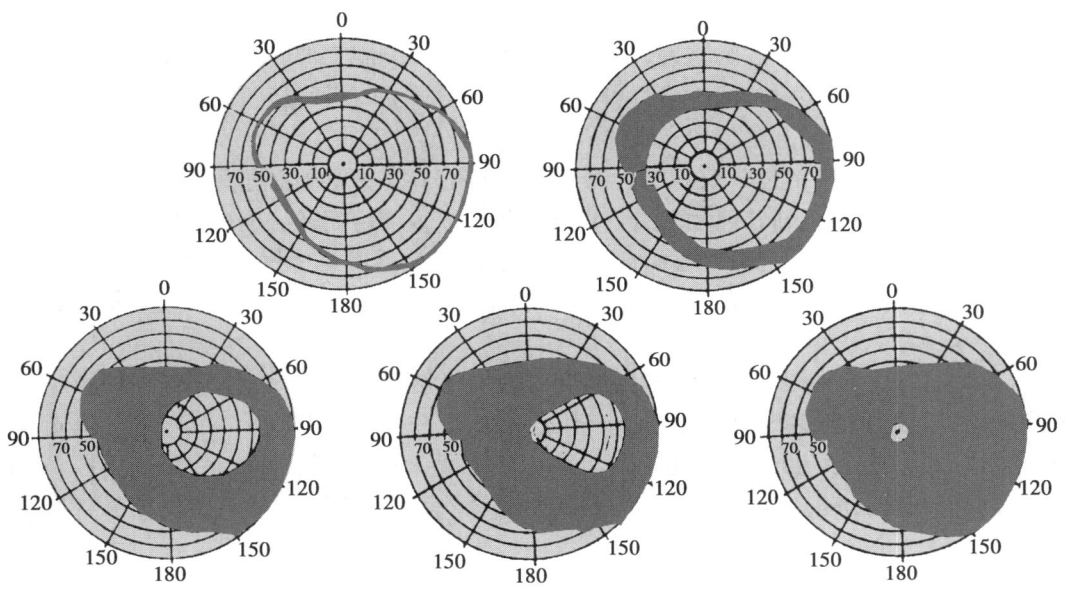

图1-9-3　原发性开角型青光眼视野缺失示意图

2．视乳头损害 C/D＞0.6，或双眼C/D差值＞0.2；或发现视乳头凹陷进行性扩大加深。

3．视野缺损　可重复性的旁中心暗点或鼻侧阶梯，常为青光眼性早期视野损害的征象。

总之，对开角型青光眼的早期诊断应综合各项检查结果进行判断，追踪观察，以便得出正确结论。

【治疗】

本病的早期诊断、及时治疗十分重要。一般主张以药物治疗为主，不能控制时则考虑手术治疗。

局部滴用降眼压药物，如无禁忌证，可先选择前列腺素衍生物或β肾上腺素能受体阻滞剂等滴眼液。若眼压不能控制，改用其他降压药或联合用药。如眼压仍不能降至正常，可尝试采用激光治疗。若病情仍然进一步发展，可考虑手术治疗。

➢ 考点：原发性开角型青光眼的早期诊断指标。

第三节　继发性青光眼

继发性青光眼（secondary glaucoma）是因眼部疾病或某些全身疾病所导致眼压升高的青光眼。该病多单眼发病，一般无家族史。

1．青光眼睫状体炎综合征　病因不明。呈急性发作性眼压升高，角膜后出现羊脂状沉着物，前房正常，房水无明显浑浊，瞳孔无散大，虹膜无后粘连。数天内可自行缓解，易复发。可应用降眼压药物和糖皮质激素治疗。

2．虹膜睫状体炎继发性青光眼　虹膜后粘连使房水通过瞳孔受阻，后房压力高于前房，而发生虹膜膨隆，房角闭塞，眼压升高。虹膜睫状体炎治疗时，应及时散瞳；虹膜后粘连致瞳孔闭锁时，应及早行虹膜切除术或激光虹膜切开术；广泛虹膜周边前粘连时，应行滤过性手术。

3．眼外伤继发青光眼　眼外伤后可因前房积血或小梁组织损伤而导致眼压升高；眼内出血特别是玻璃体积血可发生溶血性青光眼或血影细胞性青光眼；眼球钝挫伤后，可发生房角后退性青光眼。首先针对病因治疗，同时应用降眼压药物，必要时行手术治疗。

4．糖皮质激素性青光眼　长期局部或全身应用糖皮质激素可引起眼压升高，与滴药浓度、频度以及持续用药时间有关。临床表现与原发性开角型青光眼类似。糖皮质激素类药物的应用史是确诊这种青光眼的关键指标。多数患者在停用糖皮质激素后眼压可以逐渐恢复正常，眼压持续升高的患者，可参照开角型青光眼的处理原则进行治疗。

5．睫状环阻塞性青光眼　又称恶性青光眼，多见于抗青光眼滤过性手术后。发病机制是晶状体或玻璃体与水肿的睫状体相贴，后房房水不能流入前房而逆流至玻璃体内或后方，将晶状体-虹膜隔向前推移，使前房变浅，眼压升高。应尽快散瞳，应用高渗剂减少玻璃体容积，糖皮质激素控制炎症反应。若药物治疗无效，应抽吸玻璃体并重建前房，必要时行晶状体摘除或玻璃体切割术。

6．新生血管性青光眼　继发于视网膜缺血如视网膜静脉阻塞、糖尿病性视网膜病变、视网膜静脉周围炎等疾病的难治性青光眼。上述疾病如发现视网膜缺血，可行视网膜光凝，以预防新生血管形成。新生血管性青光眼治疗比较棘手，可行抗血管内皮生长因子（vascular endothelial growth factor，VEGF）治疗，使新生血管消退，根据病情联合视网膜激光凝或行滤过性手术。

第四节　先天性青光眼

先天性青光眼（congenital glaucoma）系胎儿发育过程中，前房角发育异常，小梁网-Schlemm管系统不能够正常发挥房水引流功能，导致眼压升高的一类青光眼。

一、婴幼儿型青光眼

婴幼儿型青光眼见于新生儿或婴幼儿时期，50%出生时即表现出来，80%在1岁内确诊。70%双眼发病，65%为男性儿童。有遗传倾向。婴幼儿眼球壁软弱易受压力作用而扩张，致使整个眼球不断扩大，故本病也称为水眼或牛眼。

【临床表现】

1．畏光、流泪及眼睑痉挛是本病三大特征性症状。

2．眼压升高。角膜增大，角膜直径可达12mm以上，角膜上皮水肿，有时见后弹力层断裂，表现为角膜深层水肿或Haab浑浊。前房加深。视盘凹陷呈进行性或同心圆性扩大。

【治疗】

手术是治疗婴幼儿型青光眼的主要措施，应及早手术治疗。常用的手术方式有小梁切开

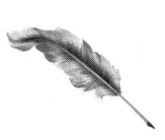

术、房角切开术等。

二、青少年型青光眼

青少年型青光眼又称发育性青光眼，与遗传有关。一般在6岁以后、30岁以前发病。无畏光、流泪等症状。眼压波动较大，与原发性开角型青光眼的临床表现相似，两者的诊断和治疗基本相同。

三、先天性青光眼伴有其他先天异常

这一类青光眼同时伴有眼部或全身其他器官的发育异常，多以综合征的形式表现出来，如无虹膜性青光眼，前房角发育不全（Axenfeld-Rieger综合征），伴有颜面部血管瘤和脉络膜血管瘤的青光眼（Sturge-Weber综合征），伴有晶状体形态或位置、骨骼以及心脏异常的青光眼（Marfan综合征、Marchesani综合征）等。治疗以手术为主，预后不良。

自测题

一、选择题

1. 原发性慢性闭角型青光眼和开角型青光眼最重要的鉴别方法是
   A．症状
   B．查房角
   C．视盘改变不同
   D．视盘检查
   E．眼压升高程度和速度不同
2. 急性闭角型青光眼急性发作后三联征不包括
   A．青光眼斑
   B．色素性KP
   C．角膜水肿
   D．虹膜节段性萎缩
   E．虹膜扇形萎缩
3. 预防虹睫炎引起的继发性青光眼，局部应点
   A．1%毛果芸香碱
   B．0.5%噻吗洛尔
   C．0.25%依色林
   D．0.5%可的松
   E．1%阿托品
4. 急性闭角型青光眼的临床表现不包括
   A．瞳孔椭圆形散大
   B．虹膜节段性萎缩
   C．角膜色素性KP
   D．青光眼斑
   E．瞳孔缩小
5. 下列哪项情况不会引起继发性青光眼
   A．长期使用糖皮质激素
   B．老年性白内障
   C．急性结膜炎
   D．急性虹膜睫状体炎
   E．眼外伤

二、名词解释

原发性闭角型青光眼

三、问答题

1. 叙述青光眼的定义及分类。
2. 叙述急性闭角型青光眼的临床表现。

（黄金荣　穆晓颖）

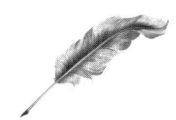

第十章 晶状体病

第十章数字资源

思政之光

学习目标

通过本章内容的学习，学生应能：

识记：
1. 说出白内障的分类，年龄相关性白内障的分期、临床表现及治疗原则。
2. 列举年龄相关性白内障、先天性白内障、外伤性白内障、后发性白内障的临床表现。

理解：
解释白内障的病因及治疗原则。

运用：
正确诊断白内障，制订个性化治疗方案。学习我国防治白内障盲举措，厚植爱国主义情怀，培养社会责任感。

晶状体为双凸、有弹性、无血管的透明组织，是眼屈光间质的重要组成部分，其营养主要来自房水和玻璃体。晶状体的病变主要有两类：一是透明性改变，称为白内障；二是位置改变，称为晶状体异位和晶状体脱位。

第一节 白内障

案例 1-10-1

患者李某，男，65岁。主诉：双眼视物模糊2年，加重3个月。现病史：患者自述2年前，无明显诱因出现双眼视物模糊。不伴有眼红、眼痛、头痛等症状，近3个月视力明显下降，严重影响患者的生活而就诊。全身检查未见明确阳性体征。眼科查体：右眼视力0.1，左眼0.12，双眼眼压15mmHg，双眼结膜无充血，角膜透明，前房中等深度，瞳孔圆，直径约3mm，光反射灵敏，散瞳查晶状体皮质及核性浑浊，间接检眼镜下检查眼底：视盘模糊，黄斑等精细结构看不清。矫正视力：双眼不增视。眼B超：双眼玻璃体轻度浑浊。

问题：
1. 该患者初步诊断为什么疾病？
2. 如何治疗？
3. 如何与患者及亲属沟通治疗配合要求？

晶状体浑浊称为白内障（cataract），是主要的致盲眼病。按病因可分为年龄相关性、外伤性、并发性、代谢性、中毒性、辐射性、发育性和后发性白内障等；按发病时间可分为先天性和后天获得性白内障等；按浑浊部位可分为皮质性、核性和囊膜下白内障等。

白内障的主要症状有：①视力下降：最常见也是最重要的症状，晶状体周边部的轻度浑浊可以不影响视力，而在中央部的浑浊，即使范围很小、程度很轻，也可以严重影响视力；②对比敏感度下降：在高空间频率的对比敏感度下降尤为明显；③屈光改变：可产生核性近视和晶状体源性散光；④单眼复视或多视；⑤畏光或眩光；⑥色觉改变；⑦视野缺损。

一、年龄相关性白内障

年龄相关性白内障（age-related cataract）又称为老年性白内障（senile cataract），是最常见的白内障类型，多见于50岁以上中老年人，随年龄增长患病率明显增高。其病因可能与环境、营养、代谢和遗传等多种因素对晶状体长期综合作用有关。年龄相关性白内障可分为皮质性、核性和后囊下白内障三种类型。

【临床表现】

多为双眼同时或先后发病，呈渐进性、无痛性视力减退。

1．皮质性白内障（cortical cataract） 最为常见。按发展过程分为4期。

（1）初发期：晶状体皮质出现空泡、水裂和板层分离。晶状体前后皮质周边部出现放射状楔形浑浊，其基底位于赤道部，尖端指向瞳孔中心。一般不影响视力。此期晶状体浑浊发展缓慢，可持续数年（图1-10-1，彩图1-10-1）。

（2）膨胀期（或称未成熟期）：晶状体浑浊加重，晶状体皮质吸收水分而膨胀，将虹膜向前推移，前房变浅，可诱发急性闭角型青光眼。斜照法检查时，在投照侧瞳孔内出现新月形投影，称虹膜投影（图1-10-2，彩图1-10-2）。视力明显减退，眼底窥不清。

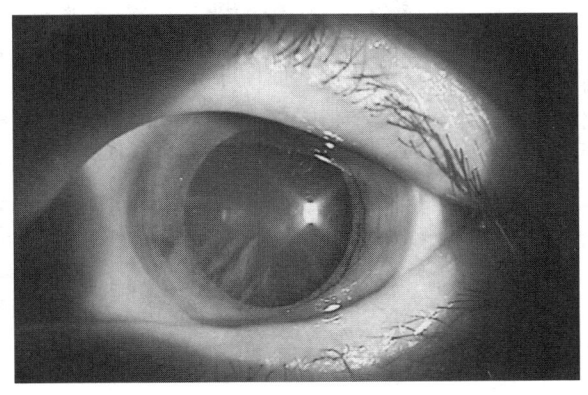

图1-10-1　初发期皮质性白内障

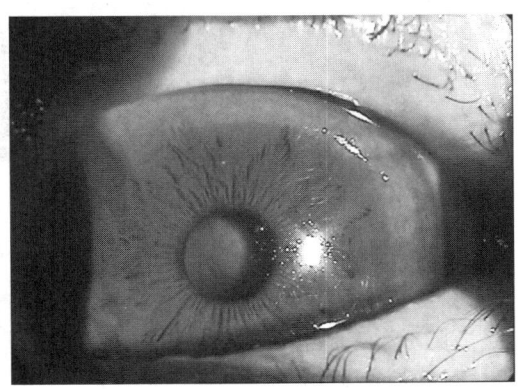

图1-10-2　膨胀期皮质性白内障

（3）成熟期：晶状体膨胀消退，前房深度恢复正常。晶状体完全浑浊（图1-10-3，彩图1-10-3）。视力降至眼前手动或光感，但光定位和色觉正常。

（4）过熟期：成熟期经过数年，晶状体内水分继续丢失，体积变小，囊膜皱缩，晶状体皮质分解液化，呈乳糜状，棕黄色硬核沉于下方，上方前房加深，虹膜震颤，称Morgagnian白内障（莫干白内障）。核下沉后视力可有所提高（图1-10-4，彩图1-10-4）。液化的皮质外渗可引起晶状体蛋白过敏性葡萄膜炎和晶状体溶解性青光眼。过熟期白内障的晶状体悬韧带常发生退行性变，容易发生晶状体脱位。

2．核性白内障（nuclear cataract） 较皮质性白内障少见，发病较早，进展缓慢。初期晶

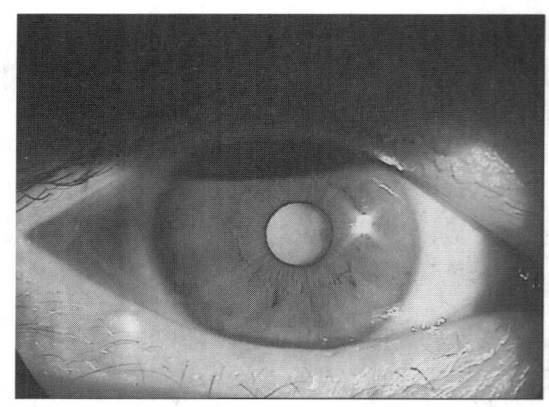

图 1-10-3 成熟期皮质性白内障

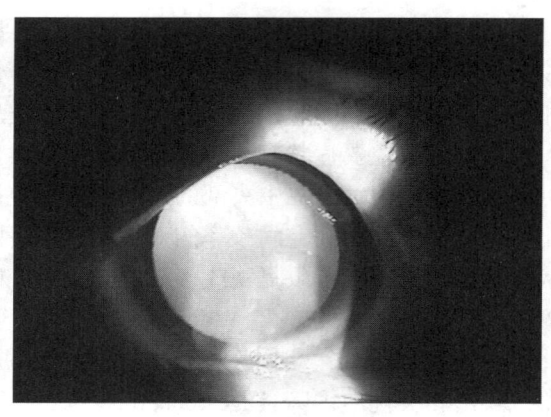

图 1-10-4 过熟期皮质性白内障

状体核呈黄色，逐渐变为棕黄色或棕黑色（图 1-10-5，彩图 1-10-5）。早期视力不受影响，随着晶状体核密度增加，屈光力增强，可发生近视，后期视力极度减退，眼底看不清。

3. 后囊下性白内障（subcapsular cataract） 后囊膜下浅层皮质出现棕黄色浑浊，其中有小空泡和结晶样颗粒，外观似锅巴状（图 1-10-6，彩图 1-10-6）。由于浑浊位于视轴，所以早期即出现视力障碍。后期可合并晶状体皮质和核浑浊。

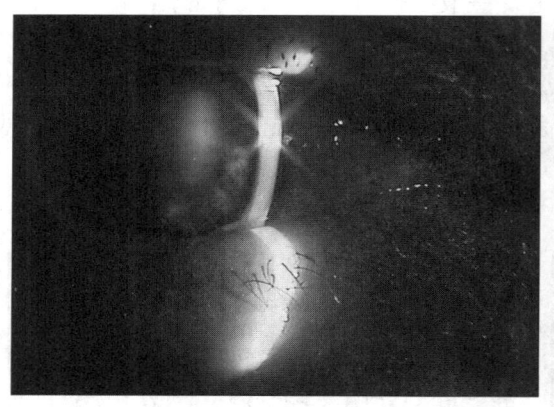

图 1-10-5 核性白内障

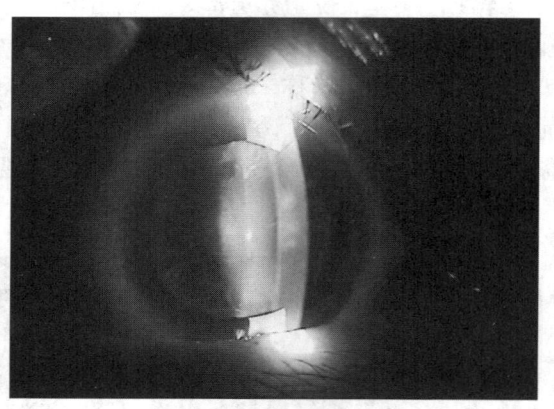

图 1-10-6 后囊下性白内障

【诊断】

散瞳后使用检眼镜或裂隙灯显微镜检查，根据视力和晶状体浑浊形态可做出诊断，如视力与晶状体混浊程度不相符合，应排除导致视力下降的其他疾病。

【治疗】

1．药物治疗 目前尚无确切的治疗效果。

2．手术治疗

（1）手术适应证：矫正视力低于 0.3 时，通常可作为白内障手术的视力标准。当白内障继发性青光眼，或因白内障影响其他眼底病诊治时，可手术治疗。

（2）术前检查

1）全身检查：①血压：应控制在正常或接近正常范围；②血糖：空腹血糖控制在 8.3mmol/L 以下；③胸透、心电图和肝功能等检查，除外严重的心、肺和肝疾病；④血、尿常规及出、凝血时间检查。

2）眼部检查：①视功能检查：包括远、近视力及矫正视力、光定位和红绿色觉；②裂隙灯显微镜检查包括角膜情况，有无虹膜炎症，晶状体浑浊情况及晶状体核硬度分级；③了解眼后段情况判断预后；④测量眼压；⑤测量角膜曲率和眼轴长度，以计算人工晶体度数；⑥如病情需要，应行角膜内皮镜、眼电生理检查。

（3）手术方法

1）白内障囊内摘除术（intracapsular cataract extraction，ICCE）：将晶状体完整摘除的术式。目前很少使用。

2）白内障囊外摘除术（extracapsular cataract extraction，ECCE）：摘除晶状体核及皮质，保留晶状体后囊膜的术式。手术切口大、术后角膜散光。

3）白内障超声乳化术（phacoemulsification）：应用超声乳化仪将晶状体核和皮质乳化后吸出，保留晶状体后囊膜。该术式具有手术切口小，愈合快，术后角膜散光小，手术用时短，反应轻，视力恢复迅速等优点。

4）人工晶体植入术（intraocular lens implantation）：为无晶体眼屈光矫正的首选方法，术后可迅速恢复视力、双眼单视和立体视觉。分为前房型和后房型两种。通常情况下白内障超声乳化术要一期植入人工晶体。

（4）术后屈光矫正

1）框架眼镜：采用高度正球面镜片。镜片可使物像放大 20%～35%，如果单眼配戴，双眼物像不等，不能融合而发生复视，故不能用于单眼白内障术后。

2）角膜接触镜：物像放大 7%～12%，无环形暗区，周边视野正常。可用于单眼白内障术后。

二、先天性白内障

先天性白内障（congenital cataract）是儿童常见眼病，为出生时或出生后 1 年内发生的晶状体浑浊。可为家族性或散发性，其病因有内源性和外源性两种。内源性病因主要与遗传因素有关；外源性病因是指母体或胎儿的全身性疾病对晶状体造成的损害，如妊娠前 3 个月宫内病毒感染或受到药物和放射线损伤或代谢性疾病。

【临床表现】

多为双侧、静止性。常见的有前极和后极白内障、花冠状白内障、绕核性白内障、核性白内障、点状白内障、全白内障和膜状白内障等（图 1-10-7）。

此外，先天性白内障常合并斜视、眼球震颤、先天性小眼球等。

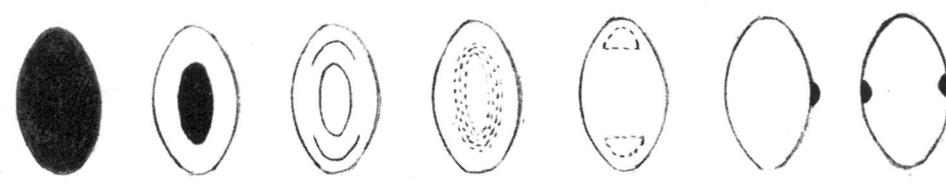

图 1-10-7　各种类型的先天性白内障

【治疗】

对视力影响不大者，一般不需手术，可定期观察。明显影响视力者，如绕核性白内障、后极性白内障、全白内障，应尽早手术治疗。白内障术后需进行屈光矫正和视力训练，防治弱视，并促进融合功能的发育。先天性白内障术后植入人工晶体已被广泛接受，一般最小年龄掌握在 2 岁。

三、其他类型的白内障

（一）外伤性白内障

眼球穿通伤、钝挫伤、爆炸伤等引起的晶状体浑浊称为外伤性白内障（traumatic cataract）。多为单眼。往往伴有眼部其他损伤和并发症。

不影响视力的晶状体局限性浑浊，先随访观察。明显影响视力者，应行白内障摘除术。白内障摘除术应尽可能一期植入人工晶体。

（二）糖尿病性白内障

糖尿病性白内障（diabetic cataract）是糖尿病的并发症之一，多为双眼发病，发展迅速。前后囊膜下出现白点状或雪片状浑浊，迅速发展为全白内障，可伴有屈光变化。

积极治疗糖尿病。发病早期严格控制血糖，晶状体浑浊可能部分消退。当白内障明显影响视力或影响检查眼底时，可在血糖控制的情况下，行白内障摘除联合人工晶体植入术。术后行眼底检查，及时治疗眼底病变。

（三）并发性白内障

并发性白内障（complicated cataract）是由于眼部炎症、退行性病变等因素，使晶状体营养或代谢发生障碍而引起的晶状体浑浊。常见于葡萄膜炎、视网膜脱离、视网膜色素变性、青光眼、眼内肿瘤、低眼压和高度近视等。典型表现为晶状体后极部囊膜及囊膜下皮质出现颗粒状灰黄色浑浊，并有较多空泡形成，并向晶状体核及周边部扩展，逐渐致晶状体全浑浊。

原发病已经控制可行白内障手术。术后局部或全身应用糖皮质激素。

（四）药物及中毒性白内障

长期应用或接触对晶状体有毒性作用的药物或化学物品可导致晶状体浑浊。常见的药物有糖皮质激素、氯丙嗪、缩瞳剂等，化学物品有三硝基甲苯、二硝基酚、萘和汞等。其中以三硝基甲苯中毒者较为多见。

如长期接触可能致白内障的药物和化学物品时，应定期检查晶状体。若发现晶状体浑浊，应停用药物，脱离与化学物品的接触。当白内障已影响工作和生活时，可行白内障摘除联合人工晶体植入术。

（五）辐射性白内障

因放射线所致的晶状体浑浊称为辐射性白内障。常见有：①红外线：初期后皮质有空泡、点线状浑浊，以后呈盘状及完全浑浊；②电离辐射：初期后囊膜下有空泡和灰白色颗粒状浑浊，发展为环状浑浊；前囊膜下有点线状和羽毛状浑浊，从前极向外放射；后期可有盘状、膜形及完全浑浊；③微波：类似于红外线损伤。

接触放射线时应配戴防护眼镜。白内障明显影响工作生活时可手术摘除并植入人工晶体。

（六）后发性白内障

后发性白内障（after-cataract）是指白内障囊外摘除术后残留的晶状体上皮细胞的增生，或外伤性白内障晶状体皮质吸收后形成的晶状体后囊浑浊。后发性白内障发生率可高达50%。儿童期白内障术后几乎均发生后发性白内障。表现为晶状体后囊膜出现厚薄不均的机化组织和Elschnig珠样小体，常伴有虹膜后粘连及不同程度的视力减退。

当后发性白内障影响视力时，可用Nd：YAG激光将瞳孔区的后囊膜切开。如无条件施行激光治疗，或浑浊的囊膜过厚时，可手术治疗。

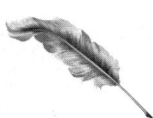

第二节　晶状体位置异常

正常情况下，晶状体由晶状体悬韧带悬挂于睫状体上，晶状体的前后轴与视轴几乎一致。

由于先天性悬韧带发育不全，眼外伤以及一些眼内病变导致晶状体悬韧带部分或全部破裂，致使晶状体的位置异常。出生时就存在的称为晶状体异位，出生后发生的称为晶状体脱位。临床上晶状体脱位更为常见。

【临床表现】

依据晶状体悬韧带全部断裂还是部分断裂，将晶状体脱位分为全脱位和部分脱位。

1．晶状体全脱位　晶状体悬韧带全部断裂，晶状体可脱位至前房内、玻璃体腔、嵌于瞳孔区或脱出于眼球外等部位。

2．晶状体半脱位　瞳孔区可见部分晶状体，散大瞳孔后可见部分晶状体赤道部，该区悬韧带断裂。如 Marfan 综合征、Marchesani 综合征和同型胱氨酸尿症等遗传性疾病。

【治疗】

晶状体脱入前房内和嵌于瞳孔区应立即手术摘除晶状体。脱入玻璃体腔者，如无症状可以随诊观察。如果发生晶状体过敏性葡萄膜炎、继发性青光眼或视网膜脱离等并发症时需将晶状体取出。因外伤眼球破裂，晶状体脱位于结膜下时，应手术取出晶状体并缝合角巩膜伤口。晶状体半脱位时，如果晶状体透明，且无明显症状和并发症时，可观察或配戴眼镜矫正屈光不正。如半脱位明显，有发生全脱位危险或所引起的屈光不正不能用镜片矫正时，应考虑手术治疗。

自测题

1．简述白内障的定义及分类。
2．年龄相关性白内障的分期和临床表现是什么？
3．白内障超声乳化吸除联合人工晶体植入术的手术适应证及术前检查有哪些？

（王雪林　戴　馨）

第十一章

玻璃体、视网膜及视神经疾病

第十一章数字资源

思政之光

学习目标

通过本章内容的学习，学生应能：

识记：
说出年龄相关性黄斑变性、视网膜中央动脉阻塞、视网膜中央静脉阻塞、高血压视网膜病变、糖尿病视网膜病变和视神经炎的临床表现。

理解：
解释视网膜血管病变、视神经病变的临床表现、发展和预后，高血压、糖尿病在眼部的并发症。

运用：
正确分析鉴别玻璃体、视网膜及视神经疾病，提出治疗建议，增强大健康意识，对患者进行有关健康方式和疾病预防等方面的宣传教育。

玻璃体是透明的凝胶体，由胶原和透明质酸组成。玻璃体的容积约 4.5ml。玻璃体是屈光间质的一部分，对视网膜具有支撑、缓冲和抗震作用。由于玻璃体自身结构的特殊性，故其病变一般恢复时间较长。

视网膜是眼球壁的内层，由神经感觉层和色素上皮层构成。视网膜和视神经的结构精细复杂，主要负责视觉信息的接收、处理及传导。视网膜和视神经受损易引起视功能损害。一些全身性疾病可出现视网膜和视神经的病变。

第一节 玻璃体疾病

一、飞蚊症

飞蚊症（muscae volitantes，floaters）是指眼前有小点状、细丝状或网状黑影浮动，特别是在明亮或白色背景的衬托下更为明显，有时伴闪光感。单眼或双眼均可发生。患者可详细描述黑影的形态和数目，一般不影响视力，仅在黑影面积大且位于视野中央时才可能妨碍视力。玻璃体液化和后脱离是主要原因。

二、玻璃体变性

玻璃体变性（vitreous degeneration）主要表现为玻璃体液化和凝缩，常见于老年人、高度近视眼、玻璃体积血、眼外伤，以及视网膜激光、冷凝或电凝等手术后。

随着年龄增长，玻璃体内出现液化，透明质酸溶解，胶原结构塌陷，出现液化腔，周围包绕胶原纤维，称玻璃体凝缩。玻璃体皮质劈裂。液化玻璃体造成玻璃体和视网膜分离，称玻璃体后脱离，可并发视网膜裂孔和视网膜脱离。出现并发症时需及早治疗。高度近视眼易发生玻璃体变性，表现与老年性玻璃体变性相似，多发生在轴性近视眼，近视度数越高，眼轴越长，越容易发生玻璃体变性。

三、玻璃体炎症

各种类型的葡萄膜炎、眼外伤、内眼手术后和免疫功能异常均会引起玻璃体炎症。炎性细胞进入玻璃体腔可产生飞蚊症，玻璃体可见点状浑浊。细菌等病原微生物进入玻璃体腔可导致玻璃体炎（vitreous inflammation），又称眼内炎。治疗时应针对病因采取积极治疗措施控制炎症，必要时行玻璃体切割手术。

四、玻璃体积血

玻璃体本身没有血管，不发生出血。因血管性眼部疾患或眼部外伤出血，血液进入玻璃体腔内，称为玻璃体积血（vitreous hemorrhage）。玻璃体积血不仅使屈光间质浑浊，影响视力，还对眼部组织可产生严重的破坏作用。玻璃体积血的原因很多，通常来自视网膜和葡萄膜破损的血管和新生血管，眼外伤和内眼手术，视网膜血管病变如糖尿病性视网膜病变、视网膜血管炎等，其他视网膜疾病如老年性黄斑变性、视网膜裂孔形成、视网膜血管瘤等。少量玻璃体积血时，自觉眼前黑影飘动，检查可见玻璃体内血性浮游物；大量玻璃体积血会严重影响视力，甚至仅存光感，检查时眼底无红光反射，完全不能窥入。超声检查有较大的诊断价值。少量玻璃体积血无需治疗，可自行吸收，大量反复发生的玻璃体积血经 3～6 个月未吸收可行玻璃体切割手术。对于合并视网膜脱离的患者需尽早手术。

第二节　视网膜疾病

案例 1-11-1

患者刘某，男，47 岁。自述左眼前黑影 7 天，伴有视物变形。患者自述 1 周前左眼无明确诱因出现眼前黑影，并出现看直线成曲线的感觉。最近 2 个月因工作压力较大，夜间入眠欠佳。眼科检查：右眼视力 1.0，左眼视力 0.5，双眼眼压 12mmHg，双眼结膜无充血，角膜透明，KP（-），前房深度可，瞳孔直径约 3mm，对光反射灵敏，晶状体透明，玻璃体未见明显浑浊，双眼视盘界清，左眼黄斑区水肿，少许黄白色点状渗出，中心凹光反射消失。

问题：
1．目前最可能的诊断是什么？
2．需要做哪些检查进一步明确诊断？
3．确定诊断是什么？

一、黄斑病变

（一）中心性浆液性脉络膜视网膜病变

中心性浆液性脉络膜视网膜病变（central serous chorio-retinopathy，CSC）好发于 25～50

岁青壮年男性，单眼或双眼发病，为复发性、自限性疾病。

【病因】

原因不明。可能是脉络膜血管通透性增加，视网膜色素上皮屏障功能受损所致。诱发因素常见情绪激动、精神压力、劳累及大剂量应用糖皮质激素等。

【临床表现】

常表现为程度不等的视物模糊，中央暗影，视物变形。眼底检查可见黄斑区视网膜有1～3PD大小圆形或椭圆形的盘状脱离，其边缘有反光晕，数周后视网膜下有黄白色点状病灶（图1-11-1，彩图1-11-1）。OCT检查黄斑区视网膜神经上皮脱离。FFA检查该病有特征性改变，初发病例静脉期脱离区可见一个或多个荧光渗漏点，呈墨渍样或喷射状上升扩大；晚期荧光素积存，可显示出神经上皮脱离的范围（图1-11-2，彩图1-11-2）。

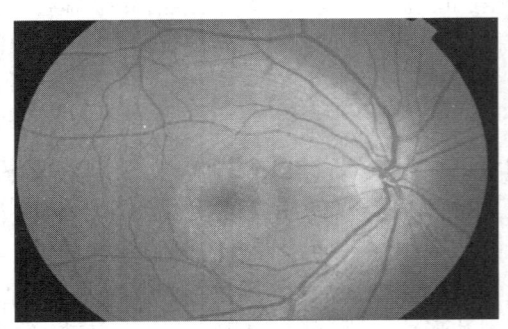

图1-11-1 中心性浆液性视网膜脉络膜病变
右眼黄斑区见一盘状浆液性脱离区，约3PD大，中心凹反射消失，病变区视网膜下见黄白色点状沉着

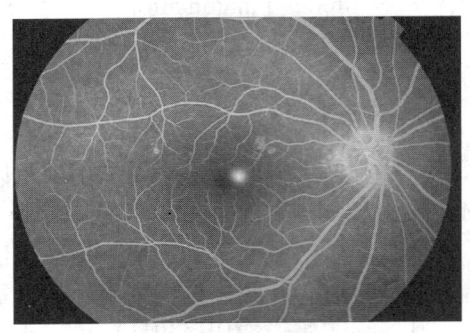

图1-11-2 中心性浆液性视网膜脉络膜病变FFA造影
示中心凹鼻侧出现一荧光素渗漏点，呈墨渍样扩大

➢ 考点：中心性浆液性脉络膜视网膜炎的临床表现。

【治疗】

目前尚无有效治疗药物。禁用糖皮质激素和血管扩张药物。可行激光光凝治疗。

（二）年龄相关性黄斑变性

年龄相关性黄斑变性（age-related macular degeneration，AMD）好发于50岁以上老年人，双眼先后或同时发病，发病率随年龄增加而增高。临床分为干性和湿性两类。

【临床表现】

1. 干性AMD　又称萎缩性或非新生血管性AMD，起病缓慢，视力逐渐减退，可有视物变形。其特征性表现是玻璃膜疣、色素紊乱和地图样萎缩。早期后极部视网膜见大小不一、黄白色类圆形玻璃膜疣，视网膜下色素上皮表现为色素紊乱、脱色素和地图状萎缩。FFA典型表现为片状高荧光和低荧光，无荧光素渗漏（图1-11-3，彩图1-11-3）。

2. 湿性AMD　又称渗出性或新生血管性AMD，视力突然下降、视物变形或中央暗点。脉络膜新生血管长入视网膜下间隙，引起视网膜下或视网膜色素上皮下渗漏、出血或瘢痕。检查见后极部视网膜色素上皮下出血，呈现为灰黑色隆起，视网膜下新生血管膜表现为不规则的圆形、灰白色或黄白色病灶。出血量大时，可产生玻璃体积血。FFA和IGCA可显示CNV（图1-11-4，彩图1-11-4）。

【治疗】

干性AMD可行低视力矫治。中心凹200μm以外的典型CNV，行激光光凝治疗或微脉冲激光照射。中心凹下CNV可采用光动力疗法、红外激光经瞳孔温热疗法破坏新生血管组织。抗新

第十一章 玻璃体、视网膜及视神经疾病

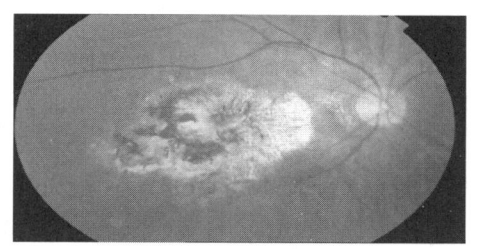

图 1-11-3　干性 AMD
右眼眼底可见边界清晰的地图状萎缩

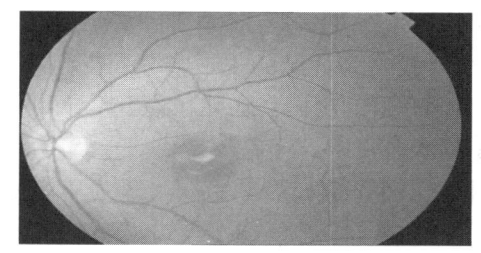

图 1-11-4　湿性 AMD
左眼黄斑区视网膜下黄白色不规则病灶

生血管药物疗法和糖皮质激素对湿性 AMD 的治疗取得一定的效果，但不能解决复发问题。

二、视网膜血管疾病

（一）视网膜动脉阻塞

视网膜动脉阻塞（retinal artery occlusion，RAO）是眼科致盲的危急病症，根据阻塞的部位不同，分为视网膜中央动脉阻塞、视网膜分支动脉阻塞和视网膜毛细血管前微动脉阻塞。

【病因】

主要为动脉粥样硬化、血管栓塞、血管痉挛、血管壁炎症等，栓子常位于筛板和动脉分叉处。常既有血管病变的基础，也合并有栓塞或其他诱因。

【临床表现】

多发生在老年人，单眼发病多见。

1．视网膜中央动脉阻塞（central retinal artery occlusion，CRAO）　表现为突发性无痛性视力严重下降或丧失，多数患者视力可降至光感至指数之间，部分患者发病前有一过性黑矇。检查见瞳孔散大，直接对光反射消失或极度迟钝，间接对光反射存在。眼底检查：后极部视网膜灰白色水肿，黄斑中心凹可见"樱桃红斑"。视网膜动脉、静脉变细（图1-11-5，彩图 1-11-5）。如有睫状视网膜动脉供应，可见视网膜呈一舌形橘红色区，可保留部分视力。

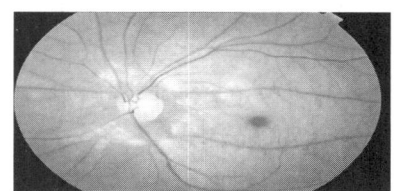

图 1-11-5　CRAO
左眼视网膜弥漫性水肿，黄斑中心凹呈樱桃红点

> 考点：视网膜中央动脉阻塞的临床表现。

2．视网膜分支动脉阻塞　表现为视野某一象限突然出现遮挡感，视力可有不同程度下降。眼底检查：阻塞视网膜灰白色水肿，受累视网膜动脉变细。

3．视网膜毛细血管前微动脉阻塞　视力可不受影响。眼底检查：视网膜动脉变细，见黄白色棉绒斑。

【治疗】

尽早进行抢救性治疗，包括降低眼压，使动脉灌注阻力减小；给予吸氧缓解视网膜缺氧状态并扩张血管；使用血管扩张剂；疑有血栓形成者可使用纤溶制剂。晚期出现新生血管可行视网膜光凝。查找全身病因，对因治疗。

（二）视网膜静脉阻塞

视网膜静脉阻塞（retinal vein occlusion，RVO）是比较常见的视网膜血管病，分为视网膜中央静脉阻塞（central retinal vein occlusion，CRVO）和视网膜分支静脉阻塞。

【病因】

由于视网膜静脉的主干或其属支阻塞，静脉血回流受阻而淤滞，管壁因缺氧使渗透性增加，引起广泛的出血、水肿和渗出，导致视网膜结构和功能严重损害，从而影响视功能。

【临床表现】

1. 视网膜中央静脉阻塞　多为单眼发病，视力不同程度下降。分为非缺血型和缺血型两种。

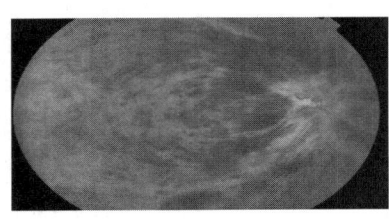

图1-11-6　CRVO

右眼可见沿迂曲扩张的视网膜静脉分布火焰状视网膜内出血

非缺血型视力正常或轻度下降。眼底检查：视盘和视网膜轻度水肿，视网膜静脉轻度扩张，火焰状或点状出血。FFA未见毛细血管无灌注区。

缺血型视力下降明显。眼底检查：视盘和视网膜明显水肿，黄斑囊样水肿，视网膜静脉显著扩张迂曲，颜色暗紫，呈腊肠状，动脉变细。整个视网膜布满火焰状或点状出血（图1-11-6，彩图1-11-6）。发病3～4个月内可出现虹膜新生血管和新生血管性青光眼，视力预后不良。

2. 视网膜分支静脉阻塞　视力不同程度下降。颞上支静脉阻塞最常见，鼻侧支阻塞较少。可分为非缺血型和缺血型。

【治疗】

目前无有效治疗药物。治疗相关全身性疾病。非缺血型无需特殊治疗。缺血型可激光光凝防止新生血管及新生血管性青光眼，但视力改善不明显。

（三）动脉硬化性视网膜病变

老年性动脉硬化、动脉粥样硬化和小动脉硬化引起的视网膜血管病变。人眼视网膜动脉主要由视盘内的主干以及紧邻视盘旁的大血管分支和小血管组成，故动脉粥样硬化很少累及视网膜动脉，偶尔可发生在视网膜中央动脉进入视神经后至筛板之间的一段，这是引起视网膜中央动脉阻塞的原因。

（四）高血压性视网膜病变

高血压性视网膜病变（hypertensive retinopathy，HRP）可分为缓进性（良性）和急进性（恶性）两型，眼底改变与病程、血压和年龄有关。

1. 缓进性高血压性视网膜病变　早期视网膜动脉呈功能性血管痉挛，管径粗细不均，管壁反光增强，动静脉管径之比由正常的2：3变为1：2或1：3，动静脉交叉压迫征（+），进一步发展可出现视网膜水肿、出血及硬性渗出。

2. 急进性高血压视网膜病变　最主要的改变为视盘水肿和视网膜水肿，称为高血压性视神经视网膜病变。同时可见视网膜火焰状出血、棉绒斑，硬性渗出及脉络膜梗死灶（Elschning斑）。

知识链接

原发性高血压视网膜病变 Wegener-Keith 法分期		
分期	名称	主要表现
Ⅰ期	动脉痉挛期	主要为血管收缩、变窄。动脉痉挛时粗细不均匀，管壁透明度下降，见不到其下静脉血柱，反光略强
Ⅱ期	动脉硬化期	主要为动脉硬化。动脉变细，动静脉比例变化1：2或1：3。动脉反光增强，呈铜丝或银丝状。出现一级、二级甚至三级动静脉交叉压迫征
Ⅲ期	视网膜病变期	主要为渗出。Ⅱ期基础上视网膜出现棉绒斑及片状出血等
Ⅳ期	视盘水肿期	除Ⅲ期表现外，还出现视盘水肿

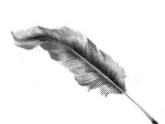

(五)糖尿病视网膜病变

糖尿病可累及全身的小血管和微血管,造成全身多脏器的损害。糖尿病视网膜病变(diabetic retinopathy,DR)是最严重的眼部并发症,是 50 岁以上人群致盲的主要原因之一。应积极治疗糖尿病,严格控制血糖,定期检查眼底。对于广泛的视网膜缺血、重度非增殖期和增殖期病变,可采取全视网膜光凝。黄斑水肿可行黄斑格栅样光凝,弥漫性黄斑水肿可行抗 VEGF 治疗。玻璃体积血 3 个月不吸收或发现牵拉性视网膜脱离应及时行玻璃体切割术。

1. **非增殖性糖尿病视网膜病变(nonproliferative diabetic retinopathy,NPDR)** ①微血管瘤:是最早可见的改变,为边界清楚的红色斑点,多在后极部出现;②出血:呈点状或圆形出血;③硬性渗出:为黄白色边界清楚的蜡样斑点,多见于黄斑部,可单个或多个融合,形成硬渗环;④棉絮斑:为边界不清、大小不等的灰白色斑,棉絮斑是视网膜病变迅速进展的征兆;⑤视网膜血管改变:动脉变细、闭塞,静脉管径不匀、呈串珠状扩张,毛细血管闭塞,视网膜内微血管的异常(intraretinal microvascular abnormalities,IRMA),IRMA 是视网膜严重缺血的征象(图 1-11-7,彩图 1-11-7)。

2. **增殖性糖尿病视网膜病变(proliferative diabetic retinopathy,PDR)** 最重要的标志是新生血管,新生血管呈扇贝状或花瓣状,分为视盘新生血管(视盘表面及其附近 1PD 范围)和视网膜新生血管。新生血管易渗漏造成视网膜水肿;或破裂出血,造成玻璃体积血;长入玻璃体,其周围纤维组织增殖,形成新生血管膜,新生血管膜收缩引发牵拉性视网膜脱离(图 1-11-8,彩图 1-11-8)。

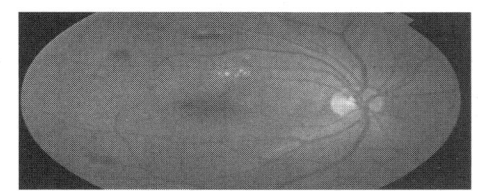
图 1-11-7 NPDR
右眼后极部散在微动脉瘤、小出血点和硬性渗出

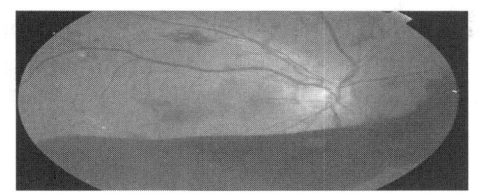
图 1-11-8 PDR
右眼视网膜散在出血,下方视网膜前出血

知识链接

糖尿病视网膜病变的国际临床分级标准(2002 年)

病变严重程度	散瞳下检眼镜可观察的眼底改变
无明显视网膜病变	无异常
轻度 NPDR	仅有微动脉瘤
中度 NPDR	比仅有微动脉瘤重,但比重度者轻
重度 NPDR	有以下任一改变,但无 PDR 1. 4 个象限每个都有 20 个以上的视网膜内出血点 2. 2 个以上象限有确定的静脉串珠状改变 3. 1 个以上象限有明显的 IRMA(视网膜内微循环异常)
PDR	有以下一种或多种改变:新生血管、玻璃体积血、视网膜前出血

糖尿病性黄斑水肿分级

无明显糖尿病性黄斑病变 后极部视网膜无明显增厚或硬性渗出

轻度糖尿病性黄斑病变	后极部存在远离黄斑的视网膜增厚或硬性渗出
中度糖尿病性黄斑病变	视网膜增厚或硬性渗出接近黄斑但未累及黄斑中心
重度糖尿病性黄斑病变	视网膜增厚或硬性渗出累及黄斑中心

NPDR：非增殖性糖尿病性视网膜病变　　PDR：增殖性糖尿病性视网膜病变

三、视网膜脱离

视网膜脱离（retinal detachment，RD）是视网膜的神经上皮层和色素上皮层之间的分离。按病因可分为孔源性视网膜脱离、牵拉性视网膜脱离和渗出性视网膜脱离三类。本节重点介绍孔源性视网膜脱离。

【临床表现】

可有飞蚊症、闪光感等前驱症状，而后出现与视网膜脱离范围一致的幕样黑影遮挡，累及黄斑时视力下降明显。检查可见视网膜青灰色隆起，视网膜血管爬行其间（图 1-11-9，彩图 1-11-9），玻璃体可见后脱离及棕色颗粒。眼压偏低。散瞳后可用间接检眼镜或三面镜检查，大多数查到裂孔。屈光间质不清眼底检查困难者应做 B 超检查。

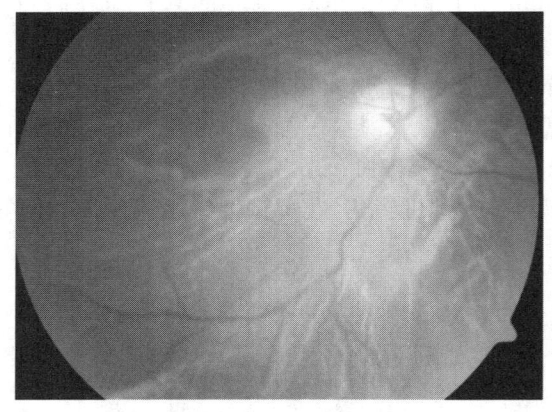

图 1-11-9　视网膜脱离

【治疗】

须尽早手术治疗，封闭裂孔。

第三节　视神经疾病

一、视盘水肿

视盘水肿（papilledema）是一种非炎性的视盘充血水肿，多双眼发病。

【病因】

颅内压增高是最常见的病因，也可见于眼部疾病如视神经炎、视网膜脉络膜炎、眼眶内占位性病变压迫、视网膜静脉阻塞等。

【临床表现】

早期视力正常或有一过性视物模糊，可伴有头痛、恶心、呕吐等颅内压升高表现。眼底可见视盘边界不清，视盘及其周围视网膜可见少量火焰状出血和软性渗出，毛细血管扩张，静脉迂曲增粗（图 1-11-10，彩图 1-11-10）。视野改变表现为生理盲点扩大。

【治疗】

针对原发疾病进行治疗。

二、视神经炎

视神经炎（optic neuritis）是各种原因导致的视神经炎症。发生在视神经球内段者称为视盘炎，发生在球后段则称为球后视神经炎。视盘炎多见于儿童，球后视神经炎多见于青壮年。

国内视神经炎以脱髓鞘疾病最常见；局部炎症如脉络膜视网膜炎、鼻腔鼻窦和眼眶的炎症

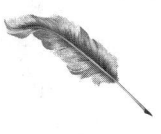

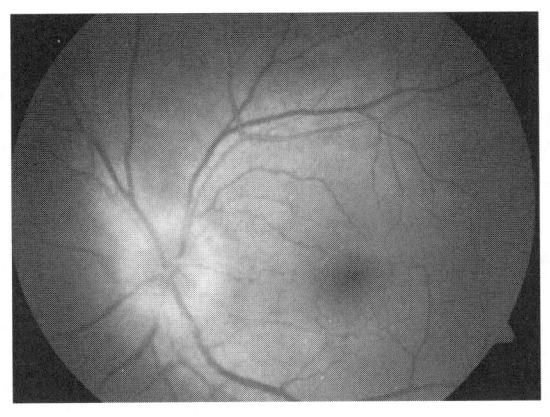
图 1-11-10　视盘水肿

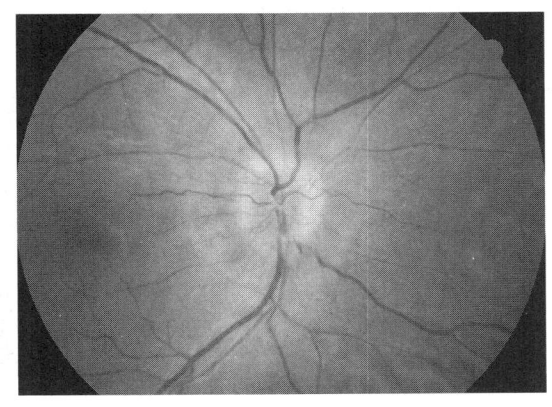
图 1-11-11　视神经视盘炎

扩散；自身免疫性疾病可引起非特异性视神经炎；还有为数不少的患者找不到确切的原因。

【临床表现】

表现为视力急剧下降，伴有眼球压痛和眼球转动时疼痛。视力可于1～2天内严重降低，可仅有光感甚至失明。瞳孔散大，直接对光反射迟钝或消失，间接对光反射存在。视盘充血水肿、边界模糊，表面或周围有小出血点，静脉扩张（图1-11-11，彩图1-11-11）。球后视神经炎眼底无明显改变。反复发作可导致视神经萎缩。视野可见中心暗点、旁中心暗点或向心性缩小。VEP潜伏期延长，振幅降低。

【治疗】

针对病因治疗。使用糖皮质激素、神经营养药物及血管扩张剂。

三、视神经萎缩

视神经萎缩（optic nerve atrophy）是指任何疾病引起的视网膜神经节细胞轴突变性。包括血管性病变、视网膜神经节细胞变性、继发于视盘本身的病变，或颅内高压、眼压增高、中毒及外伤等。

【临床表现】

临床上分为原发性和继发性视神经萎缩。原发性视神经萎缩为筛板后的视神经、视交叉、视束和外侧膝状体的视路损害，其萎缩过程为下行的；眼底表现为视盘色淡或苍白，边界清楚，筛板清晰可见，视网膜血管正常。继发性视神经萎缩的原发病变在视盘、视网膜或脉络膜，其萎缩过程是上行的；眼底可见视盘色灰白、晦暗，边界不清，生理凹陷消失，动脉细，静脉正常，血管有白鞘。视野、视觉电生理、影像学检查对诊断都有帮助。

【治疗】

积极治疗原发病，及早去除病因，争取保留有用视力。

● 自测题 ●

一、选择题

1. 突然无痛性视力丧失，眼底检查后极部视网膜灰白色水肿、黄斑部樱桃红，首先考虑

   A．视网膜中央静脉阻塞
   B．视网膜中央动脉阻塞
   C．前部缺血性视神经病变
   D．后部缺血性视神经病变
   E．糖尿病视网膜病变

2. 视网膜脱离一般不出现下列哪种症状或体征

A．眼前黑影飘动
B．闪光感
C．视力下降
D．眼痛
E．视物遮挡感
3．视网膜脱离指的是
A．视网膜神经上皮层与色素上皮层的分离
B．视网膜色素上皮层与脉络膜的分离
C．视网膜内五层与外五层的分离
D．视网膜内核层与内丛状层分离
E．视网膜神经纤维层与节细胞层之间的分离
4．患者女，65岁，左眼急性视力下降5天，眼底检查视网膜广泛出血，呈火焰状，视网膜静脉迂曲，最先考虑
A．视网膜中央静脉阻塞
B．糖尿病视网膜病变
C．中心性浆液性脉络膜视网膜脱离
D．小柳原田综合征
E．视网膜脱离

二、问答题

1．视网膜中央动脉阻塞有哪些临床表现？如何治疗？
2．简述视神经炎的临床表现。

（李　蕾　王　清）

第十二章 眼眶病

第十二章数字资源

学习目标

通过本章内容的学习，学生应能：

识记：
1. 说出眼眶病的常用检查。
2. 列举眼眶病的常见类型。

理解：
1. 解释眼眶蜂窝织炎的临床表现。
2. 分析甲状腺相关眼病的临床表现。

运用：
能初步诊断眼眶蜂窝织炎、甲状腺相关眼病，提出治疗原则，关爱患者，尊重同事，培养团结协作精神。

根据病因、发病部位、病变的性质和组织来源等不同角度考虑，眼眶病变主要包括：
1. 肿瘤　包括良性肿瘤和恶性肿瘤；原发性肿瘤、继发性肿瘤和转移性肿瘤。
2. 炎症性病变　包括特异性炎症和非特异性炎症。
3. 先天性疾病　如皮样囊肿、表皮样囊肿、眶骨纤维异常增殖症等。
4. 外伤　常见的有眶壁骨折、眶内血肿和眶内异物等。

第一节　眼眶炎症

案例 1-12-1

患者高某，男，37 岁。左眼睑红肿 2 天。患者自述 2 天前无明显诱因出现左眼睑红肿不适，在家自行应用红霉素眼药膏，未见好转。无发热。眼科检查：右眼视力 0.5，左眼视力 0.8。右眼正常。左眼眼睑充血，肿胀明显，触痛（+），上睑不能抬起，结膜充血水肿，角膜透明，KP（−），前房深度可，周边前房约 1/2 CT，瞳孔直径约 3mm，对光反射灵敏，晶状体透明，眼底未见异常。

问题：
1. 目前最可能的诊断是什么？
2. 需要做哪些检查进一步明确诊断？
3. 确诊后如何治疗？

一、眼眶蜂窝织炎

眼眶蜂窝织炎（orbital cellulitis）是眶部软组织的急性感染性炎症，发病急剧，病情凶险，严重者感染向颅内蔓延，甚至危及生命。多为单侧性，偶有累及双侧者。多见于眶周结构感染灶的眶内蔓延，以鼻旁窦、面部感染最为常见。金黄色葡萄球菌和溶血性链球菌为常见病原体，儿童以流感嗜血杆菌多见，也可由急性传染病、菌血症、败血症等引起。

【临床表现】

根据累及部位分为眶隔前蜂窝织炎和眶隔后蜂窝织炎。

眶隔前蜂窝织炎无视觉症状，表现为眼睑充血水肿，无眼球运动障碍。眶隔后蜂窝织炎表现为突发性眼部疼痛，严重者视力下降甚至丧失，可伴发热、头痛等全身症状；病情凶险者，眶内感染可波及海绵窦，也可引发败血症，危及生命。

 考点：眼眶蜂窝织炎的临床表现。

【治疗】

确诊后全身足量应用广谱抗生素，根据细菌培养和药敏试验结果，选用敏感抗生素。眼部使用抗生素滴眼液，涂眼膏保护暴露的角膜。必要时使用糖皮质激素治疗。若脓肿形成，及时切开排脓。若并发海绵窦血栓、脑膜炎或脑脓肿，应积极抢救治疗。

> **知识链接**
>
> **眼眶蜂窝组织炎 CT 和 MRI 影像学改变**
>
> 影像学检查在眼眶蜂窝组织炎和诊断中具有重要价值。CT 表现可因病程不同而不同。早期受累的眶内脂肪表现为斑点状、条纹状高密度影；随着病情发展，眶内密度弥散性增高，正常结构界面消失；脓肿形成后，表现为低密度影；增强 CT 可以显示强化的脓肿壁，但脓腔无强化。
>
> MRI 可以清晰显示眶内炎症的位置、过程以及感染源的部位。局限性眶蜂窝织炎多发生于眶内侧壁与鼻窦相邻处，病变表现为软组织影，呈长或等 T1、长 T2 信号，边界模糊，常可以显示相邻鼻窦炎症的存在。眶内弥散性蜂窝织炎在对比剂增强 T1 加权脂肪抑制像上可以表现为眶内组织弥散性、不均匀强化，其内可存在大小不等的不强化的脓腔。脓腔局限时，增强扫描脓腔壁可被强化。

二、眼眶炎性假瘤

眼眶炎性假瘤（orbital inflammatory pseudotumor）是眼眶组织的非特异性炎症，因表现类似肿瘤，故称为炎性假瘤。多见于成年人。

【临床表现】

根据病变累及部位不同，临床表现不尽相同，分为弥漫性炎症、肌炎、泪腺炎、视神经周围炎和硬化性炎症等类型。

1. 弥漫性炎症　病变累及眼眶软组织结构，表现为眼球突出、眼眶水肿、眶压增高、眼外肌肥厚和视神经增粗。

2. 肌炎　表现为眼球突出、复视和眼球运动障碍，眼球运动时疼痛加重；部分患者出现上睑下垂。病变可累及单条或多条肌肉，以上方肌群和内直肌受累多见。特征性改变是肌肉止

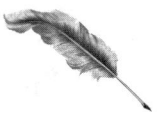

点充血水肿，呈暗红色。CT 扫描显示眼外肌条状增粗，肌止点累及。

3．泪腺炎　患者可有流泪或眼睛干涩。上眼睑肿胀，外侧明显，上睑缘呈"S"形，眼球轻度突出，眼球向鼻下移位，泪腺区可触及肿物。CT 和 MRI 扫描可见泪腺肿大强化。

4．视神经周围炎　炎症累及眼球筋膜和视神经鞘膜，以疼痛和视力减退为主要症状。眼底可见视盘充血水肿、静脉迂曲扩张等。CT 和 MRI 检查显示眼球壁增厚，边界模糊，视神经增粗。

5．硬化性炎症　一般起病缓慢。本型病理组织学改变主要以纤维组织增殖为特征。病程晚期眼位固定，眼球运动明显受限。可出现压迫性视神经病变，导致视神经萎缩，视力严重减退，甚至丧失。

【治疗】

主要包括药物治疗、放射治疗和手术三种方法。疗效与组织学类型关系密切。淋巴细胞浸润型对糖皮质激素敏感。无论何种类型，术后病变残留和复发均是常见的临床问题。

第二节　甲状腺相关眼病

案例 1-12-2

患者王某，女，47 岁。自述双眼睑肿胀 1 个月，伴视物重影。患者自述 1 个月前双眼睑无明显诱因出现肿胀，随后又出现双眼视物重影。有甲状腺功能亢进史 1 年，经过药物治疗，目前甲状腺功能正常。眼科检查：右眼视力 1.0，左眼视力 0.8，双眼眼睑肿胀，眼睑退缩，结膜轻微充血，角膜清晰，KP（-），前房深度可，周边前房约 1/3 CT，瞳孔直径约 3mm，对光反射灵敏，晶状体透明，眼底未见异常；双眼球轻度突出，眼球运动不到位。

问题：

1．目前最可能的诊断是什么？

2．需要做哪些检查进一步明确诊断？

3．确诊后如何治疗？

甲状腺相关眼病（thyroid associated ophthalmopathy，TAO）又称 Graves 眼病，是成人常见的眼眶疾病，多双眼发病。TAO 患者的甲状腺功能可能亢进、低下或正常。确切发病机制尚不清，一般认为属自身免疫性疾病或器官免疫性疾病。

【临床表现】

病变累及的范围和病程不同，临床表现也不尽相同。

1．眼睑征　包括眼睑肿胀、眼睑退缩、上睑迟落和瞬目减少，其中以眼睑退缩和上睑迟落为特征性表现。

2．眼球突出　多为双眼但可先后发病，表现为轴性眼球突出。

3．复视及眼球运动障碍　眼外肌受累所致，受累肌肉以下直肌、上直肌和内直肌多见，外直肌受累较少。后期可有眼球固定。

4．结膜和角膜病变　结膜充血水肿，可发生暴露性角膜炎。

5．视网膜和视神经病变　视力减退，视野缺损；眼底可见视盘水肿，视网膜静脉迂曲扩张，视网膜水肿、渗出。

> 考点：甲状腺相关眼病的临床表现。

【诊断】

根据临床表现和影像学检查可以做出诊断。实验室检查包括血清 T_3、T_4、TSH 水平，甲状腺 ^{131}I，T_3 实验和 TRH 实验。

【治疗】

1．全身治疗　针对甲状腺功能异常进行治疗。

2．眼部治疗　包括药物治疗、放射治疗和手术治疗。给予糖皮质激素全身或局部治疗，或用免疫抑制剂。药物治疗无效或有禁忌证的患者，可采用放射治疗或手术治疗。

（李毓强　李　爱）

自测题

一、选择题

1．眼眶蜂窝织炎发病的主要诱因是
 A．鼻窦牙齿感染
 B．面部疖肿
 C．眼眶外伤
 D．眼眶骨膜炎
 E．角膜炎

2．眼眶蜂窝织炎临床表现不包括
 A．眼睑水肿
 B．眼球突出
 C．视力减退
 D．视神经炎
 E．细菌性角膜炎

3．以下哪项是甲状腺相关眼病常见体征
 A．眼睑退缩、迟落
 B．眼球突出
 C．复视或眼球运动受限
 D．眼睑闭合不全
 E．以上都是

4．下列哪项是眼球突出度的正常值
 A．11～13mm
 B．12～13mm
 C．12～14mm
 D．12～15mm
 E．11～15mm

5．甲状腺相关性眼病描述正确的是
 A．甲状腺功能检查对该病诊断有重要作用
 B．发病机制是体液免疫
 C．病变损害眼眶软组织及眼外肌
 D．都有甲状腺功能亢进
 E．细菌感染所致

二、问答题

1．简述眼眶病的分类。

2．简述甲状腺相关眼病的眼部临床表现。

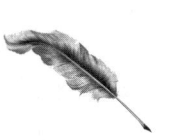

第十三章 眼屈光与斜视弱视

第十三章数字资源

思政之光

学习目标

通过本章内容的学习，学生应能：

识记：
1. 说出调节、近视、远视、散光、斜视和弱视的定义。
2. 列举近视、远视、散光、斜视和弱视的临床表现。

理解：
1. 解释屈光不正的成像。
2. 分析调节的机制，屈光不正矫治的光学原理。

运用：
诊断各类屈光不正、斜视和弱视，并提出相应的治疗原则。厚植爱国主义情怀，培养社会责任感。

第一节 眼的屈光与调节

外界物体的光线在眼的光学系统各界面发生折射作用，最终成像在视网膜黄斑部，使人眼能够看清外界的物体，这种现象称为眼的屈光。眼屈光系统主要包括角膜、房水、晶状体和玻璃体。眼的屈光状态由屈光系统的屈光力和眼轴的长度共同决定。屈光力大小可以用焦距（f）表示，屈光力单位用屈光度表示，简写为 D。屈光度为焦距的倒数，即 $D = 1/f$，如焦距为 1m，则屈光度为 1D。焦距越短者其屈光力越强。眼的屈光力取决于屈光间质的位置、曲率半径、球面特性和折射率。

眼球屈光度的动态变化过程可通过调节作用来实现。为看清近物而改变眼的屈光力的功能称为调节。调节产生的机制是：看远处目标时，睫状肌松弛，晶状体悬韧带收缩，晶状体扁平；看近处目标时，睫状肌收缩，晶状体悬韧带松弛，晶状体变凸，从而增强眼的屈光力，使近距离物体在视网膜成像（图 1-13-1）。产生调节时会引起双眼球内转和瞳孔缩小，为眼的三联动现象，又称近反应。调节力单位也用屈光度表示。

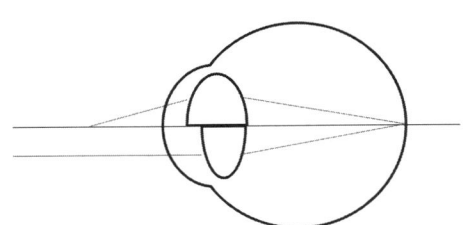

图 1-13-1 调节作用机制

儿童和青少年的调节能力强，随着年龄的增长，眼的调节作用随之减退，出现阅读等近距离工作困难，这种由于年龄增长所致的生理性调节减弱称为老视（presbyopia）。老视是一种生理现象，不是病理状态，也不属于屈光不正，是人们步入中老年后必然出现的视觉问题，一般在 40～45 岁开始出现。

第二节　正视与屈光不正

案例 1-13-1

患者李某，女，13 岁，学生，自述双眼看黑板不清 3 个月。经过医生检查：右眼视力 0.3，左眼 0.5，双眼结膜无充血，双眼角膜清亮，KP（-），前房中深，瞳孔圆，对光反射存在，眼底未见异常。

问题：
1．目前考虑什么诊断？
2．需要做哪些检查来明确诊断？
3．诊断后如何治疗？

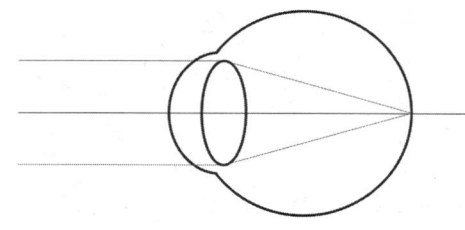

图 1-13-2　正视眼

眼的屈光状态分为正视（emmetropia）和非正视（ametropia）。非正视又称为屈光不正（refraction error），包括远视、近视和散光。因眼的屈光力异常引起的屈光不正称为屈光性屈光不正。因眼轴太长或太短引起的屈光不正称为轴性屈光不正。

一、正视

正视是指调节处于静止状态时，来自外界 5m 以外的平行光线经眼的屈光系统屈折后恰好聚焦在视网膜黄斑中心凹处（图 1-13-2）。若光线不能在视网膜上形成焦点则称为非正视眼，也称屈光不正。

知识链接

刚刚出生的孩子是一个远视眼，并且裸眼视力很差。随着年龄增长，眼球会随着身体的发育同步增长，眼轴增长，角膜变平，远视度数不断降低，在学龄前发育成正视眼，这个过程称眼睛的正视化过程。在这个过程中，视网膜接受外界良好的视觉刺激，视觉水平逐步提升，如果没有获得良好的视觉刺激就会出现弱视。

二、远视

远视（hyperopia）是指在调节静止状态下，外界平行光线经过眼屈光系统之后聚焦在视网膜之后的屈光状态（图 1-13-3）。

【病因】

多见于眼轴相对较短或者眼球屈光成分的屈光力较正常为弱。

【分类】

1．按程度分类

（1）低度远视：+3.00 D 以下。

（2）中度远视：+3.25～+5.00D。

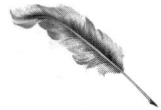

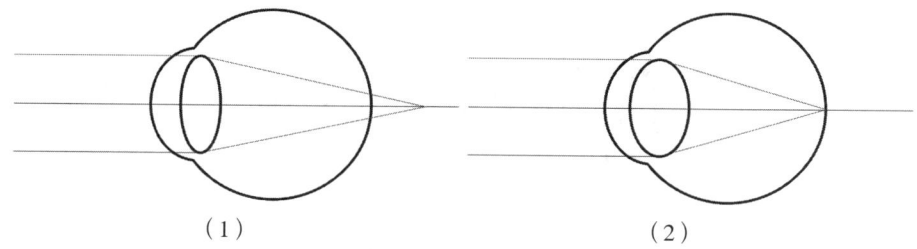

图 1-13-3　远视眼
（1）远视眼屈光状态；（2）轻度远视可通过调节形成清晰物像

（3）高度远视：+5.00 D 以上。

2．按屈光成分分类

（1）轴性远视：指眼屈光力正常，眼轴相对缩短所造成的远视。

（2）屈光性远视：指由于眼球屈光成分的屈光力下降所造成的远视。

【临床表现】

1．视力　轻度远视表现为远近视力都正常；中度远视表现为远视力正常，近视力下降；高度远视表现为远近视力都下降。

2．视疲劳　由于远视眼动用了过多的调节，患者常常觉得眼球、眼眶和眉弓部胀痛，阅读或近距离工作后明显。

3．调节性内斜视。

4．假性视盘炎　高度远视眼的视盘小而红，边缘模糊，称为假性视盘炎。

5．常伴有小眼球、浅前房，易引起急性闭角型青光眼。中高度远视易发生弱视。

【治疗】

远视用凸透镜矫正（图 1-13-4）。轻度远视无视疲劳症状者可以不矫正；如有视疲劳或伴有内斜视者，则需矫正；中高度远视或中年以上人群应戴镜矫正。婴幼儿的远视要及早诊断和治疗，以获得清晰的视觉刺激，预防弱视的发生。

三、近视

近视（myopia）是在调节静止状态下，外界平行光线经过眼屈光系统之后聚焦在视网膜之前的屈光状态（图 1-13-5）。

【病因】

近视眼的发病机制较为复杂，主要与遗传、环境等多种因素综合作用有关。

【分类】

1．按程度分类

（1）低度近视：-3.00D 及以下。

（2）中度近视：-3.25 ～ -6.00D。

（3）高度近视：-6.00D 以上。

2．按屈光成分分类

（1）屈光性近视：由于眼各屈光成分的屈光力增大而形成的近视。

（2）轴性近视：由于眼轴增长所导致的近视。

（3）混合性近视：同时伴有眼轴增长和屈光成分屈光力增大。

➤ 考点：近视的分类。

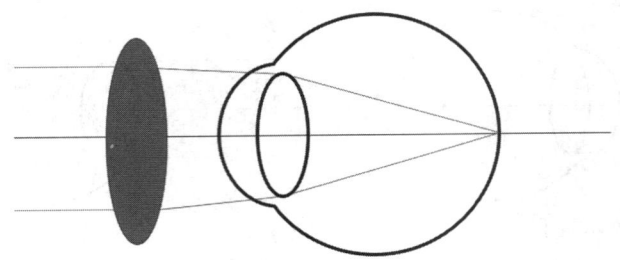

图 1-13-4　远视的矫正

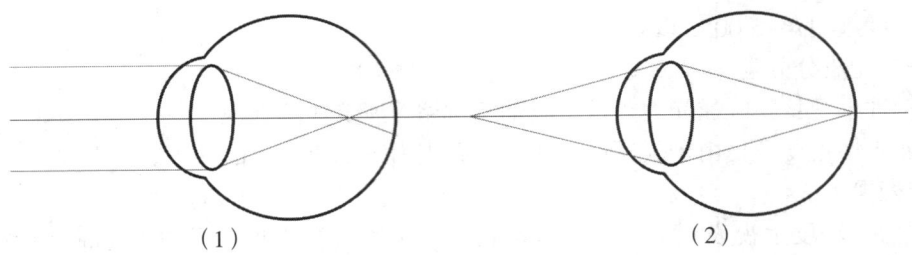

（1）　　　　　　　　　　　　　　　（2）

图 1-13-5　近视眼
（1）近视眼屈光状态；（2）近视眼的远点

【临床表现】

1．视力　远视力减退，而近视力正常。

2．视疲劳　调节和集合不协调所致。

3．外隐斜或外斜视。

4．眼底改变　中低度近视眼底一般无变化；高度近视会出现不同程度眼底退行性改变，如近视弧形斑、豹纹状眼底、黄斑部病变、后巩膜葡萄肿、周边部视网膜变性和裂孔，以及玻璃体液化、浑浊、后脱离等发生。

【治疗】

1．屈光矫正　采用凹透镜进行矫正（图 1-13-6）。可选择框架眼镜或角膜接触镜。常见的接触镜主要有软性接触镜和硬性透气性角膜接触镜（Rigid Gas Permeable Contact Lens，RGP）。

2．角膜塑形术　角膜塑形镜通过机械压迫及泪液的液压作用，压平角膜中央光学区，达到提高裸眼视力，控制近视发展的目的（图 1-13-7，彩图 1-13-1）。

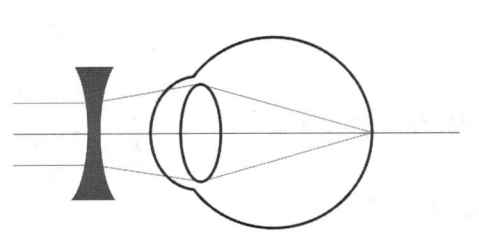

图 1-13-6　近视眼的矫正

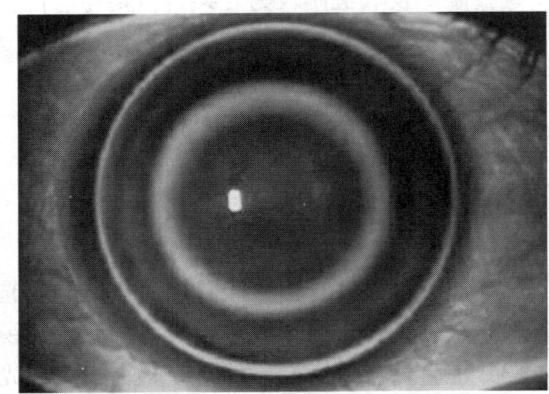

图 1-13-7　角膜塑形术

3．屈光手术　主要有角膜屈光手术、眼内屈光手术和后巩膜加固术。

4. 近视防控 近视的防控措施包括减少近距离用眼时间、养成良好的用眼习惯、改善视觉环境、增加户外活动时间、注重饮食营养、定期检查视力等。

知识链接

近视眼的预防

多数近视眼由于后天生活条件、学习环境和不良的用眼习惯等引起，进行近视防控宣教，采取预防措施，改善上述条件，以期减少其发生和进展。

1. 养成良好用眼卫生习惯 教育青少年端正阅读姿势，阅读距离要与阅读物保持30~35cm，阅读光线要适度，使用无屏闪光源。尽量避免超过连续1小时以上近距离阅读、看电视、玩电子游戏等。
2. 健全青少年眼部保健制度 定期检查视力及屈光状态，早期发现，及时防治。
3. 合理锻炼，增强体质 鼓励青少年锻炼身体，均衡膳食，增强体魄，每天进行不少于2小时有自然光的户外活动。
4. 假性近视的防治 对于青少年由于睫状肌痉挛产生的假性近视，可用睫状肌麻痹剂、针灸、按摩或雾视法治疗，以解除睫状肌痉挛，提高视力。

四、散光

散光（astigmatism）是指在调节静止状态下，由于眼球在不同子午线上屈光力不同，外界平行光线经过眼屈光系统之后不能形成一个焦点，而是在空间不同位置形成两条焦线（图1-13-8，彩图1-13-2）。

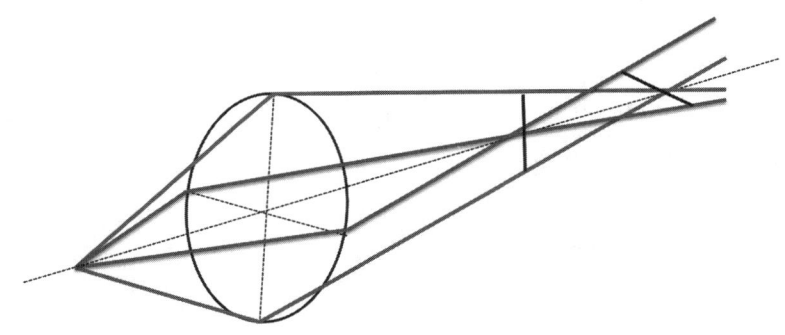

图1-13-8 散光的成像原理

【病因及分类】

散光主要来源于角膜、晶状体、各屈光成分在视轴上的不对称排列及屈光指数的改变等。中高度的散光则主要来源于角膜曲率的异常。分为规则散光和不规则散光，最大屈光力和最小屈光力主子午线相互垂直者为规则散光，不相互垂直者为不规则散光。

按两主子午线聚焦位置与视网膜的位置关系分为以下5种类型（图1-13-9，彩图1-13-3）：①单纯近视散光；②单纯远视散光；③复合近视散光；④复合远视散光；⑤混合散光。

【临床表现】

1. 视力 看远看近均不清楚，似有重影。
2. 眯眼视物。
3. 视疲劳 表现为头痛、眼胀、看近物不持久等现象。

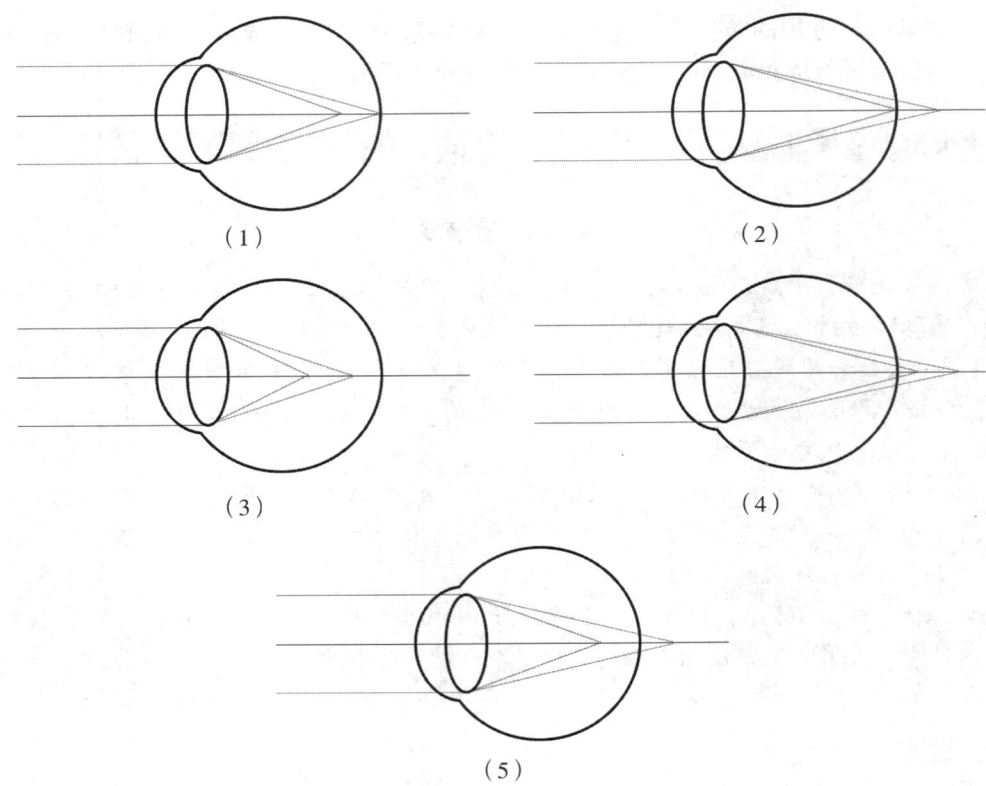

图 1-13-9　散光类型
（1）单纯近视散光；（2）单纯远视散光；（3）复合近视散光；（4）复合远视散光；（5）混合散光

4．头位异常　可出现头位倾斜或斜颈。
5．眼底改变　视盘呈纵椭圆形，边缘模糊，黄斑中心凹光反射弥散。

【治疗】
1．规则散光　可通过框架眼镜、接触镜矫正。
2．不规则散光　可选择 RGP 矫正。

> 考点：各种屈光不正的成像。

第三节　斜　视

案例 1-13-2

患者张某，女，11岁，学生。自述右眼内斜 1 个月余，伴复视。患儿 1 个月前因车祸致头部外伤，有短暂昏迷史，伤后出现右眼内斜视；头颅CT检查未见颅内出血及骨折。眼科检查：右眼视力 0.5，左眼视力 1.0，双眼前节（-），双眼底未见异常；右眼球内斜视约 20°，外展活动受限。

问题：
1．目前考虑什么诊断？还需做哪些检查？
2．下一步如何治疗？

斜视是指双眼同时注视一个物体时，物像不能同时落在双眼的黄斑中心凹上，即一眼注视目标时，另一眼偏离目标。根据融合功能将斜视分为隐斜视和显斜视。根据眼球运动及斜视角有无变化分为共同性斜视和非共同性斜视。根据偏斜方向分为水平斜视、垂直斜视和旋转斜视。水平斜视分为内斜视和外斜视。

一、斜视检查

（一）病史

了解患者的发病年龄、偏斜眼位、斜视性质、家族史以及治疗史等。

（二）一般情况

观察眼位偏斜情况、面部是否对称、睑裂是否等大、有无内眦赘皮、有无代偿头位。

（三）视力检查

分别检查双眼的远视力、近视力、裸眼视力和矫正视力。

（四）屈光检查

儿童青少年需要进行睫状肌麻痹验光。常用的睫状肌麻痹剂有1%阿托品眼膏、1%环戊通滴眼液和1%托吡酰胺滴眼液。初诊儿童需用1%阿托品散瞳。

（五）斜视的定性和定量检查

1．遮盖试验　分为遮盖-去遮盖法和交替遮盖法。可分别在33cm和5m处检查，注视可调节视标。遮盖-去遮盖法可判断是显斜视还是隐斜视。交替遮盖法可判断是否斜视。

2．角膜映光法　患者注视正前方33cm处的点光源，观察角膜上的反光点位置，判断斜视角度。

3．同视机法　用同时知觉画片检查斜视度，此结果为他觉斜视角（客观斜视角）。还可以分析判断麻痹性斜视的受累肌肉，有助于诊断和手术设计。

4．其他方法　如Von-grafe法、歪头试验、眼球运动检查等。

二、共同性斜视

共同性斜视是指眼外肌及其支配神经均无器质性病变，由于某对拮抗肌力量不平衡引起的眼位偏斜，各方向注视时斜视角相等（图1-13-10，彩图1-13-4）。

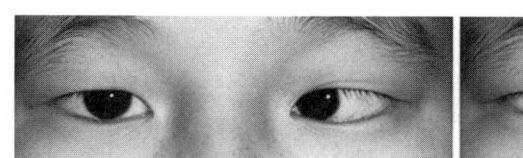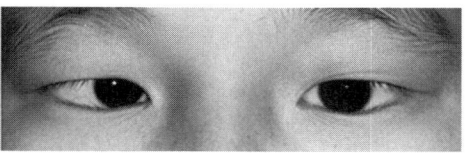

图1-13-10　共同性斜视

【病因】

1．调节因素　远视眼需要过多的调节，从而引起过度的集合，产生内斜视；反之，近视眼易引起外斜视。

2．解剖因素　眼外肌发育异常，导致拮抗肌之间失去平衡。

3．神经支配异常　支配集合的神经功能过强或支配外展的神经功能不足产生内斜视，反之产生外斜视。

【临床表现】

1．眼位偏斜　一眼注视时，另一眼视线偏离目标。

2．眼球运动正常，无复视，无代偿头位。

3．第一斜视角等于第二斜视角。

4．少数可有弱视。

【治疗】

治疗目的是恢复双眼单视功能，获得正常眼位。

1．矫正屈光不正，验配合适眼镜。

2．治疗弱视。

3．正位视训练。

4．手术治疗　对于斜视角已稳定，或弱视治疗后，可以考虑手术治疗。

三、非共同性斜视

非共同性斜视分为两种：一为麻痹性斜视，是由于支配眼外肌的神经核、神经或眼外肌器质性病变引起的眼位偏斜；二为限制性斜视，是由于肌肉组织粘连、嵌顿等机械性因素限制所致的眼位偏斜（表1-13-1）。本节介绍麻痹性斜视。

表1-13-1　麻痹性斜视与共同性斜视鉴别要点

	麻痹性斜视	共同性斜视
病因	器质性改变	非器质性改变
发病快慢	骤然	逐渐进展
眼球运动	运动受限	无受限
斜视角	第二斜视角＞第一斜视角	第二斜视角 ＝ 第一斜视角
复视	有	无
代偿头位	有	无

【病因】

1．先天性病因　①支配眼外肌的神经和（或）神经核发育异常；②眼外肌发育异常。

2．后天性病因　①外伤（颅脑外伤、血肿、骨折）；②炎症（脑炎、中耳炎、损伤神经核或神经束）；③血管性病变（高血压、动脉硬化）；④代谢性病变（糖尿病）；⑤占位性病变（肿瘤压迫）；⑥产伤等。

【临床表现】

1．眼位偏斜。

2．复视，可能伴有代偿头位，眼性眩晕、恶心、呕吐等。

3．眼球运动障碍　向麻痹肌作用力方向运动受限。

4．第二斜视角大于第一斜视角。

【治疗】

1．病因治疗。

2．药物治疗　给予改善微循环和营养神经药物。炎症引起者可用糖皮质激素。

3．三棱镜矫正　可消除复视。

4．手术治疗　保守治疗无效，观察半年以上时间，可考虑手术治疗。

➤ 考点：共同性斜视和麻痹性斜视鉴别诊断。

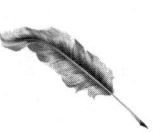

第四节 弱 视

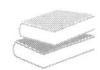

案例 1-13-3

患儿李某,女,6岁。父母述其入学体检发现视力较差,随来就诊。经医生检查:右眼视力 0.2,左眼视力 0.1,双眼眼位无偏斜,眼前节、眼底均未见异常;散瞳验光:右眼 +6.00D,左眼 +6.50D。

问题:

1. 目前考虑什么诊断?还需做哪些检查?
2. 下一步如何治疗?

弱视(amblyopia)是眼部无明显器质性病变,在视觉发育期由于异常视觉经验(单眼斜视、未矫正的屈光参差、高度屈光不正及形觉剥夺)引起的单眼或者双眼最佳矫正视力下降。儿童视力是逐步发育成熟的,视觉发育的关键期为 0～3 岁,敏感期为 0～12 岁。因此,弱视越早发现、越早治疗,预后越好。

> 考点:弱视诊断需要考虑年龄因素。

【病因及分类】

1. 斜视性弱视 双眼不能同时注视目标,出现复视和视混淆,视觉皮质抑制斜视眼的视觉冲动,干扰该眼正常的视觉发育,形成弱视。
2. 屈光不正性弱视 未经矫正屈光不正程度可能会发生弱视,多见于高度远视或散光度数较高者。
3. 形觉剥夺性弱视 婴幼儿时期由于屈光间质浑浊或上睑下垂等原因,光线不能充分进入眼内,视网膜接受不到正常的视觉刺激,影响视觉发育。
4. 屈光参差性弱视 双眼屈光参差较大,双眼视网膜的像差较大,融合困难,屈光不正度数较高眼发生弱视。

【临床表现】

1. 视力下降 最佳矫正视力低于正常或两眼最佳矫正视力相差 2 行以上。
2. 拥挤现象 对单个视标的分辨能力比排列成行的视标分辨能力高。
3. 旁中心注视。
4. 立体视觉、对比敏感度显著降低,调节功能异常。

【治疗】

早期发现和及时正确处理是治疗关键。

1. 治疗先天性白内障、先天性上睑下垂等疾病。
2. 矫正屈光不正。
3. 遮盖治疗。
4. 压抑疗法 包括光学和药物疗法。

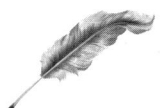

自测题

一、选择题

1. 以下哪项不属于近视的临床表现
   A．裸眼远视力明显下降
   B．裸眼近视力明显下降
   C．患者视物时有眯眼的现象
   D．有可能出现眼痛眼胀等症状
   E．眼轴可能增长

2. 关于远视眼是否需要矫正的说法错误的是
   A．轻度远视患者，如无症状，可不矫正
   B．中度远视以上则应矫正
   C．视疲劳明显的患者即使是轻度远视也应矫正
   D．伴有内斜视的轻度远视眼可不矫正
   E．高度远视患者需要及时矫正

3. 以下不属于常用近视矫正方法的是
   A．框架眼镜矫正
   B．接触镜矫正
   C．屈光手术矫正
   D．角膜塑形镜矫正
   E．药物治疗矫正

4. 一条焦线在视网膜前，一条焦线在视网膜后的散光类型是
   A．单纯近视散光
   B．单纯远视散光
   C．复合近视散光
   D．复合远视散光
   E．混合散光

5. 大多数老视者不具有以下哪个特点
   A．视近困难
   B．阅读需要更强的照明度
   C．外斜视
   D．视近不能持久，易出现视疲劳
   E．阅读时将资料放置在较远距离

6. 随着年龄的增长，调节力逐渐降低，以致不能满足原有的视近习惯，从而出现视近困难的现象指
   A．近视
   B．远视
   C．散光
   D．老视
   E．屈光参差

7. 麻痹性斜视首先考虑的治疗方法是
   A．病因治疗
   B．激素及抗生素
   C．手术治疗
   D．血管扩张法
   E．理疗及针刺疗法

8. 下列哪种不是导致幼儿发生形觉剥夺性弱视的原因
   A．先天性高密度白内障
   B．完全性上睑下垂
   C．轻度远视
   D．不恰当的眼罩遮盖
   E．角膜光学的浓密瘢痕

9. 弱视眼经验光配镜后最常用的简单有效的治疗方法是
   A．红光刺激疗法
   B．红胶片疗法
   C．视觉刺激疗法
   D．压抑疗法
   E．遮盖疗法

二、名词解释

1. 近视 2. 远视 3. 散光 4. 老视 5. 斜视 6. 弱视

三、问答题

1. 简述近视的临床表现。
2. 如何鉴别共同性斜视与麻痹性斜视？
3. 简述弱视的诊断和治疗方法。

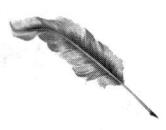

（李毓强）

第十四章

眼 外 伤

第十四章数字资源

思政之光

学习目标

通过本章内容的学习，学生应能：

识记：
1. 说出眼外伤、眼钝挫伤、角膜穿通伤和眼化学伤的定义。
2. 列举眼外伤的分类，眼钝挫伤、角膜穿通伤和眼化学伤的临床表现。

理解：
解释眼外伤的原发损伤及并发症。

运用：
能正确处理眼外伤，给予眼化学伤的急救处理。树立安全意识，发扬救死扶伤的职业精神，把人民群众的生命安全和身体健康放在首位。

第一节 概 述

机械性和非机械性因素作用于眼部，引起眼的结构和（或）功能损害，称眼外伤（ocular trauma），是单眼失明的首要原因，患者多为男性，青壮年或儿童居多。由于眼的位置暴露，受伤的概率较高，常导致眼部多个结构损伤，引起功能障碍，严重者失明，瞬间伤害对患者身心和生活质量造成严重影响，并带来沉重的社会和经济负担。

按致伤原因，眼外伤可分为机械性和非机械性两类，前者包括钝挫伤、穿通伤和异物伤等；后者包括热烧伤、化学伤、辐射伤和毒气伤等。按致伤类型，可分为眼表异物或擦伤，锐器造成的眼球穿通伤，碰撞、拳击和气体冲击等引起的钝挫伤或眼球破裂，运动、爆炸物或交通事故等所致的多发伤或复合伤。

对眼外伤的防治应予以极大重视。对任何眼外伤都应详细询问病史，了解致伤的时间、地点和周围环境、致伤物、有无异物进入；是否合并系统性损伤；受伤后视力变化；经何急诊处置等。眼部检查主要评估伤后视力、瞳孔反应、眼球运动、损伤性质和部位。裂隙灯显微镜依次检查眼前节，用直接或间接检眼镜检查眼底。检查时应注意避免再次损伤。疑有球内或眶内异物、眶骨骨折或眼球破裂者，行 CT、B 超、MRI 等影像学检查。应注意全身情况，尤其是爆炸伤及车祸引起的损伤更应注意有无全身其他脏器的损伤，必要时应请有关科室会诊，待生命体征平稳后，再行眼科治疗。

第二节 眼钝挫伤

眼钝挫伤（ocular blunt trauma）是由机械性钝力引起的眼外伤。常见原因有球类、拳头、跌撞、车祸及爆炸的冲击波等。除在打击部位产生直接损伤外，还会引起多处间接损伤；可造成眼部多种结构的损伤，损伤程度与致伤物的大小、作用方向、速度和压力等因素有关。

一、眼睑挫伤

挫伤引起眼睑水肿、出血或血肿，严重者可致眼睑裂伤。伤后 48 小时内冷敷，以后热敷。眼睑裂伤应尽早清创缝合，应分层对位缝合，以减轻瘢痕形成和眼睑畸形，伴有泪小管断裂者应争取行泪小管吻合术。

二、结膜挫伤

可出现结膜下出血、水肿和裂伤。应仔细检查以排除巩膜裂伤。小创口不需缝合，结膜下出血早期冷敷，48 小时后热敷。长度 3mm 以内的伤口无需缝合。

三、角膜挫伤

1．角膜上皮擦伤　可有明显疼痛、畏光、流泪，伴视力减退。上皮缺损区荧光素着色；若发生感染，可引起角膜溃疡。可涂抗生素眼膏后包扎，同时给予促进细胞修复的滴眼剂。

2．角膜基质层水肿　角膜急剧内陷，内皮和后弹力层破裂，造成后弹力层皱褶，基质层水肿增厚、浑浊。可滴用糖皮质激素滴眼液，或使用高渗液（如 50% 葡萄糖液）滴眼，必要时用散瞳剂。

3．角膜破裂　重度挫伤可致角膜破裂。

四、虹膜睫状体挫伤

1．外伤性虹膜睫状体炎　临床表现和治疗同虹膜睫状体炎。

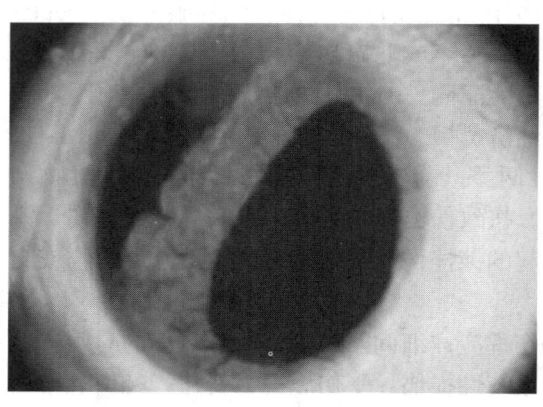

图 1-14-1　虹膜根部局限性离断

2．虹膜与瞳孔异常　瞳孔括约肌受损，表现为外伤性瞳孔散大，多为中度，瞳孔不圆，光反射迟钝。虹膜根部离断时，瞳孔呈"D"字形，可出现单眼复视（图 1-14-1，彩图 1-14-1）。若整个虹膜完全离断，称外伤性无虹膜。睫状肌或支配神经受损时，可伴有调节麻痹，近视力障碍。

虹膜根部离断伴复视症状，可行虹膜缝合术。外伤性瞳孔散大，轻者能恢复或部分恢复，重者不能恢复。调节麻痹时，可配近用眼镜。

3．前房积血（hyphema）　少量出血仅见房水中出现红细胞；出血较多时，前房呈红色液平面；大量出血时前房充满血液。前房积血多能自行吸收。积血量大或在吸收中再次出血，可引起继发性青光眼。角膜内皮损害、高眼压和积血多时会引起角膜血染。

患者需卧床休息，取半卧位。应用止血剂和糖皮质激素。眼压升高时，应用降眼压药物。前房积血多，吸收慢，尤其有暗黑色血块时，伴眼压升高，经药物治疗眼压在 5~7 天内不能控制，应行前房冲洗术，以避免角膜血染。

4. 房角后退　睫状体挫伤导致睫状肌的环形纤维与纵行纤维的分离，虹膜根部向后移位，前房角加宽、变深，称为房角后退，小梁组织受损，房水排出受阻，发生房角后退性青光眼。房角镜下见房角后退。若眼压持续升高，应按开角型青光眼治疗，多需要做滤过手术降低眼压。

5. 外伤性低眼压　因睫状体分离引起。常表现为视力下降，视物变形；前房变浅，视盘水肿，视网膜静脉扩张，黄斑水肿及星状皱褶，加正球镜片可能提高一些视力。长期的低眼压，可以引起黄斑和视神经功能的永久性损害。

五、晶状体挫伤

晶状体悬韧带全部或部分断裂，导致晶状体脱位或半脱位。晶状体可向前脱入前房或嵌顿于瞳孔区，引起急性青光眼或角膜内皮损伤；向后脱入玻璃体，出现前房变深，虹膜震颤，高度远视（图1-14-2）。半脱位时，在瞳孔区可见部分晶状体赤道部，可有虹膜震颤、散光或单眼复视。如果角巩膜部破裂，晶状体也可脱位于球结膜下，亦可导致晶状体浑浊。

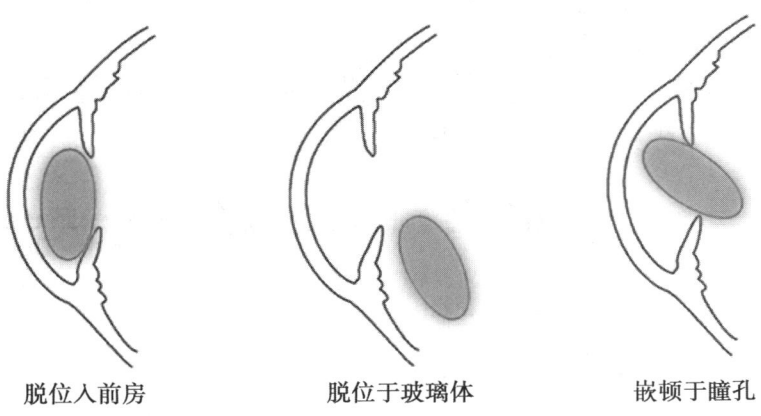

脱位入前房　　　　脱位于玻璃体　　　　嵌顿于瞳孔

图 1-14-2　晶状体脱位示意图

晶状体嵌顿于瞳孔或脱入前房，需急诊手术摘除。晶状体脱入玻璃体，可引起继发性青光眼、视网膜脱离等并发症，可行玻璃体手术切除。

六、玻璃体积血

由睫状体、视网膜或脉络膜的血管损伤引起。少量出血，开始局限，而后散开。出血量大，屈光介质浑浊，应做B超检查，了解视网膜或脉络膜及玻璃体情况。

七、脉络膜挫伤

脉络膜挫伤主要表现为脉络膜破裂和出血，多位于后极部及视盘周围，呈弧形，凹面朝向视盘。伤后早期，破裂处常为出血掩盖。出血吸收后，显露出黄白色瘢痕。累及黄斑区者严重影响视力。破裂处可发生脉络膜新生血管。无有效治疗方法。

八、视网膜震荡与挫伤

视网膜震荡（commotio retinae）是指在钝挫伤导致的一过性后极部视网膜水肿，呈灰白色浑浊，视力下降至0.1以下。3～4周水肿消退后，视力恢复较好。如存在明显的光感受器损伤、视网膜外层变性坏死，黄斑部色素紊乱，中心视力不能恢复，严重者伴有视网膜出血，称为视网膜挫伤。

伤后早期应用大剂量糖皮质激素，减轻视网膜水肿。血管扩张剂、神经营养药、维生素类药物的疗效尚未肯定。

九、视神经挫伤

交通事故、坠落和拳击伤为最常见原因。典型表现为视力即刻丧失，24%～86%患者无光感，存在相对性传入性瞳孔障碍。通常发病时视盘正常，4～8周后出现视神经萎缩。影像学检查有助于判定损伤的程度，发现颅面部损伤。

预后较差。急性病例给予大剂量糖皮质激素。伴视神经管骨折、变形应积极进行视神经管减压术。

十、眼球破裂

严重的钝挫伤可导致眼球破裂。常发生在角巩膜缘，或直肌止点附近、后巩膜下。表现为视力严重下降或无光感，眼压可降低，球结膜下出血及水肿，角膜水肿或变形，角膜可变形，前房或玻璃体积血，眼内容物脱出，眼球运动在破裂方向上受限。眼球直肌下或后巩膜处的裂伤较为隐蔽，称为"隐匿性巩膜破裂"。

急诊行眼球缝合术，术后应用糖皮质激素，以控制炎症反应。隐匿性巩膜破裂可行手术探查。根据情况玻璃体手术可于1～2周后进行。

第三节 眼球穿通伤

案例 1-14-1

患者陈某，男，32岁，右眼铁钉扎伤4小时，眼痛，视物不清。患者4小时前拆迁房屋时右眼不慎被墙壁上的铁钉扎伤，立即出现眼痛，眼内流出一股暖流，继而视物不见。眼科查体：右眼视力 指数/60cm，左眼视力1.2，右眼混合充血，角膜水肿，鼻下象限见一穿通伤口，长约8mm，虹膜脱出嵌顿于伤口，前房积血，瞳孔内下移位，晶状体浑浊，眼底窥不进。左眼未见异常。

问题：
1. 目前需要做哪些检查？
2. 如何治疗？

眼球穿通伤是指因锐器刺入或切割造成眼球壁全层裂开，伴或不伴眼内组织损伤或组织脱出。以刀、针、剪或高速飞溅金属碎片等较常见。可分为角膜穿通伤、角巩膜穿通伤和巩膜穿通伤。

1．角膜穿通伤　较常见。伤后出现明显的眼痛、流泪和视力下降。角膜伤口小且规则，常自行闭合，无虹膜嵌顿。若伤口大且不规则，常有虹膜脱出及嵌顿，前房变浅或消失，有时可有前房积血，可伴有晶状体破裂及浑浊，或眼后节损伤。

2．角巩膜穿通伤　伤口累及角膜和巩膜，可引起虹膜睫状体、晶状体和玻璃体的损伤、脱出及眼内出血，伴有明显眼痛和刺激征，视力明显下降。

3．巩膜穿通伤　较小的巩膜伤口容易忽略，伤口表面仅见结膜下出血。大的伤口常伴有脉络膜、玻璃体和视网膜的损伤及出血，预后差。

处理原则：急症缝合伤口，恢复眼球完整性；应用抗生素和糖皮质激素，减轻炎症反应，预防感染；必要时行二期手术。

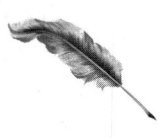

第四节 眼异物伤

眼异物伤比较常见。大多数异物为铁质磁性金属，也有非磁性金属异物如铜和铅。非金属异物包括玻璃、碎石及植物性（如木刺、竹签）和动物性（如毛、骨刺）异物等。不同性质异物所引起的损伤其处理有所不同。

一、角结膜异物

异物多为铁屑、煤屑、尘土、沙砾、睫毛、飞虫等。自觉异物感、流泪、眼睑痉挛等。结膜异物多位于睑板下沟、穹窿部及半月皱襞。角膜铁质异物可形成锈斑，植物性异物容易引起感染。结膜异物和角膜浅层异物可在表面麻醉下，用无菌湿棉签拭去。角膜深层异物可用无菌注射针头剔除。如有锈斑，尽量一次刮除干净。对多个异物可分期取出，对深层的异物可暂不处理。若异物较大，已部分穿透角膜进入前房，应在显微镜下摘除异物。应严格执行无菌操作，异物取出后点抗生素滴眼液或眼膏，预防感染。

二、眼内异物

眼内异物是比较严重的眼外伤。任何眼部或眶外伤，都应排除异物。异物损伤机制除穿通伤造成的组织破坏外，还有化学性及毒性反应、眼内感染等。铁质异物和铜质异物可发生铁质沉着症（siderosis）和铜质沉着症（chalcosis），造成视力丧失和眼球萎缩等严重后果。

【诊断】

1．外伤史　如敲击金属、爆炸伤等。高速小金属片可由锤子和机床上飞出，易被忽视。

2．临床表现　常有穿通伤的特征，发现穿通伤口是诊断的重要依据。如角膜线状伤口或全层瘢痕，相应的虹膜部位有穿孔，晶状体局限性浑浊，表明有异物进入眼内。应仔细检查前房、房角、晶状体、玻璃体及眼底是否有异物存留。

3．影像学检查　采用 X 线、超声、CT 扫描等。MRI 不能用于磁性异物检查。

【治疗】

眼内异物尤其是铜质和铁质异物应及早手术取出。手术方法主要取决于异物的性质、位置和大小等。前房及虹膜异物可经靠近异物的方向或相对方向做角膜缘切口取出，磁性异物可用电磁铁吸出，非磁性异物用镊子夹出。若晶状体已浑浊，可将晶状体与异物一并摘除。玻璃体或眼球壁异物，可行巩膜外路磁吸法或玻璃体手术取出。

三、眶内异物

常见的有金属弹片、气枪弹或木、竹碎片等。可有局部肿胀，疼痛。若合并化脓性感染时，可引起眶蜂窝织炎或瘘道。眶内金属异物多被软组织包裹，可不必勉强摘出。但植物性异物易引起感染性炎症，应尽早取出。

 知识链接

铁质沉着症和铜质沉着症

1．铁质沉着症　铁片与玻璃体或眼内组织接触后，铁离子迅速氧化与扩散，激发 Haber-Weiss 反应，形成强力氧化剂，如羟自由基、超氧自由基、过氧化氢，引起脂质过氧化、细胞膜损伤以及酶失活，造成严重结构与功能损害。铁最容易沉着在角膜、睫

状体无色素上皮和晶状体上皮、虹膜括约肌、虹膜开大肌和视网膜。光感受器和色素上皮细胞对铁质沉着最敏感。损害后的症状为夜盲、向心性视野缺损或失明。体征包括：角膜基质铁锈色沉着、虹膜异色症、瞳孔扩大及对光反应迟钝、晶状体前棕色沉着物、白内障、玻璃体浑浊、视网膜色素增生，视网膜血管变窄，视盘色淡、萎缩。铁离子聚集在小梁网，可继发开角型青光眼。ERG改变包括极早期a波升高，b波正常，以后b波降低，最终消失。

2. 铜质沉着症　纯铜有特别的毒性，引起急性铜质沉着症和严重炎症，需要立即摘除。若异物为铜合金，铜的含量少于85%，会引起慢性铜质沉着症。铜离子亲合膜性结构，典型的表现是在后弹力层沉着，房水绿色颗粒，虹膜绿色变，向日葵样白内障，棕红玻璃体浑浊，条索形成，视网膜血管上和黄斑区有金属斑。

第五节　眼化学性烧伤

眼化学性烧伤由化学物品的溶液、粉尘或气体接触眼部所致。多发生在化工厂、实验室或施工场所，常见酸、碱烧伤，常需急诊处理。

【临床表现】

根据伤后组织损伤程度，可分为轻、中、重三级。

1. 轻度　眼睑及结膜轻度充血水肿，角膜上皮点状缺损或水肿。数日后水肿消退，上皮修复，不留瘢痕。

2. 中度　眼睑皮肤水疱或糜烂；结膜水肿，或伴小片状缺血坏死；角膜上皮层完全脱落，角膜水肿。愈后可遗留角膜斑翳，影响视力。

3. 重度　结膜广泛性缺血坏死，角膜全层呈灰白或瓷白色，出现角膜溃疡或穿孔、葡萄膜炎、继发性青光眼、白内障，形成角膜白斑、角膜葡萄肿和眼球萎缩等并发症。

此外，烧伤还可引起眼睑畸形、眼睑闭合不全、泪道阻塞、溢泪、睑球粘连等并发症。

【急救和治疗】

1. 急救　争分夺秒彻底冲洗眼部。伤后应立即用大量清水或其他水源反复冲洗结膜囊，冲洗时翻转眼睑，转动眼球，充分暴露穹窿部，将结膜囊内的化学物质彻底洗出。应至少冲洗30min以上。送至医疗单位后，根据情况可再次冲洗，或用酸性或碱性液体行中和治疗并检查结膜囊内是否还有异物存留。必要时行前房穿刺术。

2. 后续治疗

（1）早期治疗：局部或全身应用抗生素控制感染，应用糖皮质激素以抑制炎症反应和新生血管形成，但在伤后2～3周，应慎用糖皮质激素。滴用睫状体麻痹剂散瞳。根据眼压情况，应用降眼压药物。0.5%EDTA（依地酸二钠）可用于石灰烧伤病例。

（2）切除坏死组织，防止睑球粘连。在2周内出现角膜溶解变薄，需行全角膜板层移植术，也可做羊膜移植术，或口腔黏膜或对侧球结膜移植。每次换药时用玻璃棒分离睑球粘连，或安放隔膜。

（3）应用胶原酶抑制剂，防止角膜穿孔。可用2.5%～5%半胱氨酸滴眼；全身应用四环素类药物，每次0.25g，每日4次。

（4）晚期治疗：针对并发症进行。如矫正睑外翻、睑球粘连，行角膜移植、抗青光眼手术等。

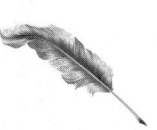

> **知识链接**
>
> **酸碱烧伤的损伤机制**
>
> 1. 酸性烧伤　酸对蛋白质有凝固作用。浓度较低时，仅有刺激作用；强酸能使组织蛋白凝固坏死，能阻止酸向深层渗透，与碱烧伤相比其组织损伤相对较轻。
> 2. 碱性烧伤　碱能溶解脂肪和蛋白质，与组织接触后，很快渗透到深层和眼内，使细胞分解坏死，导致角膜溃疡、穿孔及眼内炎。因此，碱烧伤的后果要严重得多。

第六节　其他类型眼外伤

一、眼部热烧伤

眼部热烧伤由高温气体、液体和固体，如铁水、沸水、热油等溅到眼部引起的损伤。烧伤程度取决于致伤物的温度、接触面积和接触时间。轻者眼睑发生红斑、水疱，结膜充血水肿，角膜轻度浑浊。严重时，可引起眼睑、结膜、角膜和巩膜的深度烧伤，组织坏死。组织愈合后可出现瘢痕性睑外翻、眼睑闭合不全、角膜瘢痕、睑球粘连甚至眼球萎缩。

治疗原则是预防感染，促进创面愈合，预防并发症。对于轻度热烧伤，局部点用抗生素眼药。严重的热烧伤应除去坏死组织，处理同化学性烧伤。

二、眼部辐射伤

眼部辐射伤包括电磁波谱中各种辐射线造成的损害，如微波、红外线、可见光、紫外线、X线和γ射线等。中子或质子束照射也能引起这类损伤。

1. 红外线损伤　玻璃加工和高温环境可产生大量红外线，其中短波红外线（波长800～1200 nm）可被晶状体和虹膜吸收，造成白内障。红外线透过屈光间质，可造成黄斑灼伤、裂孔，导致视力下降，出现中心暗点。接触红外线人员应戴含氧化铁的特制防护眼镜。

2. 紫外线损伤　电焊、沙漠、雪地及水面反光可造成眼部紫外线损伤，又称为电光性眼炎（electric ophthalmia）或雪盲。紫外线对组织有光化学作用，使角膜上皮蛋白质凝固变性，坏死脱落。可在照射后3～12小时发作，有强烈的异物感，刺痛、畏光、流泪及眼睑痉挛，结膜混合性充血，角膜上皮点状或片状脱落。24小时后症状减轻或消失。局部应用抗生素预防感染。

3. 可见光损伤　直视太阳光或强光，通过热和光化学作用，可引起黄斑损伤，观察日食可致日光性视网膜病变。常有不同程度的视力下降，严重者有中央暗点，视物变形，头痛。眼底检查早期可见中心凹黄白色点，几天后变成红点，有色素晕。2周后，出现小而红色的板层裂孔，可位于中心凹或旁中心凹。

4. 离子辐射性损伤　X线、γ线、中子或质子束可引起辐射性白内障、放射性视网膜病变或视神经病变，角膜炎和虹膜睫状体炎等。无症状或视力下降，可出现神经纤维层梗死、视网膜出血、微动脉瘤、血管白鞘、毛细血管扩张和渗出、灌注区及新生血管形成。可行激光光凝治疗。

5. 微波损伤　微波频率为3000～300万MHz，穿透性较强，可引起白内障或视网膜出血。

自测题

一、选择题

1. 关于眼球穿通伤下列哪项可不缝合
   A．伤口小于3mm，对合整齐
   B．伤口大而裂开者
   C．伤口内有虹膜脱出者
   D．结膜下有虹膜嵌顿
   E．伤口对合不齐，前房消失
2. 关于眼球穿通伤的处理错误的是
   A．切忌冲洗
   B．异物用镊子夹取
   C．位于角膜深层的异物可先将异物推入前房，再从前房取出
   D．避免对眼球施压
   E．常规注射抗破伤风血清
3. 眼部氨水烧伤时，冲洗患眼最好用
   A．3%硼酸溶液
   B．0.3%碳酸氢钠溶液
   C．生理盐水
   D．依地酸钠
   E．蒸馏水

二、问答题

酸碱化学烧伤应该如何进行现场急救？

（李毓强）

第十五章 防盲治盲

第十五章数字资源

思政之光

学习目标

通过本章内容的学习，学生应能：
识记：
说出我国低视力和盲的分级标准。
理解：
列举我国主要的致盲眼病及防治。
运用：
具有视力筛查和从事社区服务的能力。坚定理想信念，树立为祖国卫生事业的发展和人类身心健康奋斗终生的职业理想。

第一节 盲和低视力的标准

1973年世界卫生组织（WHO）制定了盲和低视力的分级标准，将视力损伤分为5级（表1-15-1）。最佳矫正视力优于0.05，小于0.3，称为低视力；最佳矫正视力低于0.05或视野小于10°者称为盲。无论中心视力是否损伤，视野小于10°者称为盲；若视野小于10°且大于5°者归为3级盲；视野半径小于5°者归为4级盲。

表1-15-1 视力损伤的分级标准（WHO，1973年）

类别	视力损伤级别	最佳矫正视力	
		较好眼视力	较差眼视力
低视力	1级	< 0.3	≥ 0.1
	2级	< 0.1	≥ 0.05（3m指数）
盲	3级	< 0.05	≥ 0.02（1m指数）
	4级	< 0.02	光感
	5级	无光感	

2009年WHO重新制定了盲和视力损伤的标准（表1-15-2），该标准将日常生活视力作为判定视力状况的依据，这有助于客观评价患者实际日常生活状况以及屈光不正对视力造成的损害。

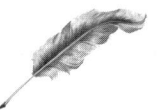

表 1-15-2　视力损伤分级的新标准（WHO，2009 年）

视力损伤		日常生活视力	
级别	类别	低于	等于或好于
0 级	轻度或无视力损伤		0.3
1 级	中度视力损伤	0.3	0.1
2 级	重度视力损伤	0.1	0.05
3 级	盲	0.05	0.02
4 级	盲	0.02	光感
5 级	盲	无光感	
6 级		不能确定或不能详细说明	

知识链接

日常生活视力

日常生活视力是指患者日常生活状态下的视力。如果患者日常生活中不戴眼镜，则其裸眼视力即为日常生活视力；如果患者戴眼镜，其戴镜视力即为日常生活视力。

第二节　国际防盲治盲现状

世界卫生组织于 2004 年公布了全世界视力损伤人群，盲人为 3700 万人，低视力者为 1.24 亿人，共有视力损伤者 1.61 亿人。全世界盲人患病率为 0.7%。视力损伤和盲的发病具有以下特点：①低视力患病率约为盲患病率的 2.9 倍；②不同年龄人群中，盲的患病率不同，老年人群盲的患病率明显增高；③不同经济地区盲的患病率不同，发展中国家盲的患病率为 0.6% 以上，是发达国家的 2 倍；④不同经济地区主要致盲原因也不同，如经济发达地区以年龄相关性黄斑变性、糖尿病视网膜病变等为主要致盲原因，而经济欠发达地区以白内障和感染性眼病为主要致盲原因；⑤随着世界人口增长和预期寿命延长，盲人数将继续增加。

据估计，全球 80% 的盲目是可以避免的。WHO 和一些国际非政府组织于 1992 年 2 月联合发起"视觉 2020，享有看见的权利"行动，目标是在 2020 年前全球范围内根治可避免盲，并确定白内障、沙眼、河盲、儿童盲、屈光不正和低视力五个方面作为"视觉 2020"行动的重点。

第三节　我国防盲治盲现状

一、视力损伤现状和防盲治盲形式

我国曾是盲和视力损伤十分严重的国家之一。中华人民共和国成立前，人民生活贫困，卫生条件极差，眼病非常普遍。中华人民共和国成立后，各级政府对防盲治盲非常重视，以沙眼防治为中心，开展了眼病的防治工作，取得了显著效果。为了提高和巩固防盲治盲效果，1984 年在卫生部领导下成立了"全国防盲指导组"，统筹全国防盲治盲工作，建立了自上而下的防盲治盲体系；1996 年卫生部等国家部委发出通知，规定 6 月 6 日为"全国爱眼日"，这些措施有力地推动了全国防盲治盲工作的开展。

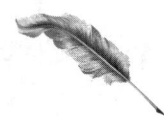

根据全国各地流行病学调查资料，估计我国双眼低视力患病率为 0.99%，患者数为 1200 万人，盲患病率为 0.5%～0.6%，盲人数约为 700 万人。目前致盲的主要眼病为白内障（46.1%）、角膜病（15.4%）、沙眼（10.9%）、青光眼（8.8%）、视网膜脉络膜病（5.5%）、先天及遗传眼病（5.1%）、视神经病（2.9%）、屈光不正及弱视（2.9%）和眼外伤（2.6%）。调查也发现，50% 以上盲和视力损伤是可以预防和治疗的。

我国建立多样化的防盲治盲模式。建立县、乡、村三级初级眼病防治网络是最常见的一种形式，将防盲治盲纳入了我国初级卫生保健，从而发挥了各级眼病防治人员的作用；组织眼科医疗队到农村或边远地区巡回开展白内障复明手术，是一种行之有效的模式；开展"防盲先进县"评选活动，是我国现阶段促进防盲治盲工作的有效方法之一。

二、主要致盲眼病的防治

1．白内障　我国盲人中有近半数是白内障导致的。随着人口增多，人群寿命延长，白内障患者数字将进一步增加。目前全国有 300 万以上白内障盲人急需手术复明，但经济和文化方面的障碍使得一些白内障盲人不能接受手术。对于白内障盲的防治，应做到"大量、高质、低价"，特别对于缺医少药的人群，向患者提供可负担的和可接近的服务，从根本上解决我们白内障盲的积存问题。

2．青光眼　青光眼盲是我国主要致盲眼病之一。青光眼引起的视功能损伤是不可逆的，治疗只能进行控制，而不能达到根治目的，因此早期预防非常重要。早期发现，合理治疗可以使绝大多数青光眼患者在有生之年保存有用视力。目前青光眼的治疗主要包括药物、激光和手术 3 种方式。由于多数青光眼发生的具体机制尚不清晰，为此应积极开展青光眼的病因、发生机制和诊疗方面的研究，特别是视神经保护的研究，有助于减少青光眼盲的发生。

3．沙眼　经过几十年的努力，我国沙眼的患病率和严重程度明显下降，但在偏远落后地区，沙眼仍是重要的致盲原因之一。对于沙眼的防治，"视觉 2020"行动制定了"SAFE"（surgery，antibiotic，facial cleanliness，and environment improve，即手术、抗生素、清洁脸部和改善环境）防治策略，力争在 2020 年彻底根治沙眼盲。

4．角膜病　角膜病导致的角膜浑浊也是常见的致盲眼病，其中以感染性角膜病变多见。因此，预防和治疗细菌、病毒和真菌等微生物导致的感染性角膜病变是减少角膜病盲的重要措施。目前角膜移植术是治疗角膜病盲的主要手段。

5．糖尿病视网膜病变　据统计学资料显示，约有 38% 以上的糖尿病患者合并有糖尿病性视网膜病变。糖尿病视网膜病变与生活方式和糖尿病病程有关。改变生活方式，及早干预可能会改变糖尿病视网膜病变的预后。视网膜激光光凝是控制病变进展的有效方法。

6．儿童盲　主要由维生素 A 缺乏、麻疹、新生儿结膜炎、先天性或遗传性眼病和早产儿视网膜病变引起。先天性或遗传性眼病是我国儿童盲的主要原因。预防是关键。宣传和普及遗传眼病知识，开展遗传咨询，做好孕期保健，避免近亲联姻，提倡优生优育，可以有效减少这类眼病的发生。

7．屈光不正　我国是近视眼的高发地区，近视眼发病率呈逐渐上升趋势。应加强宣传和普及眼部保健知识，增加和培训视光学专业人才，配备充足的验光配镜设备，努力向大多数人提供能负担得起的屈光服务，以使屈光不正得到及时合理的矫正。

8．眼外伤　在日常生活和工作中，眼外伤也较为常见。眼外伤防治的重点在于预防。做好安全教育和防护工作，能够有效减少或消除眼外伤的发生。

● 自测题 ●

1．低视力和盲的分级标准是什么？
2．全世界视力损伤和盲的发病具有哪些特点？
3．我国主要的致盲眼病有哪些？

（李毓强）

附录 1 眼科常用治疗技术

一、洗眼法

用生理盐水或其他药液冲洗结膜囊,是眼科常用的操作之一。

【目的】

1. 手术前清洁结膜囊。
2. 清除结膜囊内异物、大量分泌物。
3. 稀释或中和腐蚀性化学物质(如酸碱烧伤)。

【使用物品】

洗眼壶、冲洗液(生理盐水、3% 硼酸溶液、2% 碳酸氢钠溶液等)、受水器、治疗巾、消毒棉签或干棉球等。

【操作步骤】

1. 患者取坐位或仰卧位,头略向上仰并向冲洗侧稍倾斜。患者手持受水器,凹面紧贴住冲洗侧颊面部并保持水平。
2. 操作者首先用棉签擦净患者眼部分泌物或眼膏。
3. 操作者一手撑开睑裂,一手持洗眼壶冲洗头,离眼球 2～3cm,先少量冲洗眼睑皮肤使其适应,然后冲洗结膜囊。嘱患者眼球向各方向转动,不断牵动并翻转眼睑,充分冲洗结膜囊各部位。
4. 冲洗结束后用消毒棉签或干棉球擦去眼睑及颊部水滴,取下受水器。
5. 受水器中的污水倒掉,洗净放入消毒液。

【注意事项】

1. 冲洗动作要轻,冲洗力不宜过大(化学伤例外),冲洗头或壶嘴不可接触眼睑及眼球,冲洗液不可直接冲向角膜。
2. 注意冲洗液不能流至对侧眼,以免交叉感染。
3. 有角膜溃疡或穿孔性眼外伤时,注意不可在眼球上加压,以免眼内容物流出。
4. 有传染性眼病者,接触患者的医疗用品应严格消毒。

二、点滴眼液及涂眼药膏法

(一)点滴眼液法

【目的】

眼部检查及眼病治疗。

【操作步骤】

1. 核对患者姓名、药品名称和眼别,了解患者有无药物过敏史。
2. 用棉签擦去患眼分泌物。

3．患者取仰卧位或坐位，嘱患者头稍后仰，并稍倾向患侧，以免药物流入另一眼。

4．嘱患者向上注视。操作者用左手示指或棉签牵开下睑，暴露下结膜囊，右手持滴管或眼药瓶将药液滴入下穹窿结膜囊内，用手指轻提上睑使药液充分弥散。

5．以干棉球拭去流出的药液。

6．嘱患者轻闭眼睑1～2分钟。

【注意事项】

1．滴管口不可触及眼睑或角膜，以防划伤或污染药液。

2．不要将药液直接滴于角膜上，以免患者因刺激而快速闭眼将药液挤出，甚至因动作过猛而致角膜溃疡穿孔。

3．每次一滴即可。

4．滴用能引起全身反应或中毒的药液（如阿托品、毛果芸香碱等）时应压迫泪囊区3～5分钟，以免因鼻黏膜吸收药物而发生毒副作用。

（二）涂眼药膏法

眼药膏药效较滴眼液持久，但白天用后会影响视物的清晰度，故多于晚间使用。

【操作步骤】

1．备有两端钝圆、长约10cm消毒玻璃棒，医务人员右手持玻璃棒的中间部，两端蘸少许眼药膏。

2．医务人员用左手拇指和示指撑开患者上下睑，拇指向下牵拉，嘱患者向上看，露出下穹窿部。

3．将蘸有眼药膏的玻璃棒平行于眼睑放入下穹窿，并向下轻压，然后放松眼睑，将玻璃棒轻捻转，从眦部抽出。如无玻璃棒，可用类似器具代替。

4．用市场上销售的铅管装油膏，应先将管口的药膏挤出少许不用，然后再挤在玻璃棒上或直接挤于下穹窿内。

【注意事项】

1．玻璃棒有破损不光滑者不用，以免划伤眼组织。

2．眼药膏的用量不宜太多，但对眼睑闭合不全、暴露性角膜炎或烧伤患者防止睑球粘连时，可用大量的油膏。

3．玻璃棒擦净、清洗、消毒后再次使用。

三、泪道冲洗法

【目的】

1．泪道疾病的诊断、治疗。

2．内眼手术前的泪道清洁。

【使用物品】

注射器、泪点扩张器、泪道冲洗针头、受水器、表面麻醉药物、抗生素滴眼液、生理盐水、消毒棉签、棉球等。

【操作步骤】

1．患者取坐位或仰卧位。

2．表面麻醉后，操作者左手拇指轻轻拉开下睑内眦部，充分暴露下泪小点。泪小点狭窄者，先用扩张器扩大泪点，再行冲洗。

3．嘱患者向上方注视，右手持注射器，冲洗针头垂直插入泪小点1～2mm，再转为水平沿泪小管走行方向进针5～6mm，缓缓注入冲洗液。

4．结果判断：若冲洗液顺利进入鼻腔和咽部、婴幼儿有吞咽动作表示泪道通畅。如注入

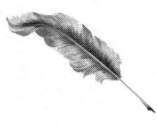

液体通而不畅，可能有泪道狭窄。进针阻力大，冲洗液由原泪点或上泪点溢出说明泪总管或泪小管阻塞。进针顺畅，但冲洗液逆流，鼻腔内无水，说明鼻泪管阻塞，若有黏液或脓液自上泪小点流出，则为慢性泪囊炎。

【注意事项】

1．操作者持注射器之手，在患者面部应有支点，以增加稳定性。
2．如进针遇阻力，切不可强行推进，避免损伤泪道或造成假道。
3．不要短时间内反复冲洗泪道，以免引起泪道黏膜损伤导致或加重泪小管阻塞。
4．注入冲洗液时，如出现皮下肿胀，为针头误入皮下，应立即停止冲洗，并给予抗感染药物，预防感染发生。

四、球结膜下注射法

【目的】

常用于治疗眼球前段疾病。

【禁忌证】

结膜有明显感染、出血倾向者，或眼球有穿通伤未进行缝合者。

【操作步骤】

1．患者取坐位或仰卧位，头稍后仰。
2．表面麻醉。
3．操作者左手拇指示指分开上下眼睑。嘱患者眼球向注射部位相反方向转动，在距角膜缘5～6mm以外的穹窿部球结膜进针。
4．操作者右手持装有药液的1ml注射器，4号半或5号针头，与眼球表面呈10°～15°，避开结膜血管，挑起球结膜进针，将药物缓缓注入，使球结膜呈鱼泡样隆起。刺入时应无阻力，如阻力大可能是碰到巩膜，应拔出，重新刺入。
5．注射完毕，闭目休息片刻，观察无反应后涂抗生眼膏用纱布包扎患眼。

【注意事项】

1．注射前应询问药物过敏史，并仔细核对。
2．注射器针头刺入方向平行于睑缘，并嘱患者勿转动眼球，以免划伤角膜。对不合作或眼球震颤者，可用开睑器开睑或固定镊固定眼球后再注射。
3．为避免形成瘢痕，多次注射时应更换位置。
4．刺激性强并易造成局部坏死的药物，禁忌结膜下注射。

五、球周注射法及球后注射法

临床上除作阻滞麻醉外，还可作为一些药物的眼球后部给药途径。

【目的】

1．治疗眼球后部炎症。
2．内眼手术注射麻醉药物。

【禁忌证】

有明显出血倾向者，怀疑有眶内感染者，眼球明显穿通伤未进行缝合者，怀疑眶内有恶性肿瘤者。

【操作步骤】

（一）球后注射法

1．患者取坐位或仰卧位，头稍后仰。
2．常规消毒下睑皮肤，操作者双手消毒，压紧眶缘皮肤，右手持装有药液的注射器。

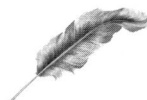

3．嘱患者向鼻上方注视，并保持眼球不动。

4．操作者以 5 号球后注射针头，在眶下缘中外 1/3 交界处进针，针头沿眶缘垂直于皮肤刺入 1～1.5cm 后，再将针头转向眶尖方向继续进针达 3～3.5cm，回抽注射器无回血，将药液缓慢注入 2～3ml。

5．注射完毕，拔出针头，嘱患者闭睑并盖消毒纱布眼垫压迫眼球至少半分钟，使药液迅速扩散并防止球后出血。

（二）球周注射法

操作步骤与球后注射类似，只是进针深度较浅，进针 2～2.5cm，抽吸无回血时即可注入。

【注意事项】

1．进针转向时不能过于偏向鼻侧；进针时如有明显抵抗感，不得强行进针，以免刺伤眼球。

2．回抽注射器有回血，应立即拔针，用纱布间歇压迫止血。

3．出现眼球迅速突出、眼睑绷紧、睁开困难，结膜或眼睑皮下淤血，为球后出血，应间断压迫眶部，绷带加压包扎。

第二篇

耳鼻咽喉头颈外科学

第一章 耳鼻咽喉头颈外科应用解剖与生理

第一章数字资源

> **学习目标**
>
> 通过本章内容的学习，学生应能：
> **识记：**
> 说出耳、鼻、咽、喉、气管、食管及颈部的应用解剖。
> **理解：**
> 列举耳、鼻、咽、喉、气管及食管的生理功能。
> **运用：**
> 辨析疾病的发病部位，培养正确的审美观和科学的生命观。

第一节 耳的应用解剖与生理

耳分为外耳、中耳和内耳三部分（图2-1-1）。外耳道的骨部、中耳、内耳和内耳道都位于颞骨内。

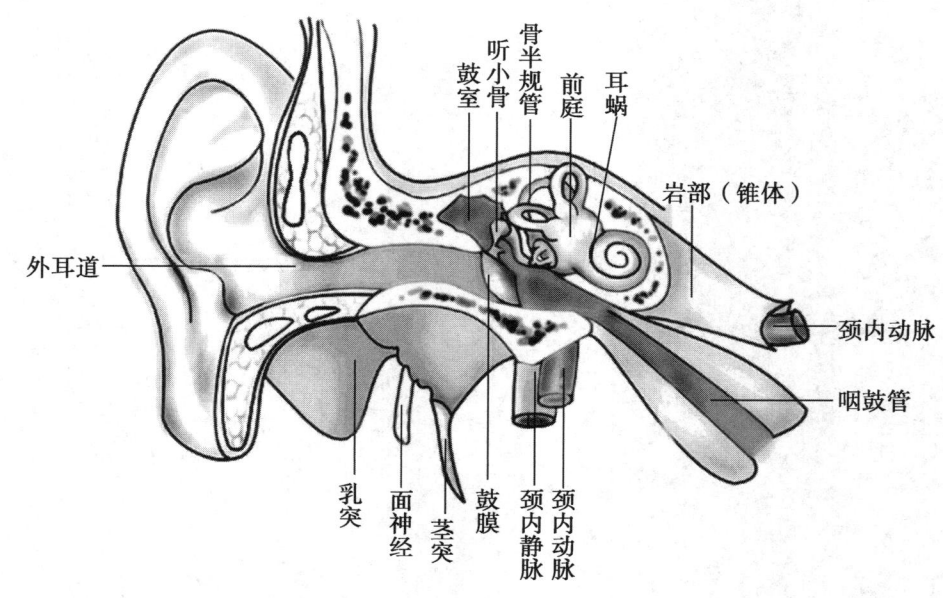

图2-1-1 外、中、内耳剖面图

一、外耳

外耳包括耳廓（耳郭）与外耳道。

（一）耳廓

耳廓（auricle）以软骨为支架（图 2-1-2），表面覆有软骨膜及皮肤。其边缘卷曲称为耳轮，耳轮的起点位于外耳道口上方称为耳轮脚，耳轮前方与之平行的弧形隆起称为对耳轮。对耳轮前方的凹陷称为耳甲腔，耳甲腔前方为外耳道口，外耳道口前方为耳屏，耳廓附着处称为耳廓后沟，是耳科手术的重要标志。

（二）外耳道

外耳道起自耳甲腔底的外耳门，向内直至鼓膜，全长 2.5～3.5cm，由骨（内 2/3）和软骨部（外 1/3）组成。外耳道略呈 "S" 形弯曲，外段向内、向前而微向上，中段向内、向后，内段向内、向前而微向下，故检查成人鼓膜或欲窥清外耳道全貌时，须将耳廓向后上提起，使外耳道形成一直线。幼儿外耳道方向为向内、向前、向下，故检查时应将耳廓向下拉，同时将耳屏向前牵引。

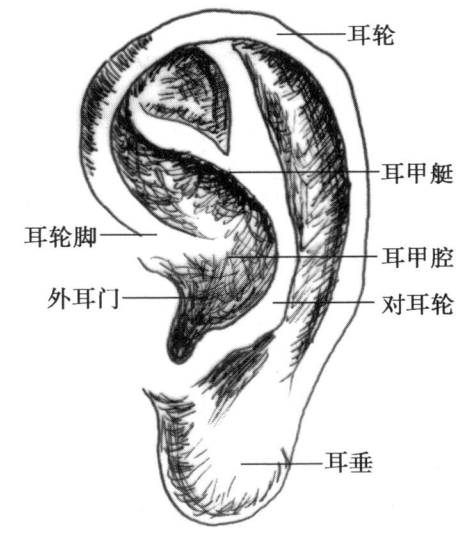

图 2-1-2　耳廓外形（左）

外耳道皮下组织甚少，故当感染肿胀时易致神经末梢受压引起剧痛。外耳道软骨部的皮肤较厚，富含皮脂腺、耵聍腺及毛囊，易发疖肿。

（三）外耳的血管、神经和淋巴

外耳的动脉由颈外动脉分支所供给，静脉汇入颈外静脉、上颌静脉和翼丛。外耳的神经有三叉神经、耳大神经和枕小神经、面神经、舌咽神经以及迷走神经。外耳的淋巴引流至耳廓周围淋巴结、耳前淋巴结、腮腺淋巴结、耳后淋巴结及耳下淋巴结，汇入颈深淋巴结。

二、中耳

中耳包括鼓室、咽鼓管、鼓窦及乳突四部分。

（一）鼓室

鼓室为颞骨内最大不规则含气空腔，由颞骨岩部、鳞部、鼓部及鼓膜包绕而成。鼓室近似立方体，分上、下、内、外、前、后六壁（图 2-1-3）。

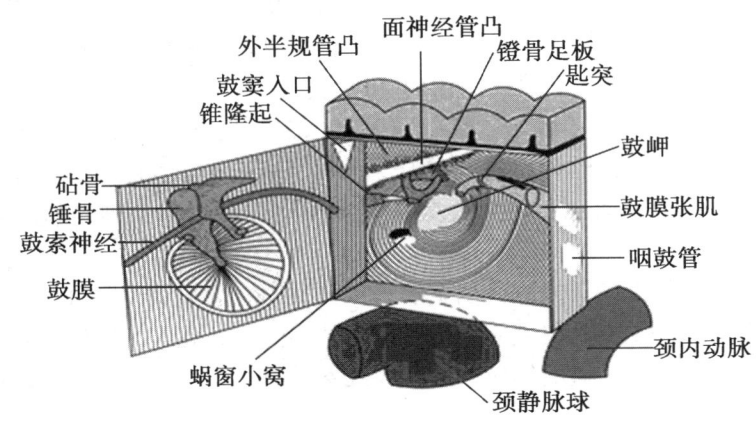

图 2-1-3　鼓室六壁模式图

1. 鼓室六壁

(1) 外壁：由骨部及膜部构成。骨部由上鼓室的外壁和骨性鼓环组成。膜部即鼓膜（图 2-1-4），界于鼓室与外耳道之间，是鼓室外壁的主要组成部分。鼓膜为椭圆形半透明薄膜，分为紧张部和松弛部。可人为地将鼓膜分为前上、前下、后上、后下4个象限。鼓膜在组织学上分为三层，即上皮层、纤维层和黏膜层。

(2) 内壁：即内耳的外壁，也称迷路壁。有多个凸起及凹陷。鼓岬为中央较大的突起，由耳蜗底周形成。鼓岬后上方有近似椭圆形窗孔内通内耳前庭，称前庭窗或椭圆窗，由镫骨底板及环韧带封闭。鼓岬后下方有通向内耳蜗鼓阶起始部的圆形窗孔，称蜗窗或圆窗，由圆窗膜封闭，又称第二鼓膜。在前庭窗后上方有面神经管凸，面神经管凸的

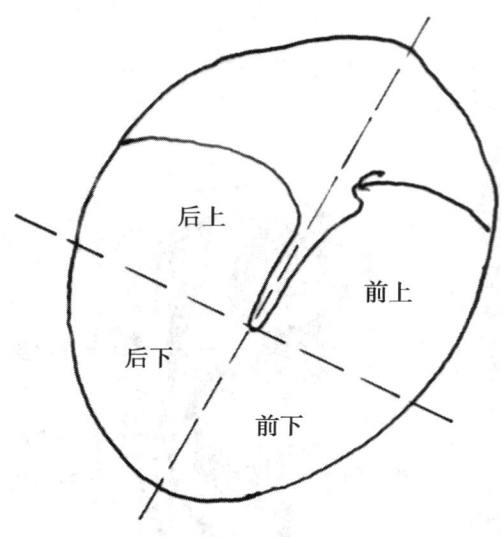

图 2-1-4　正常鼓膜分区（右）

后上方为外半规管。

(3) 上壁（顶壁）：即鼓室盖或天盖。由颞骨岩部的前面形成，将鼓室和颅中窝分隔，此壁有岩鳞裂，硬脑膜的细小血管经此与鼓室相通，鼓室感染可经此裂进入颅腔。

(4) 下壁（底壁）：即颈静脉壁，将鼓室和颈静脉球分隔。此壁若有缺损，颈静脉球的蓝色即可透过鼓膜下部隐约可见。

(5) 前壁：即颈动脉壁。下部以极薄的骨板与颈内动脉相隔。上部咽鼓管半管（通称咽鼓管）和鼓膜张肌半管的开口，两个半管合称肌咽鼓管。

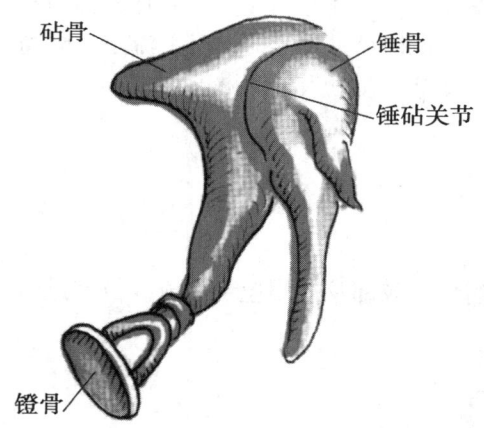

图 2-1-5　听骨链

(6) 后壁：也称乳突壁，上宽下窄，面神经垂直部通过此壁。上部有鼓窦入口，上鼓室由此与鼓窦相通。下内方有锥隆起。

2. 鼓室内容物　包括听小骨、韧带、肌肉、神经和血管等。

(1) 听小骨：由锤骨、砧骨和镫骨连接成听骨链（图 2-1-5，2-1-6），借韧带悬吊于鼓室腔，将鼓膜振动的能量传至内耳。

(2) 鼓室肌肉：包括鼓膜张肌和镫骨肌。鼓膜张肌收缩时可增加鼓膜紧张度，以免鼓膜震破或伤及内耳。镫骨肌收缩时可使镫骨底板离开前庭窗，以减少内耳压力。

(3) 鼓室韧带：包括锤骨上韧带、锤骨前韧带、锤骨外侧韧带、砧骨上韧带、砧骨后韧带和镫骨环状韧带（图 2-1-7），对听骨起固定作用。

(4) 鼓室神经：有面神经、舌咽神经鼓室支和颈动脉（交感）神经丛的岩深支组成的鼓室丛（图 2-1-8）。

(5) 鼓室内有丰富的血管。动脉血供主要来自颈外动脉。上颌动脉分支鼓前动脉供应鼓膜及鼓室前部。耳后动脉分支茎乳支供应鼓室后份及乳突气房。此外，岩浅动脉、鼓下动脉及颈内动脉的鼓室支亦参与鼓室的血液供应，分布在鼓室黏膜、听小骨及鼓膜处。静脉血汇入岩上窦和翼丛。

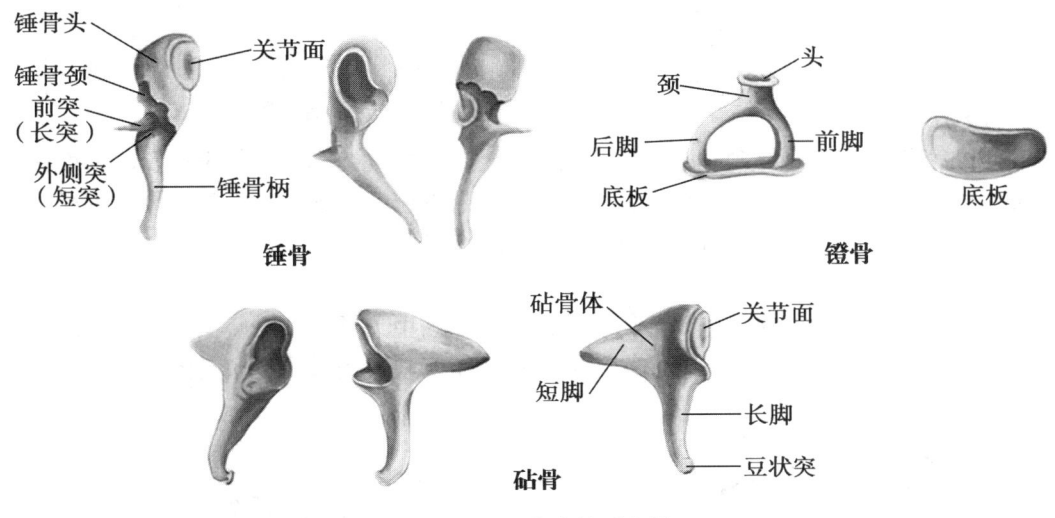

图 2-1-6 分离的听小骨

（二）咽鼓管

咽鼓管亦称耳咽管（auditory tube），是沟通鼻咽和鼓室的管道，鼓室端开口位于鼓室前壁，然后向前下、内通入鼻咽部侧壁，下鼻甲后端的后下方，其开口的前上缘有咽鼓管隆突（咽鼓管圆枕）。外 1/3 为骨部，管腔为开放性；内 2/3 为软骨部，在静止状态时是闭合的，当张口、吞咽、歌唱或打呵欠时开放，空气进入鼓室，以保持鼓室内外的气压平衡。成人咽鼓管的鼻咽端开口较鼓室口低 15～25mm，儿童的咽鼓管较成人短、宽而平直，咽部感染时较易经此管传入鼓室。

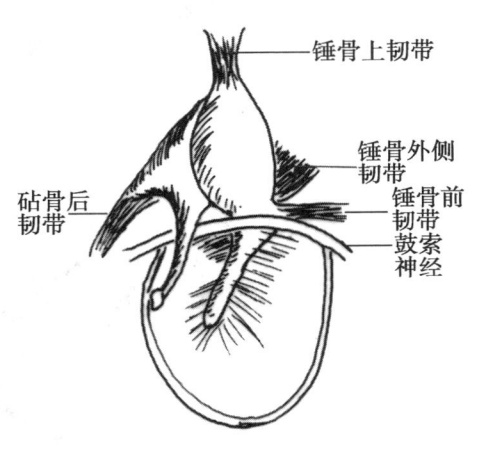

图 2-1-7 鼓室韧带

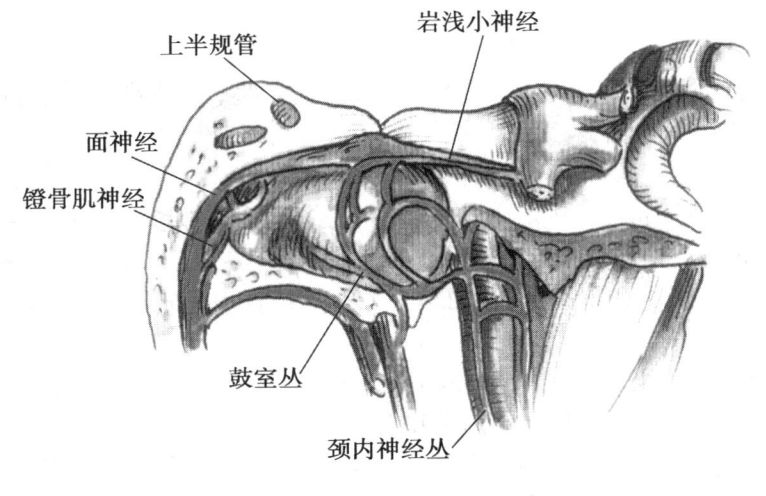

图 2-1-8 鼓室神经

> 考点：儿童咽鼓管的特点及临床意义。

（三）鼓窦

鼓窦是鼓室和乳突之间的含气腔，位于鼓室后上方，但婴儿和儿童鼓窦位置较高而浅。鼓窦借鼓窦入口与上鼓室相通，后下与乳突气房相通，顶部以鼓窦盖与颅中窝相隔，内壁为外半规管凸和面神经管凸，后壁与颅后窝相隔，外壁为乳突壁。

（四）乳突

乳突内为许多大小不等的气房，各气房彼此相通，内由无纤毛的黏膜上皮所覆盖。根据乳突发育的程度可分为四种不同的类型：气化型、板障型、硬化型和混合型（图2-1-9）。

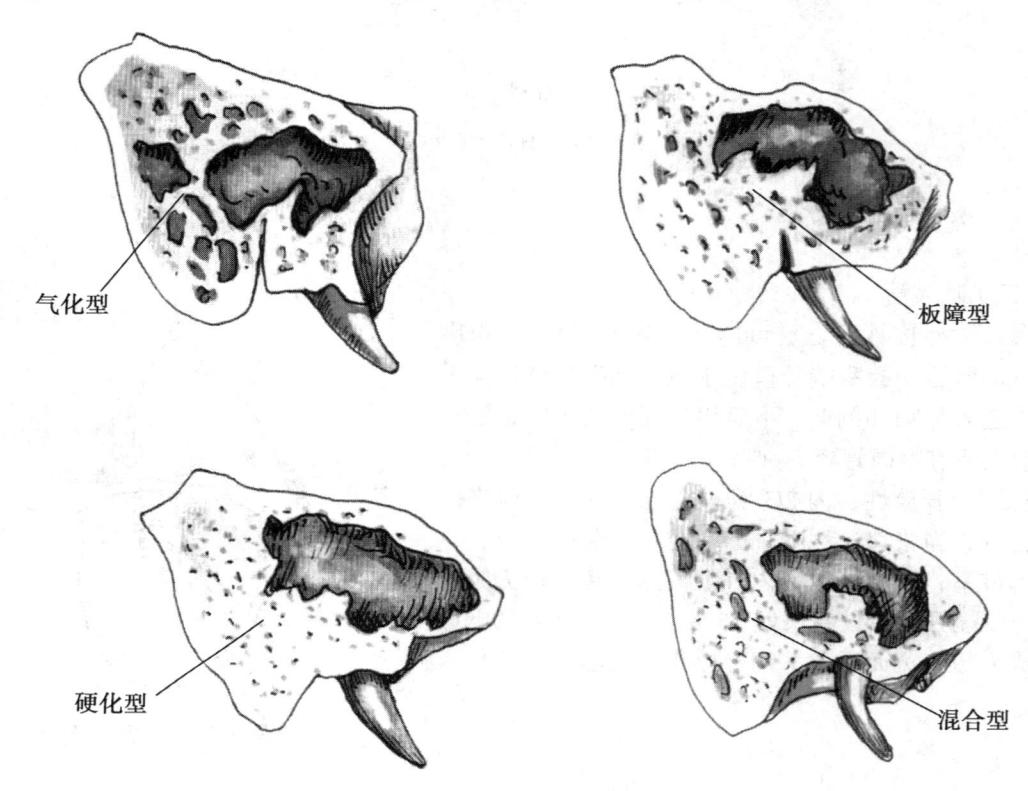

图 2-1-9　乳突的分型

三、内耳

内耳又称迷路，位于颞骨岩部内。分为骨迷路和膜迷路，膜迷路位于骨迷路内，含内淋巴液，膜迷路与骨迷路之间含外淋巴液。

（一）骨迷路

骨迷路由致密的骨质构成，由前向后分别是耳蜗、前庭和骨半规管（图2-1-10）。

耳蜗（cochlea）位于前庭的前部，为形似蜗牛壳的螺旋骨管，由中央的蜗轴和周围的骨蜗管组成（图2-1-11），骨蜗管盘绕蜗轴2.5～2.75周。骨蜗管分为三个管腔：前庭阶、中阶（蜗管）和鼓阶。

前庭为一不规则的椭圆形空腔，约5mm×5mm×3mm大小，位于耳蜗与半规管之间，前连耳蜗，后连3个半规管，外侧壁有前庭窗和中耳相联系。

骨半规管位于前庭的后上方，为三个弯曲约成2/3环形的小骨管，分别称外（水平）半规管、前（上）半规管和后（垂直）半规管。三半规管互相垂直。每个半规管的两端均开口于

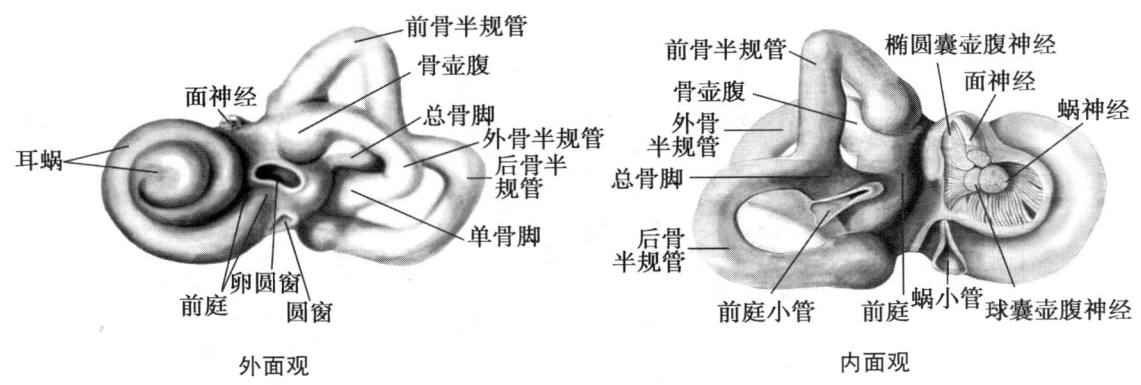

图 2-1-10 骨迷路

前庭，一端稍膨大称壶腹；上、后半规管的另一端合组成总骨脚，外半规管的内端称单脚，故三个半规管共有五孔通入前庭。

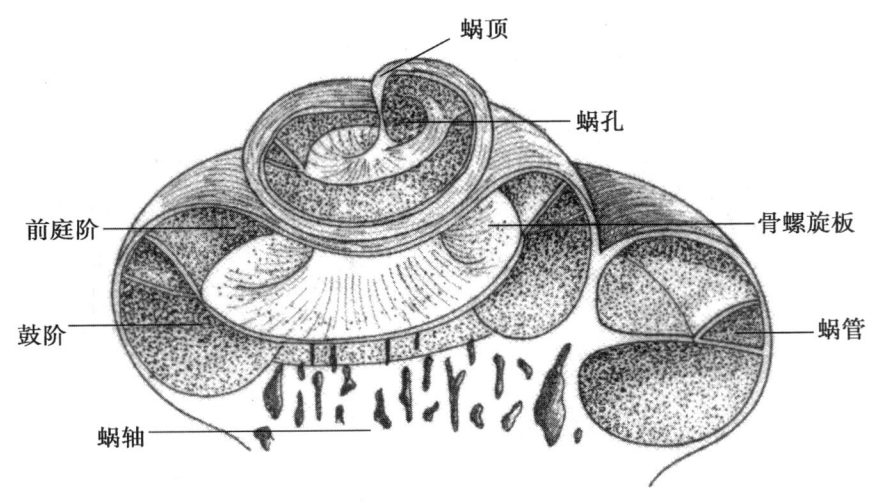

图 2-1-11 耳蜗剖面图

（二）膜迷路

膜迷路（membranous labyrinth）为包含在骨迷路内的膜性管道，由椭圆囊、球囊、膜半规管、膜蜗管、内淋巴管和内淋巴囊构成（图 2-1-12）。膜迷路内椭圆囊斑与球囊斑又称位觉斑，是感受位觉变化的结构。膜蜗管内基底膜上有听觉感受器——螺旋器（Corti 器）（图 2-1-13）。膜半规管内有平衡感受器——壶腹嵴（图 2-1-14）。

（三）内耳的血管及神经

1. 内耳血管　内耳的血供主要来自颈内动脉的迷路动脉，迷路动脉分出蜗总动脉和前庭动脉，蜗总动脉再分支为耳蜗主动脉和前庭耳蜗动脉，前庭耳蜗动脉再分出前庭后动脉及耳蜗支（图 2-1-15）。内耳动脉支均属于终末动脉，动脉之间无侧支循环，临床上常见因血管因素引发的内耳损伤。

2. 内耳神经　即位听神经，为感觉性神经，包括蜗神经及前庭神经两部分。在内耳道内两者为一束，经内耳门入颅后窝，到达延髓和脑桥下缘处时，蜗神经与前庭神经又重新分开进入脑干，并有各自的神经核及其中枢联系。

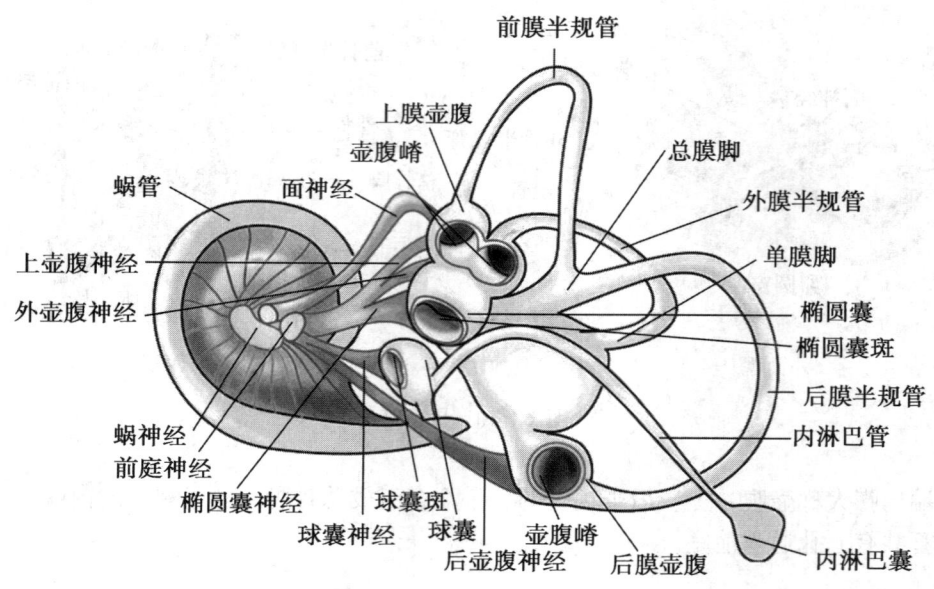

图 2-1-12 膜迷路（右）

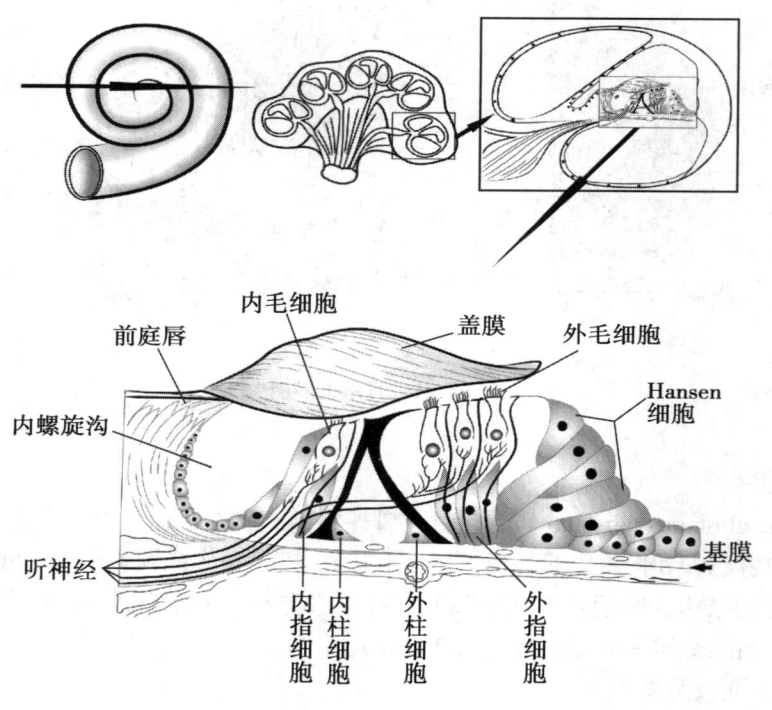

图 2-1-13 内耳螺旋器

四、听觉器官的神经解剖

传入神经纤维位于螺旋神经节，由双极细胞组成，其周围突分布于螺旋器，中枢突在内耳道底处形成蜗神经，上行依次传导至蜗神经背核、腹核，双侧上橄榄核、外侧丘系、下丘核、内侧膝状体，经内囊到达听觉中枢（图 2-1-16）。

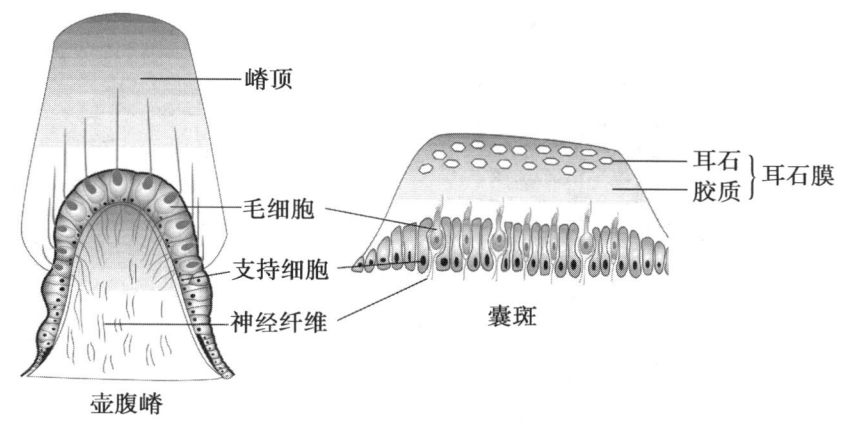

图 2-1-14　壶腹嵴结构

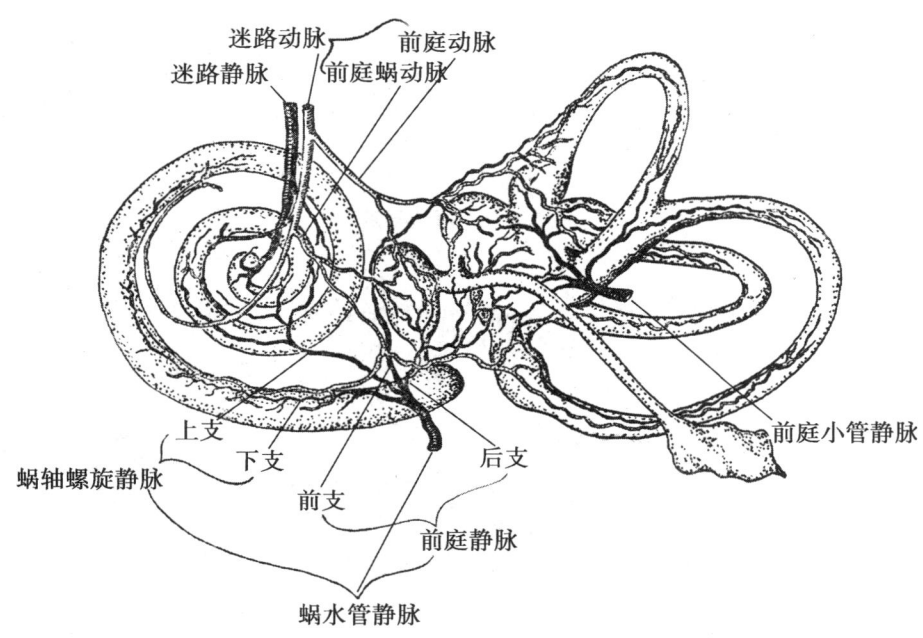

图 2-1-15　内耳血液循环示意图

五、前庭系统神经解剖

前庭神经及其中枢联系是本体感觉系的基本部分，前庭神经节由双极细胞组成，周围突分布在半规管壶腹嵴的毛细胞周围、椭圆囊斑和球囊斑，中枢突形成前庭神经，大部分神经纤维止于前庭神经核，发出二级神经元，到达小脑，第Ⅲ、Ⅳ、Ⅵ脑神经核等，小部分到达小脑（图 2-1-17）。

六、耳的生理功能

耳的生理功能包括听的感觉和前庭平衡感觉。

（一）听觉

声波在介质内以机械能的形式传播至内耳 Corti 器，换能后以生物电的形式传导并产生听觉。经外耳收集后进入内耳有两种途径：气传导和骨传导。

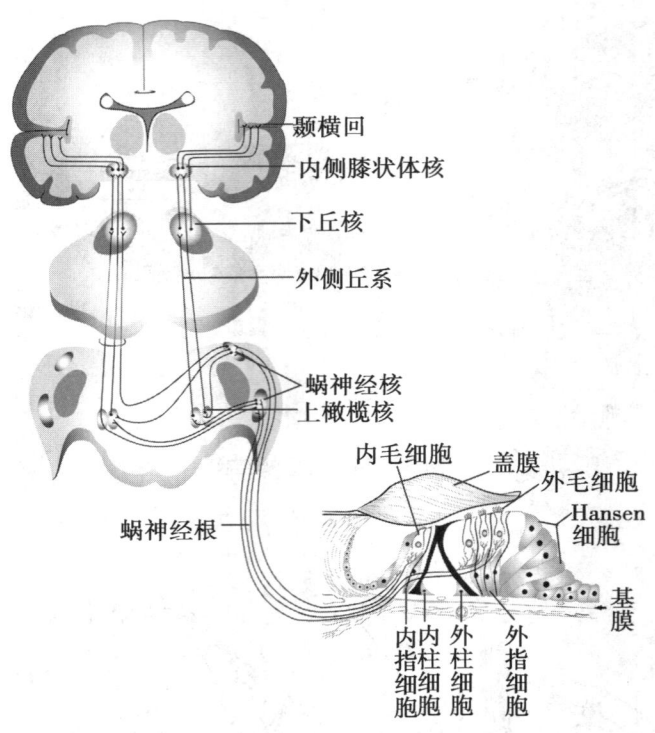

图 2-1-16　听传导路

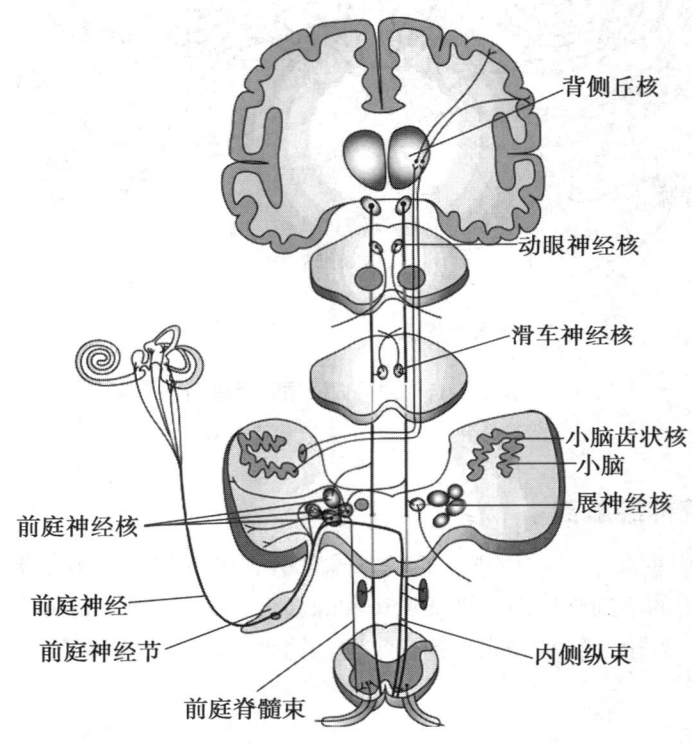

图 1-1-17　前庭传导路

1. 气传导　耳廓集音后，经外耳道传至鼓膜，引起听骨链机械性振动，经增压作用传递至镫骨底板，引发内、外淋巴液发生相对运动，基底膜上的螺旋器产生神经冲动，经蜗神经传至听觉中枢引发听觉。

2. 骨传导　声波直接振动颅骨，引发内淋巴液的运动，激动螺旋器产生神经冲动引起听觉。

（二）平衡

人体平衡的维持主要依靠前庭系、视觉系和本体感觉系共同协调完成。前庭系统的作用最为重要。半规管的壶腹嵴感受角加速度的刺激；椭圆囊斑和球囊斑感受直线加（减）速度的刺激。而前庭神经核在平衡功能紊乱时会产生眩晕、恶心、呕吐、面色苍白等症状。

 知识链接

前庭核与眼外肌运动核的联系所形成的反射弧，称前庭眼反射。根据这个特点，前庭功能检查常以眼震为主要观察指标。眼震是一种不为受检者随意支配、反复来回的眼球运动。由于眼病和前庭系统病变均可引起眼震，在实际工作中要注意鉴别和区分。

前庭核发出的纤维与脊髓前脚细胞联系所形成的反射弧，称前庭脊髓反射。前庭系统通过姿势反射调整人体平衡，因此前庭系统病变将影响姿势与步态。检查平衡功能的方法包括静态平衡和动态平衡检查。

第二节　鼻的应用解剖与生理

鼻（nose）由外鼻、鼻腔和鼻窦三部分构成。外鼻位于面部中央。鼻腔是位于两侧面颊之间的腔隙。鼻窦是居于鼻腔上方、后方和两侧的含气骨性空腔，开口于鼻腔，并与眼眶、前中颅底等结构毗邻。

一、外鼻

外鼻（external nose）以骨、软骨为支架，外覆软组织和皮肤，包括鼻根、鼻尖、鼻梁、鼻翼、前鼻孔和鼻小柱等几个部分。鼻翼和面颊相交处为鼻唇沟（图2-1-18）。

（一）支架

骨性支架由鼻骨、额骨鼻突、上颌骨额突和腭突组成。鼻骨左右成对，中线相接，上接额骨鼻突，两侧与上颌骨额突相连。鼻骨下缘、上颌骨额突内缘及上颌骨腭突游离缘共同构成梨状孔。软骨性支架由鼻中隔软骨、侧鼻软骨及大翼软骨等组成。大翼软骨左右各一，底面呈马蹄形，有内、外两脚，外侧脚构成鼻翼的支架，两内侧脚夹鼻中隔软骨的前下缘构成鼻小柱的主要支架（图2-1-19）。

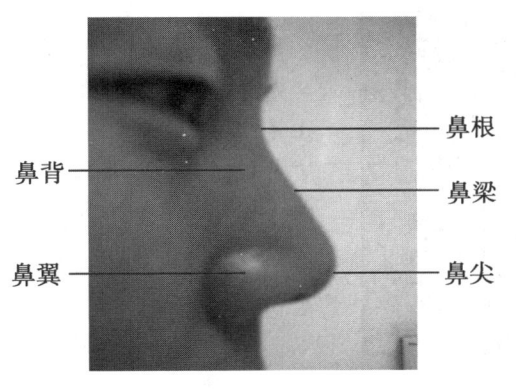

图2-1-18　外鼻

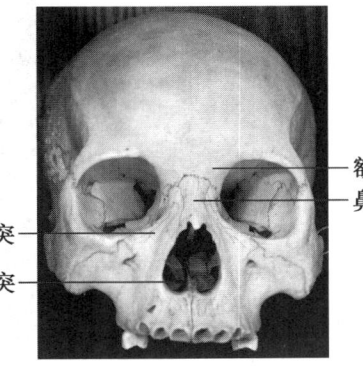

图2-1-19　外鼻的骨性支架

（二）皮肤

外鼻部皮肤厚薄不一，鼻根、鼻梁及鼻背部皮肤较薄，皮下组织较疏松。鼻尖、鼻翼及鼻前庭皮肤较厚，与皮下组织及软骨膜粘连紧密，富有皮脂腺和汗腺，是鼻部疖肿的好发部位，可引起比较剧烈的疼痛。

（三）静脉

外鼻的静脉经内眦静脉及面静脉汇入颈内、颈外静脉，内眦静脉与眼上静脉、眼下静脉相通，最后汇入颅内海绵窦。面静脉无瓣膜，血液可逆向流动，当鼻根部或上唇（称危险三角区）疖肿受挤压或处理不当时，可引起海绵窦血栓性静脉炎等严重颅内并发症。

> 考点：危险三角区内的疖肿为何禁忌挤压？

（四）淋巴

主要汇入下颌下淋巴结和腮腺淋巴结。

（五）神经

运动神经为面神经。感觉神经为筛前神经、滑车上神经、滑车下神经和眶下神经。

二、鼻腔

鼻腔（nasal cavity）为一顶窄底宽的狭长腔隙，前起前鼻孔，后止于后鼻孔，与鼻咽部相通。鼻腔被鼻中隔分为左右两侧，每侧鼻腔包括鼻前庭和固有鼻腔。

（一）鼻前庭

鼻前庭（nasal vestibule）位于鼻腔最前部，介于前鼻孔和固有鼻腔之间，起于前鼻孔，止于鼻内孔（鼻阈）。前鼻孔由鼻翼的游离缘、鼻小柱和上唇围绕而成。鼻前庭皮肤与固有鼻腔黏膜交界处称为鼻阈，是鼻前庭最窄处。由皮肤覆盖，富有皮脂腺和汗腺，并长有鼻毛。

（二）固有鼻腔

固有鼻腔简称鼻腔，起于鼻阈，止于后鼻孔，有内、外、顶、底四壁。

1. 内壁 即鼻中隔（nasal septum），由鼻中隔软骨、筛骨正中板（又称筛骨垂直板）及犁骨组成。软骨膜及骨膜外覆有黏膜，鼻中隔前下部黏膜内血管丰富，形成毛细血管网，称为利特尔区（Little area），是鼻出血最易发生的部位。

2. 外壁 解剖结构复杂，临床意义最为重要。由上颌骨、泪骨、鼻甲骨、筛骨（内壁）、腭骨垂直板及蝶骨翼突共同构成。自下向上有3个阶梯状排列的长条骨片，分别为下鼻甲、中鼻甲和上鼻甲，均与对应鼻腔外壁形成一腔隙，分别称为下鼻道、中鼻道和上鼻道（图2-1-20，彩图2-1-1）。

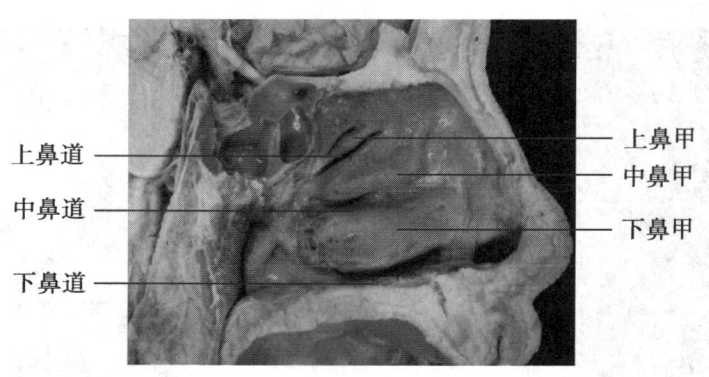

图 2-1-20　鼻腔外侧壁

下鼻甲是鼻甲中体积最大的鼻甲，为独立骨片，前端接近鼻阈，后端接近咽鼓管咽口约1.5cm。下鼻甲肿胀时可引起鼻塞或影响咽鼓管的通气。下鼻道的前上方有鼻泪管的开口，下鼻甲在外壁附着处的上颌骨骨质最薄，是上颌窦穿刺的进针部位。老年人下鼻道外侧壁后部有表浅扩张的鼻后侧静脉丛，称为吴氏鼻-鼻咽静脉丛，为老年人鼻出血的好发部位。

中鼻甲分为水平部（附着部）和垂直部，是筛骨的一部分。中鼻道外侧壁处有两个凸起：钩突和筛泡，两者之间为半月裂。中鼻甲、中鼻道及其附近区域（图2-1-21，彩图2-1-2）称为"窦口鼻道复合体"（ostionmeatal complex，OMC）。

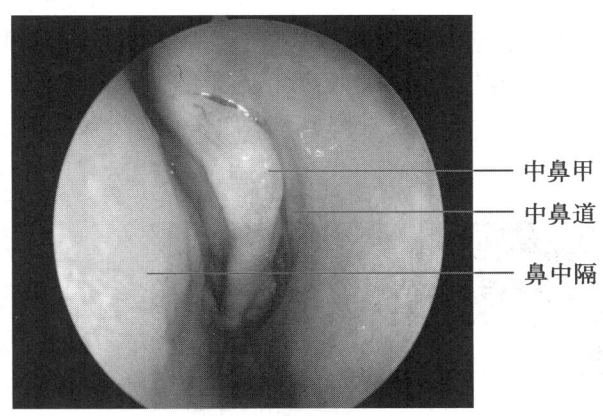

图 2-1-21　鼻内镜下观察中鼻甲与中鼻道

上鼻甲体积最小，是筛骨的一部分。上鼻甲后端后上方的蝶筛隐窝是蝶窦的自然开口。

3．顶壁　呈狭小的拱形，前部为额骨鼻突及鼻骨，中部是筛骨水平板，后部倾斜向下，即蝶窦前壁。筛骨水平板薄而脆，并有多数细孔，呈筛状，嗅神经经此穿过进入颅前窝，外伤或手术时易损伤致脑脊液鼻漏，成为感染入颅的途径。

4．底壁　即硬腭，与口腔相隔，前3/4由上颌骨腭突构成，后1/4由腭骨水平部构成。两侧部于中线相接，形成上颌骨鼻嵴，与犁骨下缘相接。底壁前方近鼻中隔处各有一切牙管开口，腭大动、静脉及腭前神经由此通过。

（三）血管

1．筛前动脉和筛后动脉均来自眼动脉。前者供应鼻腔外侧壁和鼻中隔的前上部，后者则供应鼻腔外侧壁和鼻中隔的后上部。

2．蝶腭动脉是鼻腔血供的主要动脉。来自颌内动脉，经蝶腭孔入鼻腔后分为鼻后外侧动脉和鼻后中隔动脉。分别供应鼻腔外侧壁后部、下部、鼻腔底和鼻中隔后部、下部。

3．眶下动脉和腭大动脉均来自颌内动脉，前者经眶底的眶下管出眶下孔后供应鼻腔外侧壁前段，后者出腭大孔后经硬腭向前进入切牙管供应鼻中隔的前下部。

（四）淋巴

鼻腔前1/3的淋巴管与外鼻淋巴管相接，汇入耳前淋巴结、腮腺淋巴结及下颌下淋巴结。鼻腔后2/3的淋巴汇入咽后淋巴结及颈深淋巴结上群。

（五）神经

包括嗅神经、感觉神经和自主神经。嗅神经穿筛孔达嗅球。感觉神经来自于三叉神经的分支，主要有筛前神经、筛后神经、蝶腭神经、眶下神经等。自主神经即位于翼腭管内的翼管神经。

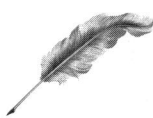

三、鼻窦

鼻窦（nasal sinuses）为鼻腔周围颅骨含气空腔，左右成对，共四对，分别为额窦、筛窦、上颌窦及蝶窦，按窦口所在位置，分为前、后两组。前组鼻窦包括上颌窦、前组筛窦和额窦，开口于中鼻道。后组鼻窦包括后组筛窦和蝶窦，开口于上鼻道和蝶筛隐窝。各鼻窦的发育进度不一致，初生儿只有上颌窦和筛窦，3岁时额窦和蝶窦开始出现。

1．上颌窦（maxillary sinus） 包含在上颌骨内，为最大的鼻窦，有5个壁：①前壁即面壁，其中央部为尖牙窝，是上颌窦手术的进路之一。尖牙窝上方有眶下孔，其内有眶下血管及神经通过。②后外壁与翼腭窝及颞下窝相邻，上颌窦肿瘤破坏此壁可累及翼内肌，出现张口困难。③上壁，即眶底，眶内与上颌窦疾病可相互影响。④底壁，即牙槽突，牙根感染时引发牙源性上颌窦炎。⑤内侧壁，即鼻腔外侧壁，上颌窦开口于该壁前上方（图2-1-22，彩图2-1-3）。

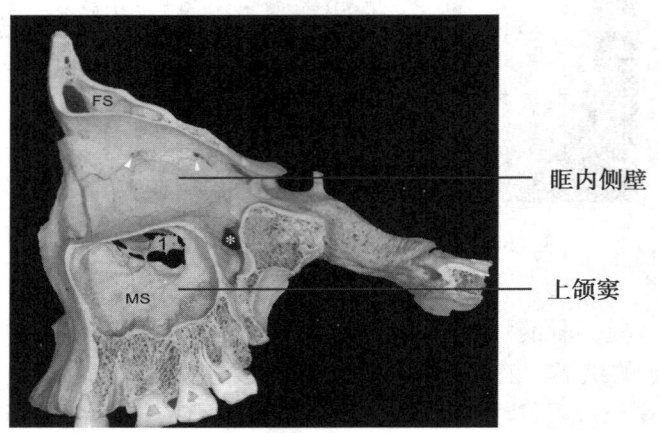

图 2-1-22　上颌窦

2．筛窦（ethmoid sinus） 位于鼻腔外上方筛骨内，中鼻甲基板将其分为前组筛窦和后组筛窦。筛窦共有六壁：①外侧壁为眶内侧壁，由泪骨与纸样板构成；②内侧壁即鼻腔外侧壁上部，有中鼻甲、上鼻甲附着；③顶壁为颅前窝的一部分；④下壁即中鼻道外侧壁结构，含筛泡、钩突及筛漏斗；⑤前壁与额窦及上颌骨额突相连；⑥后壁与蝶窦相邻（图2-1-23，彩图2-1-4）。

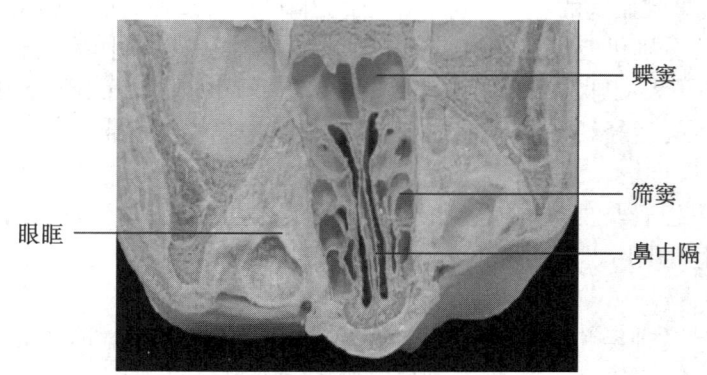

图 2-1-23　筛窦及其毗邻

3．额窦（frontal sinus） 是位于额骨内、外板之间的含气空腔（图2-1-24，彩图2-1-5）。

其外板较厚,含有骨髓,额窦炎可继发额骨骨髓炎;后板较薄,故额窦病变可侵犯颅内。额窦的发育差异较大。

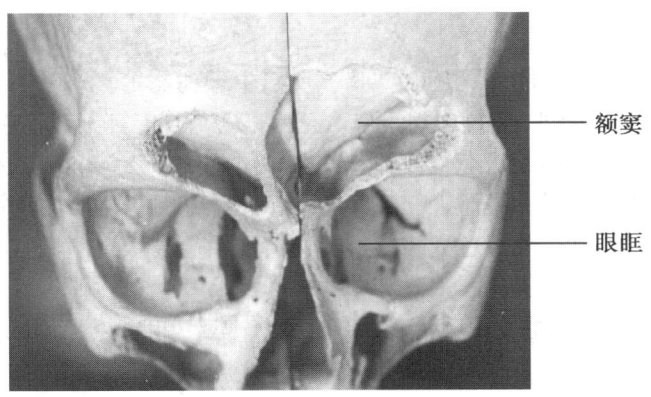

图 2-1-24　额窦及其毗邻

4．蝶窦（sphenoid sinus）　位于蝶骨体内,蝶窦中隔将其分为左右蝶窦（图 2-1-25,彩图 2-1-6）。蝶窦亦有六壁:①外侧壁与颈内动脉、视神经及颅中窝相毗邻,此壁损伤可出现严重并发症;②顶壁为蝶鞍底部,承托垂体;③前壁上方近鼻中隔处有蝶窦自然开口;④后壁后方为枕骨斜坡,紧邻脑桥;⑤下壁为鼻咽顶和后鼻孔上缘;⑥内侧壁即蝶窦中隔。

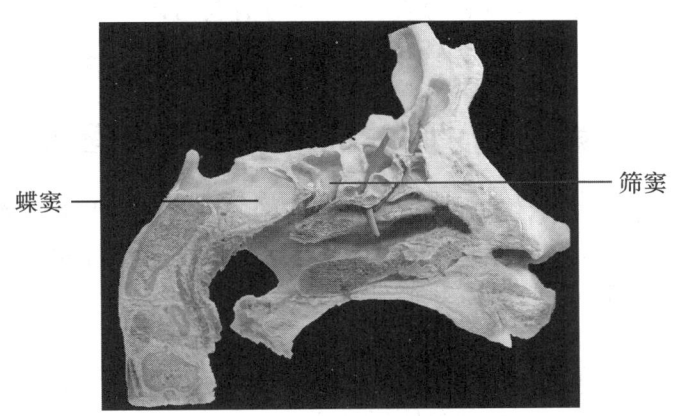

图 2-1-25　蝶窦及其毗邻

四、鼻窦的血管、淋巴及神经

1．血管　上颌窦由鼻后外侧动脉、上颌牙槽后动脉和眶下动脉等供应,静脉回流至蝶腭静脉。筛窦由筛前动脉、筛后动脉、眶上动脉和鼻后外侧动脉等供应,静脉回流入筛前和筛后静脉,也可回流到硬脑膜的静脉和嗅球、额叶的静脉丛。额窦由筛前动脉、眶下动脉、鼻后外侧动脉等供应,静脉回流入筛前静脉,也可经板障静脉、硬脑膜静脉入矢状窦。蝶窦由颈外动脉的咽升动脉、上颌动脉咽支和蝶腭动脉的小分支等供应,静脉回流入蝶腭静脉,并有静脉与海绵窦相通。

2．淋巴　鼻窦淋巴汇入咽后淋巴结和颈深淋巴结上群。

3．感觉神经　来自三叉神经的第一支（眼神经）和第二支（上颌神经）。上颌窦由上牙槽后支及眶下神经主司。筛窦由筛前、筛后、眶上等神经以及蝶腭神经的鼻后上外侧支和眼眶支主司。额窦由筛前神经主司。蝶窦由筛后神经和蝶腭神经眼眶支主司。

五、鼻的生理

（一）鼻腔的生理

鼻腔除具有呼吸、嗅觉功能外，还有共鸣、反射生理功能等。

1．呼吸功能　鼻腔为呼吸道的首要门户，正常的鼻呼吸依赖于鼻腔适当的阻力，鼻阻力有助于在吸气相维持胸膜腔负压状态，使肺泡扩张，增加气体交换面积；在呼气相延长气体的停留时间。正常人双侧下鼻甲黏膜血管交替收缩与扩张，双侧鼻腔阻力周期性交替性变化，称鼻周期（nasal cycle）。外界空气通过鼻腔的过滤、清洁及温度、湿度调节，才适合人体的生理需求。

2．嗅觉功能　嗅觉系统主要由嗅上皮、嗅神经、嗅束和嗅皮质组成。气味刺激嗅区黏膜的嗅觉感受器后可引发神经冲动，传至嗅觉中枢后产生嗅觉。

3．鼻肺反射　鼻腔内神经丰富，当鼻黏膜因鼻腔阻力增高或受到化学气体刺激时会引发支气管收缩，减少肺通气，称为鼻肺反射（nasopulmonary reflex）。

4．发声及共鸣功能　鼻腔在发声时有共鸣功能。病理情况可导致鼻音异常，如鼻塞可导致闭塞性鼻音，腭裂引发开放性鼻音。

（二）鼻窦的生理

1．增加呼吸黏膜面积，促进对吸入空气的加温、加湿作用。

2．鼻窦是含气的空腔，对声音起到共鸣作用。

3．减轻头颅重量，使头部运动更加灵活，且易于保持身体平衡。

4．缓冲外力，使颅内及眶内重要器官免受损伤。

第三节　咽的应用解剖与生理

咽（pharynx）位于颈椎前，为呼吸道和消化道的共同通道，上宽下窄、前后扁平。上起颅底，下至第6颈椎，成人全长约12cm，前壁与鼻腔、口腔和喉腔相通，后壁与椎前筋膜相邻，两侧与颈部大血管和神经毗邻。

一、咽的分部

咽自上而下分为鼻咽、口咽和喉咽（图2-1-26）。

（一）鼻咽

鼻咽（nasopharynx）又称上咽，位于蝶骨体和枕骨基底部下方，前经后鼻孔与鼻腔相通，顶为蝶骨体及枕骨基底部，后面平对第1、2颈椎。顶部黏膜内有丰富的淋巴组织集聚，称腺样体（adenoid）或咽扁桃体。若腺样体肥大，可影响鼻腔通气，或阻塞咽鼓管咽口引起听力下降。咽鼓管咽口位于下鼻甲后端约1.5cm的鼻咽两侧，周围有散在淋巴组织，称咽鼓管扁桃体。咽鼓管咽口上方有一隆起，称咽鼓管圆枕。圆枕后上方有一凹陷，称咽隐窝（pharyngeal recess），是鼻咽癌的好发部位。其上方毗邻破裂孔，鼻咽癌易经此侵入颅内。下方与口咽相通，吞咽时，软腭上提与咽后壁接触，鼻咽与口咽暂时隔开。

> ➤ 考点：咽隐窝是鼻咽癌的好发部位。

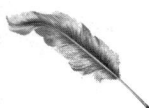

（二）口咽

口咽（oropharynx）又称中咽，通常咽部即指此区。后壁平对第2、3颈椎，前经咽峡与

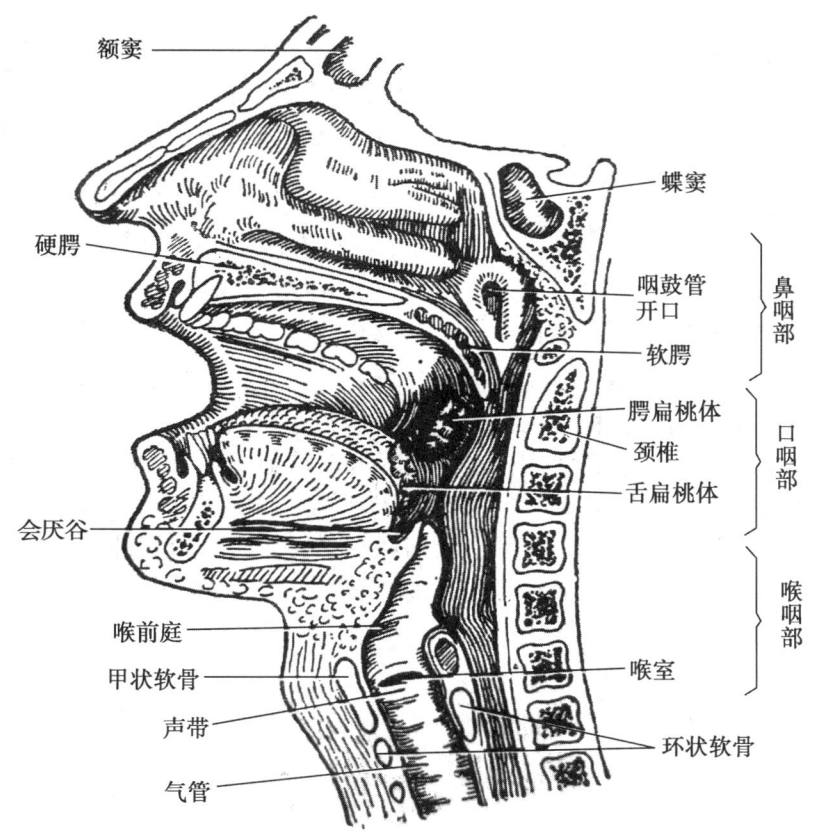

图 2-1-26　咽的矢状切面解剖

口腔相通。咽峡是由悬雍垂（uvula）（即腭垂）软腭游离缘、两侧腭舌弓和腭咽弓以及舌背共同构成的环形狭窄通道。腭舌弓和腭咽弓又名前腭弓和后腭弓，两弓之间为扁桃体窝，腭扁桃体（tonsilla palatine）位于其中。两弓在顶部连接，形成半月襞，腭舌弓向下呈片状延续到舌根称三角襞。两侧腭咽弓后方纵形条索状淋巴组织形成咽侧索。舌根部团块样淋巴组织称舌扁桃体。腭部由前 2/3 硬腭和后 1/3 软腭组成（图 2-1-27）。

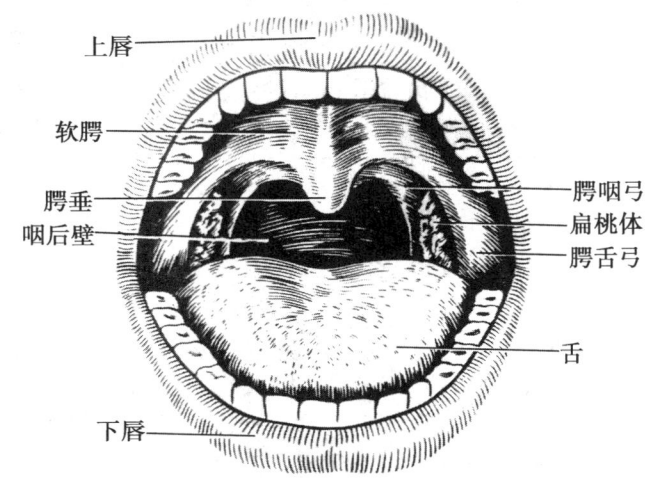

图 2-1-27　口咽部

（三）喉咽

喉咽（laryngopharynx）又称下咽，位于会厌软骨与环状软骨下缘平面之间，下连食管，后壁平对第3～6颈椎，前面通过会厌、杓会厌襞以及杓状软骨所围成的喉口与喉腔相通。左右各有两个凹陷称会厌谷，异物易停留于此。在舌根与会厌之间有舌会厌正中襞。喉口两侧有梨状窝，其下方即为食管入口。

二、咽壁的构造

（一）咽壁的分层

咽壁由内到外分为黏膜层、纤维层、肌层和外膜层。

1．黏膜层　除鼻咽部黏膜为假复层柱状纤毛上皮外，口咽部和喉咽部均为复层扁平上皮，黏膜下有丰富的黏液腺和大量淋巴组织。

2．纤维层　又称腱膜层，主要由咽颅筋膜构成，为黏膜与肌层间的结缔组织，在咽后壁中线部位形成咽缝，为咽缩肌附着处。

3．肌层　包括咽缩肌组、咽提肌组和腭帆肌组三组肌群，完成不同的功能。

4．外膜层　覆盖于咽缩肌之外，由咽肌层周围的结缔组织所组成，上薄下厚，系颊咽筋膜的延续。

（二）筋膜间隙

在咽壁后上方及两侧有潜在的筋膜间隙，较重要的有咽后隙和咽旁隙（图2-1-28）。

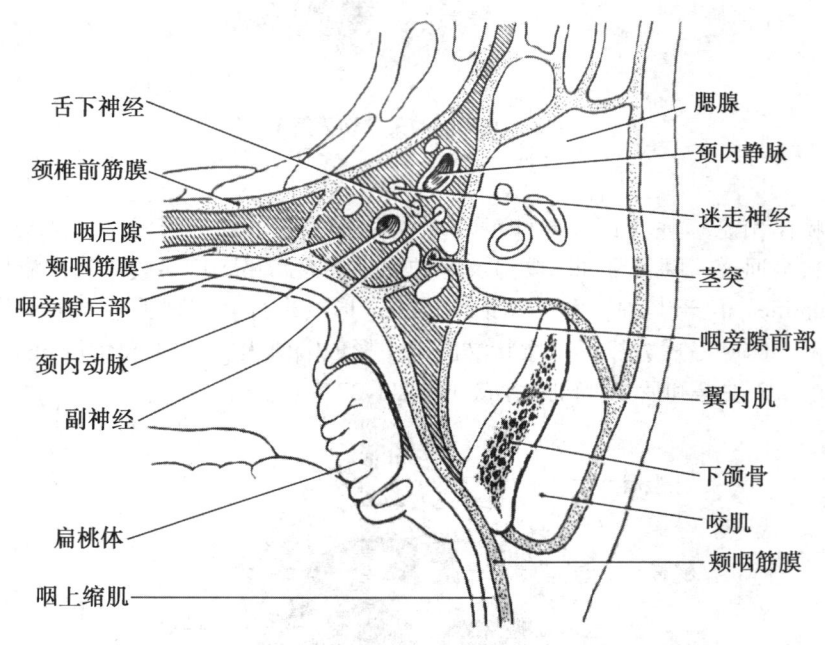

图2-1-28　咽的筋膜间隙

1．咽后隙（retropharyngeal space）　位于椎前筋膜与颊咽筋膜之间，上起颅底，下达第1、2胸椎平面，两侧仅以薄层筋膜与咽旁间隙相隔，咽缝将其分为左右两部分，隙内有疏松结缔组织和淋巴组织。扁桃体、口腔、鼻腔后部、鼻咽、咽鼓管及鼓室等处的淋巴组织引流于此。

2．咽旁隙（parapharyngeal space）　位于咽后隙两侧，左右各一，形如锥体，内侧为颊咽筋膜及咽缩肌，外侧为下颌骨升支、翼内肌和腮腺包膜深面。后界为椎前筋膜。茎突及其附着肌又将此隙分为前隙（肌隙）和后隙（神经血管隙）。前隙较小，内侧与扁桃体毗邻；后隙较大，有颈内动脉、颈内静脉以及舌咽、舌下、迷走、副神经和颈交感干通过。感染可沿此间隙蔓延。

三、咽部的淋巴组织

咽黏膜下有丰富的淋巴组织，较大的淋巴组织团块构成咽淋巴环（图2-1-29）。咽扁桃体、咽鼓管扁桃体、腭扁桃体、咽侧索、咽后壁淋巴滤泡及舌扁桃体构成咽内淋巴环，其淋巴流向颈部淋巴结，后者相互交通，构成咽外淋巴环，主要由咽后壁淋巴结、下颌下淋巴结、颏下淋巴结以及下颌角淋巴结等构成。咽部的感染或肿瘤常经此途径扩散或转移至外环淋巴结。

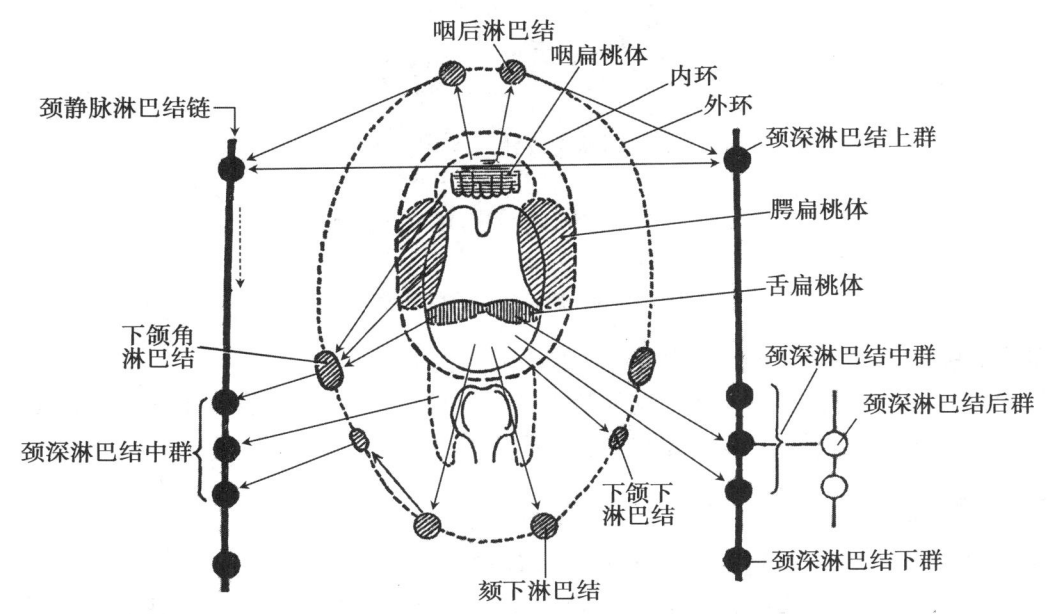

图 2-1-29　咽淋巴环示意图

> 考点：咽淋巴环的构成。

1．咽扁桃体　位于鼻咽顶后壁交界处，形似半个剥皮橘子，有5~6条纵形沟隙，居正中者较深，此处有时可见胚胎期残余凹陷，称咽囊。腺样体在幼儿时最显著，一般10岁以后逐渐退化萎缩。

2．腭扁桃体　是咽部最大的淋巴组织。除内侧面外，其外侧面、上极、下极均由结缔组织被膜包裹，此被膜与咽上缩肌相邻，其间有疏松结缔组织，形成扁桃体周围隙，是扁桃体周围脓肿的发病部位。扁桃体内侧面覆盖鳞状上皮黏膜，黏膜上皮向扁桃体实质陷入，形成6~20个深浅不一的扁桃体隐窝，易存留细菌、病毒，形成感染"病灶"（图2-1-30）。

3．舌扁桃体　位于舌根部的淋巴组织，呈颗粒状，大小因人而异，其中央部有类似于腭扁桃体隐窝的凹陷隐窝，有丰富的黏液腺。

4．咽鼓管扁桃体　位于咽鼓管后缘的淋巴组织，炎症时可阻塞咽鼓管咽口而致听力减退或中耳感染。

5．咽侧索　位于腭咽弓后方，呈垂直带状。

四、咽的血管和神经

1．动脉来自颈外动脉的分支，有咽升动脉、甲状腺上动脉、腭升动脉、腭降动脉、舌背

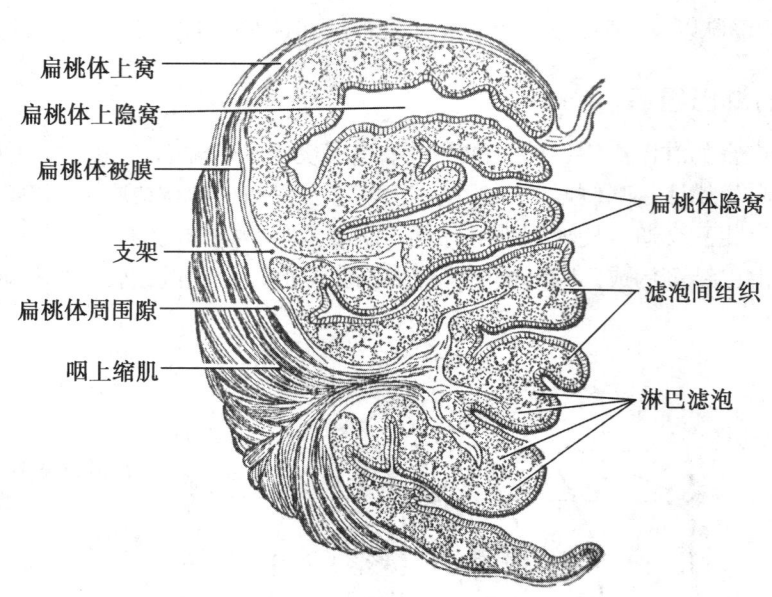

图 2-1-30 腭扁桃体冠状剖面

动脉等。静脉由咽静脉丛流经面静脉而汇入颈内静脉。

2．神经　由舌咽神经丛、迷走神经咽支及交感神经构成咽神经丛（pharyngeal plexus），司咽部的运动及感觉。鼻咽上部的感觉由三叉神经所司。

五、咽的生理

咽为呼吸与消化的共同通道，具有下列生理功能。

1．呼吸功能　咽为呼吸时气体流入的通道，咽部黏膜下富含腺体，可对吸入气体进行加温、加湿及清洁。

2．言语形成　产生共鸣作用，构成各种语音。咽腔的形态、大小对发音的清晰度有重要作用。

3．吞咽功能　咽部依靠反射活动将进入咽腔的食物团块推送至食管。

4．防御保护功能　主要通过咽反射来实现。

5．调节中耳气压功能　吞咽时开放咽鼓管，以调节中耳内压力。

6．免疫功能　扁桃体是免疫器官，扁桃体生发中心含有各种吞噬细胞，并可形成免疫细胞及抗体，具有积极的免疫防御作用。

 知识链接

咽腔为共鸣腔之一。发音时，咽可以根据发音需要而改变形状，产生共鸣，起到增强发音效果的作用，并在软腭、口、舌、唇、齿等协同作用下，构成各种语音。扁桃体肥大或腭裂等咽部疾病均会导致说话含糊、吐字不清等情况。

咽鼓管为沟通鼓室与鼻咽部的通道，一般情况下，咽鼓管处于关闭状态，当张口、吞咽、打哈欠时瞬间开放以调节鼓室气压。因而，我们在坐飞机出行时，飞机起降过程中应做吞咽、鼓气等动作，以促使咽鼓管不断开放，防止耳气压伤发生。

第四节　喉的应用解剖与生理

喉（larynx）位于颈前正中，为单一不成对器官，其上方为舌骨及舌根，下方为气管，前方有颈前带状肌及甲状腺，后方有下咽腔及颈椎。成人喉投影高度相当于C4～C6水平，由一系列软骨、连接软骨的韧带、黏膜及保证软骨活动的肌肉所组成（图2-1-31）。

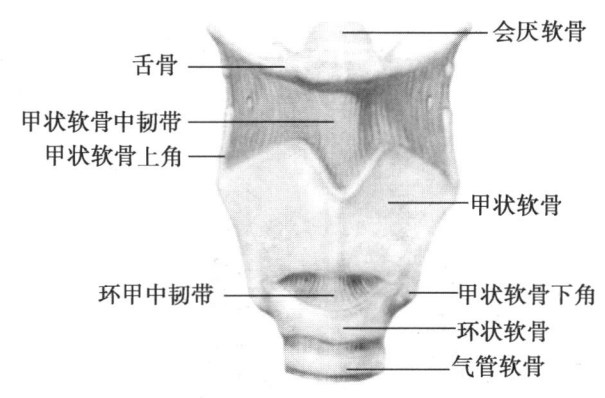

图 2-1-31　喉结构图

一、喉软骨

构成喉的支架，主要有6块软骨组成。

（一）甲状软骨

甲状软骨（thyroid cartilage）为喉软骨中最大者，位于喉正前方，由左、右对称的四方形甲状软骨板组成，构成喉前壁和侧壁的大部分。甲状软骨板前缘在正中线融合形成前角（喉结），后缘彼此分开。甲状软骨板上缘的前正中线区软骨向下凹陷呈"V"形，称为甲状软骨切迹，此切迹常作为颈前正中线的解剖标志。每侧甲状软骨板外面有一条从后上斜向前下方的骨嵴，称为甲状软骨板斜线，为胸骨甲状肌附着处。

（二）环状软骨

环状软骨（cricoid cartilage）位于甲状软骨之下，第一气管环之上，约达C6水平，是唯一完整的软骨环，对保持喉气管通畅至关重要，损伤可引起喉狭窄。前部称为环状软骨弓，后部称为环状软骨板。环状软骨板上缘与杓状软骨形成环杓关节，下方与甲状软骨下角形成环甲关节。

（三）会厌软骨

会厌软骨（epiglottic cartilage）位于舌骨及舌根后面，形似一片"站立的"树叶，其下方的会厌脚，借甲状会厌韧带附着于甲状软骨前角内面上切迹下方。会厌软骨分为前面的舌面和后面的喉面。舌面正中黏膜与舌根之间形成舌会厌皱襞，该皱襞两侧为会厌谷。舌面黏膜下组织较为疏松，炎症时易肿胀而阻塞喉腔。

（四）杓状软骨

杓状软骨（arytenoid cartilage）是左、右成对的三角锥性软骨，位于环状软骨板上方，与环状软骨形成环杓关节。底部前角称声带突，有甲杓肌和声韧带附着。底部外侧有其他喉内肌附着，称肌突。杓状软骨借助于环杓关节运动带动声带活动。

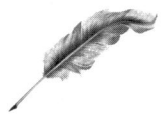

二、喉的韧带及膜

喉的软骨借相互间的膜及韧带相互连接（图2-1-32），又可分为喉内韧带和膜及喉外韧带和膜。喉内韧带和膜主要有环甲膜、甲状会厌韧带及喉弹性膜。喉外韧带和膜主要作用是将喉体与上方的舌骨及下方的气管环相连，主要包括环气管膜、甲状舌骨膜及舌会厌膜。此外，还有附属的小韧带，舌会厌韧带及咽会厌韧带分别将舌根、咽腔与喉相连接。

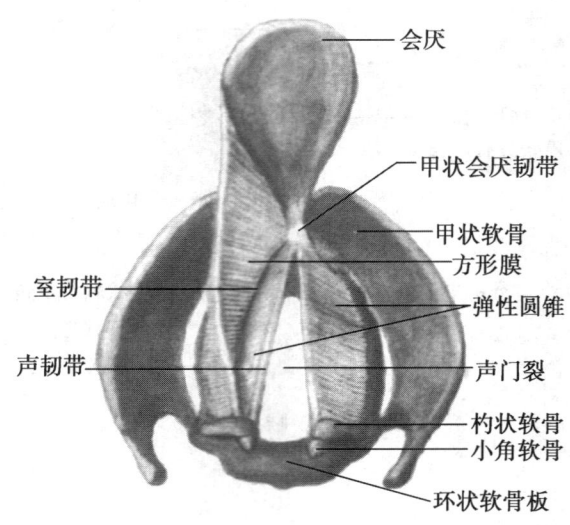

图 2-1-32　喉的韧带及膜

三、喉的肌肉

按功能分为喉内肌和喉外肌。喉内肌收缩时使喉的有关软骨发生运动，喉内肌按功能可分为四组：①声带外展肌：环杓后肌，使声带外展，扩大声门；②声带内收肌：环杓侧肌与杓肌，使声带内收，关闭声门；③声带紧张和松弛肌：环甲肌使声带紧张，甲杓肌则使声带松弛；④会厌活动肌：杓会厌肌封闭喉口，甲状会厌肌开放喉口。喉外肌将喉与周围结构相连，按功能将其分为升喉肌组及降喉肌组，主要作用为升降和固定喉体（图2-1-33）。

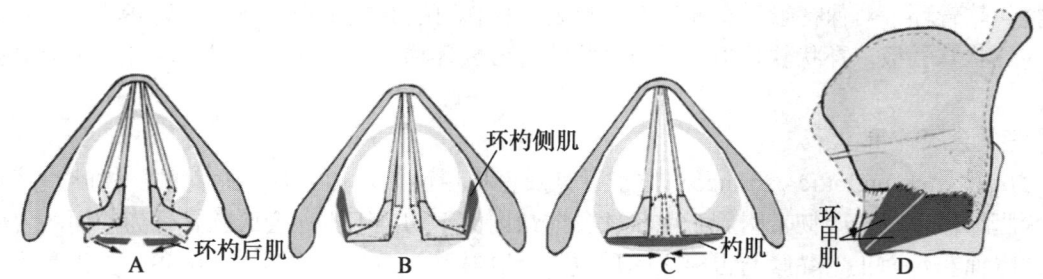

图 2-1-33　喉肌功能示意图

A. 环杓后肌收缩使声带外展，声门开大　B. 环杓侧肌收缩使声带内收，声门关闭　C. 杓肌收缩使声带内收，声带关闭
D. 环甲肌及甲杓肌收缩，使声带紧张

四、喉腔

喉的各种软骨、韧带、肌肉及被覆的黏膜上皮围成了喉腔，以声门为界，分为声门上区、

声门区及声门下区（图 2-1-34）。

（一）声门上区

声门上区（supraglottic portion）为位于声门之上的区域，其上口称为喉口。包括会厌、杓会厌皱襞、室带和喉室。喉室为于室带和声带之间，在喉镜下为缝隙状小腔。

（二）声门区

声门区（glottic portion）位于声带之间，呈尖端向前的等腰三角形裂隙，其长度在男性为 25～30mm，女性为 20～23mm。包括两侧声带、声带肌和黏膜。声带位于室带下方，左、右成对，两条声带在前端呈锐角相接，形成声带前联合；后方则由双侧杓状软骨声带突及杓（间）肌构成声带后联合；声带外展时声门区可出现等腰三角形的声门裂。

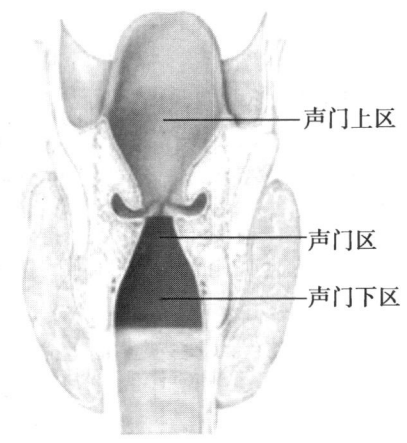

图 2-1-34　喉的分区

> 考点：声门区是喉腔最狭窄的部位。

（三）声门下区

声带以下至环状软骨下缘以上区域称为声门下区（infraglottic portion），形状呈底朝上的倒漏斗形，其下界接第一气管环。

五、喉的血管

喉的动脉来自甲状腺上动脉的喉上动脉、喉下动脉（环甲动脉），以及甲状腺下动脉的喉后动脉。静脉与同名动脉伴行，汇入甲状腺上静脉和甲状腺下静脉，部分小静脉直接汇入咽静脉，最终汇入颈内静脉。

六、喉的淋巴

喉的淋巴分为声门上区淋巴及声门下区淋巴，声门上区淋巴网特别丰富，而声门下区淋巴网则相对较少而细，声门区淋巴网极少。因此，声门上癌最易发生淋巴转移，声带癌的淋巴转移极少。

七、喉的神经

喉的神经主要包括喉上神经及喉返神经，均为迷走神经的分支。

（一）喉上神经

喉上神经起自颈静脉下方的迷走神经干，斜向前、向下走行，于舌骨大角水平分为内、外两支。外支为运动支，支配环甲肌；内支为感觉支，司同侧喉腔黏膜感觉。

（二）喉返神经

喉返神经左、右行程不同。左侧喉返神经起源于胸腔的迷走神经干，向后绕到主动脉弓后方后上行于气管食管沟内，再沿左侧甲状腺背面继续上行达喉。右侧喉返神经于颈根部由迷走神经发出，然后绕过右锁骨下动脉，沿右气管食管沟上行达喉。双侧喉返神经在咽下缩肌下缘水平穿入喉腔。

八、喉的生理

1. 呼吸功能　喉为上呼吸道的重要部分，对气体交换的调节亦有一定作用，对肺泡的换

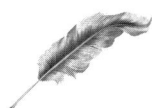

气及保持体液酸碱平衡有辅助作用。

2．发声功能　由声带完成。呼吸时，肺内呼出的气体引发声带的振动，同鼻腔、咽腔、口腔等共同形成声音。

3．吞咽功能　当吞咽、呕吐及食物反流时，喉腔需及时关闭以防止误吸。这是一个复杂的反射动作，通过升喉肌的作用使喉体上升，关闭喉入口，开放咽及食管入口；通过喉内收肌组的作用使室带及声带内收关闭喉腔，使呼吸抑制。

4．屏气功能　屏气时声门紧闭，呼吸暂停胸部固定，腹内压增加，利于排便、分娩、上肢用力的运动。

5．喉的循环反射系统　主动脉压力感受器的传入纤维，经过喉的深部组织、交通支、喉返神经感觉支，传至中枢神经，形成反射弧，会减慢心率或出现心律不齐。当施行气管插管和喉、气管支气管镜检查喉部扩张时，则会引起这一反射，此反射可用阿托品抑制。

第五节　气管、食管的应用解剖与生理

一、气管的应用解剖

气管上起自环状软骨下缘，下止于气管隆嵴，共16～20个气管环。成人气管长10～12cm，左右径略大于前后径。第2～4气管环前有甲状腺峡部，是气管切开的常用部位。

成人气管在第五胸椎上缘水平，分为左、右主支气管，此分叉处有一嵴，称为气管隆嵴，是支气管镜检查的标志。右主支气管与气管纵轴延长线交角小，有粗、短、直的解剖特点，故气管异物易发生于右侧。左侧主支气管则细、长、斜。

> 考点：气管异物易发生于右主支气管。

二、气管的生理

（一）呼吸调节功能

吸气时气管、支气管扩张，气体进入肺内，气管、支气管内平滑肌感受器兴奋，冲动传至呼吸中枢，抑制吸气中枢，终止吸气，转为呼气；呼气时气体排出，肺、支气管回缩，对气管、支气管感受器的刺激减弱，解除呼气抑制，转为吸气。

（二）清洁功能

气管、支气管黏膜表面的纤毛通过波浪式的摆动将黏膜下腺体分泌的黏液及随空气吸入的尘埃、细菌等推向喉部，随后咳出。

（三）免疫功能

呼吸道分泌物中含有多种物质参与体液免疫，如IgA、IgG、IgM、溶菌酶、补体等。巨噬细胞则有细胞免疫功能。

（四）防御性咳嗽

气管、支气管黏膜下富含感觉神经末梢，呼吸道受到机械性或化学性刺激时会引发咳嗽反射。

三、食管的应用解剖

食管（esophagus）为富有弹性的肌性管道，位于纵隔内，上起环咽肌下缘，下止贲门。食管管壁较薄，由三层组织组成，内为黏膜层，中为黏膜下层，外为肌层。

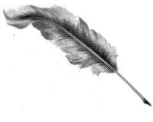

食管自上而下有4个生理性狭窄,是食管最易受伤和异物最易停留的部位:①食管入口处,是食管最狭窄的部位,距上切牙约16cm;②主动脉弓处,距上切牙约23cm;③左主支气管跨越食管处,距上切牙约27cm;④穿横膈裂孔处,距上切牙约40cm。

> 考点:食管异物的好发部位。

食管的血供非常丰富。甲状腺下动脉、锁骨下动脉、支气管动脉及胸、腹主动脉均有分支供应食管;食管上段的静脉经甲状腺下静脉汇入上腔静脉,中段回流到奇静脉,下段汇入门静脉系统。门静脉高压时,食管下段静脉曲张。食管的交感和副交感纤维主要来源于上、下颈交感神经节与迷走神经。

四、食管的生理

食管的主要生理功能是通过平滑肌自上而下的蠕动,将食物推送至贲门。食管还可以分泌黏液对食管壁起润滑、保护作用。

第六节 颈部的应用解剖

颈部上接颅底下连胸部,呈圆筒形。包含众多重要的器官如咽喉、气管、食管等,以及重要的血管、神经、淋巴管等解剖结构。

一、颈部的重要标志

颈前部的重要标志包括舌骨、甲状舌骨膜、甲状软骨切迹(喉结)、甲状软骨、环状软骨、气管环和胸骨上切迹。甲状软骨切迹是颈中线的重要体表标志。环状软骨弓位于甲状软骨切迹下方2~3cm处,是急性喉梗阻时确认并切开环甲膜的重要标志。

二、颈部的解剖分区

颈部的解剖分区见图2-1-35。

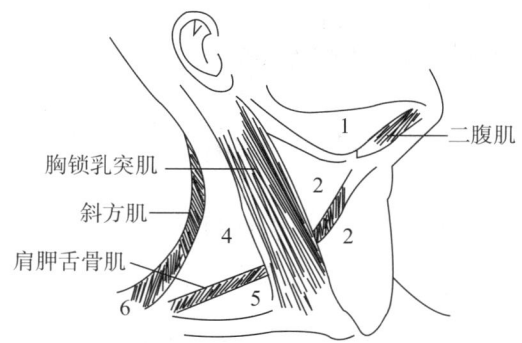

颈前区:1.下颌下颏下区;2.颈前正中区;
颈侧区:3.胸锁乳突肌区;4.肩胛舌骨肌斜方肌区;
5.锁骨上窝;6.颈后区

图2-1-35 颈部的解剖分区

三、颈部的筋膜

颈部筋膜分为浅层和深层。浅层筋膜即皮下结缔组织,深层筋膜即颈部固有筋膜,由致密结缔组织构成，分为浅、中、深三层。浅层又称封套筋膜，围绕颈部形成总鞘。中层又称内脏筋膜，位于舌骨下肌群的深面。深层即椎前筋膜，覆盖于椎前肌及椎体的前方。

四、颈部的血管

（一）颈部的动脉

1. 颈总动脉　左侧发自主动脉弓，右侧起自头臂干，均在胸锁关节后方。在相当于舌骨大角平面分为颈外和颈内动脉。颈总动脉末端膨大，称颈动脉窦，有压力感受器；在颈总动脉分叉部后方有颈动脉小体，为化学感受器。

2. 颈外动脉　自下而上依次分出甲状腺上动脉、舌动脉、咽升动脉、面动脉、枕动脉、耳后动脉、颞浅动脉和上颌动脉8个分支，是颈部血供的主要来源。

3. 颈内动脉　在颈部没有分支，经颈动脉管入颅内，为脑部主要供血动脉之一。颈内动脉的误伤或结扎可导致偏瘫、昏迷或死亡。

4. 锁骨下动脉　左侧起自主动脉弓，右侧起自头臂干。其主要分支为椎动脉和甲状颈干。甲状颈干有三个分支，即甲状腺下动脉、肩胛上动脉和颈横动脉。

（二）颈部的静脉

1. 颈部浅静脉　包括颈前静脉和颈外静脉，由下颌后静脉和耳后静脉汇合而成，汇入锁骨下静脉。

2. 颈内静脉　位于颈动脉鞘内，与颈总动脉和迷走神经伴行，为颅内乙状窦的延续，是头颈部静脉回流的主要径路。

五、颈部的神经

1. 颈丛　由第1～4颈神经的前支构成，位于胸锁乳突肌深面及中斜角肌与肩胛舌骨肌的浅层之间。颈丛的浅支即皮支包括枕小神经、耳大神经、颈皮神经、锁骨上神经。第3～5颈神经前支构成膈神经，位于椎前筋膜的深面，支配膈肌，受刺激时出现膈肌痉挛，即呃逆。

2. 臂丛　由第5～8颈神经前支和第1胸神经前支的大部分纤维构成。在前、中斜角肌之间穿出，在椎前筋膜深面走行。

3. 舌咽神经　自颈静脉孔随迷走神经、副神经一起出颅，在颈静脉孔下方位于迷走神经及副神经前外侧，后在颈内、外动脉之间下行达茎突咽肌。

4. 迷走神经　位于颈动脉鞘内，颈总动脉和颈内静脉之间的后方。颈部的主要分支有喉上神经和喉返神经。

5. 副神经　运动神经支配胸锁乳突肌和斜方肌。副神经周围有较多淋巴结构成颈深部淋巴结的副神经淋巴结链。

6. 舌下神经　为舌的运动神经，支配舌的运动。其降支舌下神经袢又名颈袢，沿颈总动脉下行，支配带状肌。

7. 舌神经　为舌的感觉神经，由三叉神经下颌支发出，分布于舌前2/3及口底黏膜。

8. 颈交感神经链　由颈上、颈中和颈下三个神经节组成。

六、颈部的淋巴结

颈部淋巴系统非常丰富，分布广泛。临床上常将颈部淋巴结分为7区。

Ⅰ区：包括颏下区及下颌下区淋巴结。ⅠA：颏下区，无临床重要性。ⅠB：下颌下区，为口腔肿瘤转移所在。

Ⅱ区：颈内静脉淋巴结上区。ⅡA：颈内静脉淋巴结，为头颈肿瘤主要淋巴引流集中区域，是第1站前哨淋巴结。ⅡB：位置在后上，被胸锁乳突肌覆盖，常是鼻咽癌的转移处。外

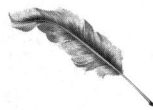

科颈清扫术后复发也常在此处。

Ⅲ区：颈内静脉淋巴结中区。

Ⅳ区：颈内静脉淋巴结下区。

Ⅴ区：包括枕后三角区淋巴结（或称副神经淋巴链）及锁骨上淋巴结。ⅤA：脊副神经淋巴结；ⅤB：锁骨上淋巴结。

Ⅵ区：内脏周围淋巴结（或称前区），包括环甲膜淋巴结、气管周围（喉返神经）淋巴结、甲状腺周围淋巴结。

Ⅶ区：上纵隔淋巴结。咽喉癌、食管癌及甲状腺癌可以转移至此，故有人建议将上纵隔淋巴结列为Ⅶ区。

自测题

一、选择题

1．鼻泪管开口于
   A．上鼻道
   B．中鼻道
   C．下鼻道
   D．总鼻道
   E．嗅沟

2．会厌的哪个部位的组织较疏松、炎症时易发生肿胀？
   A．会厌喉面
   B．会厌舌面
   C．会厌结节
   D．会厌游离缘
   E．会厌茎

3．喉腔中最狭窄的部位是
   A．喉入口
   B．室带间
   C．声门区
   D．喉室间
   E．声门下区

4．食管异物最易停留在
   A．食管第1狭窄
   B．食管第2狭窄
   C．食管第3狭窄
   D．食管第4狭窄
   E．食管憩室

5．光锥位于鼓膜的
   A．前下方
   B．后上方
   C．后下方
   D．中央区
   E．前上方

二、名词解释

危险三角区

三、问答题

1．"危险三角区"内的疖肿为何不能挤压？
2．试述咽淋巴内环的组成。

（王维亚　杨　莹）

第二章

耳鼻咽喉检查法

耳鼻咽喉及相关头颈部区域诸器官具有部位深、孔窍小、不宜直视观察的特点，临床检查须借助光源以及特殊的专科器械才能进行，常用检查器械如下（图2-2-1）。随着各种内镜如鼻内镜、耳内镜、纤维耳鼻咽喉镜、电子耳鼻咽喉镜和动态喉镜等在临床广泛使用，极大改善了检查的深度、广度、精确度和清晰度，并具备影像显示和保存的功能。

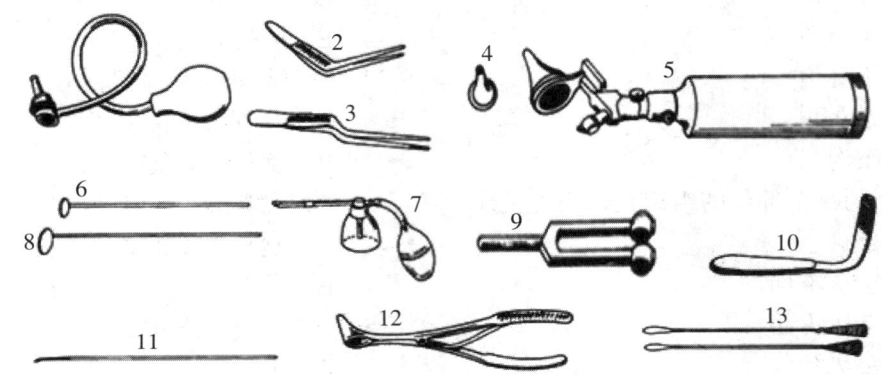

图2-2-1 耳鼻咽喉常用的检查器械

1. 鼓气耳镜 2. 膝状镊 3. 枪状镊 4. 耳镜 5. 电耳镜 6. 后鼻镜 7. 喷壶 8. 间接喉镜 9. 音叉 10. 角形压舌板 11. 叮聍钩 12. 前鼻镜 13. 卷棉子

1. **检查室的设置与设备** 检查室宜背光稍暗，配备光源（100W白炽聚光灯）、检查椅、升降转凳、检查器械、消毒器械、污染器械盘、污物桶，以及一次性用品、敷料（如油纱、止血栓子、止血海绵、明胶海绵、棉球、棉片、纱布、棉签、注射器等）和药品（1%麻黄碱液和1%丁卡因等）。现临床多配备耳鼻咽喉科综合诊疗台，配备带臂光源、自动升降旋转座椅、药物喷枪、负压吸引器、试剂摆放台、阅片机、计算机、打印机等。

2. **额镜的检查方法** 额镜为一能聚光的凹面反光镜，焦距25cm，借额带佩戴于检查者前额，镜面可灵活转动，中央有一小孔，供检查者检查（图2-2-2，图2-2-3）。光源以附聚光透镜的检查灯最好。检查者和被检查者相对而坐，光源置于观察眼同侧，略高于受检者耳部，相距约15cm，将镜面贴近观察眼，使投射于额镜上的光线经反射后聚集于受检部位，保持瞳孔、额镜观察孔和受检部位三点处于同一条直线。检查小儿时可让家长怀抱患儿，两腿将患儿腿部夹紧，一手将头固定于胸前，另一手抱住两上肢和身体（图2-2-4）。

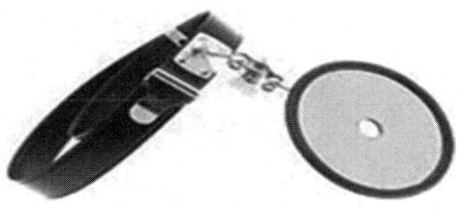

图2-2-2 额镜

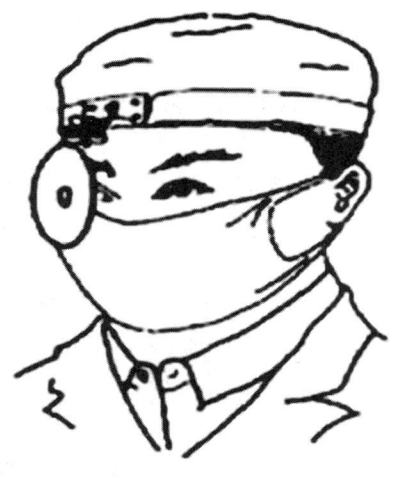

图 2-2-3 佩戴额镜

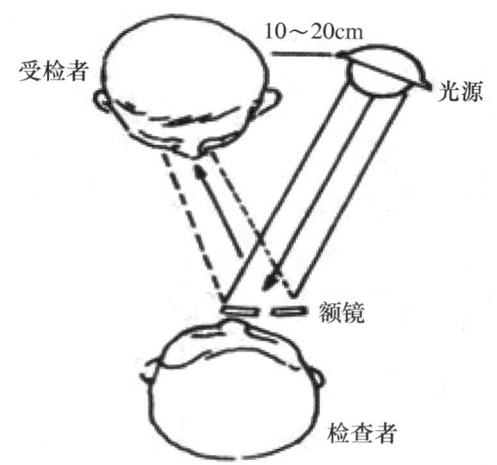

图 2-2-4 额镜检查

第一节 耳部检查法

一、耳部检查

观察耳部有无畸形、局限性隆起、增厚，皮肤有无红肿或皲裂，耳周有无红肿、瘢痕，有无瘘口及深度、走向，有无牵拉痛；耳屏有无压痛，乳突有无压痛，耳周围淋巴结是否肿大。

二、外耳道及鼓膜检查

（一）徒手检查法

包括单手法（图 2-2-5）和双手法（图 2-2-6）。因外耳道呈弯曲状，应将耳廓向后、上、外方轻轻牵拉，同时用示指将耳屏向前方推压，使外耳道口扩大，以便检查外耳道及鼓膜。婴幼儿外耳道呈裂隙状，检查时须将耳廓向下外方牵拉。如外耳道内有耵聍或脓性分泌物遮挡鼓膜，应先清除干净。可选用大小适宜的耳镜，旋转放入外耳道进行检查。

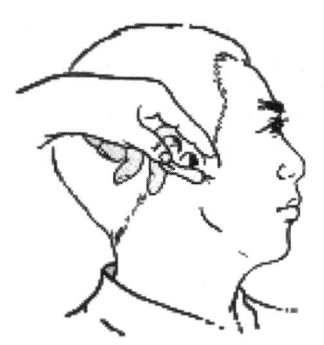
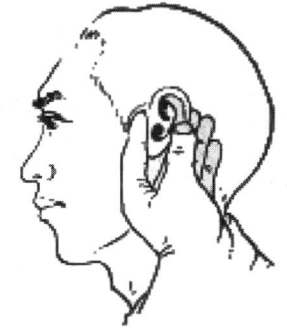

图 2-2-5 单手检耳法

> 考点：检查外耳道和鼓膜时，将成人耳廓向后、上、外方牵拉，婴幼儿耳廓向下外方牵拉，能使外耳道变直。

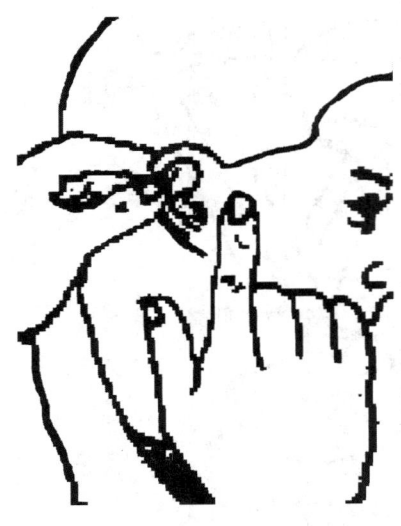

图 2-2-6 双手检耳法

观察外耳道有无耵聍、异物，皮肤是否红肿、有无疖肿，骨性外耳道后上壁有无塌陷，外耳道内有无分泌物、分泌物的性状及气味。观察鼓膜的正常解剖标志是否存在，鼓膜的色泽、活动度以及有无穿孔，穿孔的部位及大小。鼓室黏膜是否充血、水肿，鼓室内有无肉芽、息肉或胆脂瘤等。

（二）耳镜检查法

1．普通耳镜　分为单手法或双手法。当耳道狭小或炎症肿胀时，用漏斗状的耳镜撑开狭窄弯曲的耳道，保证光源照入，以便窥见鼓膜。耳镜前端勿超过软骨部，以免引起疼痛。

2．电耳镜检查　检查方法同普通耳镜，因自带光源，尤其适合卧床及婴幼儿患者检查。

3．鼓气耳镜　选择大小合适的鼓气耳镜置入外耳道内，反复挤压和放松橡皮球，改变外耳道内压力，引起鼓膜向内、向外运动，可发现细小的鼓膜穿孔，利用负压吸引作用还可使不易窥见的脓液从小穿孔向外流出。

三、咽鼓管功能检查

咽鼓管与中耳疾病的发生、发展和预后有密切关系。

（一）咽鼓管吹张法

1．吞咽法　将听诊器两端的橄榄头分别置入受检者和检查者耳道内，嘱受检者做捏鼻吞咽动作，如咽鼓管通畅，检查者可听到一短促柔和的"嘘嘘"声。亦可借耳镜直接观察吞咽时鼓膜是否振动。

2．捏鼻鼓气法　受检者做捏鼻鼓气动作，如咽鼓管通畅，气流冲入鼓室，检查者可听到鼓膜振动声，或借耳镜直接观察到鼓膜向外运动。

3．波氏球法　适用于咽鼓管功能差的患者或小儿。清除鼻腔分泌物，让受检者口含少量饮用水。将波氏球的橄榄头塞入一侧前鼻孔，用手指压紧对侧前鼻孔，让患者做吞咽动作，同时检查者捏压波氏球，将气流压入鼓室，检查者可听到鼓膜振动声并观察鼓膜运动情况。此法也可用于治疗咽鼓管功能不良。

4．导管吹张法　清除鼻腔及鼻咽部分泌物，将咽鼓管导管沿鼻底缓缓伸入鼻咽部，导管前端越过咽鼓管咽口后吹气，检查者听诊是否有气流通过咽鼓管的吹风样"嘘嘘"声。

咽鼓管吹张法既可用于检查咽鼓管是否通畅，亦可用于咽鼓管功能不良、分泌性中耳炎的治疗，但上呼吸道急性感染，鼻腔或鼻咽部有脓液、溃疡、肿瘤者忌用。操作时动作要轻柔，以免造成医源性损伤。

> 考点：咽鼓管吹张法：吞咽法、捏鼻鼓气法、波氏球法、导管吹张法。

（二）鼓室滴药法

此法用于鼓膜穿孔者，不仅可评估咽鼓管功能，还可了解排出液体情况，也可兼作治疗之用。受检者侧卧或取坐位将头侧平放于台面之上，检查者将药液滴入待检查侧外耳道，如果在咽部感觉或观察到则说明咽鼓管通畅，如能配合压力表使用效果更好，此法常用于中耳手术前的咽鼓管功能检查。

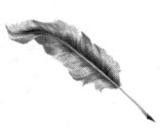

（三）鼓室压力检查法

此法可用于完整鼓膜或有鼓膜穿孔者。鼓膜完整时，利用声导抗设备的压力系统检查咽鼓管平衡时的正负压力变化，声顺图显示出异常负压则说明咽鼓管功能不良。

四、听功能检查

临床听力检查分为主观测听法和客观测听法。主观测听法需依靠受检者对声刺激的感受做出主观判断，包括语音测听、表试验、音叉检查、纯音听阈测试、言语测听等。客观测听法是通过观察受检者接受声刺激后的行为改变、生理变化或传音结构的导抗变化来判断测听结果，无须受检者的行为配合，较为客观和可靠，包括声导抗测听、电反应测听、耳声发射检查等。

（一）语音测听

该试验多用于一般体格检查。检查方法：受检者闭目，距检查者6m，受检耳朝向检查者，另耳用湿棉球堵塞。检查者用平静呼气之末的肺内残余气体发声，说出一些常用词汇让受检者复诵，可重复1～2次；不能复诵时，可改用其他词汇测试；检查者逐步移近受检者再进行测试，直到能听清、复诵为止。记录此距离。如受检者3m处听清耳语，则记录为3/6，正常为6/6。

（二）音叉试验

音叉试验（tuning fork test）临床常用主观测听法，可初步判定是否耳聋及性质，但不能判断听力损失的程度。音叉由钢质或合金材料所制，有两个振动壁和一个叉柄组成，每套音叉由五个倍频程频率音叉组成，其振动频率分别为C128、C256、C512、C1024、和C2048，其中最常用的是C256。

1. 林纳试验（Rinne test，RT） 又称气骨导比较试验，可比较耳气导（AC）和骨导（BC）的时间长短。先测其骨导听力，待听不到声音时记录其时间，立即测其气导听力。若仍能听到音叉声音，则表示气导比骨导时间长（AC＞BC），称林纳试验阳性（+）。若不能听及，则先测气导，再测骨导，比较骨导与气导的时间。若骨导比气导时间长（BC＞AC），则称林纳试验阴性（-）。若气导与骨导时间相等，则记作（±）。结果评价：正常者，气导较骨导长2倍左右，（+）为正常或感音神经性聋，（-）为传导性聋，（±）为中度传导性聋或混合性聋。

2. 韦伯试验（Weber test，WT） 又称骨导偏向试验，用于比较两耳骨导听力的强弱。取C256或C512振动的音叉柄底部紧压于颅面中线上任何一点，以"→"表明受检者判断的骨导偏向侧，"="表示两侧相等。结果评价："="为听力正常或两耳听力损失相等，偏向耳聋较重侧，示病耳为传导性耳聋；偏向健侧示病耳为感音神经性聋。

3. 施瓦巴赫试验（Schwabach test，ST） 又称骨导对比试验，比较正常人与受检者的骨导听力，当正常人骨导消失后，迅速测受检者同侧骨导听力，再按反向测试，受检者耳骨导较正常人延长为（+），缩短为（-），两者相似为（±）。结果评价：（+）为传导性聋，（-）为感音神经性聋，（±）为正常（表2-2-1）。

表2-2-1 音叉试验结果比较

试验方法	听力正常	传导性聋	感音神经性聋
林纳试验	+	（-）或（±）	（+）
韦伯试验	正中	→病耳	→健耳
施瓦巴赫试验	±	（+）	（-）

4．盖莱试验（Gelle test，GT） 用于检查鼓膜完整者的镫骨底板活动情况。鼓气耳镜贴紧外耳道口并封闭，用橡皮球向外耳道内交替加压、减压，将振动音叉的叉柄底部置于乳突部。若镫骨活动正常，受检者感觉和耳道压力变化一致的音叉声音强弱变化，为阳性（+），反之为阴性（-）。耳硬化或听骨链固定者为阴性。

（三）纯音听力计检查

纯音听力计可通过音频振荡发生不同频率的纯音，并可调节强度。用于测试听觉范围内不同频率的听敏度，判断有无听觉障碍，估计听觉损害的程度、类型和部位。普通纯音听力计的纯音频率范围为125～10 000Hz。声音的强度以分贝（dB）表示。听阈是足以引起一耳听觉的最小声强值即为该耳的听阈值，听阈提高即为听力下降。不同频率的纯音，听阈值亦不同。

1．纯音听阈测试　通过纯音听力计测试受检耳对不同频率纯音的听阈值，并绘制纯音听力曲线。包括气导听阈测试和骨导听阈测试两种，一般先测试气导，后测试骨导。纯音测听必须在隔音室内进行。

2．测试方法　检查时从1000Hz开始，按2000Hz、3000Hz、4000Hz、6000Hz、8000Hz、250Hz、500Hz顺序进行检测，最后再对1000Hz复查一次。测试前先用1000Hz 40dB听力级的声音刺激受检耳，作为熟悉试验。受检者听到声音后，则每5dB一档递减直到阈值；如果40dB处听不到刺激声，递增声强直至阈值。

3．纯音听阈图分析

（1）传导性聋：骨导听阈正常或接近正常，气导听阈提高；气导听阈提高以低频为主，呈上升型曲线；气骨导差一般不大于60dB。

（2）感音神经性聋：气、骨导听力曲线呈一致性下降，通常高频听力损失较重，故听力曲线呈渐降型或陡降型；少数感音神经性聋低频听阈也提高。骨导曲线与气导曲线接近或相互吻合。

（3）混合性聋：兼有传导性聋与感音神经性聋的听力曲线特点，特征是气导和骨导听阈都提高，即气导、骨导听力都下降，但存在一定气骨导差。

（四）阈上听功能测试

阈上听功能测试有助于鉴别蜗性病变和蜗后病变。阈上听功能测试包括重振试验、短增量敏感指数试验、听觉疲劳和病理性适应现象测试等。

1．重振试验　正常情况下，声音强度和响度之间按一定的比值关系增减。耳蜗病变时，声强轻度增加却能引起响度的异常增大，称为重振现象。若两耳从听阈差大于20dB达到同一声强级并感到响度一致，提示有重振。若患耳响度增加较正常侧慢，是蜗后病变的表现。

2．短增量敏感指数试验　是测试受试耳对阈上20dB连续声信号中出现的微弱强度变化（1dB）的敏感性，以每5秒出现一次，共计20次声强微增变化中的正确辨别率即敏感指数来表示。耳蜗病变时，敏感指数可高达80%～100%，正常耳及其他耳聋一般为0%～20%。

3．听觉疲劳和病理性适应现象测试　听觉器官在高强声的持续刺激后所出现的听敏度下降现象为听觉疲劳；在声刺激的持续过程中产生的短暂而轻微的听力减退称为听觉适应。神经性聋时，听觉疲劳和听觉适应在程度及速度上均超出正常范围，称病理性适应。正常耳及传导性聋刺激声的声级和听阈之间的差值为0～5dB，耳蜗性聋差值为10～25dB，30dB或＞30dB属于神经性聋。

（五）声导抗测试

声导抗测试是一种临床常用的客观测听法，是中耳功能的检查方法，包括鼓室导抗图、静态声顺值及镫骨肌声反射。

1．鼓室导抗图（tympanogram）　为测定外耳道压力变化影响下鼓膜连同听骨链对探测音顺应性的变化。通过改变外耳道压力，测量鼓膜被压入或拉出时声导抗的动态变化，同时用记

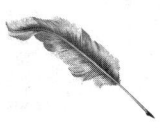

录仪以压力声顺函数曲线形式记录下来,称之为鼓室功能曲线。此曲线可客观地反映鼓室内各种病变的特性,并显示鼓室压力。

2．静态声顺值　外耳道与鼓室压力相等时的最大声顺,通常称为静态声顺值,即鼓室导抗图峰顶与基线的差距。由于正常静态声顺值分布范围较广,个体差异性大,与各种中耳疾患重叠较多,不宜单独作为诊断指标,仅作参考。

3．镫骨肌声反射（acoustic stapedius reflex）　声刺激引起镫骨肌收缩,鼓膜松弛,称镫骨肌声反射。主要用于估计听敏度、判定耳聋性质、确定响度重振与病理性适应、鉴别非器质性聋、周围性面瘫的定位诊断和预后评估、重症肌无力的辅助诊断及疗效评估等。

（六）言语测听法

将标准词汇录入数码载体上,通过耳机或自由声场进行测试。主要测试项目有言语接受阈和言语识别率。言语接受阈用声级 dB 表示,言语识别率是指受试耳能够听懂所测词汇中的百分率。正常受试耳能够听懂 50% 以上的测试词汇。言语识别率低多为感音神经性聋,传导性聋言语识别率大多正常。

（七）耳声发射检测法

产生于耳蜗、经听骨链和鼓膜传导释放到外耳道的音频能量称为耳声发射,反映耳蜗外毛细胞的功能状态。耳声发射检测法分为自发性耳声发射和诱发性耳声发射。自发性耳声发射是受试耳在无声刺激情况下记录的耳声发射。诱发性耳声发射是通过对受试耳进行一定的声刺激而诱发的耳声发射。耳声发射正常而听觉脑干反应异常的耳聋提示听神经通路疾病,如听神经病、听神经瘤等。

（八）电反应测听法

声信号经耳蜗的毛细胞转化为神经冲动,沿听觉通路传至大脑,这一过程中所产生的各种生物电位,称听觉诱发电位。将这些电位变化引导、记录并用图像显示出来,以判断听觉传导路各部分功能的变化,称电反应测听法。该方法能判断听觉传导径路中的病变部位和性质,还可估计听阈。

1．耳蜗电图描记法　是指声刺激后记录源自耳蜗及听神经的近场电位的方法。耳蜗电图的成分有:耳蜗微音电位和复合动作电位,用于客观听觉功能的检查、耳蜗病变的诊断及耳聋病变的定位。

2．听性脑干反应（auditory brainstem response，ABR）　是利用声刺激后在脑干产生的一系列听觉电反应,是检测听觉系统与脑干功能的客观检测方法。分析指标：Ⅰ、Ⅲ、Ⅴ波的潜伏期及振幅,Ⅰ～Ⅲ、Ⅲ～Ⅴ、Ⅰ～Ⅴ波的波间潜伏期,两耳Ⅴ波潜伏期和Ⅰ～Ⅴ波潜伏期差值,各波的重复性等。ABR 有助于诊断桥小脑角占位性病变,评估脑干功能,术中监测脑干功能以及判定脑死亡等。

听功能检查方法的选择

听功能检查的方法很多,各有特点,耳语和言语测听很粗略;音叉试验为操作简便的主观测听方法,但仅能判断耳聋性质,不能准确测得听阈的大小;纯音测试既能判断耳聋性质又能准确地记录听阈,是常用的一种测听方法,但其属于主观测听方法;声导抗测试能客观反映中耳传音系统的功能状态,尤其适合幼儿和精神病患者,但不能准确记录听阈;ABR 既能准确判断听阈又有定位诊断价值,同时还属于客观测听方法。

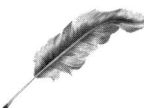

五、前庭功能检查

了解前庭功能状况,并为定位诊断提供依据。因前庭系统与眼、小脑、脊髓及自主神经系统有广泛的联系,所以前庭功能不仅与耳科疾病有关,与眼科、内科、外科等疾病亦有密切关系。

(一)平衡功能检查

评价前庭脊髓反射、本体感觉及小脑平衡和协调功能,分为静态平衡功能检查和动态平衡功能检查。

1. 闭目直立检查法　受检者闭目,双脚并拢直立,两手手指互扣于胸前,观察受检者睁眼与闭眼时躯干有无倾倒。迷路有病变时倒向眼震慢相侧;小脑有病变时,将向患侧或后方倾倒。

2. 过指试验　受检者睁眼、闭目各数次,用两手示指轮流碰触位于前下方的检查者示指。迷路有病变者双臂偏向眼震慢相侧,小脑有病变时仅有一侧上臂偏移。

3. 行走试验　嘱受检者闭目由起始点向前走5步,然后向后退5步,反复5次。观察起点与终点之间的偏斜角度,偏斜角大于90°者,提示两侧前庭功能有显著差异。

4. 瘘管试验　将鼓气耳镜置入外耳道,封闭外耳道口,向外耳道内交替加压、减压;或向外耳道口快速按压耳屏,若出现眼震及眩晕,为瘘管试验阳性,可能骨迷路形成瘘管。若仅感眩晕而无眼震者为弱阳性,示瘘管可疑;无任何反应者为阴性。对瘘管试验阴性者不能完全排除瘘管的存在,应结合病史和检查进行全面分析。

(二)眼震检查

眼震是眼球的一种不随意的节律性运动,是评价前庭眼反射的眼球运动。常见的有前庭性眼震、中枢性眼震、眼性眼震等。常用检查方法有:自发性眼震检查、位置性眼震检查及变位性眼震检查、冷热试验、旋转试验等。

六、耳部影像学检查

颞骨CT扫描可采用水平位和冠状位扫描,必要时可选择矢状位扫描。CT可以清晰显示颞骨的细微解剖结构,也可显示其中的异常软组织阴影。因此,对耳的先天畸形、颞骨骨折、各种中耳炎症、肿瘤等具有较高的助诊价值。

颞骨MRI可显示耳部软组织结构,对颈静脉球体瘤和听神经瘤等的诊断具有重要价值。

第二节　鼻部检查法

一、鼻的一般检查

(一)外鼻

观察外鼻有无畸形、缺损、肿胀、新生物,皮肤有无异常改变。触诊鼻部皮肤有无压痛、增厚、变硬,鼻骨有无骨折、移位、塌陷及骨擦感。

(二)鼻腔

1. 鼻前庭　嘱被检者头稍后仰,以拇指将鼻尖抬起,观察鼻前庭皮肤有无充血、肿胀、皲裂、溃疡、疖肿、赘生物、结痂和鼻毛脱落等。

2. 前鼻镜检查　将前鼻镜两叶合拢,与鼻底平行伸入鼻前庭,不可超过鼻阈,缓缓张开镜叶,依次检查鼻腔各部。先使受检者头位稍低(第一位置),观察鼻底、下鼻道、下鼻甲、鼻中隔前下部;受检者头后仰30°(第二位置),检查中鼻道、中鼻甲及嗅裂和鼻中隔中部;

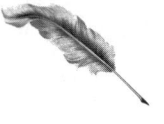

最后受检者头后仰至60°（第三位置），观察鼻中隔上部、嗅裂、鼻堤、中鼻甲前端等。

> 考点：前鼻镜检查的检查方法、检查位置及注意事项。

检查时应注意鼻甲有无充血、贫血、肿胀、肥厚、萎缩及息肉样变；各鼻道及鼻底有无分泌物及其性状；鼻中隔有无偏曲、穿孔、出血、血管曲张、溃疡糜烂或黏膜肥厚；鼻腔内有无新生物、异物等。如下鼻甲肿大，可用1%麻黄碱生理盐水收缩后再进行检查。检查完毕，取出前鼻镜时勿闭拢镜叶，以免钳夹鼻毛。

3．后鼻镜检查　见鼻咽部检查。

（三）鼻窦

1．一般检查　检查尖牙窝、内眦及眶上角皮肤有无红肿、压痛、叩击痛，局部有无弹性或硬性膨隆，有无眼球移位或运动障碍，有无视力障碍等。

2．前鼻镜检查　观察中鼻道、嗅裂或后鼻孔处有无脓涕存留，中鼻甲黏膜有无红肿、息肉样变，中鼻道有无息肉或其他新生物。

3．体位引流　疑有鼻窦炎者，在鼻镜检查中未发现鼻道内有异常分泌物，可行体位引流。先用1%麻黄素生理盐水棉片充分收缩中鼻道与嗅裂附近黏膜，使窦口通畅。疑为上颌窦炎者，取头前倾90°，患侧居上；疑为额窦炎，取正坐位，头位直立；疑为前组筛窦炎时，头位稍向后倾；疑为后组筛窦炎，头位稍向前倾；疑为蝶窦炎，取低头位。保持原位10分钟后检查鼻腔，观察有无分泌物排出。亦可取坐位，屈身，头下垂抵膝，下肢自然分开，10分钟后坐正检查，观察中鼻道、嗅裂处有无脓性分泌物。

4．上颌窦穿刺冲洗术　是诊断及治疗上颌窦疾病的常用方法之一，可用于上颌窦内病变的活检和分泌物的冲洗。

二、鼻内镜检查

鼻内镜可直接进入鼻腔的深部，在近乎直视下观察鼻腔、窦口及窦腔的情况。经下鼻道上颌窦穿孔术可将鼻内镜置入上颌窦内，直接观察窦内各壁和窦腔自然开口，也可在鼻内镜下发现鼻出血的出血部位并进行凝固止血，或钳取活体组织进行病理检查。鼻内窥镜分硬管镜和纤维镜。

（一）硬质鼻内镜检查法

硬质鼻内镜目前已广泛应用于鼻腔鼻窦手术。鼻内镜包括0°、30°、70°、90°及120°等视角，一般同时配有冲洗机吸引系统、图像显示和视频处理系统，显示并记录检查结果。受检者取坐位或仰卧位，用含有1%丁卡因和少量肾上腺素的棉片对鼻腔黏膜表面麻醉，按照顺序检查。①观察下鼻甲前端、下鼻甲全表面、下鼻道和鼻中隔。通常使用0°内镜从鼻底和下鼻道进镜。②观察中鼻甲、中鼻道、鼻咽侧壁及咽鼓管口、咽隐窝、蝶筛隐窝，可使用0°、30°或70°镜。③观察鼻咽顶、嗅裂、上鼻甲、上鼻道，可使用70°镜。④观察后鼻孔。可以发现鼻腔深部出血部位及早期肿瘤，确定颅底骨折及脑脊液鼻漏的瘘孔部位，还可以在直视下取活组织检查，行电凝固止血等。⑤完成对鼻窦的检查。

检查时要注意观察窦口鼻道复合体和影响中鼻道通气引流的相关解剖因素，视野范围内鼻黏膜形态，以及有无脓性分泌物、息肉、糜烂、囊肿及肿瘤等。

（二）软管鼻内镜检查法

也可参照硬质鼻内镜的方法对鼻腔的各解剖部位进行检查。由于软管鼻内镜管径很细，可在表面麻醉下经前鼻孔送入鼻腔，术中可随需要将内镜的末端弯曲，进入各鼻道，如中鼻道、半月裂、钩突、筛漏斗等处，观察上颌窦、额窦、筛窦、蝶窦的自然开口及其附近的病变。

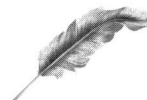

三、鼻功能检查

（一）鼻通气功能检查法

判定鼻通气程度、鼻道阻力大小、鼻道狭窄部位和鼻道有效横截面积等，以此决定治疗方案。主要检查方法：①指测法：用手指堵住一侧鼻孔，令其用力呼吸，以手背感知其呼出气流强弱。②鼻测压计法：测定呼吸时气流在鼻腔的阻力。正常成人鼻腔阻力是 196～294Pa（2～3cmH_2O）/（L·S）。鼻腔阻塞性疾病时，鼻阻力升高；空鼻症时，鼻阻力明显降低。③声反射鼻量计法：定量判断鼻腔、鼻咽腔的容积、最小横截面积，客观评估鼻腔和鼻咽部疾病的病变程度、性质和疗效。

（二）嗅觉功能检查法

包括嗅瓶试验、嗅阈检查和嗅觉诱发电位。①嗅瓶试验：是最常用的定性方法，一般用醋、乙醇、煤油、香精等不同气味的溶液，分置于颜色和式样完全相同的有色小瓶中，并以水作对照。全部嗅出者为嗅觉良好，仅能嗅出 2 种以下者为嗅觉减退，全部不能嗅出者为嗅觉丧失。②嗅阈检查法：测出对 7 种物质的最低辨别阈，用小方格 7×10 标出，称为嗅谱图。对某一嗅素缺失时，则在嗅谱图上出现一条黑色失嗅带。③嗅觉诱发电位：通过气味剂或电脉冲对嗅黏膜刺激后，再经过计算机叠加技术在特定位置记录到电位。嗅觉诱发电位作为客观而灵敏的电生理指标，用于辅助诊断嗅觉系统及其相关疾病。

四、鼻部影像学检查

（一）X 线检查

常用的摄片体位有鼻颏位（Caldwell 位）和鼻颏位（Water 位）。观察鼻窦和窦壁透光度的变化，判定鼻窦有无炎症、异物、囊肿、肿瘤、骨折等疾患。

（二）CT 检查

CT 检查是鼻内镜手术基本的辅助检查，可采用冠状位或轴位扫描，能清晰显示鼻腔、鼻窦细微的解剖结构，对鼻腔、鼻窦疾病诊断具有重要的临床意义。

（三）MRI 检查

对软组织辨识度高于 CT，有利于观察病变与周围软组织、淋巴结等的解剖关系，能准确判断鼻及鼻窦与颅内或眶内相关病变位置、大小及侵及范围。

第三节 咽部检查法

一、咽部的一般检查

（一）口咽部

受检者端坐，张口平静呼吸。检查者持压舌板掀起唇颊，检查牙、牙龈、硬腭、舌及口底。压舌板轻压舌前 2/3，观察口咽黏膜，腭舌弓、腭咽弓、腭扁桃体、咽侧壁及咽后壁等有无充血、肿胀、溃疡、干燥、结痂、假膜、局部隆起和淋巴滤泡增生等。查看腭扁桃体大小、形态、色泽、表面是否光滑、有无瘢痕、伪膜、隐窝口有无分泌物等。让受检者发"啊"音，观察软腭的运动，两侧是否对称，腭垂是否过长、分叉等。刺激咽后壁，观察咽反射情况。

> ➤ 考点：口咽部检查，检查者持压舌板用压舌板轻压舌前 2/3 位置，自前向后观察。

临床上扁桃体可分为三度：Ⅰ度，扁桃体超过腭舌弓，但不超过腭咽弓；Ⅱ度，遮盖腭咽弓；Ⅲ度超过腭咽弓突向中线。

（二）鼻咽部

1．间接鼻咽镜检查　受检者端坐位，头稍微前倾，张口用鼻平静呼吸，检查者左手持压舌板轻压舌前 2/3，右手持加温而不烫的鼻咽镜，镜面朝上，置于软腭与咽后壁之间，左右转动镜面，避免触及咽壁或舌根，以免出现咽反射而影响检查。观察鼻咽各壁、软腭背面、鼻中隔后缘、后鼻孔、各鼻甲的后端、咽鼓管咽口、咽鼓管圆枕、咽隐窝及腺样体。注意鼻咽黏膜有无充血、肿胀、出血、溃疡、分泌物附着、隆起及新生物等。对咽反射敏感不能合作者，可用 1% 丁卡因溶液喷雾咽部黏膜，使咽部黏膜表面麻醉后再进行检查（图 2-2-7，图 2-2-8）。

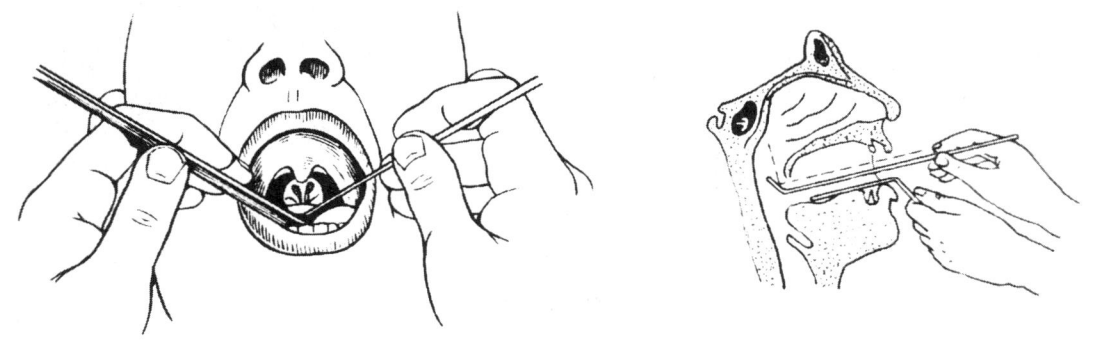

图 2-2-7　间接鼻咽镜检查法

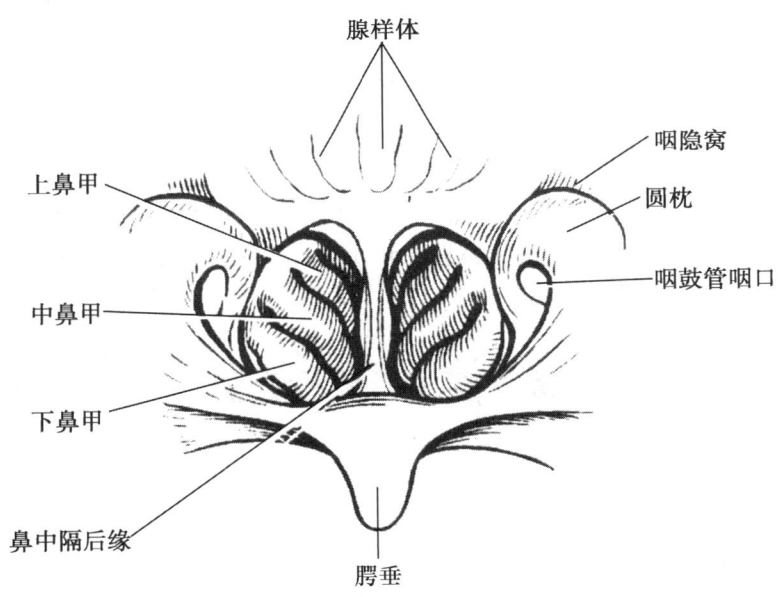

图 2-2-8　间接鼻咽镜下的正常镜像

2．鼻咽内镜检查　包括硬管内镜检查和纤维内镜检查。鼻腔及鼻咽黏膜表面麻醉后在内镜下完成鼻咽部的检查。①硬管内镜检查：分经鼻和经口两种。将内镜经鼻或经口放入鼻咽部，转动镜管以观察鼻咽各部。②纤维内镜检查：纤维内镜是一种软性内镜，其光导纤维可弯曲，能随意变换角度而观察鼻咽部全貌，可钳取可疑组织行病理学检查。检查前应清理鼻腔分泌物。

3．鼻咽部触诊　主要用于儿童，现已较少使用。受检者取坐位，若为儿童，应由助手固定患儿（图 2-2-9），用右手示指经口伸入鼻咽部触诊鼻咽各壁，注意后鼻孔有无闭锁及腺样体

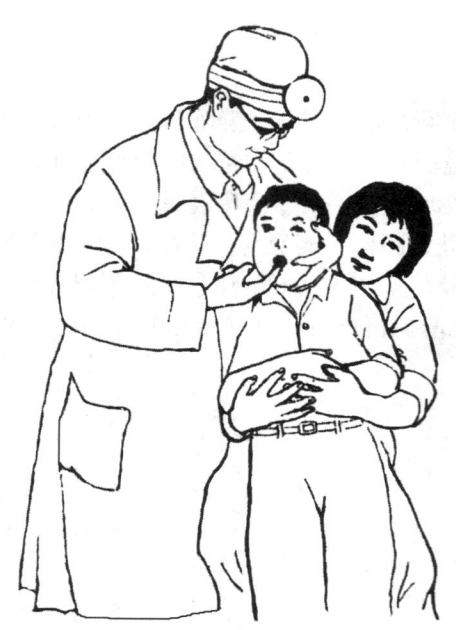
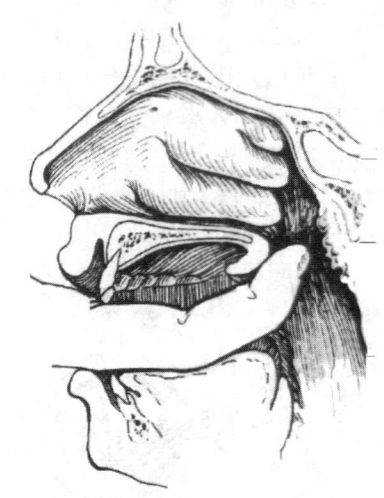

图 2-2-9　鼻咽触诊姿势及示意图

有无肥大，若触及肿物，应注意其大小、质地以及与周围的关系。撤出时观察指端有无血迹或脓液。

（三）喉咽部检查

详见喉部检查法。

二、咽部影像学检查

X 线检查常用咽侧位片及颅底片。侧位片可了解咽部形态，显示小儿腺样体大小及肿瘤对颅底的侵犯情况。颅底片主要显示颅中窝底各骨质及孔隙结构。CT 和 MRI 主要用于鼻咽部占位性病变的诊断。

第四节　喉部检查法

一、喉部的一般检查

（一）喉的外部检查

包括视诊和触诊，首先观察喉外形、喉体大小，是否在颈部正中，两侧是否对称，皮肤有无损伤；喉部触诊注意甲状软骨、环状软骨、环甲间隙等标志，有无触痛、肿胀、畸形及淋巴结肿大或皮下气肿等。用手指向两侧推移喉体，观察喉的活动情况，正常时应有摩擦音，如摩擦音消失，提示喉部肿瘤向后侵犯。

（二）间接喉镜检查法

间接喉镜检查是最常用而简便的检查法。检查时，受检者端坐，上身稍前倾，头稍向后仰，张口伸舌，平静呼吸。用消毒纱布包裹受检者舌前 2/3，左手拇、中指挟持舌前部并向外轻拉，右手持预热的间接喉镜，镜面向下伸入咽腔，检查舌根、舌扁桃体、会厌舌面、会厌谷、喉咽壁、杓状软骨及两侧梨状窝等处。然后嘱受检者发"衣"音和吸气，观察会厌喉面、喉前庭、前联合、杓间区、杓会厌襞以及梨状窝、环后隙、喉室、室带、声带等部位有无异

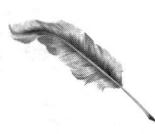

常，以及声带运动情况。受检者不能配合时，可用1%丁卡因喷雾剂表面麻醉后完成检查。

二、喉的内镜检查

（一）纤维喉镜检查

受检者取平卧位或坐位，鼻腔及口腔黏膜表面麻醉，将喉镜轻轻送入鼻咽、口咽和喉咽，检查喉咽和喉部结构，必要时可进行局部活检、摘除息肉及异物取出等操作。

纤维喉镜柔软可曲，颈部有畸形和张口困难者仍可顺利检查，患者痛苦较小；操作简单，镜管末端可接近病变部位，利于观察和操作；可同时行活检及新生物摘除。其缺点是镜面小，镜管长，图像易失真变形。

（二）电子喉镜

喉电子内镜影像系统是在纤维内镜尖端配以电荷耦合装置，获得的影像转换为电子信号后传输，同时可连接于数字影像处理系统，进行实时动态处理、重建放大，并可避免传统喉镜影像上的蜂房影像。1993年鼻喉电子内镜影像系统投入市场，比传统的纤维喉镜具有更佳的辨别率。

（三）动态喉镜

动态喉镜又称频闪喉镜，通过频闪光源在间接喉镜或光导纤维喉镜下观察声带振动情况。若频闪光的频率与声带振动不一致，声带就会出现慢动相，可观察到声带振动引起的黏膜波。当声带黏膜出现上皮增生、小囊肿或癌变等，声带黏膜波可中断或消失。

（四）直接喉镜检查

直接喉镜检查的基本原则是保持口腔和喉腔在一条直线上，以便视线直达喉部，检查喉腔内各部，并可借此施行喉内手术或其他喉部治疗。随着纤维喉镜和电子喉镜的应用和普及，直接喉镜检查已较少使用。包括普通直接喉镜、前联合直接喉镜、支撑喉镜等。

三、喉部影像学检查

常规喉部X线检查可采用喉部正位片、侧位片及正位体层片，常用于检查喉部肿瘤及喉部狭窄的范围。CT检查可用于喉部外伤和喉部肿瘤的检查，可了解肿瘤范围、颈部淋巴结转移情况等。MRI检查对软组织的检查优于CT，可显示肿瘤的大小以及侵犯的范围，颈部淋巴结转移情况。

第五节　气管、支气管与食管检查法

一、气管、支气管检查

支气管镜检查是将支气管镜经口或鼻置入患者的下呼吸道，观察气管和支气管的病变，明确病变部位、范围及性质，并可进行相应的治疗。支气管镜分为硬支气管镜和软支气管镜（又称可弯曲支气管镜），软支气管镜又分为纤维支气管镜和电子支气管镜。

（一）适应证

1．原因不明的咯血、肺气肿、肺不张、反复发作的肺炎等，疑有呼吸道异物或其他疾病需查明病因。

2．气管、支气管狭窄，气管食管瘘，明确病变部位。

3．疑有气管、支气管肿瘤如支气管癌、中心型肺癌并支气管壁浸润、支气管内结核、支气管扩张等可通过支气管镜检查来发现病变并进行病灶活检。

4．收集下呼吸道分泌物进行细菌培养。

5. 吸出下呼吸道潴留的分泌物，解除呼吸道阻塞。
6. 取出气管、支气管异物。
7. 气管切开术后呼吸困难或拔管困难，需明确原因。
8. 气管、支气管病变的局部治疗，如气管内滴药或涂药。

（二）禁忌证
1. 严重心脏病及高血压。
2. 活动性肺结核或上呼吸道急性炎症。
3. 颈椎病、张口困难者，不宜行硬支气管镜检查。
4. 近期有严重咯血。

（三）检查方法
1. 硬支气管镜检查
（1）间接法：适用于小儿。先以直达喉镜暴露声门，插入支气管镜，通过声门插入气管，退出直达喉镜，将支气管镜柄转向上并逐渐伸入，检查气管和支气管。气管隆凸是左、右主支气管分叉的重要解剖标志。根据情况变动头位，分别插入左、右支气管。
（2）直接法：适用于成人或较大儿童。不用直达喉镜暴露声门，直接插入支气管镜，以支气管镜前端挑起会厌，暴露声门，通过声门进行检查。
2. 纤维支气管镜检查　纤维支气管镜经口或经鼻均可插入。由于其镜体细软，创伤小、光亮度强，可插入较深、较细的管腔内进行检查。其末端可以弯曲，检查时可不拘体位，患者痛苦小。可做分泌物及脱落细胞学检查，取活检组织及取出小的异物，还适用于教学及摄影。

二、食管镜检查法

食管镜检查是应用食管镜检查食管内病变的方法。食管镜有硬食管镜和软食管镜两种类型，软食管镜又分为纤维食管镜和电子食管镜。

（一）适应证
1. 明确食管异物的诊断，并取出异物。
2. 检查食管狭窄的部位、范围及程度，并可行食管镜扩张术。
3. 检查食管占位病变，并可行活检。
4. 查明吞咽疼痛、吞咽困难和吐血的原因。
5. 食管狭窄、食管肿物和食管静脉曲张出血的治疗。

（二）禁忌证
1. 急性期食管腐蚀伤。
2. 严重的心脑血管疾病。
3. 严重的食管静脉曲张。
4. 明显的脊柱前突、严重的颈椎病或张口困难。

（三）术前准备
1. 根据病史，术前先行食管钡餐造影或食管碘油造影。
2. 术前禁饮食4～6小时，以免术中发生呕吐。
3. 术前30分钟给予阿托品及镇静剂。
4. 选择合适的食管镜及异物钳检。
5. 麻醉　成人多采用黏膜表面麻醉，对于儿童及不配合的成人、有并发症或异物难取者可在全麻下进行。

（四）操作方法
受检者仰卧垂头位，头后仰并高出手术台面约15cm，随食管镜进入，可将头位渐放低，

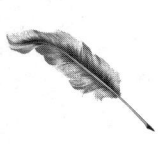

进入食管下段时，头位常低于手术台 5cm。检查者右手将食管镜由舌背正中或稍偏右侧送入喉咽，看清会厌及右侧杓状软骨后，将镜管前端向下送入右侧梨状窝，再渐向中线移入环后隙。在助手将受检者头位放低时，即可看到食管入口呈放射状裂隙。嘱受检者做吞咽动作或深呼吸，待食管入口开放后，缓缓导入食管镜。注意观察黏膜有无充血、肿胀、溃疡、肉芽，管腔内有无异物、新生物及瘢痕狭窄等。

第六节　颈部检查法

一、颈部的一般检查

被检者取坐位，不能坐立者取卧位，头颈部完全暴露，在良好的光线下进行，依次行视诊、触诊和听诊检查。

（一）视诊

观察有无斜颈、强直，有无活动受限，双侧是否对称，注意喉结的位置和外形；观察皮肤有无充血、肿胀、瘘管、溃烂等，有无静脉异常充盈、血管的异常搏动；观察有无包块或隆起，包块的位置、形态、大小和表面皮肤颜色，是否随吞咽上下移动；观察腮腺、下颌下腺和甲状腺部位有无肿大。

（二）触诊

嘱患者头微低，检查者一只手放在被检查者的后枕部协助其转动头部，使其充分松弛，以另一只手指尖进行触诊。触诊顺序一般是：颏下、下颌下、腮腺、颈侧和锁骨上区。注意解剖标志有无异常，有无肿胀、硬结、压痛、捻发感、波动感，有无动脉的异常搏动，有无淋巴结肿大，肿大淋巴结的部位、大小、数目、硬度、压痛、活动度、有无粘连等。触诊耳前、耳后、下颌下区时应注意腮腺、下颌下腺有无肿大，颈前区触诊时应注意甲状腺情况。

（三）听诊

甲状腺功能亢进者因其腺体内血流增加，可在甲状腺区听到一持续低调的静脉"嗡鸣"音。颈动脉瘤者可听到收缩期杂音。咽和颈段食管憩室者，吞咽时可在颈部相应部位听到气过声。喉阻塞者可听到喉鸣音，声门下有活动异物时可闻及拍击音。

二、颈部影像学检查

（一）超声检查

常用于甲状腺、腮腺和淋巴结的检查，可确定肿物大小、性质及与邻近组织的关系。超声引导下的颈部穿刺活检亦广泛应用于临床。

（二）X线检查

正位片显示气道是否狭窄、移位，软组织内是否有钙化等。侧位片可以显示椎前软组织、气道、甲状腺、喉的侧位表现。

（三）CT 和 MRI 检查

目前 CT 和 MRI 已成为头颈部的主要检查技术。多平面重建、三维重建、血管成像、仿真内镜等技术的应用，使颈部器官解剖结构、病变及病变与周围的关系更加清晰。MRI 能够显示肿瘤的范围及侵犯的深度，尤其对颅底、脑神经的侵犯，MRI 显示比 CT 更清晰、更准确。MRI 还可做颈部的血管造影，显示血管异常。

（四）放射性核素检查

放射性核素检查是应用放射性核素及其标记化合物对肿瘤进行诊断的检查方法。它可以显示肿瘤大小、部位、肿瘤及其周围组织的血供及其代谢状况。多用于甲状腺检查，常用

的成像剂为 ^{131}I 和 ^{99}Tc，用于诊断异位甲状腺、判断甲状腺结节的功能、探查甲状腺癌及其转移灶等。

三、颈部细胞学和病理学检查

对颈部肿物的最终诊断往往有赖于细胞学和病理学检查。活体组织可以通过穿刺或手术切除组织而获得。穿刺检查简单易行、痛苦小、易为患者所接受。为使穿刺操作更加准确，可在超声或CT引导下进行。手术宜将肿物完整切除并做病理检查。颈部清扫手术结束后，应将标本内所有淋巴结均做切片，以免遗漏病变。

自测题

一、选择题

1. 以下哪一种不是检查鼓膜的方法
   A．耳镜
   B．鼓气耳镜
   C．电耳镜
   D．鼓气电耳镜
   E．咽鼓管吹张

2. 以下哪一项听力学检查对听神经瘤最有诊断价值
   A．纯音测听
   B．声导抗测听
   C．耳蜗电图描记
   D．脑干诱发电位
   E．皮层诱发电位

3. 下面哪一种耳部检查法属于主观性的
   A．影像学检查
   B．前庭功能检查
   C．听性脑干反应测听
   D．音叉试验
   E．声导抗测试

4. 用前鼻镜检查时，错误的是
   A．镜叶闭合进入鼻前庭
   B．镜叶尽量伸入鼻腔内
   C．镜叶半开放退出
   D．调整头位
   E．以上均不是

5. 最常用、简便的喉检查法是
   A．X线检查
   B．B超检查
   C．间接喉镜检查
   D．直接喉镜检查
   E．动态喉镜检查

6. 间接喉镜检查时，不能观察到
   A．会厌
   B．会厌谷
   C．声门区
   D．鼻咽部
   E．梨状窝

7. 左扁桃体超过中线，右扁桃体不超过腭咽弓，应记录为
   A．扁桃体Ⅲ度
   B．扁桃体Ⅱ度
   C．扁桃体Ⅰ度
   D．扁桃体：左侧Ⅲ度，右侧Ⅰ度
   E．以上均不是

8. 下列哪一项不是支气管镜检查的适应证
   A．气管、支气管异物
   B．支气管新生物活检
   C．支气管扩张症
   D．气管食管漏
   E．下呼吸道干痂不易咳出

9. 检查口咽部时压舌板按压的位置是
   A．舌前1/3处
   B．舌前2/3处
   C．舌后2/3处
   D．舌根部
   E．舌尖部

10. 在儿童的鼻咽部触诊时，要用左手示指紧压患儿颊部的原因是
    A．让口张得更大以便于检查

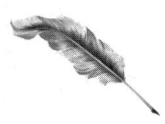

B．帮助固定患儿头部　　　　　　　D．防止被患儿咬伤
　　C．保护患儿口角　　　　　　　　　E．减轻患儿的咽部反射

二、问答题

1．叙述额镜的使用方法。
2．简述外耳道和鼓膜的常用检查方法。
3．试述鼻腔、口咽部、喉部的常用检查方法。
4．试述听功能检查的主要类型及其所包含的检查项目。

（苑明茹）

第三章

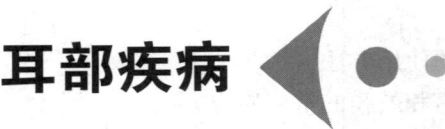

耳部疾病

第三章数字资源

思政之光

学习目标

通过本章内容的学习，学生应能：

识记：
1. 说出中耳炎的病理改变。
2. 列举外耳道炎、中耳炎、梅尼埃病、聋、耳部肿瘤及外伤的临床表现。

理解：
1. 解释耳部疾病的病因。
2. 分析外耳道胆脂瘤的发病机制。

运用：
对耳部疾病能进行初步诊断，并提出相应治疗原则。对患者进行健康宣传教育，增强社会责任感。

第一节 外耳疾病

一、耳廓假性囊肿

耳廓假性囊肿是指耳廓软骨夹层内的非化脓性浆液性囊肿，又称耳廓浆液性软骨膜炎、耳廓非化脓性软骨膜炎、耳廓软骨间积液等，发病年龄以30～40岁青壮年居多，男性多于女性，多发生于一侧耳部。

【临床表现】

多位于舟状窝、三角窝，偶可波及耳甲腔，不侵犯耳廓背面。患者偶然发现耳廓外侧面局限性隆起，界限清楚，皮肤色泽正常。小的囊肿可无任何症状，大的囊肿有烧灼感、痒感、肿胀感及波动感，但无痛感。穿刺可抽出淡黄色液体，多次穿刺抽液后，囊液变为血水样液体，培养无细菌生长。

【治疗】

1. 理疗　早期可行超短波、热敷等物理治疗。
2. 穿刺抽液　小的囊肿经穿刺抽液加压包扎48～72小时多数可愈；多次抽液未愈者，于抽液后可用绷带加压包扎。
3. 手术　经久未愈者可考虑手术。

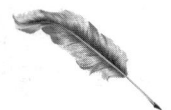

二、耵聍栓塞

当耵聍腺分泌过多或排出受阻时（如耳道狭窄、耳道异物、骨疣），耵聍逐渐聚成团，阻塞外耳道，称为耵聍栓塞。

【临床表现】

完全阻塞外耳道，患者可出现听力减退、耳鸣，甚至眩晕。感染时耳痛。刺激耳道迷走神经可引起咳嗽。检查可见棕黑色或黄褐色块状物堵塞耳道内（图 2-3-1，彩图 2-3-1）。

【治疗】

未完全阻塞外耳道且可活动者，用耳镊或耵聍钩取出，较大团块可分次取出。若坚硬难以取出者，先滴入 5% 碳酸氢钠或 1% ～ 3% 酚甘油，4 ～ 6 次 / 日，待软化后取出或冲洗清除。外耳道炎症者，应先控制炎症。

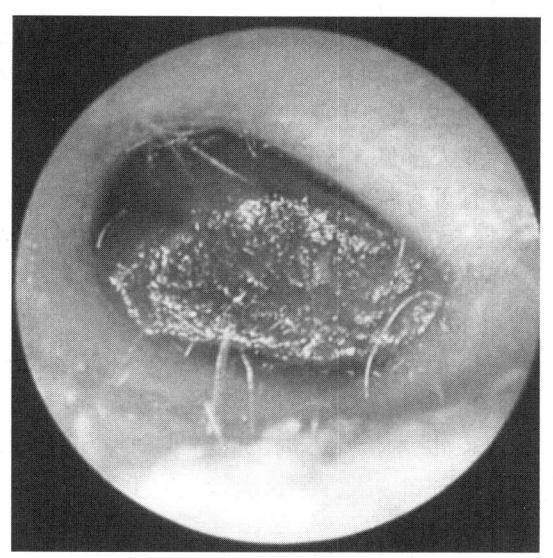

图 2-3-1　耵聍栓塞

 知识链接

外耳道冲洗法

患者或助手扶弯盘于耳垂下，拉直耳道，用 20 ～ 50ml 注射器接钝针头或用特制耳道冲洗器吸温热冲洗液，将冲洗器头放入耳道内近后上壁，轻轻加压冲洗，使水流冲向耳道后上壁，进入深部并借回流力量将耵聍冲出。冲洗完后用干棉签拭净外耳道。

三、外耳道炎

外耳道皮肤的局限性化脓性炎症称外耳道疖，弥漫性者称外耳道炎。前者是外耳道毛囊或皮脂腺化脓性感染，耳道皮肤外伤或局部抵抗力降低时易发，主要致病菌是葡萄球菌，挖耳是常见诱因。弥漫性外耳道炎则以挖耳、进水、中耳炎脓液刺激为诱因。常见致病菌为金黄色葡萄球菌、链球菌、铜绿假单胞菌和变形杆菌等。

【临床表现】

外耳道疖表现为耳部跳动性疼痛，常较剧烈，张口受限，并可放射至同侧头部。患者伴有全身不适或体温升高，可有耳鸣及听力下降。检查有耳廓牵拉痛、耳屏压痛，伴外耳道软骨部皮肤红肿。脓肿破溃后，外耳道内有脓液流出，耳痛减轻。

急性弥漫性外耳道炎发病初期表现为灼热感，继而耳痛、耳廓牵拉痛及耳屏压痛，耳道皮肤弥漫性红肿，脓性分泌物，常伴耳周淋巴结肿大、压痛。慢性者可有耳痒及少量渗出物。外耳道皮肤增厚、脱屑或痂皮附着，可有黏稠分泌物积存，重者可致耳道狭窄。

【治疗】

1. 早期局部热敷或做超短波透热等理疗。
2. 严重者应用抗生素控制感染。疼痛剧烈者服用镇静、止痛剂。
3. 清洁外耳道，可用 1% ～ 3% 酚甘油或 10% 鱼石脂甘油滴耳，或用鱼石脂甘油纱条敷于患处，每日更换纱条。如脓肿溃破，可用 3% 过氧化氢溶液清洗，必要时置引流条。
4. 疖肿成熟后，及时挑破脓头或切开引流。

四、外耳道胆脂瘤

外耳道胆脂瘤是指阻塞于外耳道的含有胆固醇结晶的脱落上皮团块，又称外耳道阻塞性角化病。病因不明。

【临床表现】

成人多见，表现为单耳慢性钝痛，可伴耳漏，分泌物有特殊臭味，个别可侵犯双耳。肉芽形成时可有脓血性耳漏，听力多无明显减退。检查可见典型的灰白色角蛋白碎屑，外耳道皮肤糜烂，可有骨质暴露，或伴死骨形成，骨性外耳道壁有骨质缺损。病变部位可见肉芽组织和恶臭的脓性分泌物。病变扩大可侵犯中耳乳突。

【治疗】

1．无合并感染的小胆脂瘤　可直接取出，或用耵聍滴耳液软化后取出。

2．合并感染者　需要控制感染。

3．手术治疗　局部麻醉或全身麻醉下彻底去除胆脂瘤，刮除肉芽组织，清除死骨。外耳道胆脂瘤如侵入乳突，应行乳突手术。

五、外耳道异物

外耳道异物常见于儿童，多因将豆类、小珠粒、火柴棒头等各种小物塞入外耳道所致。成人可因外伤致弹片、泥土、木块等遗留耳内，或治疗时误将棉花、小纱条遗留至外耳道。此外，夏季昆虫可爬入或飞入外耳道内形成异物。

小而无阻塞、无刺激的异物，可无任何症状。较大异物可阻塞外耳道，影响听力及引起耳鸣等。外耳道炎时出现耳痛。异物接近或压迫鼓膜时，可有耳鸣、眩晕。

【治疗】

1．活动而位置不深的小异物，可直接用耵聍钩取出（图2-3-2），或用生理盐水将异物冲出，但外耳道、鼓膜有损伤或穿孔者禁用。

2．植物性异物不宜用水冲洗，以免膨胀而取出困难。

3．活动昆虫类异物可先滴入油剂、乙醇或乙醚，待其窒息后钩取或冲洗取出。

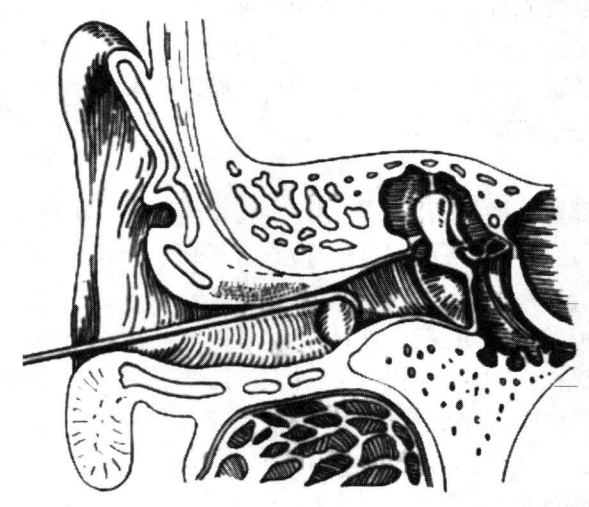

图 2-3-2　外耳道异物取出术

六、外耳道真菌病

外耳道真菌病又称真菌性外耳道炎，当耳道进水或分泌物积存、长期滴用抗生素滴耳液时，易致真菌感染。常见病原体有青霉菌、曲霉菌及念珠菌等。

【临床表现】

早期或轻者无症状。通常有耳内发痒，有时感奇痒，夜间为甚。可引起耳闷、耳鸣或听力下降。检查见外耳道和鼓膜覆盖有黄色或白色粉末状或绒毛状苔膜，分泌物或痂皮呈筒状，除去后见患处略充血潮湿。合并细菌感染时，可有耳痛、流脓（图2-3-3，彩图2-3-2）。

【治疗】

清除外耳道内的所有痂皮和分泌物，保持外耳道干燥。局部涂抗真菌药物。

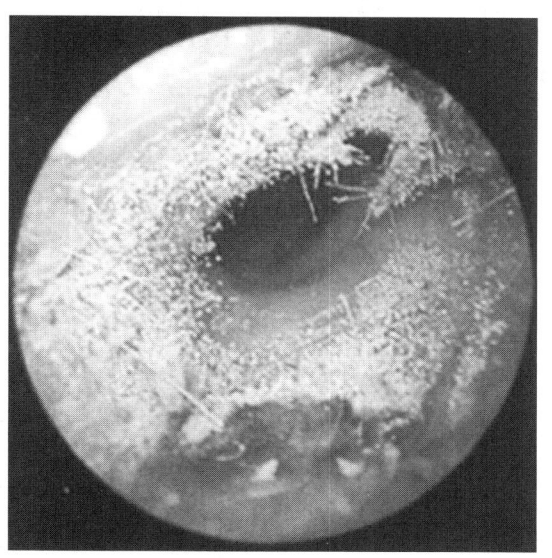

图 2-3-3　外耳道真菌病

第二节　中耳疾病

一、分泌性中耳炎

案例 2-3-1

患者，男性，26岁，1周前"感冒"后出现左耳闷、听力下降，低频声耳鸣。查体：左外耳道通畅，鼓膜完整，内陷，标志欠清楚，可见液平，捏鼻鼓气可见鼓室内气泡。听力检查左耳传导性听力下降。

问题：

1. 该疾病初步诊断是什么？应该与哪些疾病鉴别？
2. 该疾病如何治疗？

分泌性中耳炎（secretory otitis media）是以中耳积液及听力下降为主要特征的中耳非化脓性炎性疾病。中耳积液为浆液、黏液或渗出液。冬春季多发，小儿的发病率比成人高，是小儿听力下降最常见的原因之一。本病有急性、慢性之分，病程长达8周以上者即为慢性。慢性分泌性中耳炎是因急性期未得到及时、恰当的治疗，或由急性分泌性中耳炎反复发作、迁延而来。

【病因】

1. 咽鼓管功能障碍　由各种原因引起的咽鼓管功能不良是本病的重要原因。

> 考点：分泌性中耳炎的主要原因。

（1）机械性阻塞：如腺样体肥大、肥厚性鼻炎、鼻息肉、鼻咽部肿瘤或淋巴组织增生、长期的后鼻孔及鼻咽部填塞等。

（2）功能障碍：咽鼓管开闭的肌肉无力，咽鼓管的软骨弹性较差，咽鼓管软骨段的管壁易发生塌陷，致咽鼓管功能障碍。

2．感染　中耳积液中可检出流感嗜血杆菌、肺炎链球菌、溶血性链球菌、金黄色葡萄球菌等。病毒也可能是致病微生物之一。

3．免疫反应　中耳积液中可检测到炎性介质、特异性抗体和免疫复合物以及补体系统等，提示慢性分泌性中耳炎可能属于一种抗体介导的免疫复合物疾病。小儿免疫系统尚未完全发育成熟，这可能是小儿分泌性中耳炎发病率较高的原因之一。

【临床表现】

1．症状

（1）听力减退：多有上呼吸道感染病史，以后出现听力下降、自听增强。头位变动时听力可出现一过性改善；积液黏稠时，变位性听力改善消失。小儿患者常因对声音反应迟钝、注意力不集中而由家长带领就医。如一耳患病，另耳听力正常，可长期不被发觉。慢性者起病隐匿。

（2）耳鸣：多为低调间歇性，如"噼啪"声、嗡嗡声及流水声等；当头部运动或打哈欠、擤鼻时，耳内可出现气过水声；如液体黏稠或完全充满鼓室，此症状缺如。

（3）耳痛：急性者可有耳痛。慢性者耳痛不明显。

（4）耳内闭塞、闷胀感：按压耳屏后可减轻。

2．检查

（1）鼓膜：急性期，鼓膜松弛部充血，或全鼓膜轻度弥漫性充血。鼓膜内陷，表现为光锥缩短、变形或消失，锤骨柄向后、上移位，锤骨短突明显外突。鼓室积液时，鼓膜失去正常光泽，呈淡黄、橙红或琥珀色，光锥变形或移位；慢性者鼓膜可呈灰蓝或乳白色，紧张部有扩张的微血管，短突显白垩色，锤骨柄呈浮雕状。若液体为浆液性且未充满鼓室，可透过鼓膜见到液平面。此液面状如弧形发丝，称发状线，凹面向上，头位变动时，其与地面平行的关系不变。有时尚可透过鼓膜见到气泡影，做咽鼓管吹张后气泡可增多、移位。积液甚多时，鼓膜向外隆凸。鼓气耳镜检查显示鼓膜活动受限（图 2-3-4，彩图 2-3-3）。

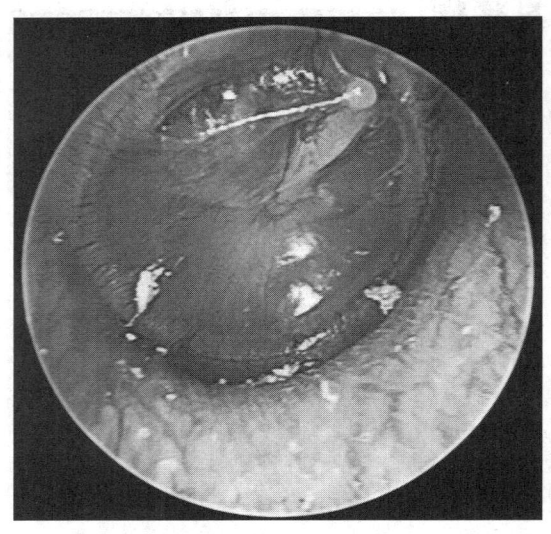

图 2-3-4　分泌性中耳炎，中耳腔积液

（2）听力测试：①音叉试验：Rinne 试验（-），Weber 试验偏向患侧。②纯音听阈测试：示传导性聋，以低频为主。③声导抗测试：平坦型（B 型）是分泌性中耳炎的典型曲线，负压型（C 型）示鼓室负压，咽鼓管功能不良，部分有中耳积液。

（3）小儿可做 X 线头部侧位片或腺样体触诊，了解腺样体是否增生。

【治疗】

治疗原则为消除病因，控制感染，清除中耳积液，改善中耳通气引流。

1．非手术治疗

（1）保持鼻腔及咽鼓管通畅：局部应用减充血剂或鼻用激素。可采用捏鼻鼓气法、波氏球法或导管法进行吹张。

（2）抗生素：急性期可选用青霉素类或头孢类抗生素。

（3）糖皮质激素：地塞米松或泼尼松等口服做短期治疗，减少渗出，促进积液吸收。

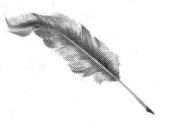

（4）稀化黏素类药物：稀化黏液。

2．手术治疗

（1）鼓膜穿刺术：通过鼓膜抽吸积液（图 2-3-5）。必要时重复穿刺，亦可于抽液后注入糖皮质激素类药物。

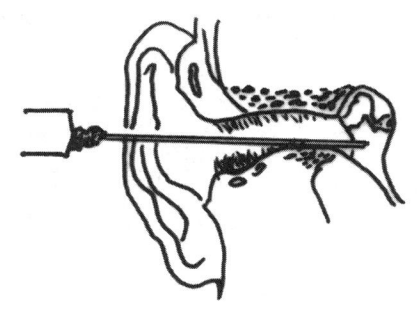 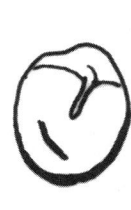 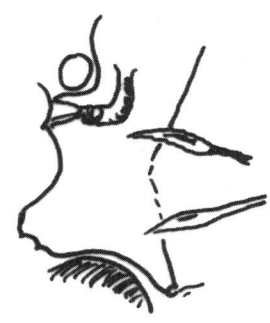

图 2-3-5　鼓膜穿刺术及切开位置示意图

（2）鼓膜切开术：液体较黏稠，或反复穿刺不能吸尽，应做鼓膜切开术。

（3）鼓室置管术：病情迁延不愈或反复发作者、中耳积液过于黏稠不易排出者、头部放疗后咽鼓管功能短期内难以恢复正常者等，均可考虑做鼓室置管术（图 2-3-6）。

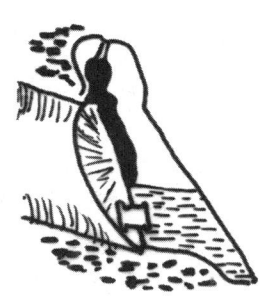 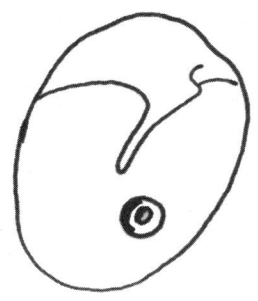

图 2-3-6　鼓室置管术

（4）鼓室探查术、上鼓室开放术或单纯乳突开放术等：慢性分泌性中耳炎经上述治疗无效，如发现鼓室或乳突内有肉芽或鼓室粘连，视不同情况行上述手术，彻底清除病变组织。

（5）其他：积极治疗鼻咽或鼻部疾病。

二、急性化脓性中耳炎

急性化脓性中耳炎（acute suppurative otitis media）是中耳黏膜的急性化脓性炎症，好发于儿童，冬春季多见，常继发于上呼吸道感染。

【病因】

主要致病菌为肺炎链球菌、流感嗜血杆菌、溶血性链球菌、葡萄球菌等。常见的感染途径有：

1．咽鼓管途径　最常见。

（1）急性上呼吸道感染或急性传染病时，不当地捏鼻鼓气或擤鼻，在污水中游泳或跳水，不适当的鼻腔治疗等，细菌循咽鼓管侵入中耳。

（2）小儿咽鼓管较短、宽和直，咽部细菌或分泌物易经此途径侵入鼓室。

2．鼓膜途径　鼓膜外伤、鼓膜穿刺、切开或鼓室置管，均可引起中耳感染。

3．血行感染　极少见。

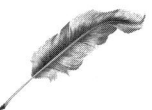

> 考点：急性化脓性中耳炎的感染途径。

【临床表现】
1．症状
（1）耳痛：耳深部剧烈疼痛，呈跳痛或刺痛，吞咽或咳嗽时加重，可向同侧头部或牙齿放射。鼓膜穿孔前疼痛最剧烈，穿孔后减轻。
（2）听力减退及耳鸣：发病初期患者常有明显耳闷、低调耳鸣和听力减退。鼓膜穿孔后上述症状减轻。少数患者可伴眩晕。
（3）耳溢液：鼓膜穿孔后耳内有液体流出，初为血水样分泌物，后为脓性分泌物。
（4）全身症状：轻重不一，可有畏寒、发热、倦怠、食欲差等症状，小儿较重。
2．检查
（1）耳部触诊：乳突部及鼓窦区可有轻度压痛。
（2）耳镜检查：早期鼓膜松弛部充血；继之呈弥漫性，鼓膜肿胀，向外膨出，正常标志消失；进一步发展鼓膜局部破溃，脓液流出，表现为搏动性亮点。
（3）听力检查：多为传导性聋，如耳蜗受累，可出现混合性聋或感音神经性聋。
（4）实验室检查：白细胞总数增多，多形核白细胞增加，鼓膜穿孔后血象渐趋正常。

【治疗】
治疗原则为去除病因，控制感染，通畅引流。
1．非手术治疗
（1）全身治疗：及早应用足量广谱抗生素，根据药敏结果调整敏感抗生素。全身症状重者应予补液等支持疗法。
（2）局部治疗：鼓膜穿孔前，可用2%酚甘油和鼻腔黏膜收缩剂滴耳。鼓膜穿孔后，以3%过氧化氢溶液彻底清洗外耳道脓液或用吸引器洗净脓液。局部用抗生素滴耳液等滴耳，禁用粉剂。
2．手术治疗　如疼痛较重，鼓膜明显膨出，或穿孔较小，引流不畅，应行鼓膜切开术，以利通畅引流。如感染完全控制，鼓膜穿孔长期不愈，可行鼓膜修补术。
3．病因治疗　积极治疗鼻腔、鼻窦、咽部与鼻咽部慢性疾病。

三、慢性化脓性中耳炎

慢性化脓性中耳炎（chronic suppurative otitis media）是中耳黏膜、骨膜或深达骨质的慢性化脓性炎症，常与慢性乳突炎合并存在。临床上常见，以耳内长期间断或持续性流脓，鼓膜穿孔和听力下降为特点；重者可以引起颅内、外并发症。

【病因】
1．急性化脓性中耳炎病程迁延超过8周以上，或急性坏死性中耳炎，病变深达骨质者易转为慢性。
2．常见致病菌为变形杆菌、铜绿假单胞菌、大肠埃希菌、金黄色葡萄球菌等，其中革兰氏阴性杆菌较多，可有两种以上细菌混合感染。
3．慢性鼻、咽部疾病，咽鼓管长期阻塞或功能不良，胃-食管反流等易使中耳炎反复发作。
4．全身或局部抵抗力下降，免疫功能低下。

【临床表现】
分为静止期和活动期。

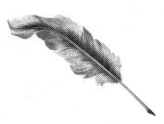

1．耳溢液　间歇性耳流脓，量不等。上呼吸道感染时，脓量增多；脓液呈黏液性或黏脓性，一般无臭；静止期流脓可停止。

2．听力下降　程度不同的传导性或混合性听力下降。

3．耳鸣　与内耳损伤有关。

4．鼓膜穿孔　多位于紧张部，呈中央性或边缘性穿孔，大小不一（图2-3-7）。静止期，鼓室干燥。

5．颞骨　CT扫描可以没有特殊改变，或表现为上鼓室、鼓窦及乳突内软组织影，可伴骨质破坏。

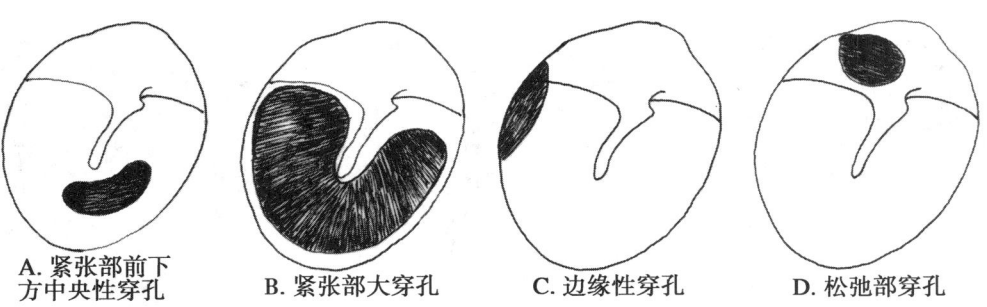

A．紧张部前下方中央性穿孔　B．紧张部大穿孔　C．边缘性穿孔　D．松弛部穿孔

图2-3-7　各种鼓膜穿孔示意图

【治疗】

治疗原则为消除病因，控制感染，清除病灶，通畅引流，恢复听力。

1．病因治疗　积极治疗急性化脓性中耳炎和慢性扁桃体炎、慢性腺样体炎、慢性鼻窦炎等。

2．非手术治疗　引流通畅者，以局部用药为主，急性发作时宜全身应用抗生素。可取脓液做细菌培养及药敏试验以指导用药。

注意事项：局部用药前先清洗外耳道和鼓室。滴耳液的温度尽可能与体温相近。忌用耳毒性抗生素。忌用粉剂和腐蚀剂。

3．手术治疗　中耳有肉芽或息肉，或虽未见明显肉芽或息肉，而经正规药物治疗无效，CT示乳突病变明显者，应做乳突开放+鼓室成形术。遗留鼓膜紧张部中央性穿孔者，可行单纯鼓室成形术。

四、中耳胆脂瘤

 案例2-3-2

患者男性，56岁，左耳反复流脓30余年，脓有臭味，左耳听力下降，伴高调耳鸣，耳镜检查左耳外耳道湿润，可见灰白色豆渣样物，鼓膜松弛部穿孔，听力检查示左耳混合型听力下降，颞骨CT示左耳上鼓室、鼓窦及乳突软组织影，可见骨质破坏，边缘浓密整齐。

初步诊断：中耳胆脂瘤（左）

问题：

1．该疾病如何与慢性化脓性中耳炎鉴别？

2．该疾病如何治疗？

3．该疾病手术中应注意什么问题？

中耳胆脂瘤是复层鳞状上皮在中耳腔生长堆积成的囊性结构，非真性肿瘤。胆脂瘤可破坏周围骨质，导致颅内、外并发症。可分为先天性和后天性两种。后天性胆脂瘤又分为原发性和继发性两类。

【发病机制】

1．袋状内陷学说　由于咽鼓管通气功能不良，中耳腔长期处于负压状态；长期高负压使鼓膜松弛部向鼓室内陷入，形成内陷囊袋。囊袋内壁由鼓膜的表皮层组成，其上皮及角化物质可不断脱落且不能排出，最终形成胆脂瘤，即后天性原发性胆脂瘤（图2-3-8）。这种胆脂瘤早期大多沿锤骨头颈、砧骨之外侧发展。

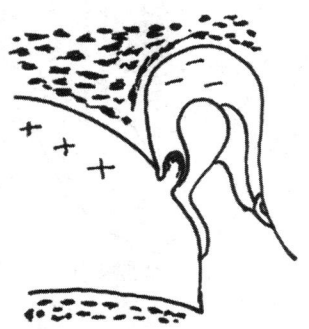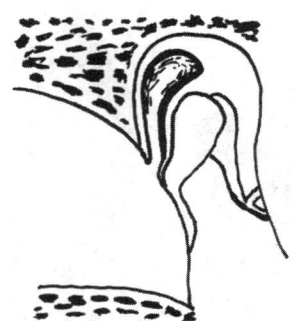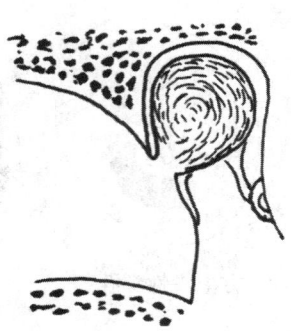

图 2-3-8　袋状内陷学说

2．上皮移行学说　外耳道及鼓膜的上皮沿边缘性穿孔的骨面向鼓室内移行生长，并逐渐到达上鼓室、鼓窦及乳突区，形成胆脂瘤，称后天性继发性胆脂瘤。

3．鳞状上皮化生学说　炎症刺激中耳黏膜上皮使其化生为鳞状上皮细胞，形成胆脂瘤。

4．基底细胞增殖学说　鼓膜松弛部的上皮细胞通过增殖而形成上皮小柱，后者破坏基底膜后伸入上皮下组织，形成胆脂瘤。

【临床表现】

1．症状　临床以耳长期流脓、鼓膜穿孔和听力下降为特点。

（1）耳溢液：继发性胆脂瘤有耳内长期流脓，脓量多少不等，有特殊的恶臭。后天原发性胆脂瘤早期无耳内流脓，合并感染时方有耳溢液。

（2）听力下降：原发性上鼓室内的早期局限性胆脂瘤可无任何症状，不引起明显的听力下降。如听骨链破坏，则可听力下降。继发性胆脂瘤有较重的传导性或混合性听力损失。

（3）耳鸣：可有高音调或低音调耳鸣。早期多不出现耳鸣。

2．检查

（1）耳镜检查：鼓膜松弛部穿孔或紧张部后上方边缘性穿孔（图2-3-7），或鼓膜大穿孔，从穿孔处可见鼓室内有灰白色鳞片状或豆渣样无定形物质，奇臭。穿孔处可伴有肉芽组织。早期原发性胆脂瘤松弛部穿孔可被一层痂皮覆盖，如不除痂深究，常致误诊。大的胆脂瘤可致上鼓室外侧壁或外耳道后上骨壁破坏，或可见外耳道后上壁塌陷。

（2）纯音测听：听力损失可轻可重，可为传导性或混合性，少数为感音性聋。

（3）颞骨高分辨率CT扫描：示上鼓室、鼓窦或乳突内软组织影，可见骨质破坏区，其边缘浓密，整齐。

【鉴别诊断】

应与慢性化脓性中耳炎相鉴别（表2-3-1）。

表 2-3-1　慢性化脓性中耳炎与中耳胆脂瘤鉴别要点

要点	慢性化脓性中耳炎	中耳胆脂瘤
耳流脓	多为间歇性或持续性	如穿孔被痂皮所堵则表现为间歇性；原发性者早期不流脓
分泌物性质	黏脓液，可以伴有血性分泌物，可以无臭味	脓性，可含"豆渣样物"，恶臭
听力	一般为轻中度传导性	听力损失可轻可重，为传导性或混合性
鼓膜及鼓室	紧张部中央性穿孔或边缘性穿孔	松弛部穿孔或紧张部后上边缘性穿孔，少数为大穿孔，鼓室内有灰白色鳞片状或无定形物质，亦可伴有肉芽
颞骨 CT	无骨质破坏或较少的骨质破坏	骨质破坏，边缘浓密，整齐
并发症	很少	常有
治疗原则	局部用药为主，可以手术治疗	尽早行乳突根治术

➤ 考点：慢性化脓性中耳炎和中耳胆脂瘤的鉴别。

【治疗】

应及早手术。手术治疗的目的：①彻底清除病变组织；②重建传音结构；③保持患耳干燥；④预防并发症。

五、化脓性中耳炎并发症

（一）概述

化脓性中耳炎和中耳胆脂瘤可产生多种颅内外并发症，称耳源性并发症，重者危及生命，是耳鼻咽喉头颈外科常见的急重症之一。发病原因主要有中耳胆脂瘤或中耳炎急性发作、骨质破坏严重、脓液引流不畅；机体抵抗力差，致病菌毒力较强或对抗生素不敏感等因素。主要传播途径有（图 2-3-9）：

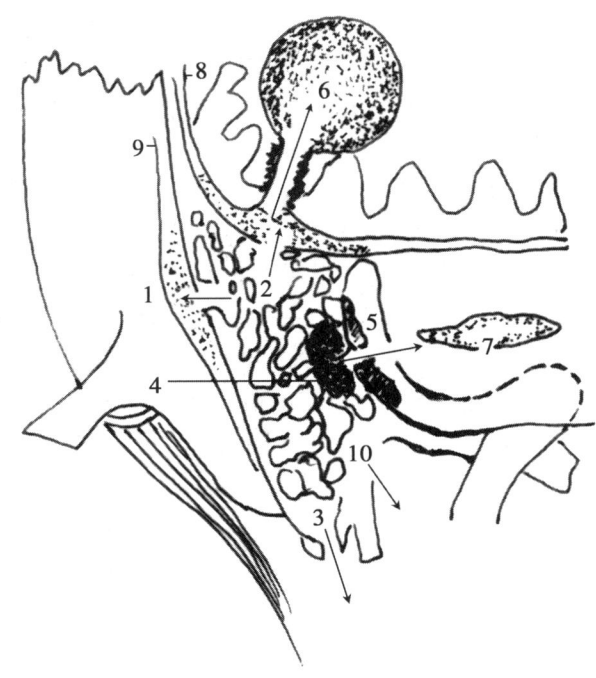

图 2-3-9　耳源性并发症扩散示意图

1. 耳后骨膜下脓肿　2. 硬脑膜外脓肿　3. 颈深部脓肿（二腹肌外）4. 乙状窦周围脓肿　5. 乙状窦血栓性静脉炎
6. 颞叶脓肿　7. 小脑脓肿　8. 硬脑膜　9. 骨膜　10. 颈深部脓肿（二腹肌内）

1. **经破坏、缺损的骨壁** 此途径最常见。脓液穿破乳突外侧壁骨质或乳突尖内侧骨壁，进入耳后骨膜下或颈深部；半规管或面神经骨管破坏，导致迷路炎或面神经麻痹；鼓室盖、乳突盖、乙状窦骨板破坏，炎症直接向颅内蔓延。

2. **经正常的解剖窗隙** 化脓性中耳炎的感染物和毒素可经前庭窗、蜗窗侵犯内耳，化脓性迷路炎可循蜗小管、前庭小管、内耳道等途径向颅内播散。

3. **血行途径** 通过血流或随血栓性静脉炎蔓延至颅内。

（二）颅外并发症

1. **耳后骨膜下脓肿** 慢性化脓性中耳乳突炎急性发作，乳突腔内蓄积的脓液经乳突外侧骨皮质破坏处流入耳后骨膜下，形成耳后骨膜下脓肿。脓肿穿破骨膜及耳后皮肤则形成耳后瘘管，可长期不愈。

2. **颈部贝佐尔德脓肿（Bezold's abscess）** 乳突内脓液可穿破骨壁而流入胸锁乳突肌的内面，在颈侧深部形成脓肿，称贝佐尔德脓肿。

3. **迷路炎** 是化脓性中耳乳突炎较常见的并发症。可分为局限性迷路炎、浆液性迷路炎和化脓性迷路炎。表现为不同程度眩晕、恶心、呕吐、听力减退甚至聋。

4. **耳源性面瘫** 多因炎症侵袭或缺血引起面神经水肿、损伤所致。多为单侧性、周围性、不完全性面瘫。患侧面部运动障碍，致不能提额、皱眉，眼睑闭合不全，口歪向健侧，患侧口角下垂，鼻唇沟不显，不能做鼓腮及吹口哨等动作。X线乳突摄片可见骨质破坏。

（三）颅内并发症

1. **硬脑膜外脓肿** 脓肿较小者多无明显症状，常在乳突手术中发现。较大脓肿可出现低热，患侧头痛，局部可有叩痛。大脓肿可出现颅内压增高症状。颞骨CT可见乳突骨质破坏。

2. **乙状窦血栓性静脉炎** 是伴有血栓形成的乙状窦静脉炎，右侧较多见。可出现寒战、高热，体温呈弛张热型。耳痛及剧烈头痛，乳突后方可有轻度水肿，同侧颈部可触及索状肿块，压痛明显。眼底检查：患侧视盘水肿，视网膜静脉扩张，Growe试验阳性。

3. **耳源性脑膜炎** 中耳感染可通过各种途径直接侵犯软脑膜和蛛网膜，亦可通过所引起的其他并发症而间接地引起软脑膜炎。可有寒战、高热，体温可高达40℃左右；头痛剧烈，以后枕部为重；呕吐呈喷射状。可伴烦躁不安、抽搐，重者谵妄、昏迷，以及出现相关的脑神经麻痹等。脑膜刺激征阳性。脑脊液压力增高、浑浊，细胞数增多。血中白细胞增多，多形核白细胞增加。细菌培养阳性。

4. **耳源性脑脓肿** 约占脑脓肿发病率的80%，多位于大脑颞叶及小脑，常为单发脓肿。临床表现可分为四期：①起病期：约数天，出现畏寒、发热、头痛、呕吐及轻度脑膜刺激征等症状。②潜伏期：持续10天至数周不等。多无明显症状，或有头痛、低热，以及嗜睡、抑郁、烦躁、少语等精神症状。③显症期：历时长短不一，是脓肿形成期，可出现体温异常、食欲缺乏、全身无力等；头痛剧烈，多为持续性，常于夜间加剧而惨叫不止；不同程度意识障碍，如表情淡漠、嗜睡，甚至昏迷，喷射状呕吐；脉搏迟缓；视盘水肿；其他可见打呵欠、频繁的无意识动作（挖鼻、触弄睾丸等）、性格与行为改变等。④终期：常因脑疝形成脑室炎、流行性脑脊髓膜炎死亡。

第三节　耳源性眩晕

一、梅尼埃病

案例 2-3-3

患者，女性，41岁，反复阵发性眩晕10年，伴听力下降5年，加重1年。患者10年前无明显诱因出现眩晕，视物旋转，伴有左耳鸣、耳闷及恶心、呕吐，持续1~2小时后眩晕明显缓解，耳鸣、耳闷和头晕等持续3~5天后亦自行缓解，当时未行听力测试。10年来上述症状反复发作，每年1~2次，5年前出现左耳听力下降，耳鸣变为持续性。近一年发作频繁，左耳听力进一步下降。专科检查：双侧外耳道、鼓膜未见明显异常。纯音测听，左耳重度感音神经性耳聋，听力曲线为平坦型，前庭功能检查左耳半规管功能低下。初步诊断：梅尼埃病。

问题：
1. 该患者的诊断依据是什么？
2. 为进一步明确诊断，还可进行哪些检查？

梅尼埃病（Meniere disease）是一种原因不明、以特发性膜迷路积水为主要病理特征的内耳病，临床表现为反复发作的旋转性眩晕，波动性感音神经性听力损失，耳鸣和（或）耳胀满感。多发于中壮年，发病高峰年龄为40~60岁；男女发病比例为（1~1.3）:1。一般单耳发病，随病程延长，可出现双耳受累。

【病因】

迄今不明。主要学说如下：

1. 内淋巴管机械性阻塞与内淋巴吸收障碍　内淋巴纵流任何部位的狭窄或梗阻，如内淋巴囊发育不良、炎性纤维变性增厚等，都可能引起内淋巴管机械性阻塞或内淋巴吸收障碍，是膜迷路积水的主要原因。

2. 免疫反应　研究证实，内耳能接受抗原刺激并产生免疫应答，产生抗原-抗体反应，导致内耳毛细血管扩张，通透性增加，可引起膜迷路积水。

3. 内耳缺血　自主神经功能紊乱、内耳小血管痉挛可以导致内耳及内淋巴囊微循环障碍，引起组织缺氧、代谢紊乱，内淋巴渗透压增高，外淋巴及血液中的液体移入，造成膜迷路积水。

【临床表现】

典型临床表现包括发作性眩晕，波动性、渐进性听力下降，耳鸣以及耳胀满感。

1. 症状

（1）眩晕：突发旋转性眩晕，患者感觉自身或周围物体沿一定方向及平面旋转，或感摇晃、升降或漂浮。常伴恶心、呕吐、面色苍白、出冷汗、脉搏迟缓、血压下降等自主神经症状。睁眼转头时加剧，闭目静卧时减轻。患者神志清醒。眩晕持续时间短暂，数十分钟或数小时转入缓解期，持续超过24小时者较少见。眩晕常反复发作，复发次数越多，持续时间越长，间歇期越短。

（2）听力下降：初期可无自觉耳聋，多次发作后始感明显。一般为单侧，发作期加重，间歇期减轻，呈波动性听力下降。听力丧失的程度随发作次数的增加而加重，但极少全聋。

(3) 耳鸣：多出现在眩晕发作之前。初为持续性低调吹风声或流水声，后转为高音调蝉鸣声或汽笛声。耳鸣在眩晕发作时加剧，间歇期自然缓解，但常不消失。

(4) 耳胀满感：发作期患耳内或头部有胀满、沉重感，有时感耳周灼痛。

2．检查

(1) 耳镜检查：鼓膜正常。鼓室导抗图正常。咽鼓管功能良好。

(2) 前庭功能检查：冷热试验正常或异常，有优势偏向。镫骨足板与膨胀的球囊粘连时，增减外耳道气压时诱发眩晕与眼震，称 Henenbert 征（Henenbert sign）阳性。

(3) 听力检查：呈感音神经性聋表现，纯音听力图早期为上升型，晚期可呈平坦型或下降型。阈上功能检查有重振现象，音衰试验正常。耳蜗电图 -SP 增大、SP-AP 复合波增宽，-SP/AP 比值增加（-SP/AP > 0.4），AP 的振幅 - 声强函数曲线异常陡峭。

(4) 脱水剂试验：通过减少异常增加的内淋巴而检测听觉功能的变化，协助诊断。听力损害轻微或重度无波动者，结果可能为阴性。服用甘油后耳蜗电图中 -SP 幅值减小、耳声发射从无到有，均可作为阳性结果的客观依据。

(5) 影像学检查：颞骨 CT，偶显示前庭导水管周围气化差，导水管短而直。膜迷路 MRI 成像，部分患者可显示前庭导水管变直、变细。

【诊断与鉴别诊断】

梅尼埃病诊断主要依靠详实的病史、全面的检查和仔细的鉴别诊断，在排除其他可引起眩晕的疾病后做出临床诊断。中华医学会耳鼻咽喉科学分会及《中华耳鼻咽喉科杂志》编委会于 2006 年制定出梅尼埃病的诊断依据：

1．诊断依据

(1) 发作性旋转性眩晕 2 次或 2 次以上，每次持续 20 分钟至数小时。常伴自主神经功能紊乱和平衡障碍。无意识丧失。

(2) 波动性听力损失，早期多为低频听力损失，随病情进展听力损失逐渐加重。至少两次纯音测听为感音神经性听力损失，可出现听觉重振现象。伴有耳鸣和（或）耳胀满感。

(3) 排除其他疾病引起的眩晕，如良性阵发性位置性眩晕、迷路炎、前庭神经元炎、药物中毒性眩晕、突发性聋、椎基底动脉供血不足和颅内占位性病变等。

> 考点：梅尼埃病的诊断依据。

2．可疑诊断（梅尼埃病待诊）

(1) 仅有 1 次眩晕发作，纯音测听为感音神经性听力损失，伴有耳鸣和耳胀满感。

(2) 发作性眩晕 2 次或 2 次以上，每次持续 20 分钟至数小时。听力正常，不伴有耳鸣和耳胀满感。

(3) 波动性低频感音神经性听力损失。可出现重振现象。无明显眩晕发作。符合以上任何一条为可疑诊断。

对于可疑诊断者根据条件可进一步行甘油试验、耳蜗电图、耳声发射及前庭功能检查。

3．鉴别诊断　常见周围性眩晕疾病鉴别如下：

(1) 良性阵发性位置性眩晕：系特定头位诱发的短暂（数秒钟）阵发性眩晕，伴有眼震。由于无耳蜗症状而易与梅尼埃病相鉴别。

(2) 前庭神经元炎：可能因病毒感染所致。临床上以突发眩晕，向健侧的自发性眼震，恶心、呕吐为特征。前庭功能减弱而无耳鸣和耳聋。数天后症状逐渐缓解，但可转变为持续数月的位置性眩晕。痊愈后极少复发。无耳蜗症状是与梅尼埃病的主要鉴别点。

(3) 突发性聋：约半数突发性聋患者伴眩晕，但极少反复发作。听力损失快而重，以高频

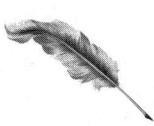

为主，无波动。

【治疗】

目前多采用保守治疗和手术治疗。

1．保守治疗

（1）一般治疗：发作期应卧床休息、低盐饮食和心理精神治疗等。

（2）对症治疗药物：前庭神经抑制剂，如地西泮、地芬尼，仅在急性发作期使用。还可使用抗胆碱能药如山莨菪碱和东莨菪碱，血管扩张药及钙离子拮抗剂如氟桂利嗪、尼莫地平等，利尿脱水药如氯噻酮、70%硝酸异山梨醇等。依他尼酸和呋塞米等因有耳毒性而不宜采用。

2．中耳压力治疗　通过鼓膜通气管将低频、低振幅压力脉冲传输到鼓室并作用于圆窗，从而产生外淋巴液的位移运动，引起内淋巴液向内淋巴管、内淋巴囊的纵流和吸收以及局部环流和吸收，减少内淋巴液，改善膜迷路积水；同时使内耳淋巴液动态平衡，达到治疗梅尼埃病的目的。

3．手术治疗　凡眩晕发作频繁、剧烈，长期治疗无效，耳鸣且耳聋严重者，可考虑手术治疗。手术方法较多，宜先选用破坏性较小又能保存听力的术式。听力保存手术分两个亚类。前庭功能保存类：①内淋巴囊减压术；②内淋巴分流术等。前庭功能破坏类：①经过电凝、冷冻或超声破坏前庭或半规管的膜迷路；②化学药物前庭破坏术；③各种进路的前庭神经切除术等。非听力保存手术：即迷路切除术。

4．前庭康复迷路切除的患者具有进行前庭康复治疗的良好适应证。

二、良性阵发性位置性眩晕

案例 2-3-4

患者女性，56 岁，阵发性眩晕 3 天，起床及左侧卧位易发作，伴视物旋转，每次发作持续 5～10 秒钟，静卧可缓解，发作时意识清醒，耳内镜检查左侧外耳道正常，鼓膜完整，标志清晰，纯音测听无明显听力下降。

初步诊断：良性阵发性位置性眩晕

问题：

1．该疾病如何明确诊断？

2．明确诊断后该如何治疗？

良性阵发性位置性眩晕（benign paroxysmal positional vertigo，BPPV）俗称耳石症，是指头部运动到某一特定位置时诱发的短暂的眩晕，是一种具有自限性的周围性前庭疾病。眩晕患者中，BPPV 占 17%～22%，是最常见的周围性眩晕疾病之一。男女比例约 1∶2，发病年龄多在 40～50 岁。

【病因】

BPPV 的确切病因还不清楚，半数患者与头部外伤、病毒性神经炎、椎基底动脉短暂缺血、内耳血液循环障碍，以及耳部其他疾病如中耳乳突炎症、耳部手术后等有关。

【发病机制】

有关 BPPV 的发病机制有耳石移位活动学说、重力崎顶学说、管结石症学说等。①崎顶结石症学说：认为变性脱落的耳石碎片沉积在后半规管的壶腹崎终顶内；②管结石症学说：认为耳石碎片自由漂浮于半规管腔内；③两种学说：主要区别在于耳石沉积的部位是黏附在崎顶还是漂浮于半规管腔内，如有大量耳石微粒，则可能同时发生。

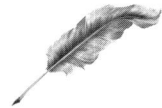

【分类】

最常见以下四种类型：①后半规管良性阵发性位置性眩晕（PC-BPPV）；②前半规管良性阵发性位置性眩晕（SC-BPPV）；③外半规管良性阵发性位置性眩晕（HCBPPV）；④混合型良性阵发性位置性眩晕（MC-BPPV）。

【临床表现】

1．症状　患者因头位改变，如突然坐位躺下、躺卧位至坐位、抬头、低头、翻身等，突然出现强烈旋转性眩晕，常不超过60秒，可伴恶心、呕吐等自主神经症状。眼震是本病主要体征。改变出现眩晕的头位后，眩晕会逐渐减轻或消失，但可有较长时间的头重脚轻、漂浮感及不稳定感。本病可呈周期性发作，间歇期长短不一。

2．检查

（1）变位试验

1）Dix-Hallpike试验：本试验是BPPV诊断中最常用的检查方法：①患者坐于检查床上，直视前方，检查者位于患者侧方，双手固定其头部，向右侧扭转45°；②让患者迅速躺下，头向后仰15°～30°，注意观察有无眩晕及眼震；③保持头位，恢复坐位，再次观察有无眩晕及眼震；④休息5分钟后检查对侧（图2-3-10），结果判定：诱发出旋转和上跳性眼震的一侧判定为患侧。

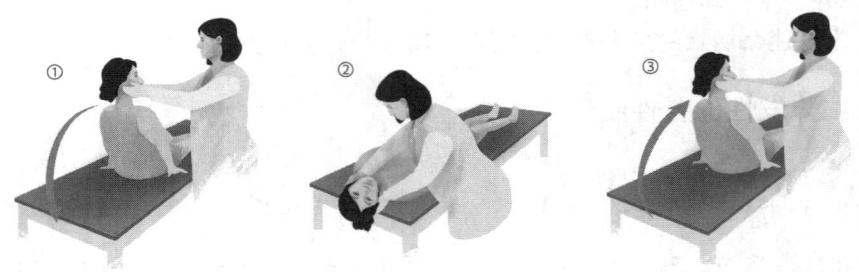

图2-3-10　Dix-Hallpike试验

2）滚转试验（roll maneuver）：是诊断水平半规管BPPV的经典方法。患位仰卧位，检查者将患者头部分次快速向左、右两侧旋转90°，观察眼震及眩晕情况（图2-3-11）。眼震表现为水平向地（或水平离地）眼震。

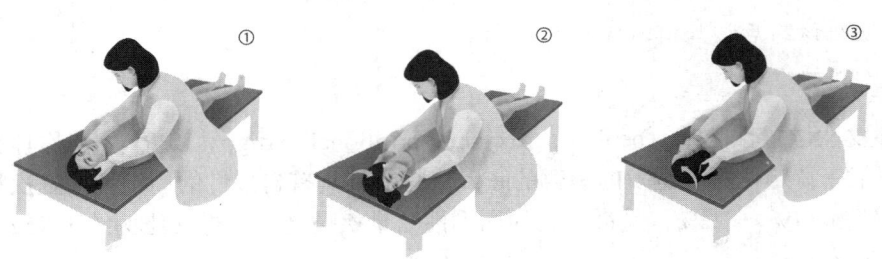

图2-3-11　滚转试验

3）侧卧试验（side lying maneuver）：用于检查前半规管。患者坐于检查床上，按以下姿势变位：坐位-右侧卧位，头左转45°（第一头位）-坐位（第二头位）-左侧卧位，头右转45°（次第一头位）-坐位（次第二头位）。每个体位持续40秒。试验在第一头位时检查上方耳的前垂直半规管和向下耳的后垂直半规管，原理同Dix-Hallpike试验。

（2）听力学检查：一般无听力学异常改变，如继发于耳科疾病，可出现听力异常。

（3）其他：前庭功能检查、头部CT和MRI检查主要用于鉴别诊断或病因诊断。

【诊断】

我国于 2006 年制定了 BPPV 的诊断依据：

1. 有头部运动到某一特定位置出现短暂眩晕的病史。
2. 变位性眼震试验显示上述眼震特点，且具有短潜伏期（＜ 30 秒）和疲劳性。

【治疗】

绝大多数患者采用保守疗法，少数顽固性 BPPV 可进行手术治疗。

1. 药物治疗　血管扩张剂、神经营养剂、抗眩晕药及抗胆碱药。
2. 手法复位　是最主要和有效的方法，目的是让耳石顺着解剖通道回到椭圆囊内。常用的治疗方法有管石解脱法、半规管耳石复位法、Barbecue 翻滚法三种。
3. 前庭康复训练　对合并有前庭功能障碍者的一种重要方法，可以补偿患者的平衡感。
4. 外科治疗　一般不需要手术治疗。保守治疗无效，反复发作，生活、工作受到严重影响的患者可考虑手术治疗。目前常用的治疗方式有后壶腹神经切断术和前庭神经切断术、半规管阻塞术等。

第四节　耳　聋

一、概述

耳聋指人耳听觉功能不同程度的损失。听觉是人类获取外部信息的重要渠道之一，在言语形成中起着接受语声刺激、进行模仿以及监测和校正自身发声的双重作用，在生活与生产活动中具有不可替代的作用。耳聋不仅阻碍患者学习和社交，还伴有精神心理创伤。

据世界卫生组织（WHO）统计，全世界约有 4.5 亿听力残疾人。我国的调查结果显示：听力残疾人口已达到 2780 万，居我国五类残疾人之首。大部分耳聋患者因各种原因未能及时诊治，我国的防聋和治聋问题任重道远。

【分级】

耳聋分级以单耳听力损失为准，分为五级：①轻度耳聋：听低声谈话有困难，语频平均听阈 26～40dB；②中度耳聋：听一般谈话有困难，语频平均听阈 41～55dB；③中重度耳聋：要大声说话才能听清，语频平均听阈 56～70dB；④重度耳聋：需要在耳旁大声说话才能听到，语频平均听阈 71～90dB；⑤极度耳聋：在耳旁大声呼唤都听不清，语频平均听阈＞ 90dB（表 2-3-2）。

表 2-3-2　中国听力"残疾标准"（1986）与国际标准（1980）对照表

国际标准（1980）			我国标准（1986）		
	听力损失程度	等级		类别	等级
≤ 25	轻度聋	A			
26～40	轻度听力损失	B			
41～55	中度听力损失	C	重听	2级重听	中度聋
56～70	中重度听力损失	D		1级重听	中重度聋
71～90	重度听力损失	E	聋	2级聋	重度聋
＞ 90	极度听力损失	F		1级聋	极度聋

注：①聋与重听均指双耳，若两耳听力损失程度不同，则以听力损失较轻的一耳为准。②如一耳听力≤ 40dB，另一耳听力损失虽严重，亦不属听力残疾。

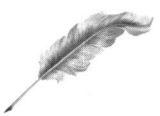

【分类】

1. 按发病时间分类　①分为先天性聋和后天性聋；②分为语前聋和语后聋。先天性聋按病因不同可分为遗传性聋和非遗传性聋两类。

2. 按病变性质和部位分类　分为器质性聋和功能性聋两大类。器质性聋可按病变部位分为传导性聋、感音神经性聋和混合聋三种。感音神经性聋可分为感音性聋（又称耳蜗性聋）和神经性聋（又称蜗后性聋）。功能性聋无明显器质性变化，又称精神性聋或癔症性聋。

【诊断】

1. 病史　详细询问病史，耳聋、耳鸣和眩晕是耳科疾病的常见症状，常伴随出现。

2. 查体　包括必要的全身查体和专科查体。注意器官-结构-功能和症状的关联性。

3. 听力学检查　包括纯音测听、声导抗测试、耳声发射、听觉脑干诱发电位检查（ABR）等。

4. 前庭功能检查和咽鼓管功能检查。

5. 影像学检查　包括颞骨CT和MRI。

【治疗】

1. 传导性聋　包括耳整形外科和听觉重建。适应证包括先天性耳畸形（包括小耳畸形、外耳道闭锁及中耳畸形）慢性化脓性中耳炎。

2. 感音神经性聋　主要应用听力辅助装置，包括助听器、人工听骨、人工耳蜗植入装置等。助听器有气导式、骨导式和振动式助听器。人工耳蜗植入术已成为双耳极重度感音神经性聋听觉康复的有效手段。听觉脑干植入适用于双侧听神经瘤、听神经发育不全病例。

二、突发性聋

案例2-3-5

患者，女性，45岁，1天前无明显诱因出现右耳闷胀感，听力下降，无耳鸣及眩晕，无耳溢液，耳内镜观察外耳道通畅，鼓膜完整无内陷，标志清晰，鼓室内无明显积液，纯音测听示右耳感音神经性听力下降。

初步诊断：突发性聋（右）

问题：

1. 该疾病如何确诊？

2. 该疾病的治疗原则是什么？

突发性耳聋指在72小时内突然发生、原因不明的感音神经性听力损失，至少在相连的2个频率下降20dB以上。年发病率为（5~20）/10万，无明显性别差异，任何年龄都可能患病，但高峰患病年龄为50~60岁，近年来有年轻化趋势。

【病因】

1. 病毒感染　临床上1/5~1/3的患者在发病前1个月内有上呼吸道感染史。致病病毒种类甚多，其中腮腺炎病毒是最重要的致病因素。

2. 供血障碍　内耳血管功能障碍与突发性聋关系密切。迷路动脉为终末动脉，痉挛、硬化或栓塞可以引起突发性聋。

【临床表现】

1. 听力下降　听力可在数分钟或数小时内下降至最低点，少数听力下降较为缓慢，在3天内方达到最低点。听力损失为感音神经性。

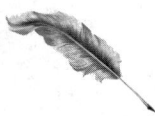

2. 耳鸣　可为首发症状。突然发生，音调很高，同时或相继出现听力迅速下降。
3. 眩晕　约半数患者在听力下降前或听力下降后出现眩晕。
4. 其他症状　部分患者有患耳堵塞、压迫感，或耳周麻木、沉重感。

> 考点：突发性耳聋的诊断依据。

【治疗】
1. 一般治疗　注意休息，适当镇静，积极治疗相关疾病，如高血压、糖尿病等。
2. 给予改善微循环药物、糖皮质激素类药物、神经营养类药物、降低血液黏稠度和抗凝药物。给予吸氧治疗。

三、药物性聋

某些药物应用过程中或应用以后发生的感音神经性聋。常见耳毒性药物有氨基糖苷类抗生素（链霉素、卡那霉素、新霉素、庆大霉素、小诺霉素、阿霉素等）、非氨基糖苷类抗生素（万古霉素、多黏菌素B等）、抗肿瘤药（长春新碱、2-硝基咪唑、顺铂等）、水杨酸盐类、利尿剂（依他尼酸、呋塞米等）、抗疟药（奎宁、卡铂、氯喹）。此外，铅、磷、砷、苯、一氧化碳、四氯化碳、酒精中毒、烟草中毒等亦可损害听觉系统。

【发病机制】
尚不明确，不同药物及化学物质选择性损伤内耳或听觉通路的机制不同，与用药剂量、用药时间及途径、遗传、个体差异等有关。一般认为药物直接作用于毛细胞膜结构，与膜蛋白和磷脂类蛋白结合，破坏线粒体DNA结构等。化学物质中毒致聋机制各不相同，受损部位多为听觉神经通路。

【临床表现】
1. 双耳听力受损，常伴耳鸣、眩晕。
2. 早期听力曲线为下降型，之后为平坦型，有重振现象。

【治疗】
1. 预防为主，对孕妇、婴幼儿、肾病患者、噪声工作环境的人慎用一切耳毒性药物。应早期诊断、早期治疗。
2. 治疗原则　停用耳毒性药物，促进药物从内耳排出，应用改善微循环、营养神经及毛细胞代谢的药物。听力不能恢复者可选配助听器或人工耳蜗植入。

四、老年性聋

老年性聋是随年龄增长发生的听觉系统退行性改变引起的听力损失。发病机制不清楚。
出现年龄和发展速度因人而异。临床特点为同时或先后发生的双侧听觉障碍，多逐渐发生，两侧耳聋程度可相似，或可不一致。早期以高频听力损失为主，缓慢累及中频和低频，可伴高调持续耳鸣。
治疗包括配戴助听器、人工耳蜗植入，改善交流能力，提高生活质量。

第五节　耳外伤

一、耳廓外伤

耳廓暴露于头颅两侧，易遭受各种外伤，包括机械性损伤（挫伤、撕裂伤）、物理伤（冻

伤、烧伤）及化学伤等，以机械性损伤常见。耳廓皮下组织少，血液循环差，外伤后继发感染引起软骨坏死，导致耳廓畸形。

【临床表现】

1. 挫伤　轻者，仅感局部微痛，轻度红肿，软骨与软骨膜之间无渗血，组织损伤不显著，一般多可自愈。重者，耳廓受伤处常形成血肿，血积于软骨膜下或皮下，呈半圆形紫红色，局部胀痛明显。

2. 撕裂伤　轻者受伤耳廓仅为一裂口，重者有组织缺损，甚至部分或全部撕脱断离。

【治疗】

耳廓血肿较大者，应及早抽出积血，加压包扎48小时，必要时可再次抽吸；大面积者应及早行手术切开，清除积血，应用抗生素预防感染。

撕裂伤应及时清创缝合，尽量保留皮肤及软骨。对位准确后用小细针线缝合，轻松包扎，术后应用抗生素如头孢霉素、青霉素类以防感染。如有组织缺损，适当行耳廓成形术，应用抗生素预防感染。

二、鼓膜外伤

常见原因有：①直接外伤：如外耳道异物或挖耳、冲洗外耳道耵聍等医源性损伤，颞骨骨折累及中耳者，也可引起鼓膜外伤。②间接外伤：多发生于空气压力急剧改变之时，如炮震、爆炸、掌击耳部等。

【临床表现】

鼓膜损伤后立即出现耳痛、耳闷、耳聋、耳鸣、耳内出血等。气压伤可致内耳损伤，出现眩晕、恶心、呕吐和混合性聋。外耳道可有血迹或血痂，鼓膜多呈不规则形或裂隙状穿孔，边缘锐利，上皮卷曲，穿孔边缘可见少量血迹。若出血量多或有水样液流出，提示有颞骨骨折或颅底骨折所致脑脊液耳漏。听力学检查显示耳聋呈轻中度传导性耳聋，合并内耳损伤时呈混合性耳聋。

【治疗】

保持外耳道清洁和干燥，禁用外耳道冲洗或滴药，预防中耳感染。绝大多数穿孔可于3～4周内自愈。较大而经久不愈的穿孔可行鼓膜修补术。

三、颞骨骨折

多因车祸、坠落、头部撞击引起，可伴有不同程度的颅内或胸、腹部等组织和器官损伤，约1/3的颅底骨折侵及颞骨岩部。根据骨折线与颞骨岩部长轴的关系，将颞骨骨折分为纵行骨折、横行骨折、混合型骨折和岩尖骨折四种类型（图2-3-12）。

【临床表现】

1. 纵行骨折　最常见，占70%～80%，20%可两侧同时发生。偶可累及颞颌关节。骨折线与岩部长轴平行，常起自颞骨鳞部，通过外耳道后上壁、鼓室天盖，沿颈动脉管到颅中窝底的棘孔或破裂孔附近。骨折线多从骨迷路前方或外侧穿过，极少伤及内耳。常伴有外耳道和中耳结构受损，表现为耳出血、传导性聋或混合性聋，偶有低频耳鸣。约20%的病例发生面瘫，多可恢复。

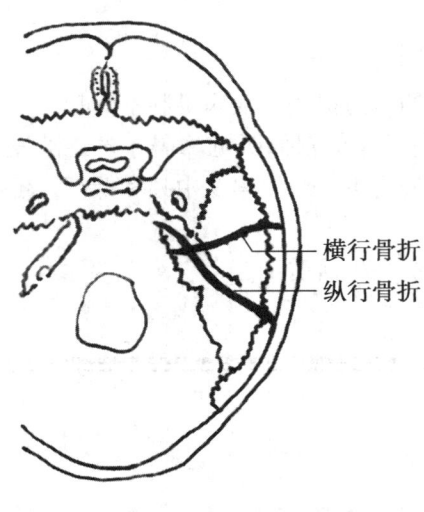

图 2-3-12　颞骨骨折

> 考点：颞骨骨折最常见的类型。

2．横行骨折　较少见，占15%～20%。骨折线与岩骨长轴垂直，常起自颅后窝的枕骨大孔，横过岩锥到颅中窝。有的经过舌下神经孔及岩部的管孔（如颈静脉孔），个别可经内耳道和迷路到破裂孔或棘孔附近。骨折线可通过内耳道或骨迷路，常有耳蜗、前庭及面神经受损症状，如感音性聋、眩晕、自发性眼震、面瘫和血鼓室等。面瘫发生率约占50%，且不易恢复。

3．混合型骨折　少见，常由于颅骨多发性骨折，可同时发生颞骨纵行与横行骨折，引起鼓室、迷路骨折，出现中耳与内耳症状。

4．岩尖骨折　很少见，可损伤第Ⅱ～Ⅵ脑神经，发生视力减退、睑裂变小、上睑下垂、瞳孔散大、眼球运动障碍、复视、斜视等眼部表现以及三叉神经痛或面部感觉障碍。岩尖骨折可损伤颈内动脉，导致致命性大出血。

上述各型颞骨骨折可同时伴有脑膜损伤，发生脑脊液漏。脑脊液经破裂的鼓膜从外耳道流出称脑脊液耳漏；如鼓膜完整，脑脊液经咽鼓管从鼻部流出称脑脊液鼻漏；如脑脊液同时从外耳道、鼻腔流出，称脑脊液耳鼻漏。此外，在发生颞骨骨折时往往伴有不同程度的颅脑外伤（脑挫伤、脑水肿、颅内出血）等神经系统症状，严重者可出现昏迷、休克等。病情许可时，可行颅底影像学检查。

【治疗】

1．颞骨骨折常发生于颅脑外伤，应与神经外科医生协作，共同抢救患者。首先应注意危及生命的主要问题，保持呼吸道通畅，必要时应行气管切开术；控制出血，及时补液或输血，以防止失血性休克，维持循环系统的正常功能。

2．应用抗生素等预防感染，注意耳部消毒。若患者全身情况允许，应在严格无菌操作下清除外耳道积血或污物。若有脑脊液耳漏，不可做外耳道填塞，仅于外耳道口放置消毒棉球。如有可能，患者宜取坐位或半坐位，以降低脑脊液的压力，适当限制入水量。多数脑脊液漏可自行停止。如超过2～3周仍未停止，可行手术修补，以控制脑脊液漏。

3．对于颞骨横行骨折引起的周围性面瘫，手术减压越早越好。鼓膜穿孔、听骨断离、传导性聋或面神经麻痹等症状者，可于后期行鼓室成形术或面神经手术。

第六节　耳部肿瘤

耳部肿瘤发病率较低，按发病部位分为外耳肿瘤、中耳肿瘤和内耳肿瘤。按病理类型分为瘤样病变、良性肿瘤和恶性肿瘤。良性肿瘤以乳头状瘤最常见，恶性肿瘤以鳞状细胞癌常见。原发于外耳道者多属良性，原发于中耳者多数恶性。

一、外耳良性肿瘤

（一）外耳道乳头状瘤

乳头状瘤好发于青壮年男性，是外耳道最常见良性肿瘤之一。常见病因为外耳道炎症、反复挖耳等造成的人乳头瘤病毒感染。早期症状为挖耳时易出血，随肿瘤长大，可有耳痒、阻塞感或听力减退。检查可见外耳道有单发或多发、桑椹样肿物，无蒂或有蒂，灰白色或棕黄色，继发感染呈棕褐色。

应尽早行手术治疗。可在局麻下应用YAG激光、液氮冷冻切除或用刮匙刮除肿瘤组织。累及中耳乳突者应行乳突根治术。癌变者应行乳突扩大根治术或邻骨部分切除术，术后放疗。

（二）血管瘤

多见于耳廓。毛细血管瘤由毛细血管网组成，扁平，色如红葡萄酒或似蜘蛛痣状，皮温高。海绵状血管瘤又名草莓瘤，毛细血管排列紊乱，为含血内皮腔隆起肿物，表面呈结节状，微红或紫红色，有搏动。蔓状血管瘤可使耳廓变形、增大，局部温度高，有搏动，可蔓延至头皮。

治疗包括冷冻、放射、激光、局部注射硬化剂（如5%鱼肝油酸钠、平阳霉素等）。局限性血管瘤，局部切除并植皮；有动静脉瘘的血管瘤，行手术切除。

（三）囊肿

多见于耳廓。皮脂腺囊肿（cyst）最常见，好发于耳垂背面、乳突或外耳道软骨后下方。囊肿内衬上皮，柔软、张力不大。耳前囊肿（或瘘管）属先天性，表现为耳轮脚前方皮肤瘘口。瘘口内有分支管道循入耳轮脚和耳屏之间。管道常呈囊性扩大，易感染。

感染期抗感染治疗，控制感染后手术切除。

（四）耵聍腺瘤

好发于外耳道软骨部，常见腺瘤和混合瘤。生长缓慢，肿瘤较大时阻塞外耳道可引起听力障碍。耳部检查可见外耳道后下方局限性隆起，表面皮肤正常，无压痛，质韧。X线检查显示外耳道骨质无破坏。易恶变，应做手术彻底摘除。

二、中耳癌

中耳癌（carcinoma of middle ear）占全身肿瘤的0.06%，耳部肿瘤的1.5%。中耳癌以鳞状上皮癌最多见，40～60岁为好发年龄。约80%的中耳癌患者有长期、慢性化脓性中耳炎病史，故认为其发生可能与炎症有关。中耳乳头状瘤亦可发生癌变。外耳道癌可以侵犯中耳、乳突腔，但临床上不易分辨原发部位。

早期疼痛不明显，晚期可出现耳痛，夜间疼痛尤甚，表现为耳部刺痛或跳痛，可向耳后及咽部放射。外耳道自发性出血或挖耳后出血，慢性化脓性中耳炎伴有血性分泌物时应考虑中耳癌的可能。多数患者表现为传导性聋。肿瘤侵犯面神经可出现周围性面神经麻痹。晚期侵犯到颞颌关节或翼肌，可造成张口困难。内耳受到侵犯时可出现眩晕。第Ⅵ、Ⅸ、Ⅹ、Ⅺ、Ⅻ脑神经也可受累出现相应症状。检查可见外耳道或中耳腔新生物，多有鼓膜穿孔，新生物触之易出血。

影像学检查：CT表现为中耳或乳突腔不规则软组织影，大面积、不规则骨质破坏。MRI：中耳癌的组织含水量与脑组织相仿，其信号与脑组织近似。外耳道或中耳肉芽摘除后做病理检查可以明确诊断，但取材需慎重，防止误伤面神经。

【治疗】

早期多采用先手术、后放疗，对晚期患者则采用先放疗缩小病灶，再进行手术切除等综合治疗。手术方式包括乳突切除术、颞骨次全切除术和颞骨全切除术。化疗仅作为手术和放射治疗的辅助方法。

● 自测题 ●

一、选择题

1. 颞骨骨折最常见的类型是
   A．混合型骨折
   B．横行骨折
   C．纵行骨折
   D．开放型骨折
   E．岩尖骨折

2. 分泌性中耳炎可出现的临床表现是
   A．神经性耳聋

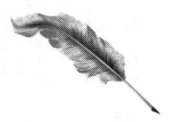

B．鼓膜无充血
C．自听增强
D．耳流脓
E．鼓膜穿孔
3．急性化脓性中耳炎未穿孔前首选下列的滴耳药物是
A．2% 酚甘油
B．1% 丁卡因溶液
C．0.5% 链霉素
D．复方新霉素
E．3% 过氧化氢溶液
4．梅尼埃病耳镜检查可以出现
A．鼓膜穿孔
B．鼓膜正常
C．鼓膜内陷
D．鼓膜外突
E．鼓膜充血
5．突发性耳聋治疗首选
A．肾上腺糖皮质激素
B．改善血液循环
C．高压氧治疗
D．溶栓
E．营养神经

二、名词解释

中耳胆脂瘤

三、问答题

1．慢性化脓性中耳炎的临床特点有哪些？
2．突发性耳聋的诊断依据是什么？

（王维亚）

第四章 鼻部疾病

第四章数字资源

思政之光

学习目标

通过本章内容的学习，学生应能：

识记：
1. 说出急、慢性鼻-鼻窦炎的病因、临床表现、诊断与治疗原则。
2. 描述变应性鼻炎的发病机制、临床表现、诊断与治疗原则。
3. 说出鼻出血的病因及治疗。

理解：
1. 解释鼻前庭炎的诊断与治疗、鼻疖的并发症及治疗原则。急性鼻炎的病因、并发症及治疗原则。鼻真菌病的分类、临床表现及治疗原则。
2. 解释鼻息肉的定义、临床表现、鉴别诊断和治疗原则。鼻中隔偏曲的临床表现和治疗原则。鼻骨骨折的诊断及治疗原则。鼻前庭囊肿、鼻窦囊肿、鼻腔内翻性乳头状瘤、鼻腔鼻窦恶性肿瘤的临床表现。

运用：
具有对鼻部疾病诊断和制订治疗计划的能力；具有和患者沟通交流及进行健康教育的能力，培养预防疾病、驱除病痛的职业责任。

第一节 外鼻及鼻前庭疾病

案例 2-4-1

患者刘某，男性，20岁。6天前患者左侧前鼻孔处出现一局限性红肿包块，伴有明显疼痛。2天前患者自行挤压包块，流出少量脓液。1天前患者出现头痛、畏寒、高热，并有视力下降，患处红肿范围扩大，遂来就诊。

问题：
1. 患者目前可能的诊断是什么？
2. 如何与患者沟通治疗配合要求？

一、鼻前庭炎

鼻前庭炎（vestibulitis of nose）是鼻前庭皮肤的急性或慢性弥漫性炎症。急、慢性鼻炎和鼻窦炎、变应性鼻炎的鼻腔分泌物刺激，挖鼻和拔鼻毛，长期在粉尘（如水泥、石棉、皮毛、烟草等）环境中工作，易诱发或加重本病。糖尿病患者容易发生。

【临床表现】

急性鼻前庭炎表现为局部疼痛，皮肤红肿、触痛，重者皮肤糜烂，表面覆有薄痂，甚者可扩展至上唇皮肤。慢性鼻前庭炎表现为鼻痒、干燥、灼热、异物感，有触痛，局部皮肤增厚、结痂或皲裂，鼻毛稀少。

【治疗】

1．病因治疗　积极治疗鼻部原发性疾病如鼻炎、鼻窦炎等，避免有害粉尘刺激，改正不良生活习惯，提高机体免疫力。

2．急性期　局部用温生理盐水清洗，给予硼酸溶液湿敷或红外线理疗，外用抗生素软膏，全身酌情使用抗生素。

3．慢性期　3%过氧化氢溶液清除痂皮和脓液，外用抗生素软膏；渗出物较多者，用10%氧化锌软膏涂擦；有皲裂或糜烂者，用10%硝酸银烧灼后，再以抗生素软膏涂擦。

二、鼻疖

鼻疖（furuncle of nose）是鼻部毛囊、皮脂腺或汗腺的急性化脓性炎症，常发生于鼻前庭、鼻尖和鼻翼处。多因挖鼻、拔鼻毛等造成局部皮肤损伤，继发金黄色葡萄球菌感染所致，也可继发于鼻前庭炎。糖尿病患者或抵抗力低弱者易患本病。

【临床表现】

局部红肿，剧烈胀痛或跳痛，可伴有低热和全身不适。局部丘状隆起、充血、发硬，有明显触痛，多在一周内疖肿成熟后溃破出脓，症状随之减轻。严重者可出现同侧上唇、面部、下睑等眼睑红肿热痛等，伴畏寒、发热、头痛等全身症状，可引起海绵窦血栓性静脉炎，甚至危及生命。

> 考点：鼻疖可引起海绵窦血栓性静脉炎，严重者可危及生命。

【治疗】

1．控制感染，预防颅内并发症。

2．疖肿未成熟者，局部湿热敷和理疗，促使炎症消退；10%鱼石脂甘油或抗生素软膏外敷，促其成熟破溃，全身应用足量抗生素。严禁挤压疖肿，疖未成熟时忌做切开引流。

3．疖肿已成熟者，给予引流，或促其破溃排脓。已破溃者，局部清洁消毒，促其快速愈合。

4．并发海绵窦血栓性静脉炎者全身应用足量抗生素，及时请眼科和神经科医师协助治疗。

第二节　鼻腔炎性疾病

一、急性鼻炎

急性鼻炎（acute rhinitis）是一种常见的鼻腔黏膜急性炎症，俗称"伤风"或"感冒"，以冬季和季节交替时多发，具传染性。

【病因】

病毒感染所致，可继发细菌感染。以鼻病毒最常见，其次为副流感病毒、腺病毒、冠状病毒、柯萨奇病毒、黏液及副黏液病毒等。传播途径为飞沫传播。常见诱因有：①受凉、过度疲

劳、营养不良、烟酒过度以及其他全身慢性疾病；②鼻中隔偏曲、慢性鼻炎等鼻腔慢性疾病、鼻窦炎等鼻窦慢性疾病、慢性扁桃体炎、腺样体肥大等。

> 考点：急性鼻炎以鼻病毒引起者最为常见，其次为副流感病毒、腺病毒、冠状病毒、柯萨奇病毒、黏液及副黏液病毒等。

【临床表现】

潜伏期1～3天，自然病程1周左右。

1. 前驱期　数小时或1～2天。出现鼻腔干燥、鼻痒、刺激感、异物感或烧灼感（急性鼻交感刺激综合征），鼻黏膜充血，分泌物少。

2. 卡他期　出现鼻塞、流清水样鼻涕、嗅觉减退和闭塞性鼻音，儿童可发生鼻出血。鼻黏膜弥漫性充血、肿胀，总鼻道或鼻腔底充满水样或黏液性分泌物。合并细菌感染时，鼻涕为脓性。如无并发症，7～10天后痊愈。

全身症状轻重不一，大多有全身不适、乏力、厌食、发热（37～38℃）、头胀和头痛。儿童全身症状较重，可有发热、倦怠，甚至高热、惊厥。常伴有较明显的消化道症状，如呕吐、腹泻等。

【并发症】

1. 急性鼻窦炎　由于鼻腔黏膜与鼻窦黏膜相延续，炎症经鼻窦自然窦口向窦腔蔓延，其中以上颌窦及筛窦多见。

2. 急性中耳炎　炎症通过咽鼓管上传至鼓室，可导致急性中耳炎。

3. 急性咽炎、喉炎、气管炎　炎症向下蔓延可引起咽、喉、气管及支气管等部位的炎症，小儿或老年患者可合并肺炎。

【鉴别诊断】

1. 变应性鼻炎　常被误诊为急性鼻炎，无发热等全身症状。本病阵发性连续打喷嚏，流清水样鼻涕，检查可见鼻腔黏膜苍白、水肿。鼻腔分泌物细胞学检查、激发实验及特异性IgE抗体测定等有助于鉴别。

2. 流行性感冒　传染性强，短期内在接触人群中发病率高，全身症状重，如寒战、高热、全身关节及肌肉酸痛等。

3. 急性呼吸道传染病　急性鼻炎常为其前驱症状，如麻疹、猩红热、百日咳等，但其全身症状较重，如高热、寒战、全身肌肉酸痛等。

【治疗】

以支持疗法和对症治疗为主，预防并发症。

1. 全身治疗　注意休息，多饮热水，清淡饮食。可应用解热镇痛药减轻症状。适当应用抗病毒药物。合并细菌感染者可使用抗生素治疗。

2. 局部治疗　①血管收缩剂滴鼻以减轻鼻塞症状，如1%麻黄素溶液；②α干扰素鼻部应用虽可减少鼻病毒的复制，但作用有限；③针刺迎香穴或局部按摩、热敷也可减轻症状。

3. 提倡正确的擤鼻方法，即压紧一侧鼻翼，轻轻擤出对侧鼻腔的鼻涕。切忌捏紧两侧鼻孔用力擤鼻，以防脓涕被压入鼻窦或咽鼓管，引起鼻窦炎或化脓性中耳炎。

案例 2-4-2

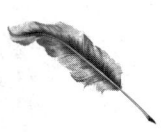

患者王某，女性，36岁。左侧鼻腔持续性鼻塞伴嗅觉减退5年，前鼻镜检查见左下鼻甲色暗红，表面凹凸不平呈桑椹样改变，探针触之弹性明显减退，对1%的麻黄素反

应不敏感。

问题：
1. 患者目前可能的诊断是什么？
2. 试说出其治疗原则是什么？

二、慢性鼻炎

慢性鼻炎（chronic rhinitis）是鼻腔黏膜和黏膜下层的慢性炎症性疾病。以鼻塞、流涕为主要表现、无明确致病微生物感染、病程持续数月以上或反复发作为特点。分为慢性单纯性鼻炎和慢性肥厚性鼻炎两类。

【病因】

病因未明，可能与下列因素有关：

1. 局部因素 ①急性鼻炎反复发作或治疗不彻底；②鼻腔及鼻窦慢性疾病，如鼻中隔偏曲妨碍鼻腔通气引流，慢性化脓性鼻窦炎脓性分泌物长期刺激；③邻近的感染性病灶，如慢性扁桃体炎、腺样体的慢性炎症长期刺激等；④长期使用减轻充血药物可导致药物性鼻炎。

2. 职业及环境因素 长期吸入有害粉尘（如水泥、石灰、煤尘、面粉等）或化学气体（如二氧化硫、甲醛等），温度及湿度的急剧变化等，造成黏膜损害而罹患本病。

3. 全身因素 ①慢性疾病如心肺功能不全、肝肾疾病、贫血、糖尿病、营养不良、维生素缺乏等，可使机体防御能力减弱，鼻腔黏膜长期淤血或反应性充血而致病；②内分泌失调如青春期、月经期、妊娠期和绝经期，可发生鼻腔黏膜生理性充血、肿胀；③长期情绪紧张或精神负担过重，导致自主神经功能紊乱，引起鼻腔黏膜反应性充血。

【临床表现】

1. 慢性单纯性鼻炎 ①鼻塞，间歇性和交替性，运动时、白天、热天鼻塞减轻或无，休息、夜间和寒冷时加重；侧卧体位时居下位的鼻腔阻塞，居上位者通。②多涕，为黏液涕，继发感染可为脓涕。③检查见下鼻甲黏膜肿胀，暗红色充血，表面光滑、柔软而有弹性。以探针轻压有凹陷，移开探针后马上复原。对减充血剂反应灵敏，黏膜明显收缩，通气改善（图2-4-1，彩图2-4-1）。

> 考点：慢性单纯性鼻炎的鼻塞呈间歇性和交替性。

2. 慢性肥厚性鼻炎 ①鼻塞，呈单侧或双侧持续性，无交替性变化。②涕少，黏液性或黏脓性，难以擤出。③可有闭塞性鼻音，耳鸣或耳闭塞感。嗅觉下降，伴有咽干、咽痛、头昏和头痛。④鼻腔检查见下鼻甲黏膜暗红色充血、肥厚，可伴有鼻甲骨肥大。黏膜表面不平，呈桑椹样或结节样。触诊有硬结感，探之有凹陷并不立即复原。对减充血剂不敏感，鼻底、下鼻道内有黏液性或黏脓性鼻涕聚集（图2-4-2，彩图2-4-2）。

【治疗】

1. 慢性单纯性鼻炎 ①病因治疗：针对全身和局部病因，积极治疗全身性慢性疾病、鼻中隔偏曲、鼻窦炎、邻近感染病灶等，改善生活和工作环境，锻炼身体，提高机体抵抗力。②局部治疗：首选鼻用糖皮质激素喷剂，鼻内应用减充血剂，如1%麻黄碱滴鼻液，不超过7天。可应用封闭疗法、针刺疗法及超短波疗法。中成药如鼻炎片、鼻炎丸、苍耳子鼻炎滴丸等。

2. 慢性肥厚性鼻炎 ①在采用上述治疗的同时，还可采用下鼻甲冷冻、激光、微波、射

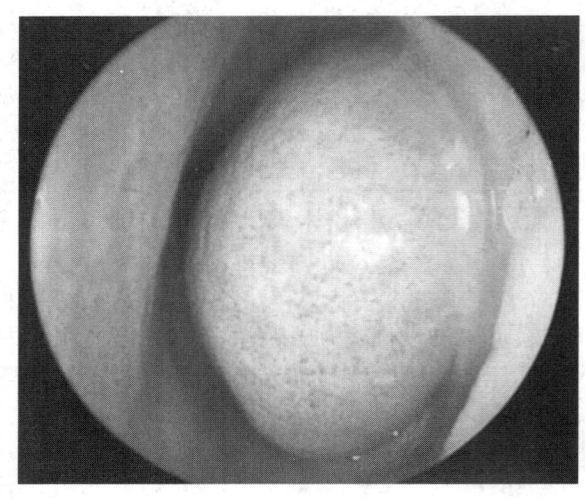

图 2-4-1 慢性单纯性鼻炎

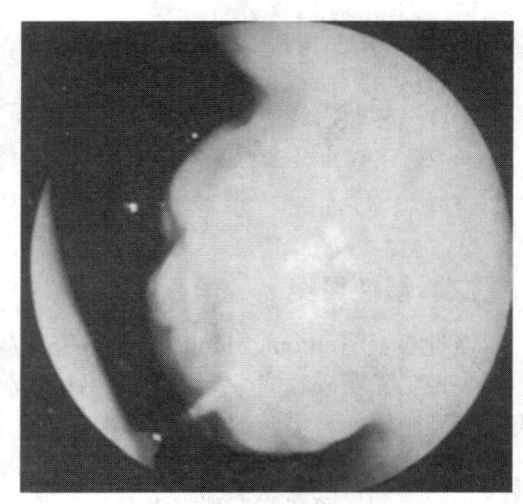

图 2-4-2 慢性肥厚性鼻炎

频等治疗；②鼻腔黏膜不能收缩者，可用下鼻甲黏膜深层电凝固术、微波凝固术、下鼻甲电烙术，亦可用激光气化肥厚的下鼻甲黏膜或做下鼻甲黏膜部分切除术。鼻甲骨肥大者，可行下鼻甲黏膜下切除术。

三、萎缩性鼻炎

萎缩性鼻炎（atrophic rhinitis）是一种慢性鼻腔疾患，以鼻腔黏膜萎缩或退行性变为病理特征。病程长，女性多见，病情严重者，呼出的气体有恶臭味，称臭鼻症。

【病因】

1．原发性　病因不明，多于青春期发病，研究提示本病可能是一种自身免疫性疾病。

2．继发性　常继发于鼻腔或鼻窦慢性炎症、有害粉尘或化学气体刺激、鼻腔手术引起鼻腔黏膜广泛损伤或下鼻甲黏膜切除过多等。

【临床表现】

1．鼻及鼻咽部干燥　因鼻腔过度通气，鼻黏膜腺体萎缩，分泌减少所致。

2．鼻塞　因鼻内痂皮阻塞鼻腔，或因鼻黏膜萎缩，神经感觉迟钝，虽有气流通过，但不能察觉。

3．鼻出血　鼻黏膜的萎缩干燥、清理结痂时损伤局部黏膜均可导致出血。

4．鼻臭症　多见于病情严重和晚期者。呼出气体有特殊臭味，患者自己不能闻到。恶臭系因变形杆菌使鼻腔内脓性分泌物和痂皮内的蛋白质分解产生吲哚所致。

5．嗅觉减退　嗅区黏膜萎缩或被痂皮堵塞导致嗅觉减退甚至消失。

6．咽干、声嘶以及刺激性干咳　病变累及咽喉所致。

7．头痛、头昏　头痛多发生于前额、颞侧或后枕部。

8．检查见鼻腔宽大。鼻黏膜明显干燥，鼻腔内有结痂，除去痂皮可有出血。痂皮为黄绿色或灰绿色，有恶臭味。鼻甲萎缩，明显缩小，有时甚至无法辨认下鼻甲。有时中鼻甲出现代偿性肥大。严重者鼻外形有变化，如鼻梁平宽，鼻孔扁平，鼻翼掀起，状似鞍鼻。

【治疗】

尚无特效疗法，多为对症治疗。

1．局部治疗　①清洁鼻腔，用温生理盐水或1∶5000高锰酸钾溶液冲洗鼻腔，去除脓痂和臭味。②鼻腔用药，可使用1%链霉素液、1%复方薄荷樟脑石蜡油、鱼肝油等滴鼻，以湿

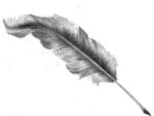

润黏膜，改善血液循环，软化脓痂。50% 葡萄糖溶液有促进黏膜腺体分泌作用。

2．全身治疗　维生素 A 可保护黏膜上皮，增加结缔组织抗感染能力。维生素 B 可促进组织细胞代谢。烟酸可扩张血管，改善鼻腔黏膜血液循环。

3．手术治疗　目的在于缩窄鼻腔，减少水分蒸发，湿润黏膜和改善鼻腔血液循环。常用的手术有鼻腔黏膜下充填术、鼻腔外侧壁内移加固定术、鼻孔缩小术、腮腺导管改道术等。

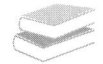

案例 2-4-3

患者，女，23 岁，主因反复打喷嚏、流清涕 1 年就诊。患者 1 年前出现打喷嚏、流清涕，伴有间断鼻塞，可自行缓解，自认为感冒未予以治疗。近 3 个月来，患者上述症状发作频繁，伴有鼻痒、眼睛痒，经常抠鼻孔、揉眼睛，偶有嗅觉减退，影响睡眠。专科检查：鼻黏膜苍白色、水肿，鼻腔内有大量清水样鼻涕，鼻中隔大致居中。皮肤点刺试验：对尘螨过敏。

问题：
1．该患者可能的诊断是什么？
2．治疗措施是什么？

四、变应性鼻炎

变应性鼻炎（allergic rhinitis，AR）又称过敏性鼻炎，是由 IgE 介导的介质（主要是组胺）释放，并有多种免疫活性细胞和细胞因子等参与的鼻黏膜慢性炎症反应性疾病。临床以鼻痒、阵发性喷嚏、清水样鼻涕、鼻塞、鼻黏膜肿胀等为其主要特点。分为常年性变应性鼻炎和季节性变应性鼻炎，后者又称"花粉症"。近年来发病率有升高趋势，可能与大气污染、空气中 SO_2 浓度增高等有一定的关系。

【病因】

发病与遗传及环境因素密切相关。患者多为易感个体或称为特应质（atopy）。常见的变应原分为三类：①吸入性变应原，如尘埃、螨、真菌、昆虫、动物皮毛、羽毛、花粉、植物纤维、某些化学物质；②食物性变应原，如鱼、虾、蛋、奶、面粉、花生、大豆等；③职业性变应原，包括胶乳和其他低分子复合物等。

【临床表现】

1．症状　以鼻痒、阵发性喷嚏、大量水样清涕和鼻塞为主要症状。

（1）鼻痒：以季节性为多见，可伴有眼痒、耳痒、咽痒及流泪等。

（2）喷嚏：呈阵发性发作，每次数个到数十个不等，多在晨起、夜晚或接触变应原后发作。

（3）清涕：为大量清水样鼻涕，是鼻分泌亢进的特征性表现。

（4）鼻塞：程度轻重不一，季节性鼻塞较重。

（5）嗅觉减退：少数人可有嗅觉减退。

2．检查

（1）鼻镜检查：鼻腔黏膜呈苍白、水肿，或呈浅蓝色，以下鼻甲最为明显，总鼻道及鼻腔底可见多量清涕或黏涕。病史长者可见中鼻甲息肉样变、下鼻甲肥大或中鼻道息肉。

（2）实验室检查：发作期鼻分泌物和（或）结膜刮片嗜酸粒细胞阳性，或鼻黏膜刮片肥大细胞（嗜碱粒细胞）阳性。

（3）特异性抗原检查：主要是筛选致敏变应原的检查，包括皮肤点刺试验、鼻黏膜激发试验和血清特异性 IgE 检测，主要用于确诊和脱敏治疗。

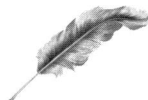

【治疗】

1. 避免接触变应原 是防治变应性鼻炎最有效的方法。对于已明确的变应原,应尽量避免或减少接触,如花粉过敏者在花粉传播期尽量减少外出或戴口罩外出,螨过敏者应搞好居住环境卫生。

2. 药物治疗

(1) 抗组胺药物:可迅速缓解鼻痒、喷嚏和鼻分泌亢进。如传统抗组胺药物扑尔敏和第二代抗组胺药物息斯敏、西替利嗪、氯雷他定等,但多有不同程度的中枢抑制,对于从事驾驶或高空作业者应慎用。第三代抗组胺药物起效迅速,可明显改善症状,且无明显副作用。

(2) 糖皮质激素:可有效缓解鼻塞、喷嚏和流涕等症状。

(3) 肥大细胞膜稳定剂:稳定肥大细胞膜,减少化学介质的释放,如色甘酸钠、酮替芬等,但起效多在一周以后,属于预防用药。

(4) 局部减充血剂:可减轻鼻腔黏膜肿胀,改善鼻腔通气功能。但不能长期使用。

3. 减敏疗法 针对吸入性变应原引起的变应性鼻炎。通过注射或舌下含服,反复和递增已确定的变应原剂量,以提高机体对变应原的耐受能力。

4. 外科治疗 如下鼻甲冷冻、激光、微波、射频等治疗可降低鼻黏膜敏感性,筛前神经切断术、翼管神经切断术等可降低神经兴奋性,但远期效果尚不肯定。

五、鼻息肉

案例 2-4-4

患者,女,46岁,主因双侧鼻堵1年,头痛半月就诊。患者1年前感冒后出现鼻塞,呈间断交替性,伴黏脓涕,当地医院诊断为"鼻炎",应用麻黄碱滴鼻液、阿莫西林分散片治疗2周,症状无明显好转。近半年来,患者鼻塞加重,呈持续性,脓涕较前增多,有头痛、头晕、记忆力下降。发病以来,患者无涕中带血,偶有嗅觉减退及睡觉时打鼾。既往体健。查体:双侧鼻腔黏膜充血,双侧下鼻甲肥大,鼻中隔大致居中,双侧中鼻道可见灰白色息肉样物,质软,可活动,息肉表面可见脓涕。鼻窦CT:双侧筛窦、上颌窦可见密度增高影,双侧中鼻道可见软组织密度影,双侧下鼻甲肥大。

问题:
1. 该患者可能的诊断是什么?
2. 治疗措施是什么?

鼻息肉(nasal polyp)是指鼻腔黏膜高度水肿,受重力作用逐渐下垂而形成息肉样物,是鼻腔和鼻窦黏膜的常见慢性疾病。好发于中鼻甲游离缘和筛窦。发病年龄以中年人居多,男性多于女性。

【病因】

本病病因不清,可能与多种因素有关,其中与鼻腔、鼻窦的变态反应和慢性炎症关系最为密切,如组胺、白细胞三烯等化学介质的作用,或鼻炎、鼻窦炎分泌物的长期刺激引起黏液纤毛运动的障碍、中鼻道某些微环境的改变、嗜酸性粒细胞的增多等。

【临床表现】

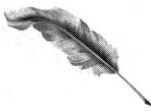

1. 鼻塞 呈持续性,逐渐加重,可有闭塞性鼻音,多为双侧发病,单侧少见。
2. 鼻腔分泌物增多 呈浆液或黏液性,若有继发感染,可为脓性。
3. 嗅觉障碍 多有嗅觉减退或丧失。
4. 耳部症状 鼻息肉或分泌物阻塞咽鼓管口可引起耳鸣、耳闷、听力减退等。

5. 鼻窦症状　鼻息肉阻塞窦口继发鼻窦炎可引起额部、面颊部胀痛不适。

6. 前鼻镜检查　可见一个或数个表面光滑、呈荔枝肉样或去皮葡萄样肿物，灰白或淡红色，半透明，可移动，触之柔软、无痛，不易出血，不为麻黄素所收缩。巨大的鼻息肉可致外鼻增宽、饱满，形似蛙腹，称为"蛙形鼻"。

【治疗】

现多主张采用手术为主，辅以药物的综合治疗。

1. 糖皮质激素治疗　对于初发较小息肉或鼻息肉手术前后及伴有明显变态反应因素者，可局部应用糖皮质激素喷鼻；对于伴有变态反应或阿司匹林耐受不良或哮喘等鼻息肉患者，或鼻息肉手术后，可同时给予口服糖皮质激素治疗。

2. 手术治疗　目前主要行鼻内镜手术，在切除息肉病变的同时尽可能保留鼻腔黏膜组织。术后尚需查明原因予以治疗。

第三节　鼻窦炎

鼻窦炎（sinusitis）是鼻窦黏膜的化脓性炎症，是鼻科常见疾病。按炎症的性质可分为急性鼻窦炎与慢性鼻窦炎，以慢性鼻窦炎较为多见；按病变的范围可分为前组鼻窦炎、后组鼻窦炎及全组鼻窦炎，前组鼻窦发病率高于后组鼻窦，其中上颌窦炎最为常见，其次为筛窦炎。

考点：鼻窦炎前组鼻窦发病率高于后组鼻窦，其中上颌窦炎最为常见，其次为筛窦。

一、急性鼻窦炎

急性鼻窦炎（acute sinusitis）是鼻窦黏膜的急性化脓性炎症，多继发于急性鼻炎，严重者可累及骨质及周围组织和邻近器官。

【病因】

1. 局部因素　①鼻腔疾病：急慢性鼻炎、变应性鼻炎、鼻息肉、鼻腔的异物及肿瘤、鼻中隔偏曲、窦口鼻道复合体解剖异常等，阻碍鼻腔及鼻窦的通气和引流；②直接感染：如鼻窦外伤、游泳时污水直接进入鼻窦等；③邻近器官的感染蔓延：如咽炎、扁桃体炎、牙根尖感染等；④鼻腔填塞物放置时间过长：如鼻腔异物、医源性填塞物等未及时清理，留存过久，滋生细菌；⑤鼻窦压力骤变：如跳水、高空迅速下降时，使炎症分泌物或异物由于压差进入鼻窦而发病。

2. 全身因素　过度疲劳、受凉受湿、营养不良、维生素缺乏等引起全身抵抗力降低。变应性体质、全身性疾病（如贫血、糖尿病、结核、甲状腺功能减低）、急性传染病（如流感、麻疹、猩红热等）均可诱发本病。

3. 致病菌　多为化脓性球菌，如肺炎链球菌、溶血性链球菌、葡萄球菌等。其次为流感嗜血杆菌、大肠埃希菌、变形杆菌等。厌氧菌感染也较常见。临床以混合感染最为多见。近年来，由于抗生素的大量使用，真菌感染性鼻窦炎有增多的趋势。

【临床表现】

1. 全身症状　表现为畏寒、发热、厌食、周身不适等。儿童发热温度较高，可出现呕吐、腹泻、咳嗽等消化道和呼吸道的症状。

2. 局部症状

（1）鼻塞：持续性鼻塞。

（2）脓涕：脓性或黏脓性鼻涕，量多难以擤尽，涕中带血，儿童多见。牙源性者可有恶臭。

（3）头痛或鼻局部疼痛：脓性分泌物和细菌毒素对神经末梢的刺激、黏膜肿胀的压迫均可

致头痛发生。前组鼻窦炎疼痛多在额部和颌面部,后组鼻窦炎疼痛多在颅底和枕部。各鼻窦引起的疼痛常有比较明确的部位和时间规律性:①急性上颌窦炎:前额部眶上疼痛、同侧面颊部胀痛,晨起轻,午后重;②急性额窦炎:前额部疼痛;晨起即疼痛,逐步加重,午后开始减轻至消失;③急性蝶窦炎:眼球深处或颅底钝痛,可放射至头顶和耳后,早晨轻,午后重;④急性筛窦炎:前组筛窦炎同额窦炎,后组同蝶窦炎。

> 考点:急性额窦炎的头痛为前额部周期性疼痛。

(4)嗅觉障碍:可出现嗅觉减退或丧失。

3.检查

(1)一般检查:附近皮肤与软组织红肿,接近体表的窦壁处可有压痛和叩痛。上颌窦炎可有下睑和颌面压痛。额窦炎可有额窦前壁叩击痛、眶内上角压痛。筛窦炎可有鼻根部、内眦皮肤红肿及压痛。

(2)鼻腔检查:前鼻镜检查可见鼻腔黏膜充血肿胀;鼻腔内有大量的黏液脓性或脓性分泌物。用1%麻黄碱收缩鼻腔黏膜,前组鼻窦炎可见中鼻道有脓性引流;后组鼻窦炎可见嗅裂有脓性引流。鼻腔内窥镜检查可精确判断鼻腔与鼻窦口附近黏膜的病理改变和脓性分泌物来源。

(3)上颌窦穿刺:可用于诊断,也是治疗的手段。

(4)辅助检查:鼻窦X线片检查(瓦氏位、柯氏位)有助于诊断,鼻窦CT对诊断具有重要指导意义。

【治疗】

治疗原则:根除病因,解除鼻腔鼻窦引流和通气障碍,控制感染,预防并发症。

1.全身治疗

(1)一般疗法同急性鼻炎,适当休息,多饮水等。

(2)控制感染:选择广谱抗生素,根据药敏试验结果调整敏感抗生素。怀疑厌氧菌感染者应同时应用甲硝唑或替硝唑。

2.局部治疗 使用减充血剂,用1%麻黄素液滴鼻,收缩鼻黏膜,减轻鼻黏膜水肿。

3.物理疗法 局部热敷、红外线照射和超短波透热疗法,促进炎症消退,改善症状。

4.体位引流 促使鼻窦内脓液流出。

5.上颌窦穿刺冲洗术 急性上颌窦炎可行上颌窦穿刺冲洗术,冲洗后可向窦腔内注入药物。

6.手术治疗 如矫正鼻中隔偏曲、拔除病源牙、截除肥大的中鼻甲、摘除鼻息肉等,以防止急性鼻窦炎复发。

案例2-4-5

患者张某,男,47岁。自述鼻塞伴流涕反复发作7年。双侧鼻塞,流脓性涕,伴头痛。自述嗅觉障碍,否认发热,否认涕中带血。鼻部查体:鼻中隔左偏,黏膜慢性充血,左侧中鼻甲前端息肉样变。鼻咽部未见异常。

问题:

1.目前最可能的诊断是什么?需要做哪些检查?

2.需要与哪些疾病进行鉴别?

3.如何治疗?

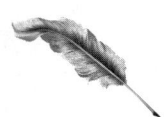

二、慢性鼻窦炎

慢性鼻窦炎（chronic sinusitis）多为鼻腔及鼻窦急性炎症未彻底治愈、反复发作迁延所致。可单侧发病，但双侧发病或多窦发病很常见。

【病因】

病因和致病菌与急性化脓性鼻窦炎相似。特应性体质与本病关系密切。

【临床表现】

1．全身症状　轻重不等，或无全身症状。常见的有精神不振、记忆力减退、注意力不集中、易倦、头昏等。

2．局部症状　以鼻塞和脓涕为主要症状。

（1）鼻塞：由黏膜肿胀、鼻息肉和鼻腔有脓涕滞留引起。

（2）脓涕：为黏液脓性或脓性鼻涕。前组鼻窦炎，脓涕多流向鼻底而易从鼻孔擤出；后组鼻窦炎，脓涕多经后鼻孔流向鼻咽部，刺激咽部引起咽部不适，患者感觉"痰多"。牙源性感染者，脓涕常有腐臭味。

（3）头痛：多不明显，常表现为沉重感、压迫感或闷痛、钝痛。前组鼻窦炎可有前额部或鼻根部疼痛，后组鼻窦炎可有枕部或头顶部疼痛。头痛会随着鼻腔通气引流的改善而有所减轻。

> 考点：慢性鼻窦炎鼻源性头痛的特点。

（4）嗅觉减退或消失：因鼻塞及嗅区黏膜炎症性改变后功能下降所致，多数属暂时性，少数为永久性。

（5）视功能障碍：是本病的并发症之一。主要表现为视力减退（球后视神经炎所致），较少见。

3．检查

（1）鼻腔检查：鼻腔黏膜慢性充血、肿胀或肥厚，中鼻甲肿胀、肥厚或有息肉样变。中鼻道变窄，黏膜水肿或有息肉形成。前组鼻窦炎可见中鼻道有脓性分泌物，后组鼻窦炎可见嗅裂或鼻腔后部有脓性分泌物。

（2）影像学检查：鼻窦X线片对于诊断有一定的参考价值，而鼻窦CT检查能更精确判断病变的范围和程度。

（3）上颌窦穿刺冲洗术：将分泌物做细菌培养和药物敏感实验，以便协助制订治疗方案。

【治疗】

1．局部治疗　①鼻用糖皮质激素：减轻鼻黏膜水肿，促进炎症消退。黏液促排剂：增强鼻黏膜纤毛摆动，稀化黏涕，能促进黏脓涕的排出。②血管收缩剂：改善鼻腔通气和引流，不宜长期使用，常用1%麻黄素液等。③鼻腔冲洗：能促使脓性分泌物排出，改善鼻腔通气。

2．上颌窦穿刺冲洗术和鼻窦负压置换疗法　可直接清除窦腔内脓液。

3．全身治疗　可选择青霉素或头孢类、大环内酯类抗生素。国外报道长期小剂量口服红霉素（250 mg，每天2次，连续使用12周）可使慢性鼻-鼻窦炎手术后症状改善。

4．手术治疗　保守治疗无效者，可行手术治疗。包括截除肥大的中鼻甲、摘除鼻息肉、矫正高位偏曲的鼻中隔，以及摘除扁桃体、刮除腺样体、拔除病源牙等。功能鼻内窥镜手术已经成为国内外鼻窦炎外科治疗的主要手术方式。

5．其他治疗　如中医中药治疗，抗组胺类药物应用，提高机体抵抗力，增强体质，改善营养、加强锻炼、治疗全身慢性疾病等。

第四节 鼻中隔偏曲

案例 2-4-6

患者，男性，38岁，主诉鼻塞3年，间断头痛半年就诊。患者3年前出现鼻塞，呈间断性、交替性，左侧明显，未予治疗。近半年来，患者鼻塞较前加重，伴有间断头痛，感冒后上述症状加重。专科检查：鼻中隔左侧偏曲，鼻中隔左侧有棘突，与左侧下鼻甲相贴，右侧下鼻甲肥大，左侧下鼻甲肿大，双侧鼻道内未见脓涕。鼻窦CT：鼻中隔明显左侧偏曲，鼻中隔棘突与左侧下鼻甲接触，双侧鼻窦正常。

问题：
1. 该患者可能的诊断是什么？
2. 治疗措施是什么？

鼻中隔偏曲（deviation of nasal septum）指鼻中隔向一侧或两侧偏曲或局部有突起，导致鼻腔通气功能障碍或产生临床症状者。对于存在轻度偏曲而无临床症状者可视为生理状态。偏曲的鼻中隔可以呈现各种形状，如呈尖锥样突起，则称棘突；如呈由前向后的条形山嵴样突起，则称嵴突（图2-4-3）。

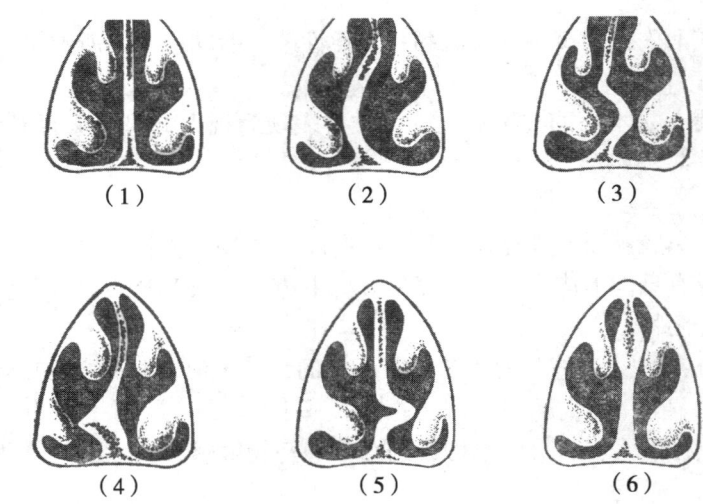

图2-4-3 鼻中隔偏曲示意图
（1）正常；（2)"C"形偏曲；（3)"S"形偏曲；（4）短状突；（5）嵴；（6）黏膜肥厚

【病因】

大多数是外伤及鼻中隔的骨与软骨发育不均衡所致，鼻腔、鼻窦肿瘤压迫也可导致鼻中隔偏曲。

【临床表现】

症状轻重与偏曲的类型和程度有关。

1. 鼻塞　最常见症状，多呈持续性。单侧偏曲者多表现为单侧鼻塞，双侧偏曲者则表现为双侧鼻塞，鼻中隔凸出的一侧较重。鼻塞严重者还可出现嗅觉减退。

2. 头痛　偏曲部位压迫同侧鼻甲，可引起同侧反射性头痛。

3. 鼻出血　多发生在鼻中隔凸面或骨嵴、棘突处，因该处黏膜较薄且张力大，经常受气流及尘埃的刺激，加之鼻中隔软组织血供丰富，故较易糜烂出血。

4. 邻近器官的症状　由于长期张口呼吸和鼻内炎性分泌物蓄积，故易患感冒和上呼吸道感染。鼻塞妨碍鼻窦引流，可继发鼻窦炎。

【治疗】

鼻中隔偏曲诊断明确，单纯鼻中隔偏曲无临床症状者无需处理；有明显症状者，应行鼻中隔矫正手术。目前常采用鼻内镜下鼻中隔黏膜下切除术。

第五节　鼻出血

案例 2-4-7

患者张某，女性，46岁，主诉间断左侧流鼻血4天就诊。4天前患者无明显诱因出现左侧鼻腔出血，呈间断性，就诊于多家医院，行左侧前鼻孔填塞2次，效果不佳。鼻内镜检查：左侧下鼻道近后鼻孔处可见出血区，周围黏膜有糜烂，左侧中鼻甲前端可见黏膜糜烂出血。

问题：
1. 该患者可能的诊断是什么？
2. 治疗措施是什么？

鼻出血（epistaxis；nosebleed）是临床常见症状之一，轻者仅为涕中带血，重者可引起失血性休克，反复出血可导致贫血。儿童和青少年鼻出血常见部位是鼻中隔前下方的易出血区（即利特尔动脉丛），中老年患者鼻出血常见部位是鼻腔后部的鼻-鼻咽静脉丛以及鼻中隔后部动脉出血。

> 考点：儿童和青少年鼻出血常见部位是鼻中隔前下方的易出血区（即利特尔动脉丛），中老年患者鼻出血常见部位是鼻腔后部的鼻-鼻咽静脉丛以及鼻中隔后部动脉出血。

【病因】

1. 局部原因

（1）外伤：挖鼻、用力擤鼻、剧烈喷嚏、鼻腔异物等外力损伤鼻黏膜、鼻骨、鼻中隔或鼻窦骨折，鼻或鼻窦手术、经鼻插管等损伤血管或黏膜，均可引起鼻出血。

（2）炎症：鼻腔和鼻窦炎症可损伤鼻黏膜血管。

（3）肿瘤：鼻腔、鼻窦、鼻咽部肿瘤可出现鼻出血。

（4）鼻中隔病变：鼻中隔偏曲、溃疡、糜烂、穿孔等均可引起不同程度鼻出血。

2. 全身原因

（1）心血管疾病：为全身因素中最重要的病因，如高血压、血管硬化和充血性心力衰竭等，出血多因动脉压升高所致，出血前常有头昏、头痛、血液往上涌的不适感。

（2）急性传染病：流感、出血热、疟疾、麻疹、鼻白喉、伤寒和传染性肝炎等均可引起鼻出血。

（3）血液病：①凝血机制异常：如血友病、纤维蛋白形成障碍、异常蛋白血症（如多发性骨髓瘤）、胶原性疾病和大量应用抗凝药物后等；②血小板量或质异常：如血小板减少性紫癜、

白血病、再生障碍性贫血等。

（4）肝、肾等慢性疾病和风湿热等。

（5）营养障碍或维生素缺乏：维生素 C、维生素 K、维生素 P 或钙缺乏等。

（6）中毒：磷、汞、砷、苯等中毒可破坏造血系统，如长期使用水杨酸类药物可致血液内凝血酶原减少。

（7）其他：如遗传性出血性毛细血管扩张症、内分泌功能失调等。

> 考点：鼻出血的局部原因和全身原因。

【诊断】

鼻出血为急症，应尽快确定出血部位，估计出血量，判断出血原因，以便迅速采取有效措施。

1．确定出血部位　鼻黏膜出血部位大体上可有 4 个部位：①鼻腔前部出血：来自鼻中隔前下方的利特尔动脉丛或克氏静脉丛。一般出血量较少，可自止或较容易止血。多见于儿童和青年。②鼻腔上部出血：来自鼻中隔后上部。多为动脉性出血，一般出血较剧，量较多，多数需要采取前鼻孔或前后鼻孔填塞止血。多见于中壮年，有高血压者较易发生。③鼻腔后部出血：多来自下鼻道后端的鼻-鼻咽静脉丛，多见于中老年人。出血部位隐蔽，前鼻孔填塞不易压迫到出血处，故常需行后鼻孔填塞。④鼻腔黏膜弥漫性出血：多为鼻黏膜广泛部位的微血管出血。多发生在有全身性疾病的患者，如肝肾功能严重损害、血液病、急性传染病和中毒等。出血量多少不一。

2．估计出血量　少量出血无全身症状；失血量达 500ml 者，可有头昏、乏力、口渴、面色苍白等；失血量达 500～1000ml 者，可出现胸闷、出冷汗、血压下降、脉数无力。高血压患者若血压降至正常，则提示为严重失血征象。

3．判断出血原因　止血后，依据病史、体征及实验室检查等，分析出血原因，针对原因做进一步处理。

【治疗】

1．一般处理　情绪紧张和恐惧者，应予以安慰，必要时给予镇静剂。明确是哪一侧鼻腔出血或首先出血。嘱患者尽量将血液吐出，以免咽下刺激胃部引起呕吐。小量出血者取坐位或半卧位，大量出血疑有休克者，应取平卧位。

2．止血方法　首先明确出血部位及严重程度。临床上常见出血部位是鼻中隔前下部（易出血区），出血量较少。出血较剧者，可用吸引器管吸出鼻腔内血液，并寻找出血部位。

（1）简易止血法：嘱患者用手指捏紧两侧鼻翼 10～15min，用冷水袋或湿毛巾敷前额和后颈，以促使血管收缩减少出血；或用 1% 麻黄素生理盐水或 0.1% 肾上腺素的棉片置入鼻腔暂时止血，以便寻找出血部位。

（2）烧灼法：适用于反复少量出血且能找到固定出血点者。①用浸有 1% 地卡因和 0.1% 肾上腺素溶液的棉片麻醉和收缩黏膜，常用 30%～50% 硝酸银、30% 三氯醋酸等点灼出血部位。烧灼的范围越小越好，避免烧灼过深，烧灼后涂以软膏保护创面。②电灼法：因灼力较强，易造成黏膜溃疡或软骨坏死，若烧灼不当，反致出血加剧，现已少用。但若采用火花式电灼，灼点集中，灼力适中，效果较好。③现临床多于鼻内镜下应用 YAG 激光、射频或微波等对出血点进行烧灼。

（3）填塞法：用于出血较剧、弥漫性出血或出血部位不明者。填塞材料有可吸收材料（如淀粉海绵、明胶止血海绵或纤维蛋白棉等）和不可吸收材料（如膨胀海绵、藻酸钙纤维敷料、凡士林油纱条、抗生素油膏纱条、碘仿纱条和气囊或水囊等）两种。根据不同部位分为前鼻孔

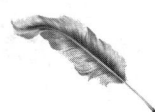

填塞法和后鼻孔填塞法。

1）前鼻孔填塞法：是较常用的有效止血方法。将无菌凡士林纱条一端折叠约10cm，置于鼻腔后上方嵌紧，然后将折叠的纱条上下分开，短端平贴鼻腔上部，长端平贴鼻腔底部，形成一个向外开口的"口袋"。然后将长端纱条填入"口袋"深处，自上而下、从后向前进行填塞，使纱条紧紧填满整个鼻腔（图2-4-4）。48小时后取出纱条，如仍出血可再行填塞。

2）后鼻孔填塞法：经前鼻腔填塞未能止血者，改用此法。先用凡士林纱条做成略大于患者后鼻孔大小的锥形纱球或枕形纱球，纱球尖端系粗丝线两根，底部系一根。用小号导尿管从出血侧前鼻孔插入鼻腔，直至口咽部，以血管钳将其头端拉出口外，导尿管尾端仍留在前鼻孔外，此时将纱球尖端的粗丝线缚于导尿管头端，向外回抽导尿管尾端，将纱

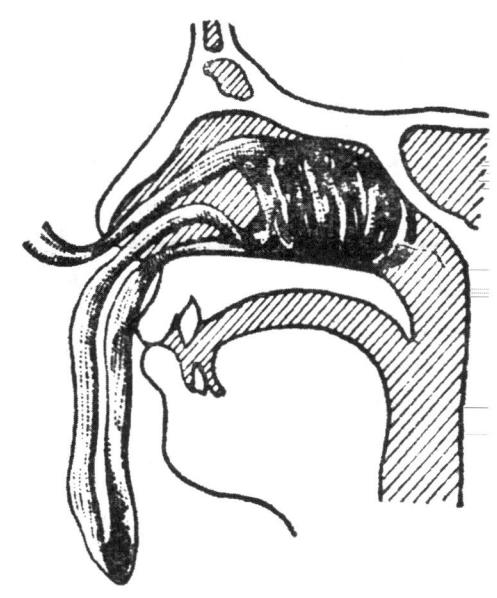

图 2-4-4　前鼻孔填塞法

球引入口腔，借器械或手指助力将纱球越过软腭拉到后鼻孔处，用力牵拉导尿管引出的纱球尖端粗丝线，使纱球底部紧塞后鼻孔，鼻腔随即用凡士林纱条填紧。将鼻外的两根粗丝线缚于一小纱布卷上，固定在前鼻孔处，底部单线适当长度悬留于软腭后面（图2-4-5）。注意无菌操作，填塞时间一般为48～72小时，不宜超过5天，填塞期间给予抗生素预防感染。

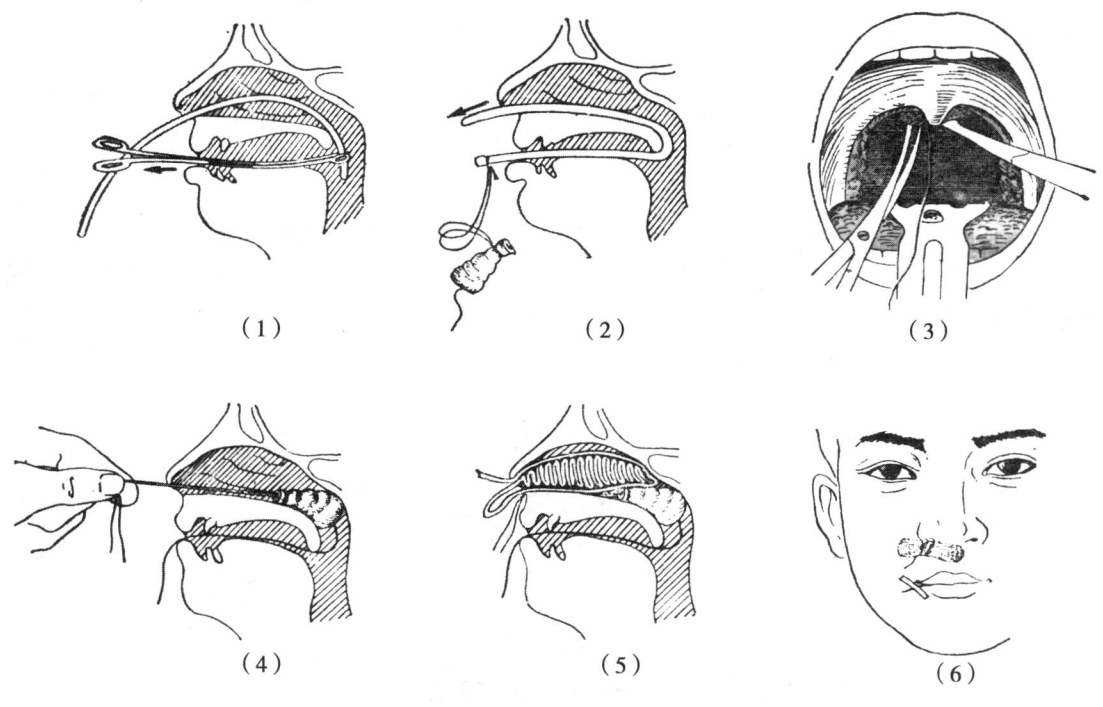

图 2-4-5　后鼻孔填塞法

（1）将导尿管头端拉出口外；（2）将纱球尖端的丝线缚于导尿管头端，回抽导尿管；（3）借助器械将纱球向上推入鼻咽部；（4）将线拉紧，使纱球嵌入后鼻孔；（5）再做鼻腔填塞；（6）纱球尖端上系线固定于前鼻孔处，底部单线固定于口角

（4）此外还有血管结扎术、血管栓塞术等。

3. 全身治疗　针对不同的病因采用相应的治疗，注意纠正高血压及心、脑等重要脏器的功能状况。注意观察血压变化，有无休克倾向；失血量多者，应予补液、输血。适当给予维生素 C、K、P 和 B_2；亦可给予止血剂；使用广谱抗生素预防感染。

第六节　鼻腔异物

鼻腔异物（foreign body in the nasal cavity）常见于 2~3 岁儿童，常在玩耍时将异物塞入鼻腔内。

【病因】

1．儿童玩耍时将豆类、果核、玻璃球、橡皮塞、纸卷、纽扣等塞入鼻孔内。
2．热带地区水蛭和昆虫爬入露宿者鼻内。
3．工伤或战伤时，石块、木片、铁屑及弹片等可经面部进入鼻腔、鼻窦。
4．呕吐、打喷嚏、呛咳可使食物经鼻咽逆行进入鼻腔。
5．鼻部手术时填塞的纱条、棉片或器械断端等遗留于鼻腔或鼻窦内，造成医源性异物。

【临床表现】

多有单侧鼻阻塞、流脓涕和鼻出血等症状，呼出气体有臭味。面部外伤性异物除有外伤表现外，随异物大小、形状、刺激性强弱、所在部位、存留时间的不同，症状有所不同。有动物性异物者鼻内多有虫爬感。医源性异物者可有异物遗留侧鼻塞、有臭味脓涕和头痛。

【诊断】

儿童有单侧脓涕或血涕且伴有恶臭者应首先考虑鼻腔异物。如异物存留过久，鼻腔内有肉芽组织形成，需用探针辅助检查。对金属异物需行 X 线定位检查。

> 考点：儿童有单侧脓涕或血涕且伴有恶臭者应首先考虑鼻腔异物。

【治疗】

根据异物的性质、大小、形状、存留部位及存留时间等，采用不同的取出方法。一般鼻腔异物可用头端是钩状的器械经前鼻孔进入，绕至异物后方再向前将异物勾出（图 2-4-6）。切勿用镊子夹取，尤其是圆滑异物，有使异物滑脱、将其推向后鼻孔或鼻咽部、甚至下坠入喉腔或气管的危险。动物性异物可先用 1% 丁卡因局部麻醉，然后将其取出。

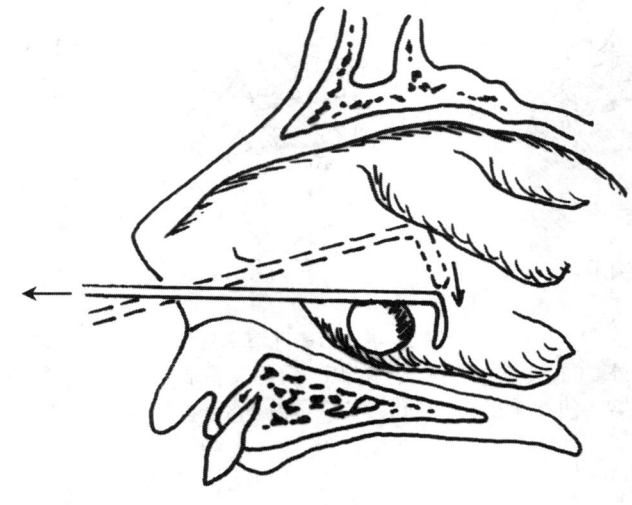

图 2-4-6　鼻腔异物取出法

第七节 鼻外伤

一、鼻骨骨折

鼻骨上部厚而窄，较坚固；下端宽而薄，又缺乏支撑，故骨折多累及鼻骨下部。严重者常伴有鼻中隔骨折、软骨脱位、面部明显畸形、眶壁骨折、颅骨骨折等。常见原因有跌扑、撞伤、拳击、刀伤、咬伤或枪弹伤等。

【临床表现】

局部疼痛，软组织肿胀或皮下淤血。鼻梁偏斜，骨折侧鼻背塌陷，肿胀明显可掩盖外鼻畸形。多伴有鼻出血。擤鼻后可出现伤侧下眼睑、颜面部皮下气肿。鼻中隔若受累可有血肿、易位等，出现鼻塞、下段鼻梁塌陷等症状。若鼻中隔血肿继发感染，则引起鼻中隔脓肿，导致软骨坏死，鞍鼻畸形。

检查可见：局部触痛，触之鼻骨塌陷，有时伴有骨擦感。面部肿胀多发生于受伤3小时后，若出现皮下气肿则触之有捻发音。鼻腔黏膜肿胀，如有鼻中隔受累，可见中隔偏离中线，前缘突向一侧鼻腔。若有鼻中隔血肿，中隔黏膜向一侧或两侧膨隆。

【诊断】

根据外伤史、临床表现和检查即可做出诊断。X线鼻骨侧位片或CT可作为诊断依据。疑有鼻中隔血肿可穿刺抽吸以确诊。

【治疗】

应尽早治疗，预防感染，避免遗留面部畸形。

鼻骨骨折可在外伤后2～3小时复位，如肿胀明显，可暂不复位，待肿胀消退后，再行复位，但不宜超过10天。单纯鼻骨复位术多在局麻下完成，合并有鼻中隔脱位可同时予以纠正。复杂病例合并有颌面骨复合骨折，在全身麻醉下切开固定。

鼻中隔血肿应及早切开，清除血块，放入引流条，行鼻腔填塞。同时使用抗生素预防感染。

二、鼻窦骨折

严重颅面部挫裂伤或眼眶骨折常伴有鼻窦骨折，多见上颌窦和额窦骨折，筛窦和蝶窦骨折较少。火器伤可同时伤及数个鼻窦，且常有异物存留。

【临床表现】

1. 上颌窦骨折　多发生在额突、前壁、眶底壁、内壁及牙槽突等处，相应症状为面部畸形、复视、咬合错位等。

2. 额窦骨折　分为前壁骨折、后壁骨折和鼻额管骨折。前壁骨折可致面部畸形，后壁骨折因与颅前窝相邻，可致脑脊液鼻漏及颅内损伤。

3. 筛窦骨折　多发生于面部中段的骨折，如筛板或筛顶骨折时，可出现脑脊液鼻漏等；若筛窦、额窦及眼眶同时受累，称为额筛眶复合体骨折，病情复杂，可出现颅脑损伤、鼻部损伤及眼部损伤的症状，如脑脊液鼻漏、鼻根部塌陷、视力障碍等。

4. 蝶窦骨折　较为少见，病情危重，可出现致死性出血、脑脊液鼻漏、创伤性尿崩症等相应症状。

【治疗】

鼻窦骨折需根据具体情况，分清主次进行治疗。先抢救可能危及生命或不可逆的并发症，再行骨折复位。如出现颅内并发症，需与神经外科医师共同诊治；若合并有视力下降等，需首

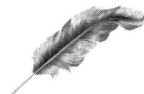

先对视力进行抢救性治疗。严重鼻出血,需在抢救休克、防范误吸的同时予以有效的止血治疗。脑脊液鼻漏者一般禁忌填塞鼻腔,以免造成颅内的逆行感染。对于不同类型的鼻窦骨折,需采用不同的术式进行复位,恢复正常的形态及其通气引流的生理功能。

第八节 鼻-前颅底肿瘤

良性肿瘤好发于鼻腔内,其次是鼻窦,外鼻较少。按组织来源分为骨瘤、软骨瘤、脑膜瘤、神经纤维瘤、血管瘤及内翻性乳头状瘤等。鼻窦恶性肿瘤中,原发于上颌窦者最多见,其次为筛窦,原发于额窦和蝶窦者少见。鼻及鼻窦恶性肿瘤可发生于任何年龄,癌多发生于40~60岁,肉瘤则发生在年龄较小者,甚至可见于婴幼儿。

一、鼻腔及鼻窦良性肿瘤

(一)血管瘤

鼻腔良性肿瘤中血管瘤最为常见。多见于青壮年,近年儿童发病率有增高趋势。可分为毛细血管瘤(capillary hemangioma)和海绵状血管瘤(cavernous hemangioma),前者多见,多发于鼻中隔,后者好发于下鼻甲和上颌窦内。病因不清,可能与外伤、感染和内分泌功能紊乱有关。也有学者认为本病为胚胎组织残余所致。

> ➤ 考点:在鼻腔良性肿瘤中,血管瘤最为常见。多见于青壮年。

临床表现为鼻塞,反复鼻出血。肿瘤向外扩展引起面部畸形、眼球移位、复视、头痛。长期反复的小量出血可引起贫血。严重大出血可致失血性休克。鼻腔检查:在鼻中隔或下鼻甲前端可见颜色鲜红或暗红、质软、有弹性的肿瘤。原发于上颌窦内的海绵状血管瘤,有时可呈出血性息肉状物突出于中鼻道,若误作息肉摘除,可引起严重出血。

治疗以手术为主。根据肿瘤位置及大小选择不同的手术方式,可于术前给予小剂量放疗或硬化剂注射,使其变硬、缩小,易于切除。也可反复冷冻或激光气化血管瘤。

(二)内翻性乳头状瘤

近年研究发现本病发生与人类乳头状瘤病毒(human papilloma virus,HPV)感染密切相关。术后易复发,有一定恶变倾向。

多见于40岁以上男性,男女比例为3∶1。多单侧发病。表现为持续性鼻塞,进行性加重;流脓涕,有时涕中带血;偶有头痛和嗅觉异常;随肿瘤扩大和累及部位不同而出现相应症状和体征。可伴有鼻窦炎和鼻息肉,因此部分患者有多次"鼻息肉"手术和术中大出血病史。

检查见肿瘤外观呈息肉样,红或灰红色,表面不平,质地较硬,触之出血。基底多位于鼻腔外侧壁。

治疗以手术为主,常用手术方式包括鼻内镜手术、鼻侧切开或上唇下进路。现多数在鼻内镜下完成。已恶变者术后辅以放疗。

二、鼻腔及鼻窦恶性肿瘤

鼻腔及鼻窦恶性肿瘤在头颈部癌中较为常见,两者常合并出现。其中鼻腔恶性肿瘤占50%左右,其次为上颌窦、筛窦、额窦和蝶窦。发病年龄以中老年居多。

> ➤ 考点:鼻窦恶性肿瘤好发于上颌窦,其次为筛窦、额窦和蝶窦。

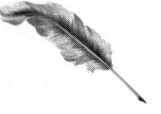

1. 鼻腔恶性肿瘤　早期表现为一侧鼻塞，初为间歇性，后为持续性；涕中带血或经常鼻出血、头胀、头痛、嗅觉减退或丧失。晚期肿瘤常侵入鼻窦、眼眶而出现相应症状。

2. 鼻窦恶性肿瘤　症状随肿瘤原发部位和累及范围不同而异。

（1）上颌窦恶性肿瘤：最常见，占60%～80%。早期症状不明显，可出现：①血性涕与鼻塞；②面部疼痛、麻木感，侵犯眶下神经所致，可为首发症状；③侵及牙槽骨引起牙齿疼痛与松动；④侵犯眼眶可致眼球移位与眼球运动障碍、复视、流泪等；⑤侵入翼腭窝或翼内肌，出现张口困难和顽固性神经痛；⑥晚期多转移至同侧颌下淋巴结。

（2）筛窦恶性肿瘤：早期可无症状。肿瘤较大者，内眦部出现无痛性包块。侵入鼻腔，出现单侧鼻塞、血涕、头痛和嗅觉障碍。侵犯纸样板进入眼眶时，眼球向外、前、下或上方移位，并出现复视。侵入球后、眶尖者，出现突眼、上睑下垂。累及硬脑膜或向颅内转移时，有剧烈头痛。

（3）额窦恶性肿瘤：原发性额窦恶性肿瘤极少见，早期多无症状。随着肿瘤的扩大，可出现局部肿痛、麻木感和鼻出血。肿瘤向前下扩展，则引起前额部及眶内上缘隆起，眼球向下、外、前方移位，出现突眼与复视。额窦后壁遭到破坏时，肿瘤可向颅前窝转移。

（4）蝶窦恶性肿瘤：极少见，早期无症状，出现眼球移位、运动障碍和视力减退等症状时，已属晚期。断层X线片及CT扫描有助于明确肿瘤的来源与范围。

【治疗】

可行手术治疗、放疗与化疗等。目前多主张早期采用综合治疗，效果较好。

自测题

一、选择题

A1型题

1. 鼻疖禁忌挤压的主要原因是
   A．鼻部有丰富的血管
   B．鼻部有丰富的淋巴
   C．细菌毒力强
   D．静脉无瓣膜，回流至海绵窦
   E．感染易扩散

2. 慢性单纯性鼻炎的主要症状是
   A．双侧持续性鼻塞
   B．双侧间歇性或交替性鼻塞
   C．阵发性喷嚏
   D．清水样鼻涕
   E．鼻塞伴有经常性头痛

3. 对麻黄碱不敏感的是
   A．正常鼻黏膜
   B．慢性单纯性鼻炎
   C．慢性肥厚性鼻炎
   D．变应性鼻炎
   E．以上均不是

4. 变应性鼻炎的分泌物为
   A．黏稠量多
   B．黏稠量少
   C．清稀量多
   D．清稀量少
   E．有恶臭

5. 6岁儿童患慢性额窦炎，最适宜的治疗方法为
   A．鼻窦负压置换疗法
   B．鼻内镜手术额窦开放
   C．全身抗生素治疗
   D．使用激素类滴鼻药
   E．鼻炎净滴鼻

6. 青少年鼻出血常见于
   A．下鼻甲前端
   B．下鼻道后端
   C．鼻中隔前下方
   D．鼻中隔后上方
   E．鼻腔顶部

7. 使用滴鼻剂时应严格掌握适应证，并注意药物浓度，如儿童禁用鼻炎净，以免引起
   A．药物性鼻炎

B．鼻窦炎
C．鼻出血
D．变应性鼻炎
E．鼻中隔偏曲

8．急性额窦炎头痛多为
A．晨轻午后重
B．晨重午后轻
C．中午最剧
D．晚上最剧
E．无明显时间规律

9．青少年鼻出血常见于
A．下鼻甲前端
B．下鼻道后端
C．鼻中隔前下方
D．鼻中隔后上方
E．鼻腔顶部

A2 型题

10．患者，男性，26 岁。3 天前鼻前庭出现疖肿，自行挤压脓肿后出现寒战、高热、头痛。眼睑及结膜水肿，眼球突出，视盘有水肿。可能的诊断是
A．鼻疖并脑脓肿
B．鼻疖并脑膜炎
C．鼻疖并海绵窦血栓性静脉炎
D．鼻疖并乙状窦血栓性静脉炎
E．鼻疖并硬膜下脓肿

11．患者，女性，52 岁。间断涕中带血，回吸痰多 1 年余，按鼻窦炎使用抗生素治疗，症状仍有反复。鼻窦 CT 检查提示：右上颌窦密度增高，并有钙化斑。最合适的治疗方案是
A．右上颌根治术
B．右上颌窦穿刺
C．继续抗生素治疗 2 周
D．功能性鼻内镜手术
E．暂时不需要处置，定期复查

二、问答题

1．简述慢性单纯性鼻炎和慢性肥厚性鼻炎的特点。
2．简述鼻出血的原因及处理措施。

（苑明茹）

第五章 咽部疾病

第五章数字资源

思政之光

学习目标

通过本章内容的学习，学生应能：

识记：

列举急性咽炎、急性扁桃体炎、扁桃体周围脓肿、阻塞性睡眠呼吸暂停低通气综合征和鼻咽癌的临床表现。

理解：

解释急性咽炎、急性扁桃体炎、扁桃体周围脓肿、阻塞性睡眠呼吸暂停低通气综合征和鼻咽癌的治疗方法。

运用：

具有对咽部疾病诊断及制定治疗方案的能力，具有和患者沟通交流及进行健康教育的能力，培养预防疾病、驱除病痛的职业责任。

第一节 咽部的炎性疾病

一、咽炎

（一）急性咽炎

急性咽炎（acute pharyngitis）是咽黏膜、黏膜下组织的急性炎症，咽部淋巴组织多受累。多继发于急性鼻炎或急性扁桃体炎，也可单独发生。冬季或春秋季节交换时易患病。

【病因】

1. 病毒感染 柯萨奇病毒、腺病毒、副流感病毒、鼻病毒及流感病毒等为常见病原体。通过飞沫和密切接触传染。

2. 细菌感染 多继发于病毒感染，链球菌、金黄色葡萄球菌及肺炎链球菌等，其中A群乙型溶血性链球菌感染可导致远处器官的化脓性病变，从而引发全身症状。

3. 理化因素 如高温、粉尘、烟雾、刺激性气体、烟酒过度、寒冷等可诱发本病。

【临床表现】

起病较急，开始时咽部干痒、灼热、异物感，继而出现咽痛，吞咽时加重，空咽时尤其明显，疼痛可放射至耳部。全身症状较轻，婴幼儿常有发热、头痛、食欲差和腹痛、腹泻等。

检查见咽黏膜弥漫性充血、水肿。咽后壁淋巴滤泡及咽侧索淋巴组织增生，表面可见黄白色点状渗出物。腭垂及软腭充血、水肿。常有下颌角淋巴结肿大。

炎症扩散可引起中耳炎、鼻窦炎及呼吸道的急性炎症。急性脓毒性咽炎可并发急性肾炎、风湿热及败血症等。

【治疗】

1. 全身治疗　全身症状明显者可用抗生素和抗病毒药物，注意休息，多饮水，进流食。高热者可用化学或物理降温。

2. 局部治疗　保持口腔清洁，可用复方硼砂溶液漱口，并可酌情应用中成药和含片，如草珊瑚含片、银黄含化片等。

（二）慢性咽炎

慢性咽炎（chronic pharyngitis）是咽部黏膜、黏膜下及淋巴组织的慢性弥漫性炎症，常为上呼吸道慢性炎症的一部分，成年人多见，病程长，易复发，治疗较为困难。

【病因】

1. 急性咽炎反复发作或治疗不彻底所致。
2. 邻近组织或器官各种慢性炎症的刺激，如慢性鼻炎、慢性扁桃体炎、牙周炎等。
3. 烟酒过度，粉尘、雾霾等环境污染及进食辛辣食物。
4. 全身疾病如糖尿病、肾病、肝硬化、贫血等，影响静脉回流，导致局部淤血或机体免疫功能低下，可引发本病。

【临床表现】

无明显全身症状，以局部症状为主，如咽部不适、异物感、痒感、灼热感、干燥感或微痛感。有黏稠分泌物附着于咽后壁，患者晨起时易出现频繁的刺激性咳嗽或恶心。萎缩性咽炎患者有时可咳出带臭味的干痂，多伴有口臭。

1. 慢性单纯性咽炎　黏膜呈慢性充血，血管扩张，咽后壁有少量散在的淋巴滤泡，表面有少量黏稠分泌物附着。

2. 慢性肥厚性咽炎　黏膜充血、增厚，咽后壁淋巴滤泡显著增生，有时融合成块。咽侧索亦可见有条索状肥厚。

3. 萎缩性咽炎　黏膜干燥菲薄，重者黏膜苍白发亮，表面可有脓性干痂附着。

【治疗】

1. 病因治疗　消除刺激性因素，戒烟酒，避免进食刺激性食物。积极治疗上呼吸道慢性炎症及其他全身性疾病。改善工作环境，增强机体抵抗力。

2. 中医中药　慢性咽炎系脏腑阴虚，虚火上扰，治宜滋阴清热。临床可选用清热解毒、疏风解表类中药治疗。

3. 局部治疗

（1）单纯性咽炎：保持口腔卫生，临床上常用复方硼砂溶液、呋喃西林溶液、2%硼酸溶液含漱。亦可含服碘喉片、薄荷喉片等含片。

（2）肥厚性咽炎：用25%～30%的硝酸银、电凝、微波、激光等烧灼广泛增生的淋巴滤泡，但使用不当会增加黏膜瘢痕，使症状加重，所以治疗范围不宜过广、过深。

（3）萎缩性咽炎：局部用2%碘甘油涂抹咽部，可改善局部血液循环，促进腺体分泌。常服用维生素可促进黏膜上皮生长。

二、扁桃体炎

（一）急性扁桃体炎

急性扁桃体炎（acute tonsillitis）是扁桃体的急性非特异性炎症，可伴有咽部其他部位的炎症，是一种常见的咽部疾病。好发生于儿童及青年，在春秋季节变化时最易发病。

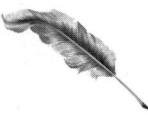

【病因】

可通过飞沫或直接接触传播，常散发发病。主要病原体为乙型溶血性链球菌、葡萄球菌、肺炎双球菌、流感嗜血杆菌，以及鼻病毒、腺病毒等。也有细菌和病毒混合感染者。近年还发现有厌氧菌感染者，革兰氏阴性杆菌感染有上升趋势。

【临床表现】

1. 全身症状　多见于急性化脓性扁桃体炎。发病急，可有畏寒、高热、头痛、乏力、周身不适、食欲下降、便秘等。儿童病情较重，可因高热而引起抽搐、惊厥，甚至昏迷等。

2. 局部症状　主要症状为咽痛剧烈、吞咽困难，疼痛可向耳部放射引起耳痛，伴下颌角淋巴结肿大。扁桃体肿大显著者，还可引起呼吸困难。

3. 患者呈急性病容。咽部黏膜呈弥漫性充血，以扁桃体及腭舌弓、腭咽弓最为严重。腭扁桃体充血肿大，表面可见黄白色脓点或隐窝口处有黄白色干酪样渗出物，可连成一片，形似假膜，易于拭去。

【并发症】

1. 局部并发症　有扁桃体周脓肿、急性中耳炎、鼻炎、鼻窦炎、急性喉炎、咽旁脓肿等。

2. 全身并发症　有急性风湿热、急性关节炎、心肌炎及急性肾炎等，可能与各个靶器官对链球菌所产生的Ⅲ型变态反应有关。

【治疗】

1. 抗感染　给予抗生素和抗病毒药物。可酌情使用糖皮质激素。

2. 局部治疗　保持口腔卫生，用复方硼砂溶液或复方氯己定溶液漱口。本病有一定传染性，要适当隔离。复发性扁桃体炎患者可在急性炎症消退后行扁桃体切除术。

（二）慢性扁桃体炎

慢性扁桃体炎（chronic tonsillitis）是咽部常见疾病，多由急性扁桃体炎反复发作或因扁桃体隐窝引流不畅所致，窝内病毒、细菌滋生感染而演变为慢性炎症。

【病因】

链球菌和葡萄球菌为本病的主要致病菌。①多数为急性扁桃体炎反复发作导致隐窝引流不畅而转为慢性；②继发于某些传染病如白喉、猩红热、流行性感冒等；③邻近器官的感染也可引发本病。

【临床表现】

常有急性扁桃体炎反复发作史，可有咽干、咽痛、发痒、异物感、刺激性咳嗽等症状。小儿扁桃体过度肥大，可引起呼吸不畅、睡眠打鼾、言语含糊不清、吞咽障碍等。如果隐窝脓栓被咽下，导致胃肠不适，隐窝内细菌、毒素被吸收引起全身反应，如头痛、乏力、低热等。

检查可见扁桃体和腭舌弓呈慢性充血，黏膜暗红色，用压舌板挤压腭舌弓时，隐窝口有时可见黄、白色脓液或干酪样点状物溢出。儿童、青年扁桃体多增生肥大，成人扁桃体多已缩小。

慢性扁桃体炎可以作为病灶，引发变态反应，产生各种并发症，如风湿性关节炎、风湿热、心脏病、肾炎等。

【治疗】

主要为手术切除扁桃体（图 2-5-1，图 2-5-2），但应严格掌握手术适应证，术前应用抗生素。对于有手术禁忌证不能手术者，保守治疗，同时加强体育锻炼，增强机体免疫力。

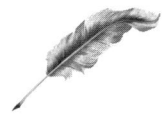

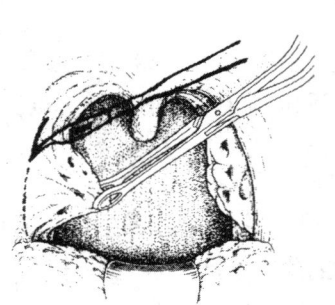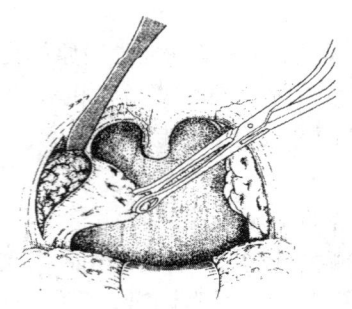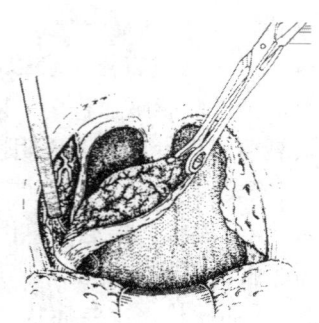

图 2-5-1 扁桃体剥离术（切开黏膜）

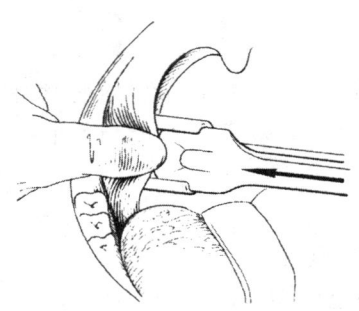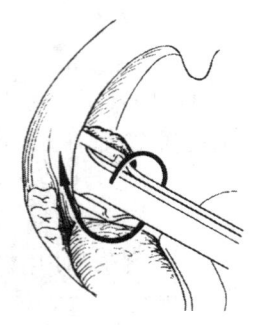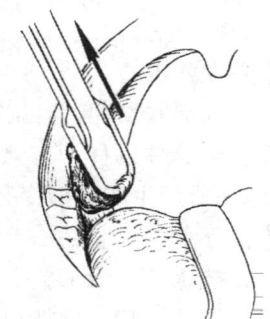

图 2-5-2 扁桃体挤切术

第二节 咽部间隙脓肿

一、扁桃体周脓肿

扁桃体周脓肿（peritonsillar abscess）是发生在扁桃体周围间隙内的化脓性炎症。多见于青壮年。

【病因】

本病常继发于急性扁桃体炎，或慢性扁桃体炎急性发作致使扁桃体上隐窝的窝口阻塞，其中的细菌或炎性产物破坏上皮组织，向深部侵犯，穿透扁桃体被膜，进入扁桃体周围间隙。

【临床表现】

大多数发生于急性扁桃体炎发病 3～5 天后，或急性扁桃体炎病情好转后，体温再度升高，严重者高热、寒战，出现全身中毒症状。咽痛加剧，常放射至同侧耳部，吞咽时疼痛加重，患者吞咽困难、口涎外溢，饮水向鼻腔反流，软腭肿胀，言语不清。周围炎症波及翼内肌时，出现张口困难。同侧下颌淋巴结肿大。可能引起上呼吸道梗阻。可有全身乏力、食欲差、肌肉酸痛、大便秘结等全身症状。

查体可见急性病容，头偏向患侧。颈淋巴结肿大、压痛。若为前上型脓肿，患侧舌腭弓上部及软腭充血、肿胀，隆起明显，扁桃体表面有脓性分泌物，被推向内下方，腭垂充血肿胀转向内侧；后上型脓肿时，患侧咽腭弓明显肿胀隆起，扁桃体被推向前下方。

炎症向下蔓延，可引起咽、喉部急性炎症，尤其是后下位脓肿，可发生上呼吸道阻塞，迅速出现呼吸困难。炎症扩散可经咽侧壁侵入咽旁隙，形成咽旁脓肿。

【治疗】

1. 应给予足量敏感抗生素及糖皮质激素控制感染，以防炎症扩散，引起其他并发症。

2. 脓肿形成后，应穿刺抽脓，切开引流，每日扩张切口并冲洗脓腔，数日即可痊愈。

二、咽旁脓肿

咽旁脓肿（parapharyngeal abscess）是咽旁间隙的化脓性炎症。

【病因】

1. 邻近组织的炎症，如急性扁桃体炎、急性咽炎及急性鼻炎、鼻窦炎等，可直接扩散或经血行感染侵入咽旁隙。

2. 邻近组织的脓肿，如扁桃体周脓肿、咽后脓肿、牙槽脓肿、颞骨岩部脓肿、Bezold 脓肿（耳源性颈深部脓肿）等，可直接破溃入咽旁隙。

3. 咽侧壁外伤及异物导致的感染，如拔牙、扁桃体切除、口腔手术均可导致咽旁隙感染，咽壁的外伤或异物刺伤也可引起此病。

致病菌多为溶血性链球菌，其次为金黄色葡萄球菌、肺炎链球菌等。

【临床表现】

1. 局部症状　表现为咽痛及颈侧剧烈疼痛，吞咽困难，语言含糊不清。感染累及翼内肌时，牙关紧闭，张口困难。

2. 全身症状　患者可出现持续高热、畏寒、头痛不适、精神不振等，严重时可呈衰竭状态。

3. 检查　①急性病容，患侧下颌下区及下颌角后方肿胀，触诊坚硬、有压痛，头常偏向患侧以减轻疼痛。严重者肿胀范围上可达腮腺，下沿胸锁乳突肌延伸，前达颈前中线，后至项部。脓肿形成时，局部可能变软且有波动感。②咽部检查，患侧咽侧壁隆起，软腭充血、水肿，扁桃体及咽侧壁被推向咽中线，但扁桃体本身无病变。

4. 并发症　①炎症向周围扩散可导致咽后脓肿、喉水肿、纵隔炎等。②颈动脉鞘感染是最常见、最严重的并发症，若侵犯颈内动脉，可导致致命性大出血。若侵及颈内静脉，可引发血栓性静脉炎或脓毒败血症。

【治疗】

1. 患者卧床休息，多饮水，进软食。脓肿形成前以足量有效广谱抗生素及适量糖皮质激素等药物治疗为主。

2. 脓肿形成后，行脓肿切开引流术。①颈外径路：局麻下以下颌角为中点，在胸锁乳突肌前缘做纵切口，用血管钳钝性分离软组织进入脓腔。排脓后，置入引流条，切口部分缝合、包扎。目前临床上多提倡颈外进路。②经口径路：如果脓肿明显突向咽侧壁且无血管搏动，则于咽侧壁最突出处做一纵行切口，然后用血管钳钝性分离到脓腔，引出脓液。

三、咽后脓肿

咽后脓肿（retropharyngeal abscess）是发生在咽后间隙的化脓性炎症，临床上分为急性和慢性两种。

【病因】

1. 急性型　常发生在3岁以下的婴幼儿。婴幼儿咽后间隙中有丰富的淋巴结，口、咽、鼻腔及鼻窦的炎症可引起这些淋巴结发炎，继之化脓，形成脓肿。

2. 慢性型　大多数由咽后隙淋巴结结核或颈椎结核形成的寒性脓肿所致。

3. 其他　咽部异物及外伤后感染，或邻近组织炎症扩散侵入咽后隙，也可导致咽后脓肿。

【临床表现】

1. 急性型　起病急，先有呼吸道症状，畏寒、发热、咳嗽、咽痛拒食，喝水时有呛咳。发病2～3日后脓肿形成，患儿常有呼吸困难，入睡时加重伴有鼾声。烦躁不安，说话及哭

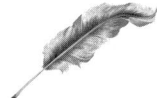

声含糊不清，口似含物。如脓肿压迫喉入口处或炎症波及喉部，可导致吸入性呼吸困难，甚至窒息。

2．慢性型　可有结核病的全身表现，起病慢，病程长，无咽痛；脓肿较大时，可出现呼吸道阻塞症状或咽部阻塞感。

3．颈侧 X 线、CT 检查可观察脓肿部位、范围及颈椎骨质破坏情况。

4．并发症　①窒息：脓肿压迫喉腔或并发喉水肿，脓液涌入下呼吸道，可引起吸入性肺炎，甚至窒息死亡。②咽旁脓肿：咽后脓肿向外发展，可溃破入咽旁隙。③出血：脓肿如侵蚀颈部大血管，可导致致命性大出血。

【治疗】

1．卧床休息，多饮水，进软食。给予足量广谱抗生素和适量的糖皮质激素等药物抗感染。

2．急性型　及早行切开排脓，吸尽脓液；以后每日扩张切口一次，直至无脓液排出为止。若切开时脓液大量涌出来不及抽吸，应将患者转身俯卧，吐出脓液；必要时行气管切开术。

3．慢性型　全身抗结核治疗的同时，可经口内穿刺抽脓，但不可在咽部切开排脓，以免形成结核性瘘。并发颈椎结核者，应由骨科医生在治疗颈椎结核的同时，取颈外切口排出脓液。

第三节　阻塞性睡眠呼吸暂停低通气综合征

阻塞性睡眠呼吸暂停低通气综合征（obstructive sleep apnea-hypopnea syndrome，OSAHS）是指睡眠时上气道塌陷、阻塞引起的呼吸暂停和低通气，通常伴有打鼾、睡眠结构紊乱，频繁发生血氧饱和度下降、白天嗜睡、注意力不集中等病症，并可能导致高血压、冠状动脉粥样硬化性心脏病（冠心病）、2 型糖尿病等。

【病因】

1．上气道狭窄或阻塞　鼻腔及鼻咽部、口咽和喉咽部容易出现狭窄和阻塞，常见原因有鼻中隔偏曲、鼻息肉、鼻甲肥大、腺样体肥大、腭扁桃体肥大、软腭肥厚、咽侧壁肥厚、舌根肥厚等。

2．上气道扩张肌肌张力异常　主要表现为颏舌肌、咽侧壁肌肉及软腭肌肉的张力异常。

3．呼吸中枢调节功能异常　主要表现为睡眠过程中呼吸驱动力降低及对高 CO_2、高 H^+ 及低 O_2 的反应阈值提高，此功能的异常可以为原发，也可继发于长期睡眠呼吸暂停和（或）低通气而导致的睡眠低氧血症。

4．某些全身因素及疾病也可通过影响上述三种因素而诱发或加重本病，如肥胖、妊娠期、绝经和围绝经期、甲状腺功能低下、糖尿病等。对于某一患者个体而言，常为多种病因共同作用的结果。

【临床表现】

1．症状

（1）睡眠打鼾：这是患者就诊的主要原因，随着年龄和体重的增加，打鼾症状可逐渐增加，并呈间歇性，出现反复的呼吸短暂停止现象，严重者可有夜间憋醒现象。呼吸暂停现象一般在仰卧位时加重，所以某些严重的患者不能仰卧位睡眠。

（2）嗜睡：是另一主要症状，程度不一。轻者表现为轻度困倦、乏力，对工作生活无明显影响；重者可有不可抑制的嗜睡，在驾驶甚至谈话过程中出现入睡现象。患者入睡很快，睡眠时间延长，但睡后精神体力无明显恢复。

(3) 记忆力减退，注意力不集中，反应迟钝。
(4) 晨起后口干，常有异物感。
(5) 部分患者可有晨起后头痛，血压升高。
(6) 部分重症患者可出现性功能障碍，夜尿次数增加甚至遗尿，病程较长的患者可出现烦躁、易怒或抑郁等性格改变。
(7) 合并并发症者可出现相应的症状，如夜间心绞痛、心律失常等。
(8) 儿童患者还有遗尿、注意力不集中、学习成绩下降、生长发育迟缓、胸廓发育畸形等表现。

2．体征
(1) 一般征象：成年患者多数比较肥胖或明显肥胖，颈部短粗，重症患者有较明显的嗜睡，常在就诊过程中出现瞌睡，部分患者有明显的上下颌骨发育不良。儿童患者一般发育较同龄人差，可有颅面发育异常，还可见胸廓发育畸形。
(2) 上气道征象：咽腔尤其是口咽腔狭窄，扁桃体肥大、软腭肥厚、松弛，腭垂肥厚、过长；部分患者还可见鼻中隔偏曲、鼻息肉、腺样体肥大、舌根肥厚、舌根淋巴组织增生、咽侧索肥厚等。

【诊断】

1．多导睡眠监测 作为目前诊断 OSAHS 的金标准，其监测指标主要包括以下项目（图2-5-3）：①脑电图：是 PSG 的重要指标，用于判定患者的睡眠状态、睡眠时相；②口鼻气流：监测睡眠过程中呼吸状态的指标；③血氧饱和度（SaO_2）：监测睡眠过程中的血氧变化；④胸腹呼吸运动：监测呼吸暂停发生时有无呼吸运动存在，区分阻塞性、中枢性和混合性呼吸暂停；⑤眼电图和下颌肌电图：辅助判定睡眠状态、睡眠时相，对区分 PEM 期和 NREM 期有重要的作用；⑥体位：测定患者睡眠过程中的体位，用于了解体位与呼吸暂停低通气发生的关系；⑦胫前肌肌电：主要用于鉴别不宁腿综合征。该综合征患者夜间睡眠过程中发生反复规律性腿动，引起睡眠的反复觉醒，睡眠结构紊乱，导致白天嗜睡。

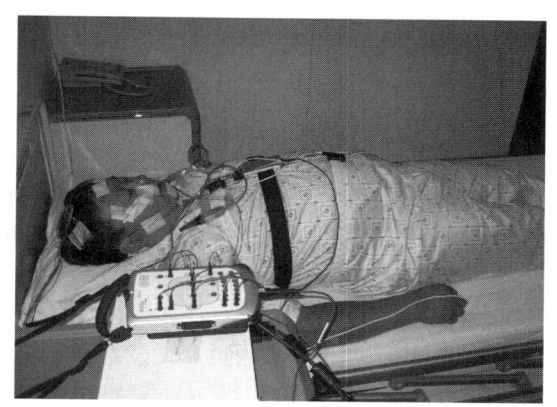

图 2-5-3　多导睡眠监测

2．定位诊断及相关检查 目前可应用下述手段评估 OSAHS 的上气道阻塞部位，分析可能的病因。①纤维鼻咽喉镜检查法：可观察上气道各部位的截面积及引起狭窄的结构。可在检查时同时行 Müller 检查，有助于更好地判断上气道塌陷、阻塞部位。②上气道持续压力测定：是目前最为准确的定位诊断方法。③头颅 X 线定位测量：该方法主要用于评价骨性气道的形态特点。④上气道 CT、MRI：可以对上气道进行二维和三维的观察、测量，更好地了解上气道的形态结构特点。

3．OSAHS 诊断 依据患者睡眠时打鼾、反复呼吸暂停，通常伴有白天嗜睡、注意力不集中、情绪障碍等症状，或合并高血压、缺血性心脏病或脑卒中、2 型糖尿病等。多导睡眠监测检查 AHI ≥ 5 次/小时，呼吸暂停和低通气以阻塞性为主。如有条件，以 RDI 为标准。

【治疗】

OSAHS 的治疗应根据患者的不同病因、病情，选择不同的治疗方法，提倡个体化综合治疗。

1．一般治疗 减肥、戒烟、戒酒、加强体育锻炼、建立侧卧睡眠习惯等。

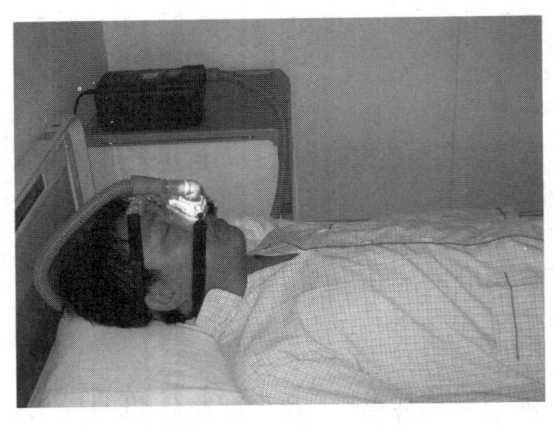

图 2-5-4 持续正压通气治疗

2. 持续正压通气治疗　持续正压通气（continuous positive airway pressure，CPAP）治疗是目前应用最为广泛且有效的方法。其原理是通过一定压力的机械通气，使患者的上气道保持开放状态，保证睡眠过程中呼吸通畅，其工作压力范围一般为 4～20cmH$_2$O（图 2-5-4）。

3. 手术治疗　是目前治疗 OSAHS 的重要手段之一，手术适应证的选择是保证手术疗效的关键，要根据患者的不同阻塞部位选择不同的手术方式，各种手术方式单独或联合应用，对于不适合手术的患者应采取非手术治疗。

4. 口腔矫治器治疗　即睡眠时配戴特定的口内装置，将下颌向前牵拉，以扩大舌根后气道，主要适用于舌根后气道狭窄的患者。长期配戴有引起颞下颌关节损害的风险。

5. 药物治疗　尽管有较多药物治疗的尝试，但目前未发现明确有效的药物。

第四节　咽部肿瘤

一、鼻咽纤维血管瘤

鼻咽纤维血管瘤（angiofibroma of nasopharynx）是鼻咽部最常见的良性肿瘤，常发生于 10～25 岁男性，又名"男性青春期出血性鼻咽血管纤维瘤"，含有丰富血管，局部侵袭性生长，出血凶猛，临床经过凶险。

【病因】

尚不明确，可能与性激素、发育异常、炎症刺激等因素有关。

【临床表现】

本病易出现大出血、颅内侵犯，处理极为困难，有以下表现：

1. 出血　常为患者的首诊症状，多表现为反复鼻腔和口腔大量出血，颜色鲜红。患者可有不同程度的贫血。

2. 鼻塞　初为单侧，肿瘤体积增大阻塞双侧后鼻孔时可致双侧鼻塞。常伴流涕、闭塞性鼻音、嗅觉减退等症状。

3. 其他症状　肿瘤压迫、阻塞咽鼓管咽口时可致耳鸣、耳闷感和听力下降。压迫三叉神经可导致三叉神经痛。侵入眶内可致眼球移位、运动受限，压迫视神经可出现视力障碍，侵入翼腭窝或颞下窝可致面颊部或颞部隆起，侵入颅内可致头痛及脑神经功能障碍。

4. 检查可见一侧或双侧鼻腔有阻塞性炎症表现，鼻腔后部有粉红色肿瘤，伴或不伴出血征象。鼻咽部圆形或分叶状粉红色肿瘤，表面光滑，有血管纹（图 2-5-5，彩图 2-5-1）。有时可见肿瘤侵入鼻腔或推压软腭突出于口咽。增

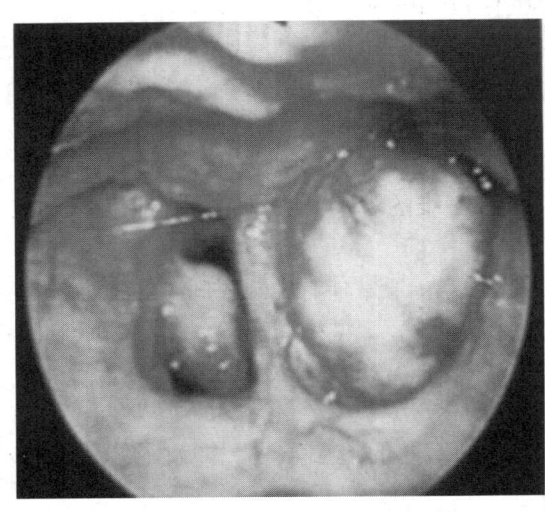

图 2-5-5　鼻咽纤维血管瘤

强CT扫描和MR血管成像（MRA）能显示瘤体位置、大小、形态，可帮助了解肿瘤范围、有无骨质破坏以及与周围结构之间的关系。

【治疗】

以手术切除为主，术前可给予减少术中出血的辅助措施。肿瘤较小者，可行放疗后电凝破坏。

二、鼻咽癌

 案例 2-5-1

患者，男性，44岁，因反复鼻塞、鼻出血1年来诊。1年来出现反复鼻塞、鼻出血，左侧为重，无流涕、打喷嚏、鼻痒，无头痛，嗅觉减退。鼻咽喉镜检查示：鼻咽肿物，形状不规则，表面破溃。增强CT示：鼻咽占位，考虑恶性。

问题：

1．疾病的初步诊断是什么？

2．有何诊治计划？

鼻咽癌（nasopharyngeal carcinoma）是指原发于鼻咽部黏膜和腺体上皮的恶性肿瘤，最常见于我国南方（如广东、广西和湖南等地）和东南亚一些国家，因此过去又称为"广东瘤"。好发于40～50岁，男性发病为女性的2～3倍。发病率居耳鼻咽喉恶性肿瘤之首，占全身恶性肿瘤的30.97%，占头颈部恶性肿瘤的78.08%。

【病因】

目前认为鼻咽癌的发生与遗传、EB病毒感染及环境三种因素密切相关。

1．遗传因素 鼻咽癌有明显的种族易感性和家族聚集性，人类白细胞抗原（HLA）与鼻咽癌发生相关。

2．EB病毒 鼻咽癌患者血清中含有EB病毒相关的各种高滴度抗体，而且与病情和预后有关；鼻咽癌细胞中存在EB病毒的核酸并且呈单克隆性。同时，在多数鼻咽癌标本中可检出具有转化活性的EB病毒潜伏膜蛋白（LMP1），其致瘤性基本被肯定。

3．环境因素 进食咸鱼与鼻咽癌的发病率均存在着剂量-反应效应，其他的腌制食物，如虾酱和腌制的植物根、茎、叶也被认为是鼻咽癌的发病因素。某些微量元素、环境中的灰尘、吸烟和化学燃料，以及家庭中的某些草木、蚊香燃烧的烟雾，粤语发音，甚至某些传统的中药都可能与鼻咽癌的发病有关。

【临床表现】

由于发病部位隐匿，鼻咽癌早期症状不明显，因此容易延误诊断。所以必须提高警惕，重视临床症状，才能早发现、早治疗。

（一）症状

1．鼻部症状 早期常见为晨起吸鼻后，吐出的痰中带血或擤出带血的鼻涕，可时有时无，因此常被误以为一般的鼻出血而多不引起患者的重视，直至出血明显时，病变常已进入晚期。瘤体如位于后鼻孔附近或增大后，可阻塞后鼻孔而引起鼻塞。早期可为一侧，晚期则双侧均可出现鼻塞，易误诊为鼻炎。

2．耳部症状 肿瘤堵塞或侵犯咽鼓管咽口时，可引起耳鸣、耳堵塞感及听力下降，可伴有鼓室积液，因此常可误诊为分泌性中耳炎。这种情况尤其多见于肿瘤原发于咽隐窝者。

3．颈部淋巴结肿大 半数以上患者以此为首发症状就诊，早期发生在位于上颈部的颈深

上淋巴结群。开始为单侧，继之发展为双侧，并可向颈中、下段蔓延。肿大的淋巴结一般无痛，质较硬，活动度差，迅速增大、固定和融合，因此常可误诊为结核性淋巴结炎或淋巴瘤。

4．头痛　早期症状轻而部位不确定，当头痛剧烈而位置固定时，往往提示肿瘤已侵犯颅底或向颅内蔓延。应注意与一般的神经痛鉴别。

5．脑神经症状　肿瘤常沿颈内动脉管或破裂孔向颅内蔓延，一般先侵犯第Ⅴ及第Ⅵ脑神经，继而可累及第Ⅳ、Ⅲ及Ⅱ脑神经。出现头痛加重、复视、面部麻木、眼睑下垂、视物模糊，甚至眼球固定或失明等。也可侵犯第Ⅸ、Ⅹ、Ⅺ和Ⅻ脑神经，出现软腭麻痹、吞咽困难、声嘶、反呛和伸舌偏斜等延髓性麻痹表现。

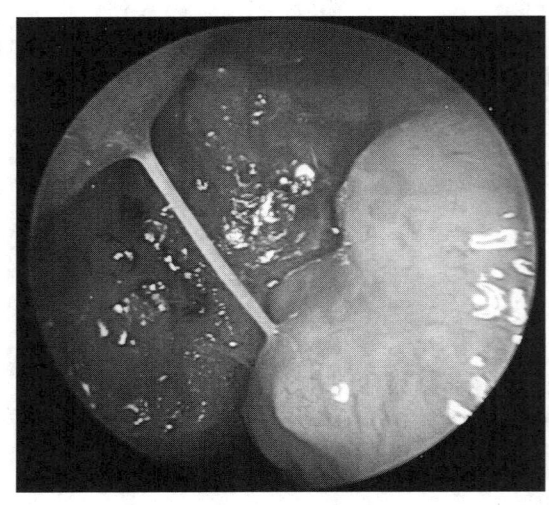

图 2-5-6　鼻咽癌

6．远处转移　晚期可转移至骨（特别是脊椎、盆骨和肋骨）、肺和肝等，出现相应症状。

（二）检查

1．鼻咽部检查　咽隐窝和顶后壁是鼻咽癌的高发部位，应重点观察。早期病变不明显，可仅见黏膜局部充血、糜烂或粗糙不平，或仅有小结节和肉芽样突起，触之易出血。晚期肿瘤增大时可呈现为结节型、溃疡型、菜花型和黏膜下型的表现。尤其应注意黏膜下型，因其仅表现为病变局部黏膜隆起或一侧咽隐窝较饱满而表面黏膜光滑（图 2-5-6，彩图 2-5-2）。

2．颈部触诊　应双侧对称地进行，重点检查上颈部特别是下颌角后下方的区域，注意是否触及质硬、活动度差或不活动、无痛性的肿大淋巴结。

3．EB 病毒血清学检查　可作为鼻咽癌诊断和判断治疗后是否复发的辅助指标。临床上广泛开展的有 EB 病毒壳抗原、EB 病毒早期抗原、EB 病毒核抗原和 EB 病毒特异性 DNA 酶等抗体的检测。同时多种血清学指标阳性或以上特异性抗体随病情的发展而持续升高，则更具临床意义。

4．影像学检查　X 线的鼻咽侧位和颅底拍片了解鼻咽和颅底的骨质情况，CT 或 MRI 检查可更准确了解肿瘤的侵犯范围及颅底骨质的破坏情况。放射性核素全身骨扫描可了解是否存在骨转移。可进行胸部、肝等检查，了解是否存在其他转移病变。

【治疗】

鼻咽癌对放射治疗敏感。早期病例，单纯放疗即可取得良好效果，但中晚期病例应采用综合治疗方案，即放疗辅以化疗（新辅助化疗或称诱导化疗）或中医中药及免疫治疗，以防止远处转移、提高放疗的敏感性和减轻放疗的并发症，提高远期生存率。目前我国鼻咽癌治疗后的 5 年生存率已提高到 60% 左右。随着放疗技术的进一步改进，例如逆向强调等新技术的广泛应用，以及包括同步化疗等临床综合治疗方案研究的进展，鼻咽癌的远期治疗效果可望得到进一步的提高。

鼻咽癌的手术适应证：①足量放疗后鼻咽部的残余病灶或短期内的复发灶，但疗效不佳；②足量放疗后颈部淋巴结的残余肿块，疗效已获肯定；③对放疗不敏感的腺癌。

第五节　腺样体肥大

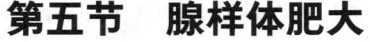

咽扁桃体又称腺样体，正常情况下 6～7 岁时发育最大，10 岁以后开始萎缩。由于鼻咽

部炎症的反复刺激，咽扁桃体发生病理性增生而引起相应的症状，称咽扁桃体肥大，又称腺样体肥大。

【病因】

鼻咽部及其毗邻部位或腺样体自身炎症的反复刺激，使腺样体发生病理性增生。

【临床表现】

肥大的腺样体堵塞后鼻孔，并发鼻炎、鼻窦炎，出现鼻塞、流涕、闭塞性鼻音、睡觉打鼾、张口呼吸；分泌物向下流并刺激呼吸道黏膜，常引起咽、喉及下呼吸道黏膜炎症，并发气管炎。肥大的腺样体可阻塞咽鼓管咽口，或反复发炎而并发分泌性中耳炎，导致听力减退和耳鸣，是儿童患分泌性中耳炎的主要原因之一。长期张口呼吸，致使面骨发育障碍，上颌骨变长，腭骨高拱，牙列不齐，上切牙突出，咬合不良，上唇厚、翘起，鼻翼萎缩，鼻孔狭窄，鼻唇沟平展，精神萎靡，面容呆板，反应迟钝，形成"腺样体面容"。全身发育及营养状况较差，记忆力减退、注意力不集中、智力低下，还会产生自卑、退缩等心理障碍。检查可见鼻咽顶部和后壁表面有纵行裂隙的分叶状淋巴组织团块，似半个剥去外皮的橘子，纵沟中

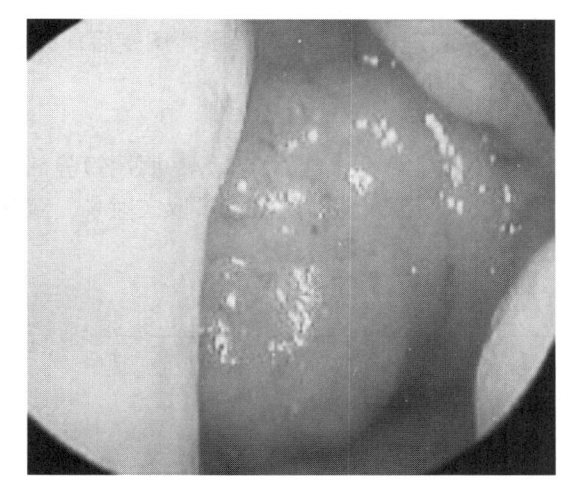

图 2-5-7　鼻内镜下示肥大腺样体突入鼻腔

常有分泌物，肥大显著的咽扁桃体可充满鼻咽腔，触诊较柔软（图 2-5-7，彩图 2-5-3）。鼻咽部侧位 X 线片、CT 可协助诊断。

【治疗】

症状轻者可采用黏膜血管收缩剂，如 0.5%～1% 麻黄碱滴鼻液，或用抗生素溶液滴鼻，保持鼻腔通畅。若症状重，影响呼吸，伴有鼻炎、鼻窦炎、咽炎、扁桃体炎、气管炎、支气管炎，或分泌性中耳炎久治不愈，以及已有"腺样体面容"或影响小儿发育者，应施行手术切除。手术时常将肥大的腭扁桃体一并切除。腺样体肥大症状重、年龄在 4 岁以上者，宜及早手术切除。也可以用低温等离子消融或电动吸割器切除腺样体。

第六节　咽异感症

咽异感症（abnormal sensation of throat）常泛指除疼痛以外的各种咽部异常感觉。祖国医学称为"梅核气"。

【病因】

产生咽异感症的病因极为复杂，通常认为与下列因素有关：

1. 咽部疾病　各种类型的炎症、扁桃体及会厌病变等。

2. 咽邻近器官的疾病　茎突过长、甲状软骨上角过长、咽侧间隙和颈部肿块、喉部疾病（如慢性喉炎、喉部良性肿瘤和恶性肿瘤）、口腔疾病等。

3. 远处器官的疾病　消化道疾病、心血管系统疾病、肺部疾病、膈疝等。

4. 全身因素　严重的缺铁性贫血、自主神经功能失调、长期慢性刺激（如烟、酒、粉尘和化学药物）、更年期内分泌失调等。

5. 精神因素和功能性疾病　咽喉、气管、食管无器质性疾病，主要由大脑功能失调所引起的咽部功能障碍。

【临床表现】

本症临床常见，30～40岁女性较多。患者感到咽部或颈部中线有阻塞感、烧灼感、痒感、紧迫感、黏着感等。位置常在咽中线上或偏于一侧，多在环状软骨或甲状软骨水平，其次在胸骨上区，较少在舌骨水平，吞咽饮食无碍。病程较长的患者，常常伴有焦虑、急躁和紧张等精神症状，其中以恐癌症较多见。

【治疗】

1．病因治疗。

2．心理治疗　排除器质性病变后，针对患者的精神因素如"恐癌症"等，耐心解释，消除其心理负担。

3．对症治疗

(1) 避免烟、酒、粉尘等，服用镇静剂。

(2) 颈部穴位封闭法，可取穴廉泉、双侧人迎，或加取阿是穴进行封闭。

(3) 中医中药治疗。

自测题

一、选择题

1．慢性咽炎按病理分为
   A．简单型、复杂型、肥厚型
   B．单纯型、肥厚型、萎缩型
   C．单纯型、增生型、萎缩型
   D．单纯型、复杂型、增生型
   E．简单型、复杂型、萎缩型

2．扁桃体周围脓肿常见的两个类型为
   A．后下型、后上型
   B．后下型、前下型
   C．前上型、后上型
   D．前下型、后上型
   E．前上型、前下型

3．下列哪项不是扁桃体手术的适应证
   A．慢性扁桃体炎反复急性发作
   B．扁桃体Ⅱ度大，每年急性发作1～2次
   C．已成为引起肾炎的病灶
   D．扁桃体角化症
   E．各种扁桃体良性肿瘤

4．鼻咽癌的治疗首先应选择
   A．手术疗法
   B．化疗
   C．放疗
   D．对症治疗
   E．靶向药物治疗

5．鼻咽纤维血管瘤好发人群为
   A．青年女性
   B．儿童
   C．老年男性
   D．青年男性
   E．老年女性

二、名词解释

1．阻塞性睡眠呼吸暂停低通气综合征

2．腺样体面容

三、问答题

简述鼻咽癌的临床表现。

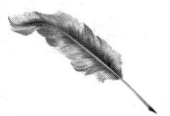

（赵　红）

第六章 喉部疾病

第六章数字资源

思政之光

学习目标

通过本章内容的学习，学生应能：

识记：
1. 熟知急性喉炎、急性会厌炎的病因、临床表现及治疗原则。
2. 列举喉癌的临床与分型。
3. 说出喉返神经麻痹的临床表现。
4. 说出声带小结、声带息肉的常见病因及治疗原则。

理解：
1. 说出气管切开的适应证。
2. 解释呼吸困难的发病机制。

运用：
能够对急性喉炎、急性会厌炎和呼吸困难进行急救处理，尊重患者，关爱患者，与患者良好沟通病情使其配合治疗，培养敬畏生命、救死扶伤的职业素养。

第一节 喉部的炎性疾病

一、急性喉炎

急性喉炎（acute laryngitis）是喉黏膜急性弥漫性炎症，病情轻重不一。此病多发于冬春季节，是一种常见的急性呼吸道感染性疾病。

【病因】

1. 多为继发于鼻腔、鼻窦、鼻咽及口咽部的急性卡他性炎症，也可单发于喉部。
2. 用声过度，如说话过多、用声不当、大声喊叫、剧烈咳嗽等。
3. 喉部外伤、吸入有害气体及粉尘、烟酒过度等。

【临床表现】

1. **症状** 声嘶是急性喉炎的主要症状，严重者可失音。喉痛一般不严重，发音时有咽喉部不适、干燥和异物感。初期可有干咳，后期出现咳痰现象。伴有气管、支气管炎症时，咳嗽、咳痰会加重。有鼻塞、流涕、咽痛等症状。

2. **检查** 喉镜检查可见喉黏膜弥漫性充血，声带尤为明显，声带表面可有黏液或黏脓性分泌物附着，声带有时增厚，虽运动尚好，但闭合不全（图2-6-1，彩图2-6-1）。

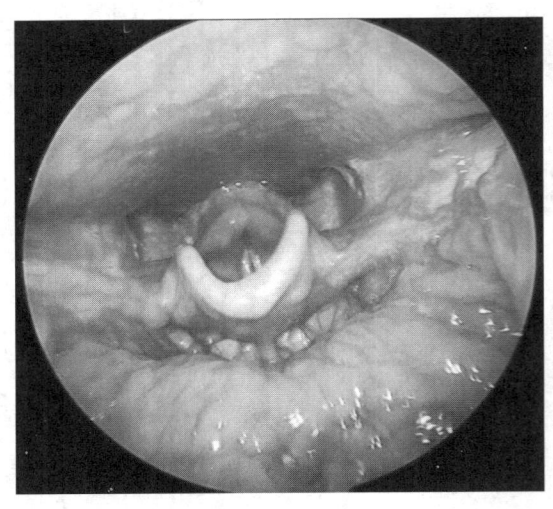

图 2-6-1　急性喉炎

【治疗】

1．控制用声　尽量少讲话，以使声带得到休息。

2．行蒸气或雾化吸入使喉黏膜保持湿润，可同时加入药物吸入而达到治疗目的。

3．药物治疗，如病情较重并伴有细菌感染，可全身应用抗生素和糖皮质激素。

4．辅助用药　可配合应用咽喉含片以及全身支持疗法。

二、小儿急性喉炎

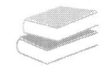案例 2-6-1

患儿，女性，3岁，感冒、发热2天，出现声音嘶哑、喘鸣，继而出现呼吸困难，应用抗生素加激素治疗，呼吸困难好转不明显。胸部X线检查有肺纹理增粗和肺不张表现。

诊断：小儿急性喉气管支气管炎

问题：

1．为什么小儿急性喉炎易出现呼吸困难？

2．为什么小儿急性喉气管支气管炎出现呼吸困难不易缓解？

小儿急性喉炎（acute laryngitis in children）是小儿以声门区及声门下区为主的喉黏膜急性炎症。好发于6个月至3岁儿童。儿童喉腔小、黏膜下组织疏松，炎症时易发生肿胀而导致喉阻塞，出现呼吸困难。小儿咳嗽反射差、力量又小，分泌物不易咳出；神经系统不稳定，易受激惹而发生喉痉挛，因而其症状较严重。

【病因】

多继发于上呼吸道感染，或呼吸道传染病如流行性感冒、麻疹、百日咳等。

【临床表现】

起病急，主要症状为声嘶、犬吠样咳嗽、吸气性喘鸣。严重时，可出现吸气性呼吸困难、吸气性软组织凹陷（三凹征），全身出现发绀、面色苍白、出汗、烦躁不安等症状。此时如不及时治疗，患儿会有生命危险。

【治疗】

本病易造成喉梗阻而危及患儿的生命，故解除呼吸困难是治疗该病的关键。应及时、足量应用有效的抗生素及糖皮质激素。如药物治疗无好转，则应及时行气管切开。给予吸氧、雾化或蒸气吸入、化痰、解除痉挛等处理，保持呼吸道通畅，密切观察患儿的呼吸情况。加强全身支持治疗，维持水、电解质平衡。

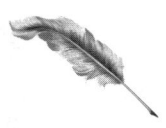

三、急性会厌炎

案例 2-6-2

患者，男性，31岁，因剧烈咽喉痛，吞咽时加重，唾液潴留，说话含糊，轻度呼吸困难就诊。检查口咽部无明显改变，间接喉镜检查示会厌充血肿胀。

诊断：急性会厌炎

问题：
1. 为什么急性会厌炎患者一定要留院观察？
2. 急性会厌炎的治疗原则是什么？

急性会厌炎（acute epiglottitis）又称急性声门上喉炎，主要累及声门上区，以会厌高度水肿为主要特点。本病起病急，发展迅速，容易导致上呼吸道阻塞，是一种可危及生命的严重感染，多发生于冬春季。

【病因】

1. 感染　感染是最常见病因，致病菌有流感嗜血杆菌、葡萄球菌、链球菌、肺炎双球菌等。
2. 变态反应　细菌、病毒感染可诱发会厌变态反应性炎症而导致会厌水肿。
3. 其他　异物、创伤、吸入有害气体、误咽化学物质、放射线损伤等。
4. 邻近组织的急性感染波及会厌。

【临床表现】

1. 症状
(1) 全身症状：起病急，有发热、畏寒，体温常38～39℃，儿童全身症状较重。
(2) 局部症状：多数患者有剧烈咽喉痛，吞咽时加重。说话语音含糊不清。会厌肿胀明显时，可出现吸气性呼吸困难，甚至窒息。咽部有阻塞感，重者可出现呛咳，吞咽困难。
2. 检查　患者呈急性面容，严重者呼吸困难。口咽部检查多无明显改变。喉镜检查：可见会厌明显充血、肿胀，严重时呈球形。声带、室带等喉部结构不能窥清。实验室检查：白细胞总数增加，中性粒细胞多增加。儿童不能配合检查时，喉部X线侧位片有助于诊断（图2-6-2，彩图2-6-2）。

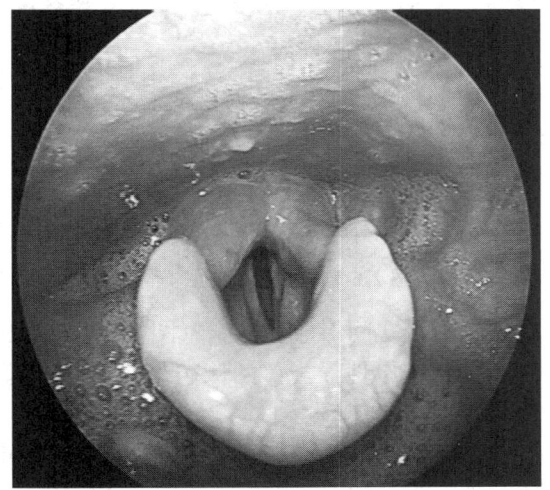

图2-6-2　急性会厌炎双侧披裂黏膜水肿

【诊断】

对有剧烈咽喉疼痛且吞咽困难加重，口咽部检查无明显异常或不足以解释症状时应做喉镜检查，如见充血、肿大的会厌即可诊断为急性会厌炎。

【治疗】

1. 抗感染　全身应用足量抗生素和糖皮质激素。
2. 吸氧、口腔清洁，雾化吸入。
3. 气管切开　呼吸困难严重者立即做气管切开。

四、慢性喉炎

案例 2-6-3

患者，女性，45岁，主诉咽干不适，声音嘶哑。声嘶在不同时间段轻重不一，禁声后好转。检查见室带和声带肥厚，声带闭合不严。

诊断：慢性喉炎

问题：
1. 为什么说慢性喉炎是与职业相关的疾病？
2. 慢性喉炎如何预防？

慢性喉炎（chronic laryngitis）是指喉部黏膜的慢性非特异性炎症，病程较长，是喉部常见病，临床上将其分为慢性单纯性喉炎、肥厚性喉炎和萎缩性喉炎。

【病因】
1. 过度用声或不恰当的用声方式　多见于教师、讲解员、导游等。
2. 急性喉炎反复发作或迁延不愈。
3. 鼻腔、鼻窦及咽部慢性炎症的蔓延。
4. 吸入有害气体或粉尘　如长期在粉尘环境下工作、烟酒过度等。
5. 下呼吸道疾病　长期咳嗽或分泌物刺激喉部黏膜。

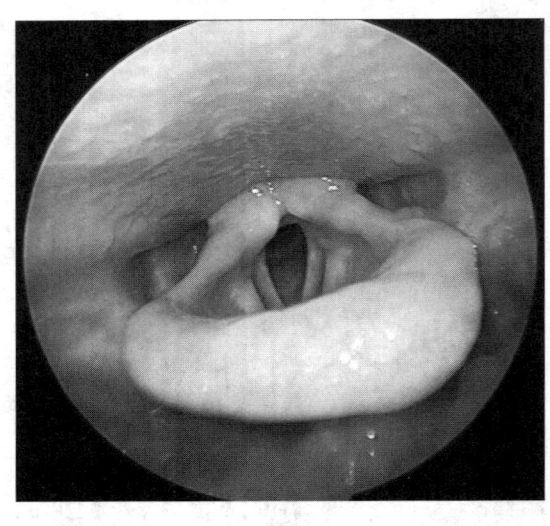

图 2-6-3　慢性单纯性喉炎

【临床表现】
1. 症状

（1）声音嘶哑为慢性喉炎最主要的症状，声嘶程度可轻重不一。禁声一段时间后声嘶可缓解。部分患者晨起声嘶较重，待讲一段时间话后或喉部分泌物咳出后声嘶反而减轻。

（2）喉部有时有疼痛感、异物感、烧灼感或干燥感。

（3）有的患者喉部分泌物增多，每当讲话时需清嗓才感轻松。

2. 检查

（1）慢性单纯性喉炎：喉黏膜弥漫性充血，声带为粉红色，声带边缘圆钝，两侧对称，黏膜表面有黏稠的分泌物附着，常于声带运动时在两侧声带之间形成黏液丝（图 2-6-3，彩图 2-6-3）。

（2）肥厚性喉炎：两侧声带充血、肥厚，边缘圆钝，室带和杓间区黏膜均肥厚，可掩盖声带。

（3）萎缩性喉炎：喉黏膜干燥、变薄而发亮，严重者喉黏膜表面有黄绿色或褐色痂皮形成，声门常常闭合不全。

【治疗】
1. 去除病因　如避免长期过度用声，戒除烟酒，去除有害气体和粉尘等刺激因素，积极治疗鼻、鼻窦、口咽及下呼吸道等部位的慢性疾病。
2. 雾化吸入　局部可用抗生素及糖皮质激素雾化吸入治疗。

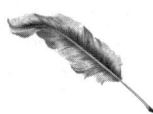

3. 中西医结合治疗。

第二节 喉 肿 瘤

一、喉乳头状瘤

案例 2-6-4

患儿，男性，5 岁，渐进性声嘶 5 个月，活动时出现呼吸困难 1 个月。患儿父母承认有不洁性交史。电子喉镜检查：左侧声带、室带、喉室有肿物生长，呈淡红色，乳头状，大小不等。入院后行气管切开术，全身麻醉支撑喉镜下摘除（钳夹）肿瘤组织，然后激光处理创面，术后肌内注射干扰素。术后病理：喉乳头状瘤。

问题：
1. 喉乳头状瘤的临床特点是什么？
2. 喉乳头状瘤为什么容易复发？

喉部的良性肿瘤以喉乳头状瘤（laryngeal papilloma，LP）最多见，约占喉部良性肿瘤的 70%。以 10 岁以下儿童为多见，约 80% 发生于 7 岁以前。儿童乳头状瘤为多发型，发展快，易复发，青春期后有自限趋势。成人喉乳头状瘤多单发，有恶变倾向。

【病因】

病因尚不清楚，可能与人乳头瘤病毒（HPV）感染有关，研究证明 HPV6 和 HPV11 是喉乳头状瘤的主要致病因素。

【临床表现】

1. 症状　进行性声音嘶哑甚至失声是最常见症状，肿瘤较大者可出现喘鸣及呼吸困难。儿童易发生喉阻塞。

2. 检查　喉镜检查淡红色乳头状肿物。儿童呈多发，基底较广，可侵及声带、室带、声门下方、气管，甚至达梨状窝等处。成人则单发。

【治疗】

以手术切除为主，术后预防肿瘤复发。

1. 手术　目前应用较多的为显微镜下支撑喉镜手术，手术方式有 CO_2 激光切除肿瘤、低温等离子射频手术切除肿瘤、切削刀切削肿瘤组织结合电凝止血等。合并呼吸困难可行气管切开术。

2. 药物　包括各种抗病毒制剂、抗肿瘤制剂、抗代谢制剂等。目前最受关注的是干扰素，干扰素具有抗病毒和抗肿瘤的作用，但停药后易复发。

3. 免疫疗法　近年来有学者试用疫苗、转移因子等免疫疗法治疗喉乳头状瘤，对病情有暂时缓解作用。

4. 中药治疗　国内有学者报道采用具有滋补肺肾、养阴生津、清热解毒功能的中药辅助治疗。

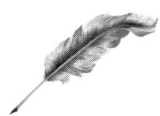

二、喉癌

案例 2-6-5

患者，男性，60岁，吸烟史30多年。半年前无明显诱因出现声嘶，伴咳嗽、咳痰、喘息，有时痰中带血，无喉痛不适，按"喉炎，支气管炎"给予抗感染及解痉等药物治疗后症状好转。1周前上呼吸道感染后感觉呼吸困难，胸部X线检查有轻微支气管炎症改变。血液白细胞检查正常。电子纤维喉镜检查见右侧声带有新生物，肿物已侵犯整个声带、喉室，表面不整，菜花样，呈暗红色，右侧声带固定。右侧颈部可触及肿大淋巴结。肿物活检病理诊断为鳞状细胞癌，临床诊断为喉癌（声门型，T3N1M0）。全身麻醉下行全右侧垂直半喉切除并选择性颈部淋巴结清扫术、气管切开术，术后给予根治性放射治疗。术后半年拔除气管套管。

问题：
1. 喉癌与咽喉结核、喉梅毒和喉乳头状瘤如何鉴别？
2. 喉癌分哪几型？其临床表现是什么？

喉癌（carcinoma of the larynx）是头颈部常见的恶性肿瘤，喉部恶性肿瘤中96%～98%为鳞状细胞癌，其他如腺癌、基底细胞癌、低分化癌、淋巴肉瘤和恶性淋巴瘤等较少见。发病率仅次于鼻咽癌，随年龄的增加而增加。男性比女性多见，为7∶1～10∶1。

【病因】

喉癌的病因尚不完全明确，常为多种致癌因素协同作用的结果，可能与以下因素有关。

1. 吸烟 吸烟与喉癌的关系密切，并与患者开始吸烟的年龄、吸烟的量、持续时间以及香烟的质量有关，戒烟后癌变的风险会降低。研究认为烟草燃烧后产生的苯并芘可使呼吸道黏膜充血、水肿，上皮增生和鳞状上皮化生，纤毛运动停止或迟缓，成为癌变的基础。

2. 饮酒 饮酒使罹患喉癌的风险增加，多与声门上型喉癌相关。吸烟与饮酒有协同作用。

3. 环境因素 多种环境因素可能与喉癌发生有关，包括各种有机化合物（多环芳香烃、亚硝胺）、化学烟雾（氯乙烯、甲醛）、生产性粉尘和废气（二氧化硫、石棉、重金属粉尘）、基化物（芥子气）等。长期接触镭、铀、氡等放射性核素也可引起恶性肿瘤。

【病理】

原发性喉癌中鳞状细胞癌占95%～98%，以分化较好的鳞状细胞癌为主。好发部位以声门区癌（glottic carcinoma）最为多见，声门上区癌（supraglottic carcinoma）次之，声门下区癌（subglottic carcinoma）少见，但在我国东北地区则以声门上区癌为主。喉癌可呈溃疡浸润型、菜花型、结节型或包块型和混合型。

【临床表现】

1. 声门上型癌 大多原发于会厌、室带、喉带、杓会厌襞。早期仅有喉部不适感、异物感、疼痛等，无声嘶。随肿瘤的长大，上述症状加重，累及声带可出现声嘶，严重者出现呼吸困难。易发生颈淋巴结转移，多在颈深上淋巴结颈动脉分叉处形成颈淋巴结转移灶。

2. 声门型癌 早期即可出现声嘶。随肿瘤增大，声嘶加重，晚期可出现呼吸困难。很少发生颈淋巴结转移，晚期也可发生颈淋巴结转移。

3. 声门下型癌 早期症状不明显，累及声带可出现声嘶。随着肿瘤增大，声嘶逐渐加重，可出现呼吸困难。向前可侵及喉前肌肉及甲状腺，转移至喉前和气管旁淋巴结。

4. 跨声门癌 是指原发于喉室的癌肿，跨越两个解剖区域即声门上区及声门区，癌组织在黏膜下浸润扩展,以广泛浸润声门旁间隙为特征。该型癌肿尚有争议。早期症状不明显,当出现声嘶时,常已有声带固定,而喉镜检查仍不能窥见肿瘤。病理以低分化鳞癌多见。

【检查】

对可疑喉癌患者应使用间接喉镜、直接喉镜或电子喉镜等对喉部进行仔细检查,特别应注意会厌喉面、前联合、喉室及声门下区等隐蔽部位,以免漏诊。检查时应注意观察声带的活动情况,有无淋巴结肿大,喉体是否肿大,颈前软组织和甲状腺有无肿块。对可疑或确诊喉癌的患者行喉部 CT、MRI 等检查有助于了解肿瘤浸润的范围及颈部淋巴结转移情况(图2-6-4,彩图 2-6-4)。

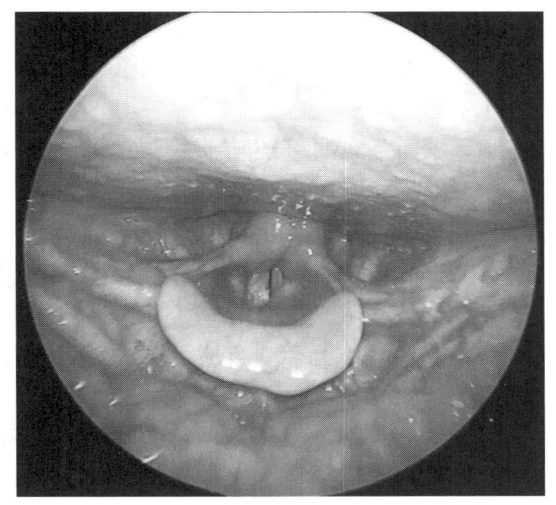

图 2-6-4　声门癌

【治疗】

目前多主张以手术为主的综合治疗,以手术、放疗或手术与放疗结合为主,辅以化疗、免疫治疗、生物治疗和心理治疗等。

1．手术治疗　为喉癌的主要治疗手段,彻底切除肿瘤,尽可能保留或重建喉的功能。包括喉全切除术和各种喉部分切除术。早期声门型和声门上型喉癌可选择显微镜下支撑喉镜 CO_2 激光手术。喉癌常有颈淋巴结转移,因此颈淋巴结清扫术是喉癌手术的重要组成部分。特别是声门上型喉癌,即使为 N_0 期(无区域淋巴结转移),也应行分区颈淋巴结清扫术。

2．放射治疗　适应证主要为早期、分化不良的喉癌,不能耐受手术患者,以及侵及下咽部需要行手术与放疗相结合的患者。术后放疗应用于原发肿瘤已侵至喉外或颈部软组织、肿瘤已浸透淋巴结包膜及手术切缘阳性病例。

3．其他　化疗在喉癌治疗中的作用尚在探讨中。生物治疗有望在不久的将来取得突破性进展。心理治疗也越来越受到重视。

【预后】

早期喉癌经规范的临床治疗,其 5 年生存率可达 70% ~ 80%。

第三节　喉梗阻

案例 2-6-6

患者,男性,30 岁,主因"喉痛 1 天,加重伴活动后呼吸困难 1 小时"就诊。查体:神志清,发音含混,体温 38.1℃,脉搏 88 次/分,平静时未见明显四凹征,无明显喉鸣,咽略红,双侧扁桃体不大,会厌红肿近球状并遮挡声门,双声带光滑,双杓活动可。

初步诊断:急性会厌炎Ⅰ度呼吸困难

问题:

1．这名患者目前应给予哪些治疗?

2．在这名患者留院观察过程中,应注意哪些症状和体征?如果症状进一步加重,应给予哪些治疗?

喉梗阻（laryngeal obstruction）又称喉阻塞，是指喉部或其邻近组织的病变导致喉腔狭窄或阻塞，引起呼吸困难的一组症状，是耳鼻喉科常见急症之一，若治疗不及时，可危及生命。

【病因】

1．炎症　小儿急性喉炎、喉气管支气管炎、急性会厌炎、咽后脓肿、扁桃体周脓肿、口底蜂窝织炎等。

2．外伤　喉挫伤、喉裂伤、喉烧伤等。急性期因喉黏膜肿胀，喉软骨骨折、错位或异物、血块等，后期因黏膜、软骨错位愈合或瘢痕形成可导致喉狭窄。

3．异物　喉及气管异物，不仅造成机械性阻塞，还可引起喉痉挛。

4．水肿　喉血管神经性水肿、药物过敏反应或手术器械的机械性刺激等可引起喉部黏膜水肿。

5．肿瘤　喉部及邻近器官的肿瘤，可阻塞喉腔或压迫气管出现喉阻塞。

6．畸形　喉蹼、先天性喉软骨软化、喉瘢痕畸形等。

7．喉麻痹　任何原因引起的喉麻痹。

8．其他　巨大喉息肉、喉结核、喉淀粉样变、喉囊肿、环杓关节固定等。

【临床表现】

1．吸气性呼吸困难　是喉梗阻的主要症状，表现为吸气运动加强、时间延长，吸气深而慢，但通气量不增加。

2．吸气性喉喘鸣　气流通过狭窄区时形成涡流，反向冲击声带而形成，通道越狭窄，喘鸣声越响。

3．吸气性软组织凹陷　吸气时空气不易通过声门进入肺，呼吸肌加强运动，致使胸腔内负压增加，胸骨上窝、锁骨上窝、肋间隙、剑突下软组织凹陷，形成三凹征或四凹征（图2-6-5）。儿童患儿更明显。

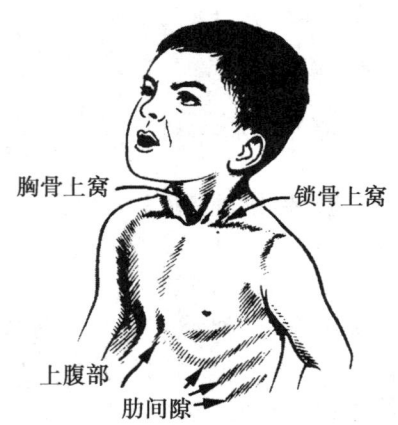

图 2-6-5　吸气性软组织凹陷示意图

4．声嘶　若病变累及声带，则有声嘶，甚至失声。

5．全身症状　严重缺氧时可出现烦躁不安、出冷汗、脉快、发绀，甚至心力衰竭、窒息、死亡。

【分度】

根据病情的程度，将喉梗阻分为四度。

Ⅰ度：安静时无呼吸困难表现，活动或哭闹时有轻度吸气性呼吸困难、喉喘鸣和软组织凹陷。

Ⅱ度：安静时有轻度呼吸困难、喉喘鸣及软组织凹陷，活动时加重，但不影响睡眠和进食，亦无烦躁不安等缺氧表现。

Ⅲ度：吸气时呼吸困难明显，喉喘鸣较响，三凹征或四凹征明显，出现烦躁不安、不易入睡、不愿进食、脉搏加快等症状。

Ⅳ度：呼吸极度困难，出现烦躁不安、手足乱动、出冷汗、面色苍白或发绀、心律不齐、脉搏细速、昏迷、大小便失禁等。如不及时抢救，可因窒息及心力衰竭而死亡。

【治疗】

治疗原则：争分夺秒，迅速解除呼吸困难，避免造成窒息、心力衰竭和中枢神经系统损害。

Ⅰ度：明确病因，针对病因进行积极治疗。

Ⅱ度：积极进行病因及对症治疗，大多可缓解喉梗阻。

Ⅲ度：积极进行病因及对症治疗，严密观察呼吸变化，做好气管切开的准备。保守治疗无效应及早行气管切开术，避免造成窒息或心力衰竭。

Ⅳ度：立即行气管切开术，同时吸痰、给氧或进行人工呼吸，情况缓解后再行病因治疗。若病情十分紧急，可先行环甲膜切开术或气管插管术，再行气管切开术。

第四节　气管插管术及气管切开术

案例 2-6-7

患者，男性，60岁，主因"声嘶1年，憋气3天"就诊。查体：体温37.1℃，脉搏98次/分，平静时可闻及喉鸣，可见四凹征，会厌缘锐，右侧室带肿物遮挡声门，声门裂2～3mm，右杓固定，左杓活动部分受限。

初步诊断：喉肿物

问题：
1. 目前首选治疗方案是气管插管还是气管切开？
2. 还需完善哪些检查？过程中有何注意事项？

一、气管插管术

气管插管术（trachea intubation）是为紧急解除上呼吸道阻塞、吸取下呼吸道分泌物和进行辅助呼吸的有效急救方法。

【适应证】
1. 急性喉阻塞须紧急解除呼吸困难者。
2. 需抽吸下呼吸道分泌物者。
3. 辅助正压呼吸，各种原因导致的呼吸功能衰竭，需进行人工呼吸者。
4. 需实施静脉全身麻醉者。

【方法】
1. 成人用1%～2%丁卡因喷咽、喉部表面麻醉，小儿可不用麻醉。
2. 经口插管　活动性义齿应取下，用纱布垫在上切牙处，术者左手持麻醉喉镜进入咽喉部，窥及会厌，暴露声门，右手持内有金属管芯的导管，经喉插入气管。确定已插入气管后，拔出管芯，调整好适宜深度，导管和牙垫固定于颊部。此方法操作较简便，但妨碍吞咽，不易固定。
3. 经鼻插管　选用合适的导管，将涂抹润滑剂的导管经鼻腔进入鼻咽、口咽，经喉插入气管。如遇到困难，可加用麻醉喉镜，在明视下将导管经声门插入。本方法易固定，不妨碍吞咽，但操作难度较大。
4. 经气管造瘘口插管　适用于某些特殊情况下经气管切开造瘘口的插管。

【并发症】
可引起鼻部、咽部黏膜损伤、出血或喉头水肿等并发症。

二、气管切开术

气管切开术（tracheotomy）是一种切开颈部气管前壁或气管造瘘、插入气管套管，解除上呼吸道阻塞、吸取下呼吸道分泌物和给氧，预防头颈手术后呼吸困难而进行的手术。

【适应证】

1. 喉梗阻　任何原因引起的Ⅲ～Ⅳ度喉梗阻，病因不能很快解除时应及时行气管切开术。

2. 下呼吸道分泌物阻塞　易发生于昏迷、颅脑病变、多发性神经炎、呼吸道烧伤、胸部外伤等疾病。

3. 某些手术的前置手术如颌面部、口腔、咽、喉部手术时，为防止血液流入下呼吸道或术后局部肿胀阻碍呼吸，行预防性气管切开术。

4. 需人工呼吸机辅助呼吸者。

【手术方法】

1. 体位　取仰卧位，垫肩、头后仰，充分暴露颈段气管。若呼吸困难严重不能仰卧，可取半卧位或坐位进行手术（图2-6-6）。

2. 麻醉　颈前皮下及筋膜下浸润麻醉。

3. 操作步骤

（1）切口：有纵、横两种。纵切口于颈前正中，自环状软骨下缘至胸骨上窝上2cm处，纵行切开皮肤及皮下组织并进行分离，暴露颈前正中白线（图2-6-7）。横切口在环状软骨下约3cm处，沿颈前皮肤横纹做4～5cm切口，切开皮肤、皮下组织及颈阔肌后，向上、下分离。

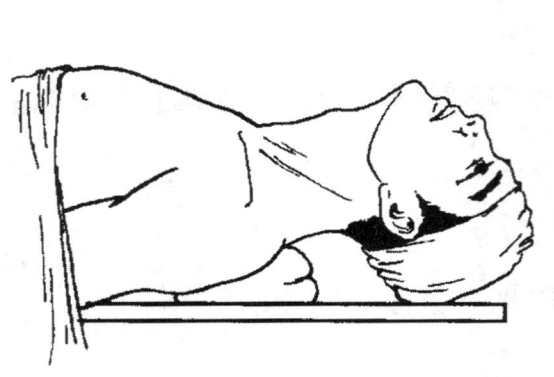

图2-6-6　气管切开术体位

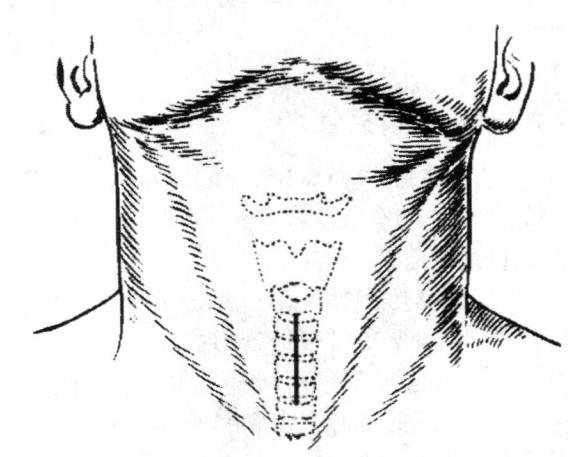

图2-6-7　气管切开纵形皮肤切口

（2）沿正中线分离组织，将胸骨舌骨肌、胸骨甲状肌牵向两侧，并注意保持正中位。经常用手指探触气管环，以防气管移位。

（3）暴露气管环，穿刺回抽为气体即可确定为气管。多选择在3～4气管环处纵向切开气管或做一舌形瓣（图2-6-8），插入带有管芯的套管（图2-6-9），拔出管芯，验证是否插入气管，如已插入气管，固定气管套管，并置入套管内管。必要时可缝合套管上方的切口1～2针，放置气管垫于套管两侧。

【术后并发症】

1. 皮下气肿　是最常见的并发症，约占14%。与过多分离气管前软组织、气管切口过长及皮肤切口缝合过紧以及剧烈咳嗽等有关，大多可自行吸收。

2. 纵隔气肿　多因剥离气管前筋膜过多，气体沿气管前筋膜向下发展进入纵隔所致。轻者症状不明显，重者可于胸骨上方，沿气管前下区向下分离，将纵隔气体放出。

3. 气胸　右胸膜顶较高，以儿童为著。暴露气管时过于向下分离或偏离中线，易伤及胸膜顶引起气胸；也可因喉阻塞严重，胸内负压过高，剧烈咳嗽使肺泡破裂，引起自发性气胸。

4. 出血　多因损伤颈前动脉、静脉、甲状腺等，术中止血不彻底或血管结扎线头脱落所

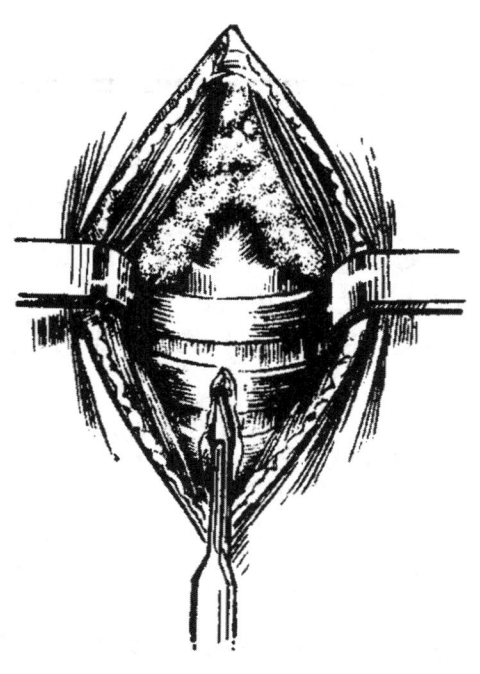

图 2-6-8　切开气管

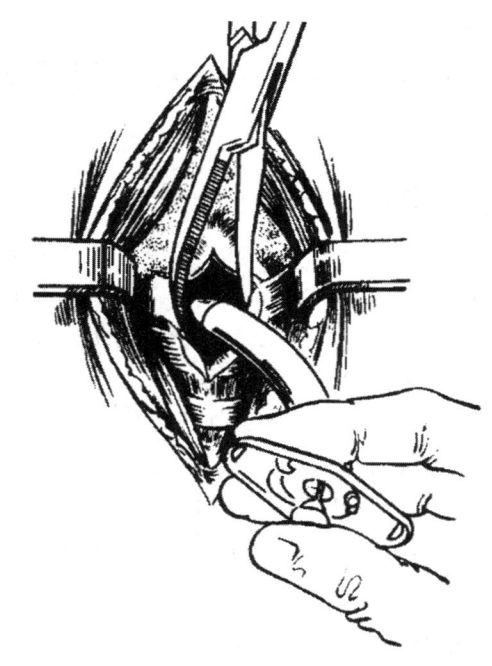

图 2-6-9　置入气管套管

致。术后少量出血，可在套管周围填入碘仿纱条，压迫止血。若出血多，应立即打开伤口，结扎出血点。若气管切口过低，套管下端过分向前弯曲磨损无名动脉、静脉，可引起大出血。应立即换上带气囊的套管或麻醉导管，气囊充气，以保持呼吸道通畅，同时采取积极的抢救措施。

5．拔管困难　多由气管切开位置过高，损伤环状软骨，气管腔内肉芽增生，原发疾病未彻底治愈或套管型号偏大等引起。

三、环甲膜切开术

环甲膜切开术（crocothyroidotomy）是抢救急危重症喉阻塞患者所行的气管切开术。

【手术方法】

于甲状软骨、环状软骨间隙做一长 3～4cm 横行皮肤切口（图 2-6-10），分离颈前肌层，摸清环甲膜，用小刀横行切开约 1cm 环甲膜，用止血钳撑开，插入气管套管建立通畅的呼吸通道。待呼吸困难症状缓解后，尽快行常规气管切开术，以免长期戴管引起环状软骨损伤。极重度呼吸困难者无条件进行插管时，紧急状况下可以用粗针先行环甲膜穿刺术，以争取宝贵的急救时间。

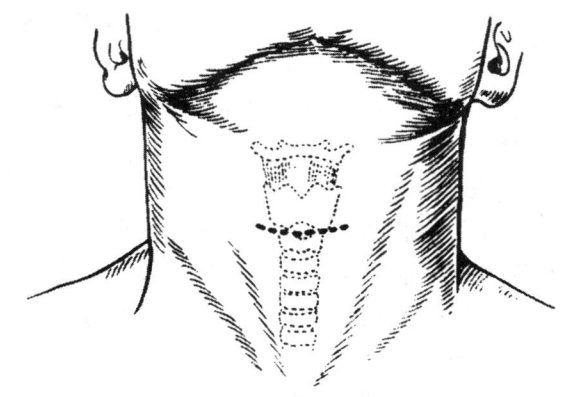

图 2-6-10　环甲膜切开的位置

第五节 喉 外 伤

案例 2-6-8

患者，男性，30岁，主因"颈部勒伤2小时"就诊。查体：神志清晰，体温 36.3℃，脉搏 30次/分，血压 120/80mmHg，颈前可见勒痕，皮肤未破，颈部可及皮下气肿，无声嘶，无喉鸣，喉镜检查双声带光滑，声门下少量血迹，无活动性出血，双杓活动可。

初步诊断：闭合性颈外伤

问题：

1. 需要完善哪些检查？
2. 颈部皮下气肿是如何形成的？需要如何处理？

喉外伤（injuries of larynx）包括喉外部损伤和喉内部损伤两类，其中喉外部损伤又可分为喉闭合性损伤和喉开放性损伤。喉外伤约占全身外伤的1%，通常合并其他组织损伤。

一、闭合性喉外伤

闭合性喉外伤（closed laryngeal trauma）是指钝器撞击或挤压而颈部皮肤无伤口的喉外伤。

【病因】

多为外界暴力直接打击喉部所致，如撞伤、跌伤、击伤、勒伤、扼伤等。

【临床表现】

1. 喉部疼痛及压痛。
2. 声音嘶哑或失声　伤及声带、环杓关节或喉返神经者可有声音嘶哑或失声。
3. 咯血　喉黏膜损伤可有少量咯血，如有软骨骨折及血管损伤，可引起较严重的咯血。
4. 颈部皮下气肿　喉黏膜损伤和喉软骨骨折，可引起颈部皮下气肿，严重者可扩展到面部、肩部、胸部、纵隔。
5. 呼吸困难　喉黏膜水肿或血肿、喉软骨骨折、双侧喉返神经损伤，均可引起呼吸困难，甚至窒息。

【检查】

颈部皮肤肿胀及瘀斑；外喉轮廓变形，触痛明显；伴吸气性呼吸困难。喉镜检查可见喉黏膜肿胀或血肿、声门变形、环杓关节脱位、声带断裂或运动障碍。喉部CT显示黏膜肿胀、声门变形、喉部软骨骨折和皮下气肿等情况。

【治疗】

1. 若无呼吸困难，可先予抗生素、皮质类固醇激素、镇静药物治疗，密切观察患者皮下气肿及呼吸困难发展情况。
2. 若有喉软骨骨折、环杓关节脱位、声带断裂或喉黏膜严重撕裂，应及早行喉软骨复位、关节复位、黏膜或声带缝合，必要时放置喉模以防止喉狭窄。
3. Ⅲ度及以上呼吸困难者应立即行气管切开术。
4. 1~2周内应予鼻饲，减少喉的运动，以利于损伤部位的愈合。

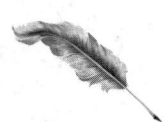

二、开放性喉外伤

开放性喉外伤（open laryngeal trauma）常累及喉的软骨、筋膜以及邻近血管、神经、胸膜、颈椎等重要组织，特点是伤口自皮肤穿通到喉腔，又称贯通性喉外伤。

【病因】

喉切割伤、刺伤、炸伤、火器伤等。

【临床表现】

出血、呼吸困难和休克是开放性喉外伤的三个危象。

1. 出血　伤及喉部及邻近组织血管，常引起出血；若伤及颈内动脉、颈外动脉，易发生出血性休克，危及生命。
2. 皮下气肿　黏膜损伤可致皮下气肿，肺尖胸膜壁层损伤可出现气胸。
3. 呼吸困难　原因为：①喉软骨骨折；②喉黏膜肿胀或血肿；③血液或异物进入下呼吸道；④纵隔气肿或气胸；⑤喉神经损伤。
4. 声嘶　伤及声带、环杓关节、喉返神经均可引起声嘶，甚至失声。
5. 吞咽困难　疼痛、唾液或食物自伤口流出等，造成吞咽障碍。

【治疗】

治疗原则是立即救治生命，维持呼吸道通畅，恢复喉的功能，预防并发症发生。

1. 急救治疗

（1）保持呼吸道通畅：清除呼吸道内的痰液、血块、异物等，呼吸困难时应尽早行气管切开术；气胸或纵隔气肿者，应行胸腔闭式引流。

（2）止血：明确出血点，活动性出血予以结扎，不易寻找时可压迫、填塞。失血性休克需迅速补充血容量，恢复眼压。

2. 手术治疗

（1）清创：生理盐水、肥皂水、3%过氧化氢溶液清洗皮肤，聚维酮碘消毒皮肤，清除伤口内异物，尽量保留破碎的喉软骨及软组织。

（2）修复：端端对位缝合喉黏膜，软骨予以复位并固定，逐层缝合组织和皮肤。

（3）放置喉模：严重的喉黏膜损伤、喉软骨骨折者应放置喉模，预防喉狭窄。

（4）鼻饲：减少感染机会，以利伤口愈合。

（5）及早应用抗生素、止血药、破伤风抗毒素等。

三、喉插管损伤

喉插管损伤（laryngeal trauma secondary to intubation）是指经喉气管内插管引起的喉损伤，如喉黏膜擦伤、喉水肿、损伤性喉肉芽肿、环杓关节脱位等，属喉内部损伤。

损伤性喉肉芽肿多在插管后2～8周出现，表现为声音嘶哑，较大者可引起呼吸困难。检查可见声带中、后1/3交界处有息肉样物。治疗可在喉镜下行肿物切除术。

环杓关节脱位主要是经喉气管内插管时操作不当造成的，表现为声音嘶哑或失声，少数患者伴有咽喉痛。检查见环杓关节未在环状软骨板的关节面位置，发音时环杓关节固定或活动受限。应及早行环杓关节复位术。

第六节　喉麻痹

喉麻痹（laryngeal paralysis）又称声带麻痹，是支配喉内肌的运动神经损害所引起的声带运动障碍。可发生于一侧或双侧声带。

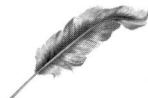

【病因】

按病变部位分中枢性和周围性，周围性多见，两者之比约为1∶10。因左侧喉返神经较长，故左侧的声带麻痹较右侧多见。

1．中枢性　脑出血、脑血栓、脑肿瘤等累及双侧喉的皮质运动中枢，引起喉麻痹。

2．周围性　包括喉返神经分出处以上迷走神经的病变和累及喉返神经的病变。

（1）外伤：颈部外伤，甲状腺手术，尤其是二次手术，引起喉返神经损伤最多见。

（2）机械性压迫或牵拉：如甲状腺肿瘤、颈淋巴结肿大、食管癌、纵隔肿瘤、肺尖疾患。

（3）炎症：白喉、带状疱疹、流感、麻疹等。

（4）原因不明：约有1/3病例原因不明，可能与病毒感染有关。

【临床表现】

1．喉返神经麻痹　喉返神经发生器质性麻痹时，其支配外展肌的神经纤维受累较早，支配内收肌的神经纤维受累较晚，或仅支配外展肌的神经纤维受累（表2-6-1）。

表 2-6-1　喉返神经麻痹表现

	症状	喉镜
单侧不完全性	轻度声嘶，剧烈活动可有气促声嘶，后期因代偿可好转	患侧声带不能外展，发声时声门可闭合
完全性	无明显呼吸困难	患侧声带固定于旁正中位
双侧不完全性	明显呼吸困难，可窒息	双声带不能外展，发声时声门可闭合
完全性	重度声嘶，呼吸困难	双声带固定于旁正中位

2．喉上神经麻痹　少见，常与喉返神经麻痹同时发生。喉上神经麻痹后声带松弛，不能发高音，声音粗而弱。喉镜检查可见患侧声带皱缩，边缘呈波浪形，但外展、内收仍正常。单侧麻痹者在发声时声门呈斜位；如为双侧麻痹，则喉部感觉缺失，食物及分泌物可流入气管，发生吸入性肺炎。

3．混合型喉神经麻痹　喉返神经及喉上神经同时麻痹。声音嘶哑比较明显。单侧混合型喉神经麻痹后期由于健侧声带的代偿作用，发音稍好转。喉镜检查见患侧声带固定于中间位。双侧性者两侧声带均呈中间位固定，发声及吸气时均停滞不动（图2-6-11，图2-6-12）。

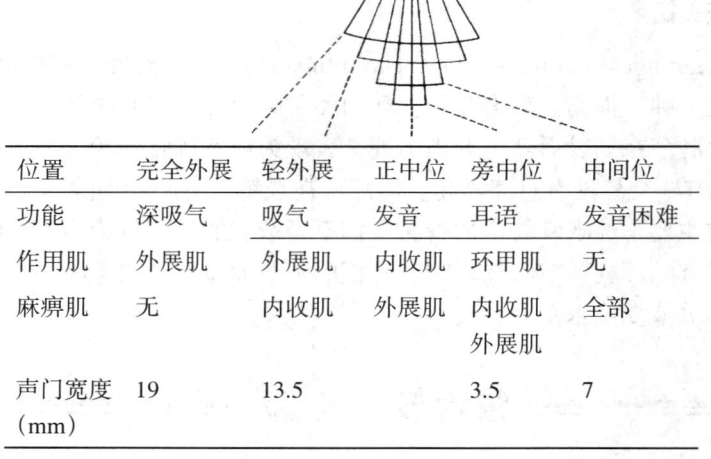

位置	完全外展	轻外展	正中位	旁中位	中间位
功能	深吸气	吸气	发音	耳语	发音困难
作用肌	外展肌	外展肌	内收肌	环甲肌	无
麻痹肌	无	内收肌	外展肌	内收肌 外展肌	全部
声门宽度（mm）	19	13.5		3.5	7

图 2-6-11　声带运动位置

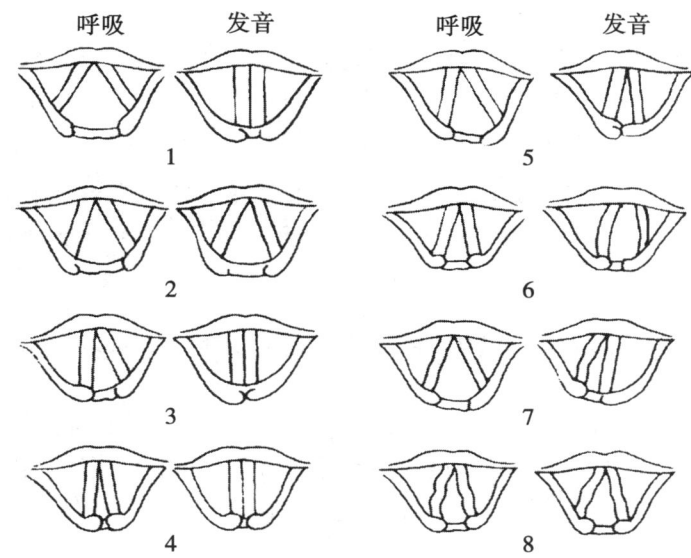

图 2-6-12 喉返神经麻痹表现示意图

【治疗】

1. 单侧病变 发声和呼吸功能尚好，可加强语言训练，并应给予神经营养剂如维生素 B_1、B_2 和 ATP 等，或给予血管扩张剂、肾上腺皮质激素或针灸、理疗等治疗，久治仍发音不良者可行声带内移术或声带充填术。

2. 双侧病变 双侧不完全麻痹时，有明显的呼吸困难，可行气管切开术、声带外展术或一侧声带切除术。双侧完全麻痹时，因易导致吸入性肺炎，故可行声带内移术或声带充填术。

第七节 喉异物

喉异物（foreign bodies in larynx）多发生于学龄前儿童，导致喉阻塞。

【病因】

多因幼儿进食时突然大笑、哭闹、惊吓、跌倒等误将异物吸入所致。

【临床表现】

较大异物嵌顿于喉腔，立即引起失声、呼吸困难、发绀现象，甚至窒息死亡；较小异物常引发阵发性剧烈咳嗽、喉部疼痛、声嘶、喉鸣、吞咽痛、呼吸困难等。

【检查】

喉镜检查可见声门上异物，声门下异物少见。

【治疗】

1. 间接喉镜或纤维喉镜下取出，适用于异物位于声门上并能合作的患者。

2. 直接喉镜下取出。对于较大异物、气道阻塞严重、有呼吸困难的病例，可先做气管切开，待呼吸困难缓解后，施行全身麻醉下直接喉镜异物取出术。

3. 术后为防止喉水肿、喉气管支气管炎，可给予抗生素、激素雾化吸入等治疗。

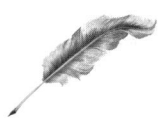

知识链接

海姆立克手法（Heimlich maneuver）

紧急情况下，用右手掌或四指并拢在患者上腹部向内上方快速挤压，迫使横膈上抬，瞬间增加胸腔及气管内压力，可促使嵌顿于喉部的异物排至口中。

第八节 声带小结

声带小结（vocal nodules）位于双侧声带游离缘前中 1/3 交界的对称性结节状隆起，是造成声嘶的常见病因之一。多见于职业用声或用声过度的人，如歌唱演员、教师、讲解员以及喜欢喊叫的儿童。故目前认为长期用声过度或用声不当是本病的重要原因。

【临床表现】

主要为声嘶，早期程度较轻，为声音稍"粗"或基本正常，仅用声多时感疲劳，时好时坏，呈间歇性。以后逐渐加重，由间歇性发展为持续性。

【检查】

喉镜检查：双侧声带前中 1/3 交界处有对称性结节状隆起。早期小结呈粉红色小突起，形似息肉，发声时有分泌物附着，声带外展时，分泌物呈丝状横跨于声门裂；病程长者，则呈白色结节状，表面光滑。小结一般对称，也有一侧较大、另侧较小或仅一侧可见者。发声时两侧的小结互相靠在一起使声门不能完全闭合（图 2-6-13，彩图 2-6-5）。

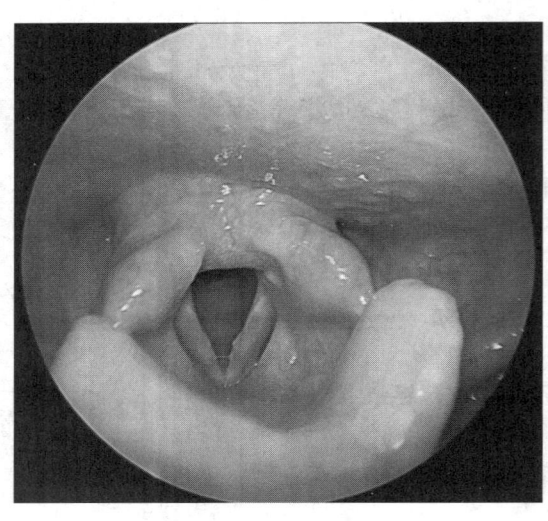

图 2-6-13 声带小结

【治疗】

1. 一般治疗　早期声带小结通过禁声，多可自行消失。儿童的声带小结也可能在青春发育期自行消失。

2. 药物治疗　多为中成药或中药饮片。

3. 手术治疗　保守治疗无效，可在表面麻醉下经纤维喉镜或电子喉镜行声带小结切除术，或全身麻醉后行支撑喉镜下的喉显微手术切除小结。术中注意保护声带。术后禁声两周，可用抗生素和糖皮质激素雾化吸入。术后注意正确发声，避免复发。

 知识链接

声带囊肿

分为先天性和后天性。先天性为皮样囊肿或上皮下囊肿，内含干酪样物质；后天性常为创伤阻塞黏液腺管引起的声带内囊肿，多有发音滥用史，内含黏液性液体。表现为声嘶、不能发高调、发音易疲劳等，多位于单侧声带的中 1/3，发音时声门闭合不全。频闪喉镜下见局部振动不对称，黏膜波明显减弱或消失。手术必须完全去除囊壁以防复发。

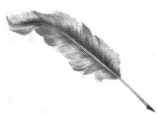

第九节 声带息肉

声带息肉（polyp of vocal cord）是声带固有层浅层局限性病变。好发于声带游离缘的前中 1/3 交界处，为半透明、白色或粉红色表面光滑的肿物，多为单侧，也可为双侧，是常见的引起声音嘶哑的疾病之一。

常与用声不当和用声过度有关。上呼吸道病变可作为声带息肉发生的诱因。吸烟也可刺激声带，使血浆渗入 Reinke 间隙。由于声带息肉多见于更年期妇女，考虑可能与雌激素有关。

【临床表现】

主要表现为较长时间声嘶，其程度和息肉大小及部位有关，通常息肉大者声嘶重，反之声嘶轻。息肉长在声带游离缘处声嘶明显，长在声带上表面对发声的影响小，广基大息肉可引起失声。声带息肉大者可以堵塞声门引起吸气性喉喘鸣和呼吸困难。

【检查】

喉镜检查可见一侧声带前中 1/3 附近有半透明、白色或粉红色的肿物，表面光滑，可带蒂，也可广基，带蒂的息肉有时随呼吸上下运动。

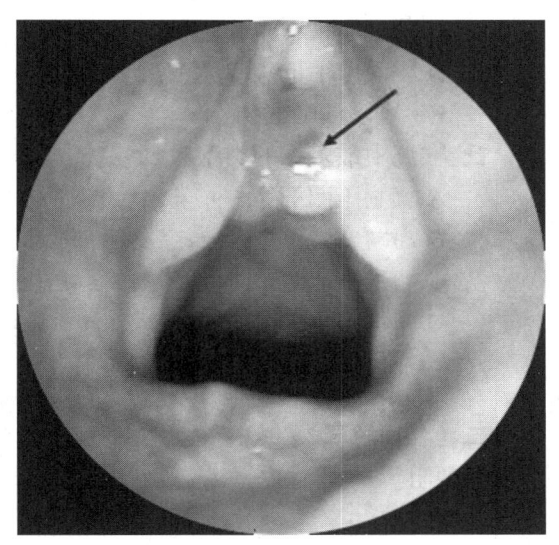

图 2-6-14　声带息肉

上述病变也可见于双侧声带，少数患者可出现整个声带弥漫性息肉样变（图 2-6-14，彩图 2-6-6）。

【治疗】

手术切除是治疗本病的主要方法。手术应强调在声带任克层浅层操作，避免过度损伤声带黏膜。

 知识链接

循环障碍 - 出血学说

声带振动时声带黏膜下的血管中血流变慢，甚至有时可停止。如振动剧烈，可发生血管破裂形成血肿。因覆盖声带的复层扁平上皮能伸展而不易破裂，血肿可扩大致周围组织中发生局部循环障碍，出现继发性水肿、血管扩张等。血肿扩大到一定程度，声带振动时，其黏膜运动在血肿基部减弱，使其得到部分修复，但可继发淋巴细胞浸润的炎症变化。

（赵　红）

自测题

一、选择题

1. 关于急性会厌炎的描述错误的是
   A. 多数患者易出现声音嘶哑
   B. 最常见的病因是感染
   C. 厌舌面高度肿胀
   D. 严重时可引起喉阻塞的症状
   E. 剧烈的咽喉痛
2. 喉癌中最多见的类型为
   A. 声门上区癌
   B. 声门区癌
   C. 声门下区癌
   D. 跨声门癌
   E. 声门旁型癌
3. 声带息肉最主要的临床表现是
   A. 喉痛
   B. 声音嘶哑
   C. 痰中带血
   D. 吞咽困难
   E. 呼吸困难
4. 下列哪个疾病易可以引起喉梗阻
   A. 急性会厌炎
   B. 声带息肉
   C. 鼻息肉
   D. 扁桃体肥大
   E. 声带小结

二、名词解释

喉梗阻

三、问答题

喉梗阻分度如何判断？喉梗阻的处理原则有哪些？

第七章 气管与食管疾病

第七章数字资源

学习目标

通过本章内容的学习，学生应能：

识记：

说出呼吸道异物的分类。

理解：

解释气管支气管异物、食管异物的临床表现。

运用：

能够对气管异物、食管异物及腐蚀伤进行急救处理，发扬救死扶伤的职业精神，具有和患者沟通交流及进行健康教育的能力。

第一节 气管与食管异物

喉、气管、支气管异物是指外界物质误入喉、气管、支气管，是耳鼻咽喉科常见急重症之一。多发于5岁以下儿童，也可见于老年人及昏迷者。病情常进展迅速，若异物较大或抢救不当，可因窒息而死亡。

一、气管、支气管异物

案例 2-7-1

患儿李某，男，7岁，玩笔时出现剧烈呛咳，后出现呼吸急促，家长发现笔帽消失，急诊就诊。查体见患儿呼吸急促，面部青紫，三凹征阳性，听诊肺部可闻及哮鸣音。

问题：

1. 患儿的初步诊断是什么？
2. 应进行哪些辅助检查？
3. 治疗原则是什么？

【病因】

1. 儿童进食或口含异物时嬉戏、哭闹、惊吓、跌倒将异物（如瓜子、花生、豆类、笔帽等）吸入呼吸道。果冻等黏滑小食品吸入呼吸道也时有发生。
2. 成人口含异物工作，不慎将异物吸入呼吸道，如小钉、扣子、别针等。

3. 全麻、昏迷、醉酒、喉麻痹者，食物、呕吐物及松动的义齿等吸入呼吸道。

【临床表现】

1. 气管异物　异物进入气管，刺激黏膜，可引起剧烈呛咳伴呼吸困难，出现憋气，面色青紫。若异物较小，贴附于气管壁，症状可暂时缓解。较轻且光滑的活动性异物如西瓜子等，可随呼吸气流在气管内上下活动，导致阵发性咳嗽。撞击声门下时可产生拍击声，咳嗽时或呼气末于气管前听诊可清晰闻及。较大异物阻塞部分气管时可闻及哮鸣音。大异物嵌顿于声门或声门下，或阻塞双侧支气管开口，可导致窒息。

2. 支气管异物　早期症状与气管异物相似，异物进入支气管后，常因刺激减少，咳嗽减轻。植物性异物因脂酸刺激，可引起咳嗽、咳痰、喘鸣及发热等全身症状。一侧支气管异物多无明显呼吸困难，双侧支气管异物可致呼吸困难。不完全堵塞时，远端肺叶可出现肺气肿；完全堵塞时，远端肺叶可出现肺不张，对侧肺部出现代偿性肺气肿。

【诊断】

1. 病史　异物吸入史是诊断的重要依据。异物史不明确者，如有突发呛咳，或久治不愈的咳喘、支气管炎情况，尤其是儿童，应考虑呼吸道异物可能。

2. 体格检查　全身检查要注意有无呼吸困难、心力衰竭情况。颈部、胸部检查，要注意有无气管拍击音，注意有无其他呼吸音异常情况。早期有时体征不明显，应注意双侧对比。

3. X线检查　可确定不透光异物的位置、大小、形状等情况。透光异物可通过间接征象推断：①纵隔摆动、移位；②肺气肿：肺透明度增高，横膈下移；③肺不张：病变部位密度增高，横膈上抬；④肺部感染：局部出现密度不均匀的片絮状模糊阴影。

4. 支气管镜检查　是气管、支气管异物确诊的最可靠方法。

【治疗】

呼吸道异物可危及生命，应及时诊断，尽早手术取出异物是唯一有效的方法。

1. 气管异物　活动性气管异物可在直接喉镜下钳取异物。

2. 支气管异物

(1) 支气管异物可经支气管镜明视下钳取。小儿宜在全身麻醉下进行。对较大异物难于经声门取出者，可行气管切开，自切开处取出异物。

(2) 支气管深部细小异物，可经纤维支气管镜取出。异物较大且嵌顿牢固者，可酌情行开胸取出术。

二、食管异物

食管异物是耳鼻喉科最常见的急症之一，多见于老年人及小儿。可发生食管穿孔、大血管破溃致死等严重并发症。异物停留部位以食管入口最多见，其次为第二狭窄处，发生于下段者较少。

【病因】

进食匆忙，或口内含物时注意力不集中，误吞所致。老年人因牙齿或义齿脱落，易发生误吞。神志不清、嬉闹或轻生者，误吞异物。食管疾病如食管癌、食管狭窄可因食物阻塞形成异物。

【临床表现】

临床表现与异物性质、大小、形状、停留部位和时间以及有无继发感染有关。

1. 吞咽困难和疼痛　异物位于环后隙及食管入口处吞咽困难明显，疼痛部位多在颈根部或胸骨上窝处，轻者可进半流质或流质饮食，重者饮水亦感困难。尖锐及不规则异物，疼痛尤其明显。胸段食管异物疼痛较轻，表现为胸骨后疼痛，可向背部放射。若有剧痛，应考虑食管穿孔的可能。小儿常伴有流涎症状。

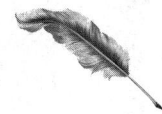

2．呼吸道症状　较大异物向前压迫气管后壁可导致咳嗽、呼吸困难，甚至窒息。

【并发症】

尖锐、形状不规则及巨大异物，可出现以下并发症：①食管炎、食管周围炎及食管周围脓肿；②食管穿孔合并颈深部感染和脓肿、纵隔感染和脓肿、皮下气肿、纵隔气肿；③大血管破溃、致死性大出血；④食管气管瘘、肺部感染。

【诊断】

1．病史　详询病史，了解误吞异物的性质、时间，对诊断治疗有重要意义。若多次出现异物经历，要高度注意食管狭窄及食管癌的可能。

2．间接喉镜检查　有吞咽困难时，间接喉镜可见梨状窝有唾液潴留。

3．X线检查　不透光异物行颈、胸正侧位片，可了解异物所在位置、形状及大小。对透光异物可行食管钡剂检查。怀疑食管穿孔者，可行食管碘油造影。食管镜检查可明确诊断。

【治疗】

误吞异物后，应立即就医，及时行食管镜检查及异物取出术。切忌强吞强咽，以免加重食管损伤。

较易取出的异物，可采用黏膜表面麻醉下进行；对于较大异物及小儿患者，采用全身麻醉，可经食管镜取出异物。对于较小而细长异物，可采用经纤维食管镜或电子食管镜取出异物。

根据病情进行补液及全身支持疗法。术后应禁食1~2天。局部感染时，应给予足量抗生素。出现食管周围脓肿或咽后壁脓肿，且积脓较多者，应行颈侧切开引流。异物穿破食管壁，合并纵隔脓肿等胸科病变时，宜请胸外科协助处理。

第二节　食管腐蚀伤

食管腐蚀伤（caustic injuries of esophagus）是由误服或有意吞服腐蚀剂所引起的食管损伤。严重者可发生食管穿孔、纵隔炎、腹膜炎或败血症，后期可出现食管的瘢痕狭窄及瘢痕食管癌变。腐蚀剂主要有强酸和强碱。

食管腐蚀伤可分为3度：Ⅰ度：病变限于黏膜层，愈后一般不留瘢痕。Ⅱ度：病变深达肌层，局部形成溃疡，愈后形成瘢痕，食管狭窄。Ⅲ度：食管壁全层受损，食管周围组织可累及，可发生食管穿孔等。

【临床表现】

1．急性期　病程1~2周。即刻出现口腔、咽腔、胸骨后或背部疼痛。吞咽时疼痛加重。吞咽困难，常伴有流涎、恶心等。若病变累及喉部，可出现声嘶和呼吸困难。重者可出现全身中毒情况，如发热、脱水、休克等。或引起食管入口的严重损伤，可因黏膜水肿而喉阻塞症状。

2．缓解期　发病1~2周后，全身症状逐渐缓解，疼痛减轻，以及吞咽困难逐渐消失，饮食逐步恢复正常。

3．狭窄期　约50%的食管腐蚀伤后出现瘢痕性狭窄，多见于病变较重、累及肌层和未得到适当治疗者。患者再度出现进行性吞咽困难，以及脱水、营养不良等全身症状。

【治疗】

1．急性期

（1）伤后立即使用中和剂。酸性腐蚀剂灼伤可用氢氧化铝凝胶、氧化镁乳剂进行中和，避免使用苏打水。碱性腐蚀剂灼伤可用食醋、2%醋酸、柠檬汁、橘汁等分次少量服用。

（2）预防感染：及早应用抗生素预防感染。适当应用糖皮质激素，可减少创伤反应、抑制纤维肉芽组织形成，防止食管狭窄的发生。重度烧伤者，慎用糖皮质激素，以防感染扩散。

(3) 出现喉阻塞症状者，应做气管切开解除呼吸困难。

(4) 给予镇静、止痛及抗休克治疗。根据病情补充水、电解质。病情稳定后可置管鼻饲。

2. 缓解期

(1) 观察病情变化，及早诊断和治疗食管狭窄。

(2) 根据病情轻重使用抗生素及激素，逐渐减量至停用。

(3) 有引起食管狭窄可能者，应继续保留或尽早插入鼻饲胃管。

3. 狭窄期 对于瘢痕期食管狭窄患者，可行以食管镜下探条扩张术、吞线扩张术、支架扩张术、狭窄段切除食管端-端吻合术，空肠、结肠代食管术及食管胃吻合术等。

（赵　红）

自测题

一、选择题

1. 不属于气管、支气管异物 X 线征象的是
   A. 肺不张
   B. 肺门淋巴结肿大
   C. 异物影像
   D. 肺气肿
   E. 肺部感染

2. 支气管异物在呼气末时完全阻塞主支气管，易并发
   A. 气胸
   B. 纵隔摆动
   C. 肺气肿
   D. 肺不张
   E. 肺部感染

3. 食管异物很少出现的并发症是
   A. 食管炎
   B. 食管周围脓肿
   C. 食管穿孔
   D. 咽后脓肿
   E. 大血管破裂

4. 食管异物最易停留的部位是
   A. 食管第 4 狭窄
   B. 食管入口
   C. 食管第 3 狭窄
   D. 食管憩室
   E. 食管第 2 狭窄

5. 关于食管腐蚀伤处于急性期时中和剂的用法描述不正确的是
   A. 碱性腐蚀剂，可用食用醋中和
   B. 酸性腐蚀剂，可用氢氧化铝凝胶中和
   C. 酸性腐蚀剂，可用苏打水中和
   D. 应在伤后立即服用
   E. 碱性腐蚀剂，可用柠檬汁中和

二、名词解释

肺气肿

三、问答题

食管异物的临床表现有哪些？

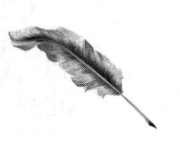

第八章 颈部疾病

学习目标

通过本章内容的学习,学生应能:

识记:
列举颈部神经鞘瘤的临床表现。

理解:
解释颈部神经鞘瘤的病因。

运用:
具有正确处理颈部外伤的能力,尊重患者,关爱患者,与患者良好沟通病情使其配合治疗,培养敬畏生命、救死扶伤的职业素养。

第一节 颈部肿瘤

一、颈部良性肿瘤

(一)颈部神经鞘瘤

案例 2-8-1

患者,男性,33岁,无意中发现左侧颈部肿物1个月入院。无红肿、疼痛、寒战、畏寒,无午后低热、夜间盗汗。查体:颈软,双侧不对称,颈静脉无怒张,气管居中,甲状腺不大,于左侧颈部胸锁乳突肌前缘可触及约3cm×3cm肿物,质硬,固定,右侧无明显异常。CT检查见肿物边界清楚。全身麻醉下行手术切除,术中见肿物位于颈动脉三角区。术后病理结果:神经鞘瘤。根据患者临床症状、术中情况及术后病理诊断,患者神经鞘瘤来源于迷走神经。

问题:
1. 颈部肿瘤的常见疾病有哪些?如何鉴别诊断?
2. 颈部神经鞘瘤的病理特点是什么?

神经鞘瘤是来源于神经鞘细胞的良性肿瘤,颈部为好发部位之一,约占全身神经鞘瘤的10%。颈部任何神经均可发生,以交感和迷走神经最多见。

【临床表现】

好发于 20～50 岁男性，生长缓慢，病程较长。多数为孤立性肿块，多位于颈动脉三角区，肿块较小时，无症状。肿块较大时压迫神经，出现相应的神经受压症状，如压迫迷走神经时出现声嘶，压迫舌下神经出现伸舌偏斜，压迫颈丛出现 Horner 综合征，压迫膈神经出现患侧膈肌升高。肿块位于咽侧间隙者可向咽侧壁突出，引起吞咽不畅及讲话含糊不清。

检查可见颈部肿块，肿块呈圆形或椭圆形，边界清，与周围组织无粘连，活动度好，上下活动范围小，质韧，少数有囊性者，可触及波动感。

【治疗】

本病一经确诊，应及时手术切除，原则是保留神经干，完整切除肿瘤。

（二）颈动脉体瘤

颈动脉体瘤（carotid body tumor，CBT）是发生于颈动脉分叉处的一种化学感受器肿瘤。病因不明，可能与慢性缺氧有关。表现为下颌角前下方缓慢生长的无痛性肿块，可向侧方移动，但上下移动受限。部分肿块可扪及搏动和闻及血管杂音。影像学检查有助于诊断。手术切除是最有效的治疗方法。

二、颈部转移癌

颈部恶性肿瘤中转移癌占绝大多数，原发癌中头颈部占 80% 以上，可来自口腔、鼻窦、咽、喉、甲状腺等；少数原发灶位于乳腺、胃肠、前列腺、子宫、卵巢等处；5% 左右的颈部转移癌未能发现原发病灶，称为不明原发灶颈部转移癌。转移癌多位于左锁骨上区，少数在右锁骨上区。

【临床表现】

颈部肿块为患者就诊的首发症状。肿块无痛，持续性增大，抗炎治疗无效。触之较硬，与周围组织粘连。原发癌一般沿淋巴引流方向转移，因此可根据转移癌出现的部位初步推断原发部位。如乳突下淋巴结肿大为鼻咽癌转移的好发部位，下颌角前下方淋巴结为软腭、腭扁桃体及舌后 1/3 的癌转移，下颌下淋巴结转移癌多来自上颌窦及口腔癌。不同部位的原发病灶可引起相应的临床症状。

出现颈部转移的肿瘤，临床上已属晚期，具有原发癌引起的症状和体征。40 岁以上，发现颈部无痛性肿块且持续性增大，应考虑颈部转移癌的可能；怀疑为转移性的恶性肿瘤，确定原发灶可帮助确诊肿块的性质。已明确原发灶者，按照原发灶的治疗原则进行治疗；原发灶不明者，应根据肿瘤病理类型、全身情况、肿块大小和部位制订综合治疗方案。

第二节 颈部外伤

一、颈部闭合性创伤

颈部闭合性创伤多由钝力撞击引起，如勒缢、拳击、车祸及各种钝器撞击等。临床上常见的损伤为：喉钝挫伤、气管闭合性损伤、咽部及食管闭合性损伤、颈动脉及椎动脉创伤性栓塞等。

1. 气管闭合性损伤　患者出现刺激性咳嗽，咳出泡沫样血痰；皮下气肿，可伴有纵隔气肿、张力性气胸，表现为呼吸困难、缺氧、发绀。气管创伤处疼痛与压痛，合并食管损伤者有吞咽疼痛。需立即行 X 线或 CT 扫描以了解气管软骨环损伤情况。如患者自身情况许可，还可行支气管镜检查，以明确气管损伤部位和程度。

无呼吸困难者应密切观察呼吸情况，并予以抗生素及激素治疗；有呼吸困难者应尽早行低

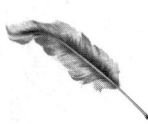

位气管切开。如气管黏膜损伤较小则无需缝合,较大损伤应早期行气管修补术,以防止气管狭窄形成;后期可根据情况做扩张治疗或气管成形术。

2. 咽部及食管闭合性损伤　外力挤压可使咽及食管管腔撞击于坚硬的颈椎上,致管腔破裂;或因强力牵拉引起黏膜撕裂伤。此类型较少见,常见者为咽、食管尖锐性异物刺破黏膜,引起咽、食管周围感染。

临床表现为局部明显疼痛,吞咽时加重;可吐出血性唾液。可有皮下气肿,如并发纵隔气肿、气胸,则有呼吸困难和发绀。X线检查可见颈部软组织内含气影,若合并感染则可发现咽后壁或纵隔增宽及气管移位。采用水溶性造影剂进行食管造影可显示破裂部位,内镜检查可了解损伤部位和范围。

一经确诊应绝对禁止经口进食,注意口腔及咽腔清洁,清理分泌物。积极使用有效抗生素预防感染;发现有裂孔存在者,予早期行一期缝合。如已有感染,应充分引流,行二期缝合术。根据情况给予鼻饲,胃肠造瘘,或经静脉方式补充营养,促进早期愈合。若有纵隔气肿或感染所引起的呼吸困难,可行气管切开术。

3. 颈动脉创伤性栓塞　原因有:挫伤直接挤压颈动脉管壁;颈部向后过伸或扭转牵拉动脉;颅颈部外伤;颅底骨折损伤颈动脉;如原有动脉粥样硬化,挫伤造成斑块脱落发生栓塞。

患者可有颈部血肿形成、神经受压症状、脑缺血等一系列表现。颈部挫伤后,颈动脉三角区出现血肿,伴有或不伴有神经受压及脑缺血症状,均应警惕颈动脉栓塞可能,此时可于颞浅动脉或面动脉处触诊动脉搏动以辅助诊断。颈动脉造影术可以发现颈外动脉或颈内动脉闭塞的典型血管狭窄表现。

治疗原则是解除血管痉挛,防止血栓形成,制止血栓扩展,保持脑供血。患者需绝对卧床休息,限制头部运动。一旦发现颈内动脉血栓呈进行性发展,可手术清除血肿。但也有人认为,手术危险性大,死亡率高,不主张手术。

二、颈部开放性创伤

颈部开放性创伤是指通过皮肤破损处与外界相通的损伤,常累及咽喉、食管、气管、大血管、神经,往往伴有复合外伤,若不能及时准确地诊断和正确处理,可导致严重的并发症。急救处理遵循CAB原则,即建立有效的循环(circulation)、保持气道(airway)通畅、保持有效的呼吸(breathing)。

> 考点:颈部开放性损伤的治疗原则。

(王维亚)

● 自测题 ●

一、选择题

1. 颈部常见的良性肿瘤包括
   - A. 桥本甲状腺炎
   - B. 神经鞘膜瘤
   - C. 颈部转移癌
   - D. 颈部原发恶性肿瘤
   - E. 颈部肉芽肿性疾病
2. 属于一种化学感受器的颈部肿瘤的是
   - A. 神经鞘膜瘤
   - B. 结节性甲状腺肿
   - C. 颈动脉体瘤
   - D. 颈静脉球体瘤
   - E. 甲状腺瘤
3. 以下哪项不是颈部开放性损伤的治疗原则

A．止血和抗休克
B．保持呼吸道通畅
C．保持有效呼吸
D．清创和抗感染
E．心理治疗

二、问答题

颈部开放性创伤的处理原则是什么？

附录 2

耳鼻咽喉科常用治疗技术

一、外耳道清洁法

1. 适应证　化脓性中耳炎、外耳道异物、耵聍栓塞等。
2. 物品准备　枪状镊，消毒卷棉子和棉签、耵聍钩。3%过氧化氢溶液、70%乙醇、5%碳酸氢钠溶液等。
3. 操作方法　取坐位。操作者一手将耳廓向后上牵拉，使外耳道变直。另一手持耵聍钩，将异物或耵聍轻轻取出，耵聍碎屑等用卷棉子清除。
4. 注意事项　动作应轻柔，不可损伤外耳道皮肤和鼓膜。若耵聍硬度高，可先用5%碳酸氢钠溶液等浸泡3天后再取。操作过程中患者如果出现眩晕，应停止操作。

二、外耳道滴药法

1. 适应证　耵聍栓塞、外耳道炎、鼓膜炎、化脓性中耳炎等。
2. 物品准备　消毒棉签，滴耳剂（如0.3%氧氟沙星滴耳液、0.25%氯霉素滴耳液，3%过氧化氢溶液、2%硼酸乙醇等）。
3. 操作方法　取坐位或头偏健侧卧位。先用棉签清洁外耳道，操作者一手将耳廓向后上牵拉，另一手持滴耳瓶向外耳道内滴药3～5滴，压迫耳屏数次，促使药液进入中耳。
4. 注意事项　滴瓶口不能与外耳道口皮肤接触，以防污染。若外耳道内有脓液，应拭净后再滴药。药液温度需与体温相近，过冷时需稍加温，以免滴入后出现前庭反应。

三、外耳道冲洗法

1. 适应证　外耳道异物或耵聍。
2. 禁忌证　鼓膜穿孔、急性化脓性中耳炎等。
3. 物品准备　20ml注射器，16号钝注射针头，弯盘，枪状镊，消毒小棉球及小棉签，温生理盐水500ml。
4. 操作方法　取坐位。嘱其用手托着弯盘紧贴于耳垂下的面颊部紧贴皮肤。操作者一手将耳廓向后上牵拉，另一手持注射器对外耳道后上壁缓缓注入温生理盐水，将外耳道内耵聍或异物等冲出，直至冲洗干净。冲洗完毕，用卷棉子擦干耳道（附录图2-1）。

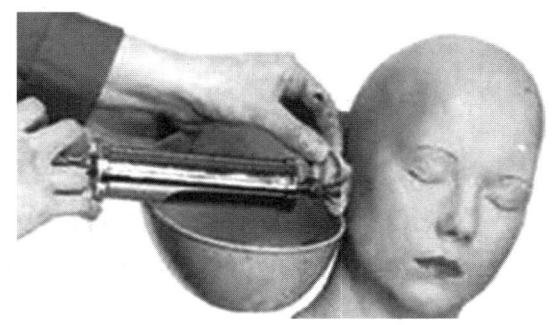

附录图 2-1　外耳道清洁、外耳道冲洗示意图

5. 注意事项　冲洗液接近体温，过冷、过热可致眩晕。冲洗时用力不可过猛，也不可将

注射器头紧塞外耳道内,以致水不能流出而胀破鼓膜。不可对着鼓膜冲击,以免损伤鼓膜。

四、耳包扎法

1. 适应证　耳外伤或耳手术后。
2. 物品准备　消毒弯盘,枪状镊,消毒棉球,消毒纱块3～5块,棉垫,绷带,70%乙醇。
3. 操作方法　取坐位或卧位,清洁、消毒耳周及外耳道皮肤,清除异物,外耳道口塞消毒棉球,耳廓前后垫消毒纱块和棉垫,固定,用绷带进行加压包扎。先在患侧耳与眼外眦之间垂下一段绷带平下颌,上方延长至头顶折返同侧额部水平,折90°经前额从前向后绕额部2～3圈,再绕至耳垂下方继而向上绕额部1圈,重复此动作,每次绕过耳部时均叠压原绷带的1/2,最后再绕额部2圈。固定并调整额部的绷带至眉弓之上。
4. 注意事项　健耳耳廓应完全暴露。包扎后应观察有无眩晕、出血等。防止患耳感染或包扎松脱。

五、鼻腔滴药法

1. 适应证　鼻炎、鼻窦炎、鼻内镜检查前收缩鼻黏膜、中耳炎等。
2. 物品准备　滴鼻剂。
3. 操作方法　取仰卧位,头后仰,前鼻孔向上,头略偏向滴药侧,滴鼻剂的滴瓶口距前鼻孔1cm处,每侧鼻腔滴药3～5滴,轻压鼻翼数次,使药液在黏膜表面均匀分布。滴药后2～3min后恢复体位。对单侧鼻窦炎或高血压患者,可取向病侧卧位,头向下垂,使药液到达鼻窦口及咽鼓管咽口附近(附录图2-2)。

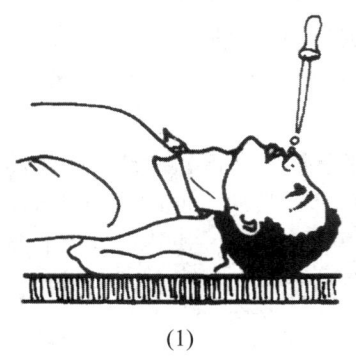
(1)

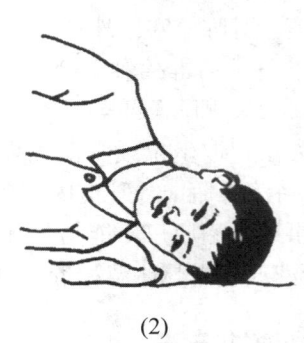
(2)

附录图2-2　滴鼻法
(1)仰卧垂头位;(2)侧头位

4. 注意事项　滴鼻时,滴瓶口不能与鼻前庭皮肤接触,以防污染。

六、鼻腔冲洗法

1. 适应证　慢性鼻窦炎、萎缩性鼻炎、鼻手术前的鼻腔清洁、放疗后鼻腔内痂皮的清除等。
2. 禁忌证　鼻腔急性炎症;鼻腔手术后1周内禁止冲洗,以防炎症扩散或出血。
3. 物品准备　鼻腔冲洗器或灌洗桶、弯盘、橡皮管、受水器、橄榄头,温生理盐水500ml。
4. 操作方法　取坐位,头略低,身体略前倾。灌洗桶挂于距患者头顶40～60cm处,下连橄榄头,置于患侧前鼻孔进行冲洗,松开阀门夹,冲洗液即从另一侧鼻孔或口腔流出,以同法清洗另一侧。或用鼻腔冲洗器冲洗,两侧交替进行。

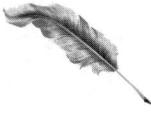

5. 注意事项 鼻腔冲洗时动作要轻缓,以防压力过大,将冲洗液经咽鼓管冲入中耳腔,诱发急性中耳炎。行鼻腔冲洗时嘱患者不要说话、哭闹,以防呛咳。治疗结束后观察有无头痛及耳部不适。

七、鼻窦负压置换疗法

1. 适应证 治疗慢性化脓性鼻窦炎,特别是慢性全鼻窦炎。
2. 物品准备 吸引器及带橡皮管的橄榄头或波氏球,换药碗,1%麻黄素及治疗用药物等。
3. 操作方法 取仰卧头低位,使下颌颏部与外耳道口的连线与床面垂直。1%麻黄素收缩鼻腔黏膜,5分钟后将治疗药物注入鼻腔,将连接吸引器的橄榄头或预先已排气的波氏球塞入同侧前鼻孔,用手指压紧另一侧鼻孔,并令患者连续发"开、开、开"音,同步开动吸引器或放松波氏球(附录图 2-3)。每次持续 1~2 秒,重复 6~8 次。每日或隔日 1 次。

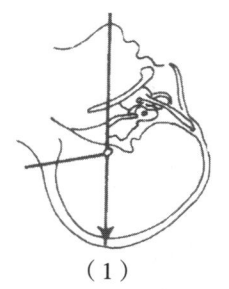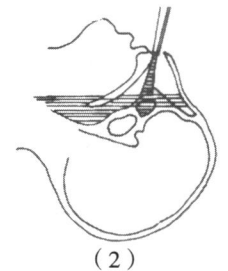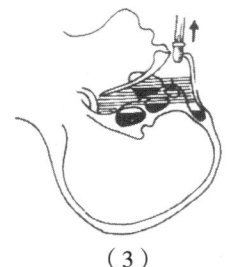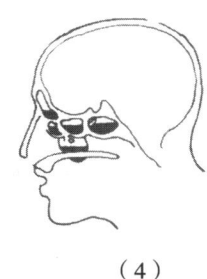

(1)　　　　　(2)　　　　　(3)　　　　　(4)

附录图 2-3　鼻窦变压置换疗法
(1)体位;(2)滴药;(3)负压;(4)恢复体位

4. 注意事项 鼻腔、鼻窦有急性炎症或术后伤口尚未愈合者,以及鼻腔有出血倾向者,不宜使用本法。吸引时间不宜过长,负压不应超过 24kPa。

八、上颌窦穿刺冲洗法

1. 适应证 诊断和治疗慢性化脓性上颌窦炎。
2. 物品准备 前鼻镜,上颌窦穿刺针,20~50 ml 注射器,棉签或卷棉子,橡皮管及接头,治疗碗及弯盘,1%麻黄素,500~1000 ml 温生理盐水,1%丁卡因溶液及治疗用药。
3. 操作方法 1%麻黄素棉片收缩鼻甲和鼻腔黏膜,1%丁卡因溶液的棉签置入下鼻道穿刺部位,即下鼻道外侧壁、距下鼻甲前端 1~1.5 cm 下鼻甲附着处稍下的部位,施表面麻醉。患者取坐位,头略前倾,穿刺针头斜面朝向鼻中隔一侧,经前鼻孔伸入下鼻道,距下鼻甲前端 1~1.5 cm 下鼻甲附着处,向同侧耳廓上缘方向刺入上颌窦内侧壁,有落空感后,拔出针芯,接上注射器,先回抽检查有无空气或脓液,确定针尖在窦腔内后,以温生理盐水连续冲洗,直至将脓液洗净。同法冲洗对侧。冲洗结束可注入抗炎药物,拔出穿刺针,棉片压迫止血(附录图 2-4)。
4. 注意事项
(1) 穿刺部位和方向应正确,用力要适中,防止刺入眶内及面颊部软组织。
(2) 切忌注入空气,若疑发生气栓,应急置患者头低位和左侧卧位,并立即给氧及采取其他急救措施。
(3) 如冲洗过程中患者出现眶内胀痛、面颊部肿起或晕厥等意外时,应即刻停止冲洗。
(4) 如冲洗阻力较大,不应勉强冲洗,应改变进针部位、方向及深度,并收缩中鼻道黏膜,如仍有阻力应停止冲洗。

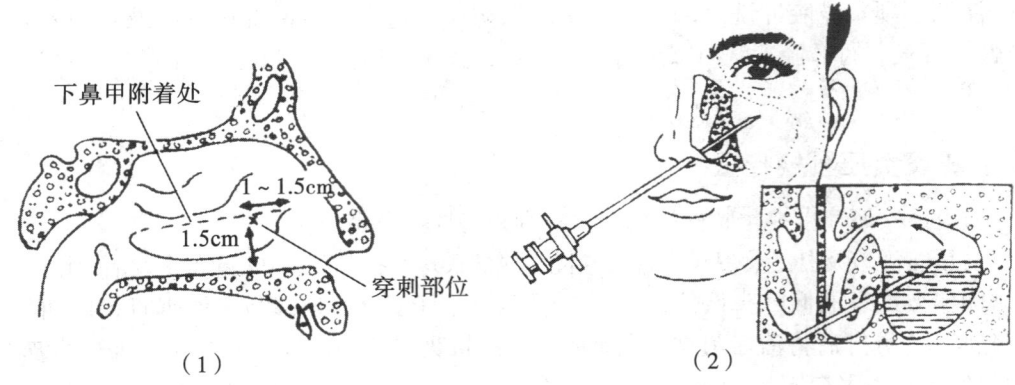

附录图 2-4　上颌窦穿刺冲洗法

九、咽喉涂药及喷药法

1．适应证　急性咽炎、急性扁桃体炎、口腔溃疡或咽喉部黏膜的表面麻醉等。

2．物品准备　压舌板，消毒纱块、喷雾（粉）器以及治疗用药物。

3．操作方法　患者取坐位，张口发"啊"音，充分暴露咽部，压舌板轻压舌前 2/3 处，用喷雾（粉）器将药物喷于咽部或喉腔患处。

4．注意事项　避免棉签上的棉花脱落。动作要轻柔，减少咽反射。观察喷药后有无过敏及中毒现象，涂药不宜太广，所蘸药液（尤其是腐蚀性药液）不宜过多、过湿，以免流入喉部造成黏膜损伤甚至喉痉挛。

十、超声雾化吸入法

1．适应证　急慢性咽炎、喉炎、气管支气管炎、支气管哮喘、呼吸道黏膜烧伤等。

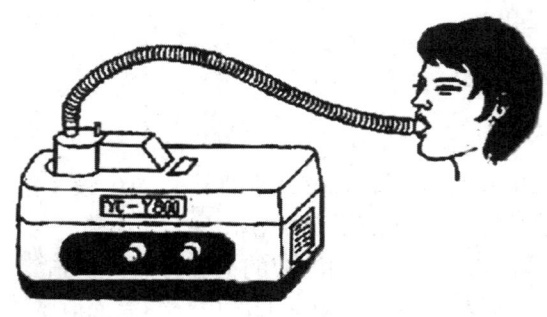

附录图 2-5　超声雾化吸入示意图

2．物品准备　超声雾化器，一次性喷嘴。治疗用药物。

3．操作方法　将药液注入雾化器，打开电源开关，使药液雾化。嘱患者用口对着药液喷出口，连续做深呼吸，将药液吸入呼吸道。每次治疗时间为 15～20 分钟，每天 1 次，3～6 次为一疗程（附录图 2-5）。

4．注意事项　超声雾化器水槽中的水若过热应加入适量凉水。气管切开术后的患者，可从气管套管口吸入。

十一、冷冻疗法

1．适应证　①头颈部及面部皮肤的表浅良性病变；②不宜手术的部位，如咽、喉、鼻、眼睑等部位的局限性病变；③眼睑周围、鼻翼附近较局限的皮肤恶性肿瘤；④手术或放疗后复发的小型表浅病灶；⑤年老体弱或合并其他疾病、不宜手术的浅表恶性肿瘤。

2．物品准备　液氮、冷冻器、卷棉子、棉球、凡士林纱布。

3．注意事项　①注意保护周围正常组织，特别是喷射法可用多层凡士林纱布保护，以免损伤；②术后反应性水疱或血疱，面积小者无需处理，大者可用消毒针头吸出疱内液体，加压包扎；③创面坏死时，应保持清洁，防止感染。

十二、激光疗法

适应证：① Nd：YAG 激光器为常用固体激光器，可通过各种形状的硬管或内镜进行深腔部位手术或治疗。② CO_2 激光刀可用于上颌窦根治术，鼻腔内翻性乳头状瘤切除术，鼻侧切开术，上颌骨切除术，耳廓良、恶性肿瘤切除术，头面部良、恶性肿瘤切除术，显微镜下或喉裂开后喉部良、恶性肿瘤切除术。③ CO_2 激光凝固气化术可用于治疗慢性咽炎的淋巴滤泡增生、慢性扁桃体炎、慢性肥厚性鼻炎、中鼻甲肥厚或息肉样变、鼻腔血管瘤、乳头状瘤。④氦氖激光适用于治疗广基的声带息肉或声带肥厚、过敏性鼻炎、分泌性中耳炎。耳聋、周围性面瘫、内耳性眩晕、嗅觉丧失等病症可采用穴位照射。

十三、微波疗法

适应证：①鼻部疾病：将微波针状探头插入或紧贴肥厚的下鼻甲表面，行多点热凝，治疗慢性肥厚性鼻炎，局部凝固出血点治疗鼻出血。②咽喉部疾病：微波凝固治疗慢性咽炎增生的淋巴组织、肥大的舌根淋巴组织、乳头状瘤、血管瘤、声带白斑和声带息肉，还可用于治疗鼻咽癌术后的复发病灶。

（苑明茹）

第三篇

口腔科学

第一章

口腔颌面部解剖与生理

第一章数字资源

思政之光

学习目标

通过本章内容的学习，学生应能：

识记：
1. 说出牙齿的组成和结构，乳牙列和恒牙列的牙数及乳恒牙替换时间。
2. 列举口腔颌面部主要解剖结构特点。

理解：
解释牙齿的解剖生理特点。

运用：
实践口腔颌面部解剖结构的临床意义，树立敬畏生命、尊重生命、珍爱生命的职业操守。

面部为人体极为重要的部位。该部位既有口腔、鼻腔、眼等重要解剖结构，又是容貌美的重要代表区。面部的上界为发际，下界为下颌骨下缘，两侧以下颌支后缘为界。经过眉间点及鼻下点的两条水平线，可将面部分为上、中、下三等份，颌面部是中、下两等份的合称。

面部皮肤薄而柔软，易于伸展移动，皮下组织疏松，有利于外伤缝合及整形美容手术。面部皮肤富有皮脂腺、毛囊和汗腺，若腺管阻塞、细菌繁殖，可引起皮脂腺囊肿或疖。面部皮下组织内有面神经、血管及腮腺导管等穿行，手术中应特别注意避免损伤上述重要结构。

第一节 颌面部解剖与生理

一、颌面部骨

面颅位于颅脑的前下方，与脑颅相连接，构成面部框架，支持和保护与眼眶、鼻腔、口腔等相关的结构。面颅骨由 15 块不规则骨组成，其中成对的有上颌骨、颧骨、鼻骨、泪骨、腭骨和下鼻甲；单一骨有下颌骨、犁骨和舌骨（图 3-1-1）。

（一）上颌骨

上颌骨位于面中部，左右各一，可分为一体和四突（图 3-1-2）。

1. **上颌体** 略呈锥体形，分为前、后、上、内四面，上颌体内有上颌窦。

（1）前面：该面上部有一小椭圆形的眶下孔位于眶下缘中点下方约 0.5cm 处，孔内有眶下神经、血管通过，是眶下神经阻滞麻醉的进针部位。

（2）后面：又称颞下面。其下部有较粗糙的隆起，称为上颌结节。

（3）上面：又称眶面，构成眶底的大部。

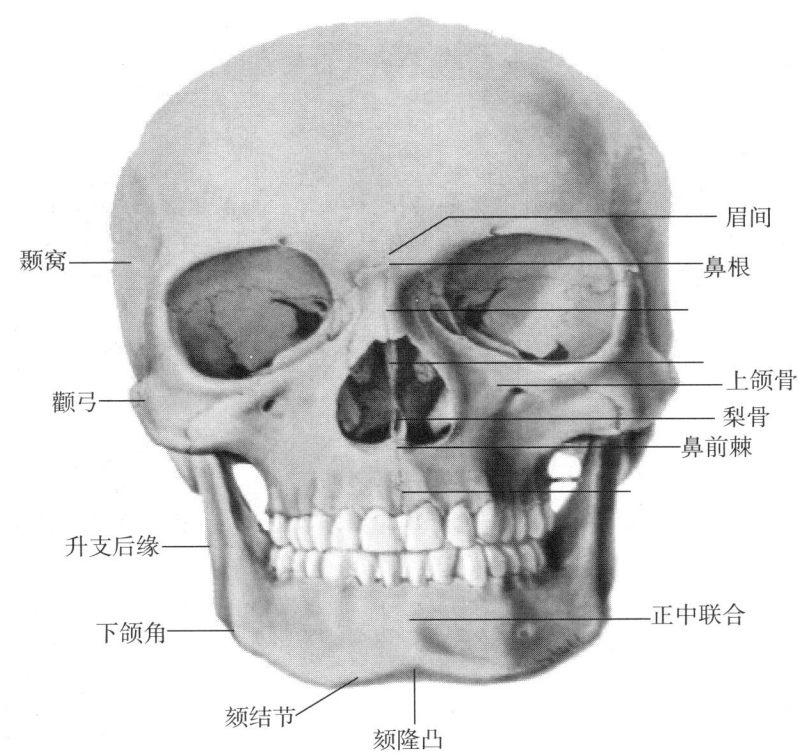

图 3-1-1 颅骨正面观

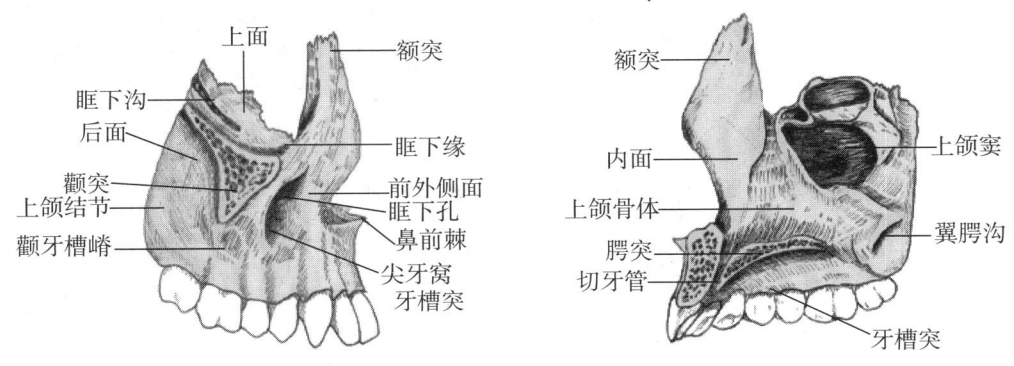

图 3-1-2 上颌骨前外侧面（左图）及内侧面（右图）

(4) 内面：又称鼻面，参与形成鼻腔外侧壁。

2. 四突 上颌骨的四突为额突、颧突、腭突和牙槽突，其中腭突和牙槽突是构成口腔的重要结构。

(1) 腭突：位于上颌骨内侧面的下部，呈水平位，向内侧突出，与对侧腭突在中线相接，形成腭中缝，构成鼻腔底部和硬腭的大部分，分隔鼻腔与口腔。腭突后缘与腭骨水平部相接。腭突后外侧近牙槽突处，有纵行的沟，走行腭大血管及腭前神经。

(2) 牙槽突：又称牙槽骨，呈弓形，为上颌骨包围牙根的突起骨质。牙槽突中容纳牙根的部分称为牙槽窝，其形态、大小、数目和深度与牙根相适应。

➢ 考点：上颌骨的解剖结构。

> **知识链接**
>
> ### 上颌窦
>
> 为上颌骨内的空腔，呈锥体形。上颌窦下壁与上颌第二前磨牙、磨牙各根尖之间隔以较薄的骨板，甚至仅覆盖以黏膜。上述各牙的牙源性感染可累及上颌窦，引起上颌窦炎症。临床上拔除上述各牙及摘除断根时，要避免将断根推入上颌窦内造成上颌窦瘘。此外，在行上颌窦手术时，应避免伤及牙根尖。

（二）下颌骨

下颌骨位于面部下 1/3，是面颅骨中两块能运动的骨之一，另一块为舌骨。下颌骨由水平部（下颌体）和垂直部（下颌支）组成，下颌体下缘与下颌支后缘相连接的转角处称为下颌角（图 3-1-3）。

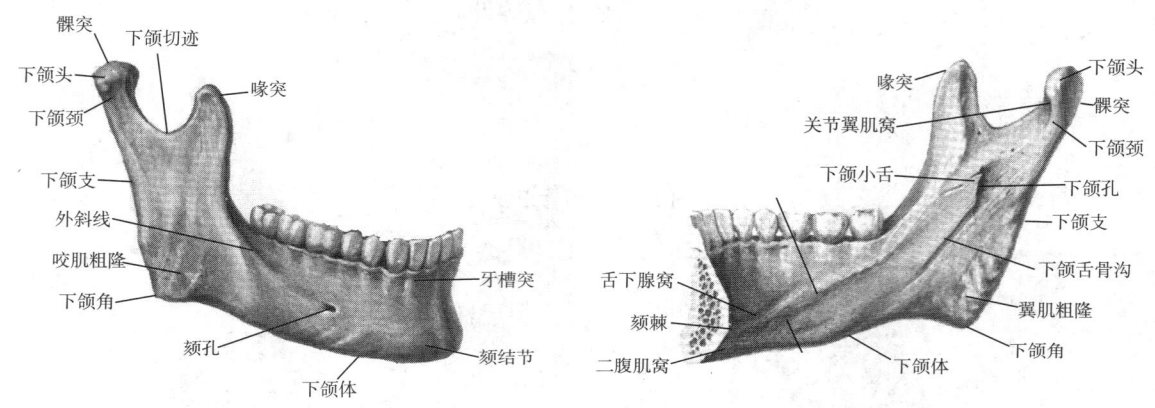

图 3-1-3 下颌骨外面（左图）及内面（右图）

1. 下颌体呈蹄铁形，分内、外两面和上、下两缘。

（1）外面：中线处为正中联合，在其下部，左右各有一颏结节，其后外方可见颏孔。在下颌体外面有一条增厚的骨嵴，称为外斜线。

（2）内面：下颌体内面也有一条骨嵴，称为内斜线或下颌舌骨线，下颌舌骨肌附着于此。内斜线将下颌体内面分为上、下两部分。上部有舌下腺窝，下部有二腹肌窝及下颌下腺窝。

（3）上缘：即牙槽突，与上颌骨牙槽突相似呈弓状。

（4）下缘：又称下颌下缘，外形圆钝，为下颌骨骨质最致密处。

2. 下颌支又称下颌升支，位于下颌体后方，左右各一，几乎呈垂直方向，分为两突和两面。

（1）两突：髁突又称关节突或髁状突，为颞下颌关节的关节头；髁突之下是较窄的髁突颈，又称下颌颈。喙突又称肌突或冠状突，呈扁三角形，有颞肌和咬肌附着。

（2）两面：内面中央偏后上方有下颌孔，为下牙槽神经、血管通入下颌管的入口。下颌角内侧粗糙骨面为翼肌粗隆，外面下方骨面粗糙为咬肌粗隆，为咬肌附着处。

➤ 考点：下颌骨的解剖结构。

知识链接

下颌管

下颌骨表层为骨密质，内部为骨松质，其内有下颌管，走行下牙槽神经和血管，有着重要的临床意义。在下颌磨牙区，下颌管比较接近磨牙根尖，尤其是下颌第三磨牙（智齿）根尖。因此，在行下颌骨手术以及拔牙时应注意下颌管的位置关系，以免损伤下牙槽神经。

二、颞下颌关节

颞下颌关节属于联动关节，运动非常复杂，包括转动运动和滑动运动两种方式。颞下颌关节由下颌骨髁突、颞骨关节面、关节盘、关节囊和关节诸韧带组成（图3-1-4）。颞骨关节面由关节窝和关节结节组成。关节盘从前向后分为4个带，即前带、中间带、后带和双板区。关节韧带分囊内韧带和囊外韧带。囊外韧带有颞下颌韧带、蝶下颌韧带和茎突下颌韧带，这些韧带可防止下颌侧方运动时向侧方脱位，并起悬吊下颌骨的作用，还能保护进入下颌孔的下颌血管神经束以及限制下颌过度前伸。

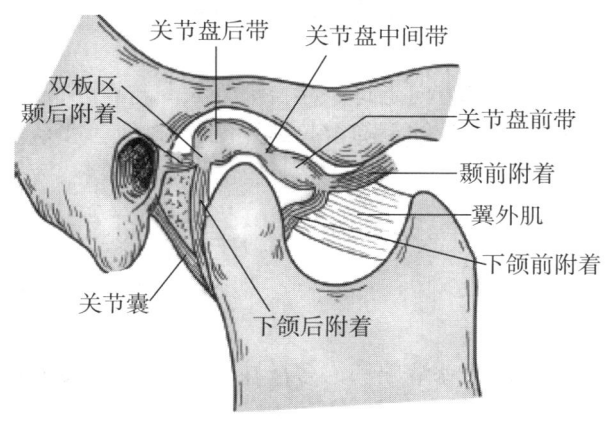

图3-1-4　颞下颌关节

考点：颞下颌关节的组成。

三、颌面部肌肉

颌面部肌肉可分为浅层的表情肌及深层的咀嚼肌。

1．表情肌　又称为颅面肌，是面部肌肉的重要组成部分，属于皮肌，由薄层肌束构成，肌力较弱，大部分起自颅面骨表面或筋膜，止于皮肤，肌纤维收缩时可使面部皮肤外形改变，表达喜怒哀乐等表情，并部分参与咀嚼、呼吸、吞咽、言语等活动。所有表情肌均由面神经支配。

2．咀嚼肌　包括四对肌肉，分别为咬肌、颞肌、翼内肌及翼外肌，其主要功能为运动下颌骨。其中咬肌及颞肌位置相对较浅，用力时可在体表触及（图3-1-5）。

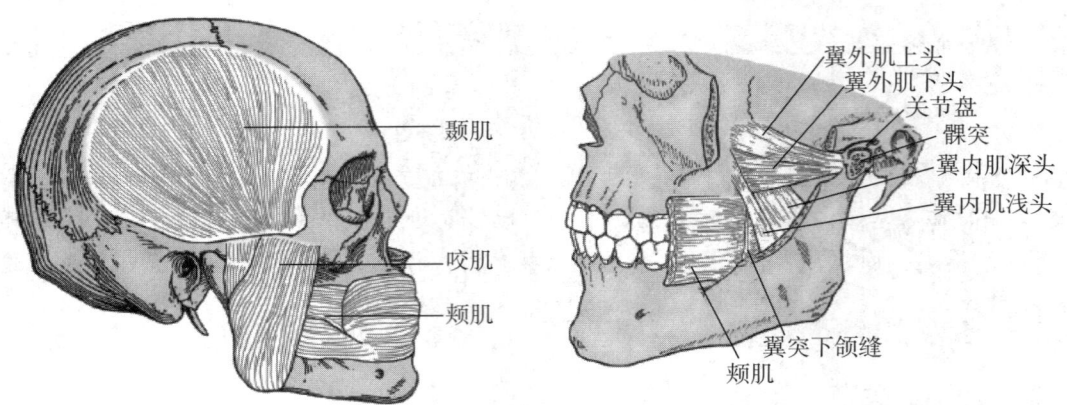

图 3-1-5　咀嚼肌

（1）咬肌：起于上颌骨颧突、颧弓下缘及深面，止于下颌角、下颌支外侧面及喙突。咀嚼时上提下颌并微向前。

（2）颞肌：位于颞窝，起于颞窝和颞深筋膜的深面，呈扇形向前下方聚拢走行，止于喙突、下颌支前缘直至下颌第三磨牙远中。咀嚼时可在颞部触及该肌的收缩。

（3）翼内肌：位置与咬肌相对，起于腭骨锥突、翼外板内面和上颌结节。主要作用为上提下颌。

（4）翼外肌：几乎呈前后水平方向走行，起自蝶骨大翼与翼外板外面，大部分止于髁突颈前方的关节翼肌窝。主要功能为使下颌下降，起到开口的作用。

➢ 考点：咀嚼肌的组成。

四、涎腺

涎腺又名唾液腺，包括三对大唾液腺和许多散在的小唾液腺（图 3-1-6）。大唾液腺包括腮腺、下颌下腺及舌下腺。

1. 腮腺　最大的一对唾液腺，左右各一，位于外耳道前下方，颧弓下方，下颌骨升支后

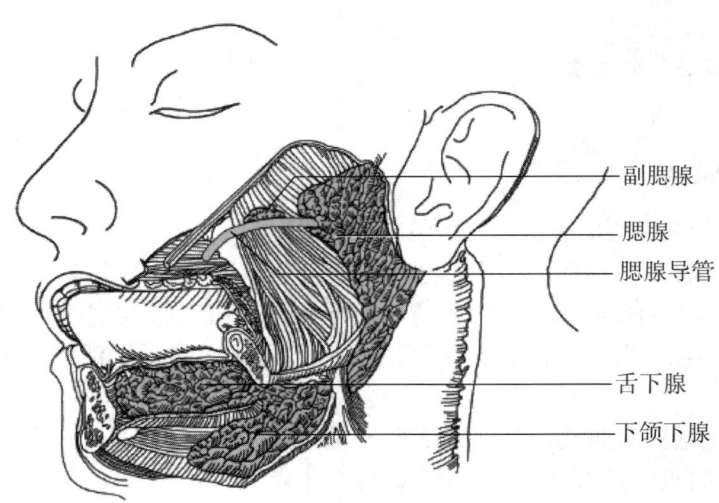

图 3-1-6　唾液腺

缘至咽旁间隙内。临床常以面神经平面分为深、浅两叶。腮腺表面包绕着腮腺鞘，腮腺腺泡细胞所分泌的唾液经腮腺导管排入口腔。腮腺导管开口于上颌第二磨牙相对的颊黏膜，其体表投影为耳垂至鼻翼与口角间中点连线的中 1/3 段。

2．下颌下腺　呈扁椭圆形，位于下颌骨下缘、二腹肌前腹及后腹共同围成的下颌下三角内。下颌下腺导管开口于口底的舌下肉阜。下颌下腺导管易发生涎腺结石。

3．舌下腺　在三对大唾液腺中是最小的一对，位于口底黏膜与下颌舌骨肌之间。其分泌液可经舌下腺大管汇入下颌下腺导管或直接开口于舌下肉阜，也可经分泌管汇入邻近的下颌下腺导管，或直接开口于舌下皱襞。

五、颌面部血管

口腔颌面部的血运非常丰富，动脉之间通过末端血管网形成众多的吻合通路，故口腔颌面部外伤出血较多，但同时伤口也较容易愈合（图 3-1-7）。

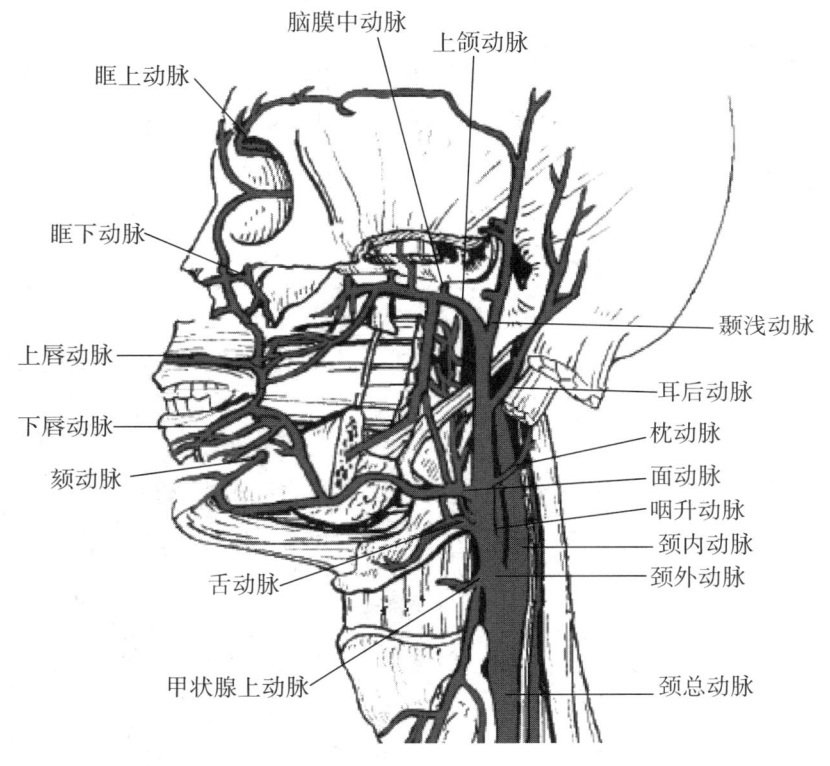

图 3-1-7　颌面部动脉

1．动脉　来自颈外动脉的分支：甲状腺上动脉、咽升动脉、舌动脉、面动脉、枕动脉、耳后动脉、上颌动脉和颞浅动脉。其中与口腔颌面部密切相关的主要有面动脉、上颌动脉、颞浅动脉和舌动脉。

（1）舌动脉：平舌骨大角处自颈外动脉发出，发出多个分支供应腭扁桃体、软腭、会厌、舌黏膜、舌肌、舌下腺、口底黏膜（包括舌系带）、牙龈以及下颌舌骨肌等处。

（2）面动脉：又称颌外动脉，于舌骨大角的稍上方起于颈外动脉，分布于颏、唇、颊和内眦等。

（3）上颌动脉：又称颌内动脉，于颈外动脉分出，水平前行，紧邻髁突颈的深面至面侧深区，经翼突上颌裂入翼腭窝，是供应颌面部的主要动脉，分布于上、下颌骨和咀嚼肌。

（4）颞浅动脉：为颈外动脉的另一终末支。在下颌骨髁突颈的后方发自颈外动脉，向上出腮腺上缘至皮下，越过颧骨颧突根部继续上行，分为额、顶两终支，供应额部及颅顶部软组织。颞浅动脉在颧突根部上方走行恒定，位置表浅，常用以测量脉搏及压迫止血。

2．静脉　分为浅静脉和深静脉两类。浅静脉收纳浅层组织的血液，汇入深静脉。口腔颌面部的浅静脉包括面静脉与颞浅静脉，深静脉包括翼丛、上颌静脉、下颌后静脉以及面总静脉。颈部浅静脉主要有颈外静脉，深静脉主要为颈内静脉。

六、颌面部淋巴组织

颌面部的淋巴结和淋巴管十分丰富，成为面颈部的重要防御系统之一。颌面部的淋巴结由前向后环绕头颈部交界处分布，呈环行排列，包括面淋巴结、颏下淋巴结、下颌下淋巴结、腮腺淋巴结、耳后淋巴结和枕淋巴结。

七、颌面部神经

与口腔颌面部密切相关的神经主要为三叉神经与面神经。

（一）三叉神经

三叉神经为混合性神经，大部分为感觉纤维，小部分为运动纤维。感觉纤维中的大部分传导口腔颌面部、头皮及硬脑膜等的躯体感觉，运动纤维支配咀嚼肌等。三叉神经分为眼神经、上颌神经以及下颌神经三支（图3-1-8）。

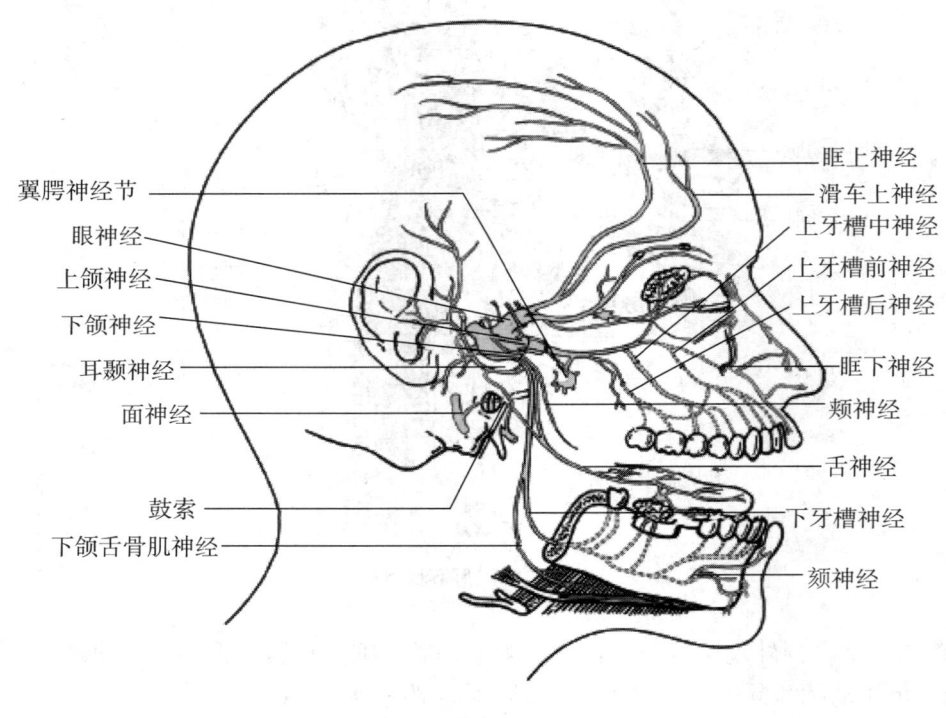

图3-1-8　三叉神经

1．眼神经　为三叉神经中最细小者，分布于额部、眶、眼球、泪腺、结膜、上睑及鼻背。

2．上颌神经　起自半月神经节，经圆孔出颅，经眶下裂入眶更名为眶下神经，行于眶下沟、眶下管内，出眶下孔达面部。主要分支有蝶腭神经、上牙槽后神经、上牙槽中神经和上牙槽前神经等。

3．下颌神经　为混合性神经，为三叉神经最粗大的分支。下颌神经自半月神经节发出，经卵圆孔出颅，发出的主要分支有颊神经、耳颞神经、舌神经和下牙槽神经。

第一章 口腔颌面部解剖与生理

> **知识链接**
>
> ### 口腔局部麻醉
>
> 口腔局部麻醉常见的方法有：冷冻麻醉法、表面麻醉法、浸润麻醉法与神经阻滞麻醉法，神经阻滞麻醉法是将麻醉药物注射至神经干周围，暂时阻断疼痛等刺激的神经传导，使该神经分布范围产生麻醉效果。常用的神经阻滞麻醉包括：
>
> 1. **下牙槽神经阻滞麻醉** 临床常用口内注射方法，以翼下颌皱襞中点外 3mm 作为进针点，将注射器摆向对侧前磨牙区，在𬌗平面上 1cm 平行进针，进针深度达 2.5cm 左右可触及下颌孔上方的下颌神经沟骨面，注射麻药约 2ml，即可麻醉下牙槽神经，使同侧下颌骨、下颌牙齿、牙周膜、下颌第一前磨牙之前的唇侧牙龈、黏骨膜及下唇产生麻醉效果。
>
> 2. **舌神经阻滞麻醉** 利用口内法行下牙槽神经阻滞麻醉注射后，将注射针向后退出 1cm，此时注射麻药，即可麻醉舌神经，可使同侧下颌牙齿舌侧牙龈、黏骨膜、舌前 2/3 区域及口底黏膜无痛。
>
> 3. **颊神经阻滞麻醉** 在行下牙槽神经阻滞麻醉时，将针尖退至黏膜下注射麻药，即可将颊神经阻滞，麻醉范围包括颊部黏膜、颊肌、皮肤及下颌第二前磨牙之后的颊侧牙龈、黏骨膜。
>
> 4. **上牙槽后神经阻滞麻醉** 以上颌第二磨牙颊侧远中根部前庭沟处为进针点，注射针与上颌𬌗面呈 45°角，沿骨面向后、上、内推进，进针 2.5cm 左右，至上颌结节处注射麻药，麻醉上牙槽后神经及上牙龈支，使部分上颌窦黏膜、上颌第二、三磨牙及第一磨牙的远中颊根与腭根以及相应的牙周膜、牙槽骨、骨膜和牙龈无痛。
>
> 5. **腭前神经阻滞麻醉** 又称腭大孔注射法，注射针在腭大孔表面标志稍前方刺入黏膜，至腭大孔前注射麻药，麻醉腭前神经，使磨牙、前磨牙腭侧牙龈、黏骨膜无痛。
>
> 6. **颏神经阻滞麻醉** 通常在下颌第二前磨牙根尖下方，注射针向前下内刺入颏孔处，麻醉颏神经，使下唇黏膜、皮肤、颏部、第一前磨牙、尖牙以及切牙的唇侧牙龈无痛。
>
> 7. **眶下神经阻滞麻醉** 将麻醉药物注射至眶下孔内，麻醉上牙槽前神经、上牙槽中神经以及眶下神经，使上颌前牙、前磨牙、第一磨牙近中颊根及其牙周膜、牙槽骨、颊侧牙龈、部分上颌窦黏膜、鼻侧部及鼻前庭皮肤、下睑皮肤以及上唇黏膜和皮肤产生麻醉效果。

（二）面神经

案例 3-1-1

患者，男，45 岁。右面部刀砍伤 1 小时。1 小时前患者被人用刀砍伤右面部，出现右口角运动障碍，右侧鼻唇沟变浅，鼓腮无力，右眼闭合困难，检查：右耳前至下颌下缘有一长约 5cm 斜行伤口，伤口深达腮腺内。

问题：

请分析患者右侧面部表情障碍的原因。

面神经为以运动纤维为主的混合性神经，其进入腮腺内分支的纤维成分均为运动纤维。面神经在腮腺内主干分为颞面干与颈面干，再分为 5 组分支，支配面部表情肌，包括：颞支、颧支、

颊支、下颌缘支及颈支。面神经受损后，会导致受损分支所支配范围的表情障碍（图 3-1-9）。

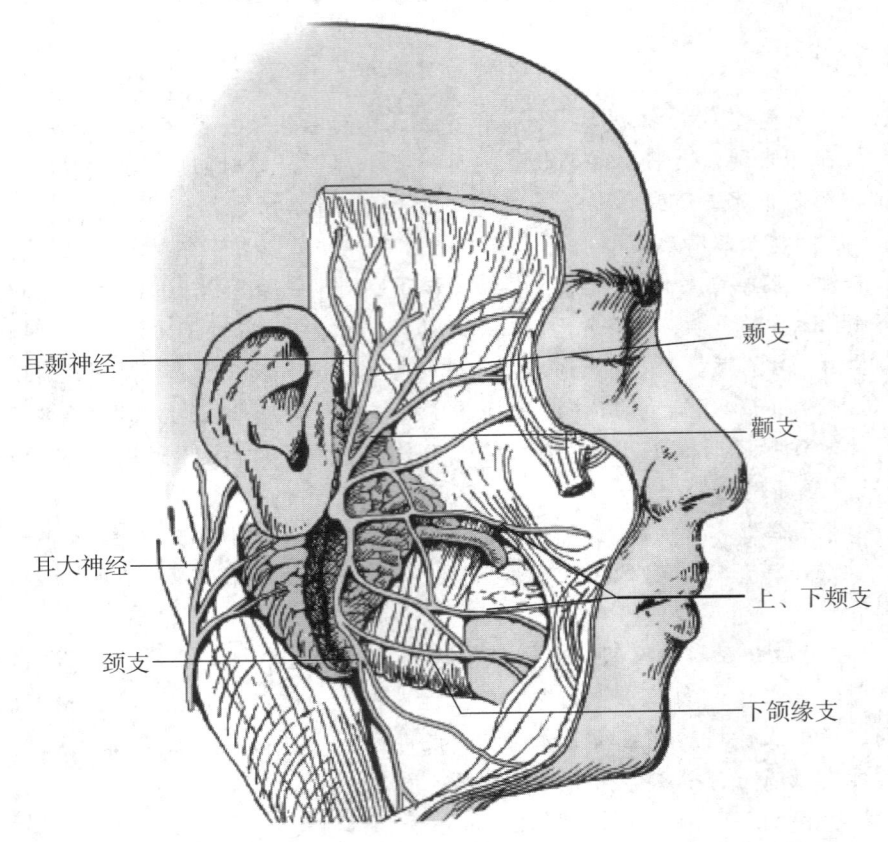

图 3-1-9　面神经

知识链接

颞支和颧支损伤

颞支损伤在临床上可出现同侧额纹消失。颞支自颞面干发出后，自腮腺上极几乎垂直穿出，行向上，分布于耳前肌、耳上肌、额肌、眼轮匝肌上份。

颧支损伤在临床上可出现眼睑不能闭合，使异物较容易进入眼内，进而产生视力障碍甚至失明。颧支自颞面干发出，自腮腺前上缘穿出，行向前上，支配上、下睑的眼轮匝肌以及颧大肌、颧小肌、提上唇肌和提上唇鼻翼肌等表情肌。

知识链接

颊支损伤

临床上可出现鼻唇沟变浅或消失、鼓腮无力、上唇运动力减弱或偏斜以及食物积存于颊部等症状。颊支由颈面干发出，出腮腺前缘，可分为上颊支及下颊支，上颊支支配上唇部肌及鼻肌；下颊支支配颊肌及笑肌。

第一章　口腔颌面部解剖与生理

知识链接

下颌缘支和颈支损伤

下颌缘支损伤可导致患侧口角下垂，流口水。面神经的下颌缘支由颈面干发出，走行于下颌下缘上12mm至下颌下缘下7mm的范围内。下颌缘支支配降口角肌、降下唇肌、颏肌及笑肌。

颈支损伤可影响口角的微笑活动。面神经的颈支为颈面干的终末支，分布于颈阔肌。

第二节　口　腔

口腔为消化道的起始部分，具有咀嚼、吮吸、言语、感觉和吞咽等多种重要生理功能。

一、口腔的境界

口腔前界为唇，经口裂与外界相通；后经咽门（由腭帆、腭舌弓与舌根共同围成）与口咽部相通；上界为腭部，下壁为舌下区，两侧为颊部。

口腔分为两部：前外侧部为口腔前庭，后内侧部为固有口腔。口腔前庭是位于唇、颊与牙列、牙龈和牙槽黏膜之间的潜在腔隙。固有口腔是口腔的主要部分，上界为硬腭和软腭，下界为舌和口底，前界和两侧界为上下牙弓，后界为咽门（图3-1-10）。

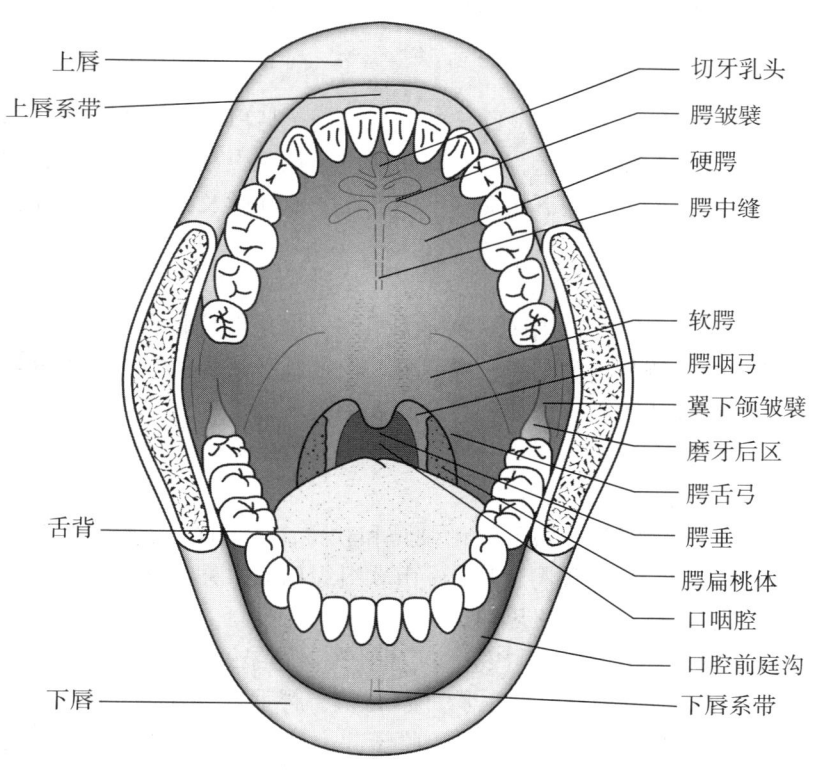

图3-1-10　口腔

二、口腔前庭

1. 前庭沟　位于口腔前庭的顶和底，呈弓形，为唇、颊黏膜移行于牙槽黏膜的沟槽，又称唇颊龈沟。该处黏膜下组织松软，是口腔局部麻醉常用的穿刺部位及手术切口部位。

2. 唇系带　有上、下唇系带和颊系带。唇系带为前庭沟中线上扇形或线形的黏膜小皱襞；而颊系带为相当于上、下尖牙或前磨牙区的口腔前庭沟处的扁形黏膜小皱襞。制作义齿时基托边缘应注意避让。

3. 腮腺导管口　又称腮腺乳头，位于上颌第二磨牙牙冠平对的颊黏膜上。

4. 颊垫及颊垫尖　大张口时，平对上、下颌后牙殆面间颊黏膜后部形似三角的黏膜隆起即颊垫，其深面为颊脂垫所衬托，颊垫的尖端称颊垫尖。

5. 磨牙后三角及磨牙后垫　下颌第三磨牙远中下颌骨上方三角形区域为磨牙后三角，以下颌第三磨牙远中面的颈缘为该三角的底，下颌骨内、外斜线上的一部分为该三角的两边，其尖朝向后方。覆盖于磨牙后三角浅面的软组织称为磨牙后垫。

6. 翼下颌皱襞　伸延于上颌结节后内方与磨牙后垫后方之间的纵形黏膜皱襞，其深面为翼下颌韧带所衬托。

三、唇

上界为鼻底，下界为颏唇沟，两侧为唇面沟。沿唇面沟向上内，鼻外侧之长形凹陷称为鼻面沟。唇面沟与鼻面沟合称为鼻唇沟。上、下唇皮肤与黏膜移行的红色区称为唇红。唇部组织疏松，血运丰富，故炎症、外伤时常表现为明显水肿或血肿。

四、颊

上界为颧骨下缘，下界为下颌骨下缘，前以唇面沟、后以咬肌前缘为界。颊部皮下组织中脂肪含量较多，较面部其他部位发达，有一脂肪块位于颊肌表面称为颊脂垫。颊部内有面神经颧支、上颊支、腮腺导管、面神经下颊支和下颌缘支、面动脉及其伴行的面静脉。

五、牙龈

牙龈覆盖于牙颈及牙槽突的边缘区，属牙周组织，也是口腔黏膜的一部分。牙龈外侧与牙槽黏膜相连；下颌牙龈内侧与口底黏膜分界明显，但上颌牙龈内侧与腭黏膜分界不清晰。牙龈可分为游离龈、附着龈和牙间乳头三部分。牙龈无黏膜下层。

六、腭

腭又名口盖，将口腔与鼻腔分隔开，由硬腭和软腭构成。前2/3由上颌骨腭突与腭骨水平板构成支架，覆以软组织，故称硬腭；后1/3由软组织构成，称为软腭。硬、软腭的口腔侧黏膜完整延续，在软腭静止时，无明显界限。

硬腭部分的表面解剖标志有：腭中缝、切牙乳头、腭皱襞、上颌硬区、上颌隆突、翼钩、腭大孔等。软腭部分的表面解剖标志有：腭凹、腭帆、腭垂、腭舌弓、腭咽弓、咽门等。

1. 切牙乳头　为腭中缝前端的卵圆形黏膜隆起，位于两侧上颌中切牙的腭侧，其深面为切牙孔，其内走行鼻腭神经，因此可在切牙乳头处行鼻腭神经局部麻醉。

2. 腭大孔　位于上颌第三磨牙腭侧，牙龈缘至腭中缝连线的外、中1/3交界处，距硬腭后缘前约0.5cm，其深面即腭大孔，有腭前神经穿出，故可在此处麻醉腭前神经。

3. 腭舌弓与腭咽弓　为自软腭侧缘向下延续的黏膜皱襞，左右侧均存在，前后排列，两者之间为扁桃体窝，容纳腭扁桃体。

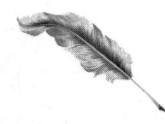

第三节 牙齿的解剖与生理

一、牙齿的组成和结构

（一）牙齿的组成

牙齿由牙冠、牙根及牙颈三部分组成（图3-1-11）。

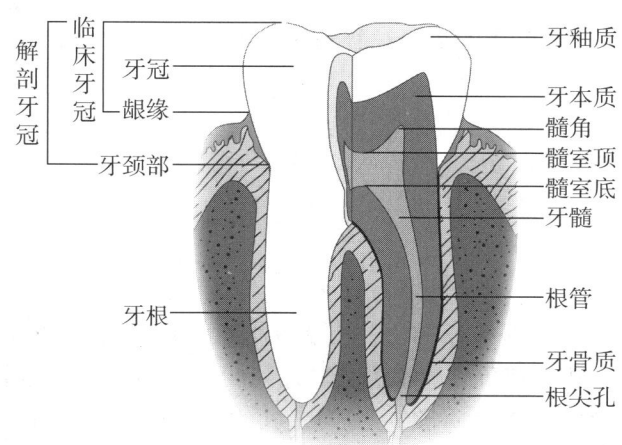

图 3-1-11 牙的组成

1．牙冠 牙体被牙釉质所覆盖的部分称为解剖牙冠，与牙根之间以牙颈为界。显露于口腔内未被牙龈覆盖的部分，称为临床牙冠。临床牙冠会随着年龄增长、牙龈退缩而变长。

2．牙根 被牙骨质所覆盖，包埋于牙槽骨内的部分，是牙的支持部分。正常情况下，在口腔内见不到牙根。

3．牙颈 牙冠与牙根交界处的弧形曲线称为牙颈，是牙釉质和牙骨质交界的区域。

> 考点：牙齿的组成。

知识链接

拔牙术与牙根形态间关系

在不同部位患牙的拔除过程中，牙根形态很大程度上决定了牙拔除的手法。熟知不同牙齿牙根形态的特点，有利于灵活应用各种手法，顺利拔除患牙，减小手术创伤。

近圆锥形单根（上颌中切牙），拔除时可先做扭转动作，并配合适度摇动，松动后直线牵引拔出。

牙根扁平者（上颌侧切牙、下颌切牙、上颌前磨牙等），拔除时以唇腭侧摇动为主，松动后拔出。应避免使用扭转力。

多根牙（上、下颌磨牙）拔除时可先用牙挺挺松，再使用牙钳沿颊舌方向摇动，待牙松动后，牵引拔出，也可将牙根分开后分别拔出。

(二)牙的组织结构

牙体由三种硬组织(牙釉质、牙骨质、牙本质)及一种软组织(牙髓)构成(图3-1-11)。

1．牙釉质　位于牙冠表层,半透明乳白色钙化组织,是牙体中矿化程度最高、最坚硬的组织。

2．牙骨质　位于牙根表层,色泽淡黄硬组织,是维系牙体和牙周组织联系的重要结构。牙骨质和牙釉质在牙颈部相连,两者交界处称为釉牙骨质界。

3．牙本质　构成牙体的主要组织结构,位于牙釉质及牙骨质内层,淡黄色。牙本质包裹的空腔称为牙髓腔。

4．牙髓　是充满于牙髓腔中的疏松结缔组织,内含血管、神经和淋巴管,通过根尖孔与根尖部的牙周组织相通。

> 考点：牙的组织结构。

二、乳牙列及恒牙列

(一)乳牙列

婴儿出生后6个月左右乳牙开始萌出,至2岁半左右陆续萌出20个牙。从乳牙完全萌出到第一恒磨牙萌出,口腔内只有乳牙,称为"乳牙列期"。根据牙齿分布的位置、形态和功能,乳牙分为乳切牙、乳尖牙、乳磨牙(图3-1-12)。乳牙是儿童的咀嚼器官,对儿童的生长发育极为重要。

(二)恒牙列

恒牙是人类的第二副牙,正常的恒牙数在28～32之间。根据牙齿分布的位置、形态和功能特征,恒牙可分为切牙、尖牙、前磨牙(双尖牙)、磨牙(图3-1-13),切牙和尖牙位于口角之前,称为前牙,前磨牙和磨牙位于口角之后,称为后牙。

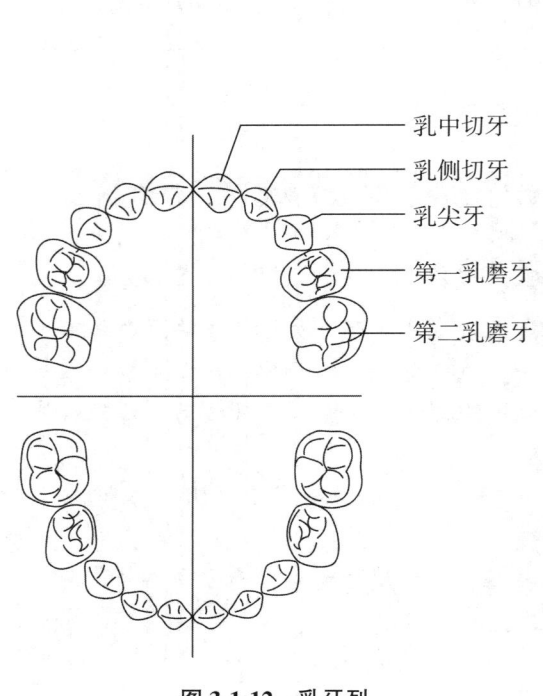

图3-1-12　乳牙列

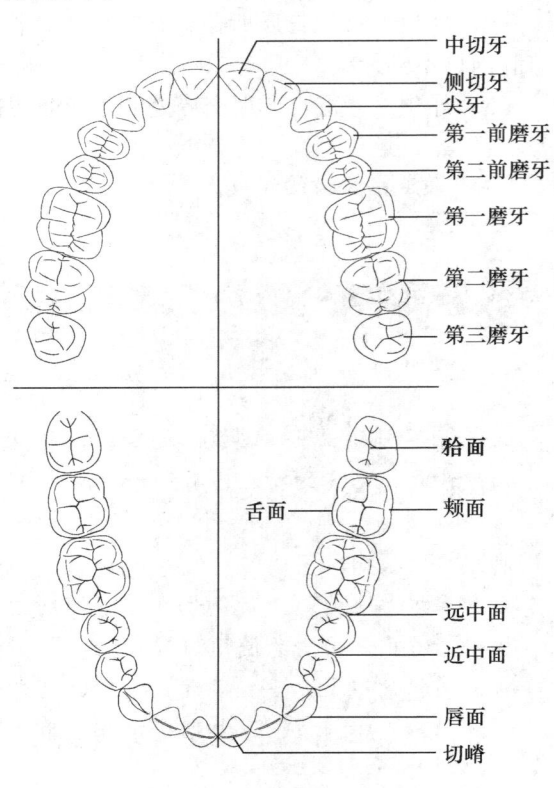

图3-1-13　恒牙列

（三）牙齿的萌出和替换

1．牙齿的萌出　牙齿的萌出有一定规律，表现为以下特点：

（1）萌出顺序：不论乳牙还是恒牙，均在一定时间范围内按先后顺序萌出。乳牙萌出的顺序依次为乳中切牙、乳侧切牙、乳尖牙、第一乳磨牙、第二乳磨牙。

恒牙萌出的顺序：上颌依次为上颌第一磨牙、上颌中切牙、上颌侧切牙、上颌第一双尖牙、上颌尖牙、上颌第二双尖牙、上颌第二磨牙、上颌第三磨牙；下颌依次为下颌第一磨牙、下颌中切牙、下颌侧切牙、下颌尖牙、下颌第一双尖牙、下颌第二双尖牙、下颌第二磨牙、下颌第三磨牙。第三磨牙有退化的趋势，俗称智齿。

（2）左右对称萌出：中线左右同颌的同名牙几乎在同一时期萌出。

（3）下颌牙齿的萌出略早于上颌同名牙。

2．乳恒牙替换　6岁左右第一恒磨牙萌出，是最早萌出的恒牙，不替代任何乳牙，俗称"六龄齿"。乳牙从6~7岁开始陆续出现生理性脱落，到12~13岁左右全部被恒牙代替。6~7岁至12~13岁期间，口内既有未脱落的乳牙，也有新萌出的恒牙，这一阶段称为"混合牙列期"或"替牙期"。12~13岁以后口腔内都是恒牙，称为"恒牙列期"或"恒牙期"。

➢ 考点：牙的萌出及乳恒牙更替。

 知识链接

乳牙胚在胚胎2个月即已发生，胚胎4~6个月开始钙化。出生时颌骨内已有20个乳牙牙胚。故孕期的营养缺乏、有害物质的影响等均会造成乳牙发育异常，例如釉质发育不良。

最早萌出的乳牙为下颌乳中切牙，于出生后6个月左右萌出。最迟萌出的乳牙是上颌第二乳磨牙，一般在2岁半左右。

三、牙齿的解剖标志

（一）牙表面标志

1．牙体解剖应用术语

（1）牙长轴：通过牙齿中心的一条假想纵轴。

（2）接触区：牙与牙在相邻面互相接触的区域。

（3）外形高点：牙齿各面最突出的部位。

（4）唇面及颊面：前牙接近口唇的一面称为唇面；后牙接近颊的一面称为颊面（图3-1-14）。

（5）舌面：前、后牙靠近舌体的一面称为舌面（图3-1-14）。

（6）近中面及远中面：牙与牙相邻的两个面称邻面。牙冠的两个邻面中，离颌面部中线较近的一面称为近中面，较远的一面称为远中面（图3-1-13，图3-1-14）。

（7）颌面和切嵴：上下颌后牙咬合时发生接触的一面，称为颌面；上下前牙有切咬功能的部分称为切嵴（图3-1-13，图3-1-14）。

2．牙冠的表面标志

（1）牙尖：为位于尖牙的切端及后牙颌面上的近似锥体形的显著突起。

（2）舌隆突：为切牙及尖牙舌面颈1/3处的半月形釉质突起，也是该牙在舌面的外形高点。

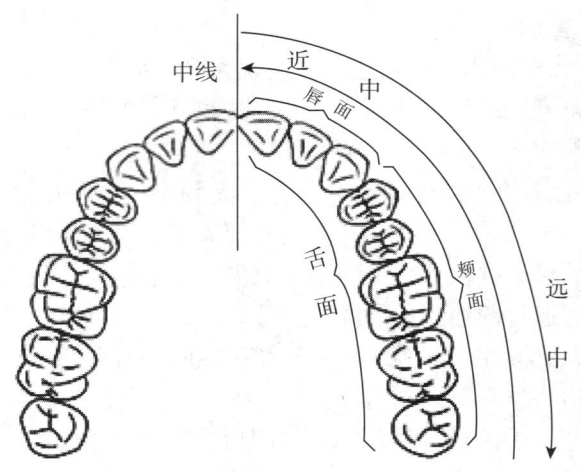

图 3-1-14 牙体解剖应用术语

(3) 窝：位于前牙舌面及后牙𬌗面的不规则凹陷。
(4) 沟：为牙冠表面的细长凹陷部分。
(5) 点隙：为几条发育沟相交或沟的末端所形成的点状小凹陷，此处易堆积食物残渣，好发龋病。

> 考点：牙体解剖应用术语及表面标志。

（二）牙髓腔的解剖标志

牙髓腔是位于牙体中部的一个与牙体外形相似的空腔，腔内充满牙髓，简称髓腔。牙髓腔被牙本质包围，仅在根尖部通过根尖孔与牙周膜相通。牙髓腔由髓室和根管系统两个部分组成（图 3-1-11）。

1. 髓室　为髓腔位于牙冠及牙颈部的部分，形状与牙冠外形相似。前牙髓室与根管无明显界限；后牙髓室呈立方体，分顶、底及四壁。

2. 根管系统　是髓腔位于牙根的部分。根管的形态和数目与牙根的形态和数目常不一致。通常较圆的牙根内有 1 个与其外形相似的根管，但较扁的牙根内可能不只有 1 个根管。根管与牙周组织相通的孔，称为根尖孔。

> 考点：髓腔各部名称。

● 自测题 ●

一、选择题

1. 乳牙中最早脱落的是
   A. 上颌乳中切牙
   B. 下颌乳中切牙
   C. 上颌乳侧切牙
   D. 下颌乳侧切牙
   E. 下颌乳尖牙

2. 上颌骨4个突起不包括

   A. 额突
   B. 颧突
   C. 腭突
   D. 喙突
   E. 牙槽突

3. 在颌面部骨中唯一能动的是
   A. 上颌骨

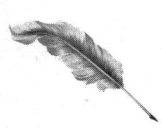

B．鼻骨
  C．腭骨
  D．下颌骨
  E．泪骨
4．下列不是构成牙体软硬组织的是
  A．牙釉质
  B．牙本质
  C．牙骨质
  D．牙髓
  E．牙龈
5．口腔唾液腺中最大的是
  A．腮腺
  B．舌下腺
  C．下颌下腺
  D．腭腺
  E．颊腺

二、名词解释
髓腔

三、问答题
颞下颌关节由哪些部分组成？

（吕继忠）

第二章 口腔颌面部检查法

第二章数字资源

思政之光

> **学习目标**
>
> 通过本章内容的学习，学生应能：
> **识记：**
> 1. 说出口腔颌面部检查的常用器械。
> 2. 列举口腔颌面部的常用检查方法及注意事项。
>
> **理解：**
> 解释牙齿松动度分度。
>
> **运用：**
> 规范进行口腔颌面部检查和病历书写，培养科学态度，培养与患者及其家属交流的意识和能力。

口腔颌面部检查是诊断和治疗口腔颌面部疾病的基础。通过详细询问病史，进行详细的临床检查和辅助检查，经过综合分析，做出正确诊断并制订合理的治疗计划。口腔是人体感染微生物的重要途径，做口腔检查和治疗时，要严格消毒器械和无菌操作，防止发生交叉感染。

一、口腔检查前准备

口腔检查必须在良好的照明下进行。椅位调节合适后，再调光源，使光线集中投射至口腔，避免直接投射至患者眼睛。检查时患者取仰卧位，医师位于口腔诊疗椅的右前方或右后方。检查上颌牙时，患者上颌牙的平面与地面的角度在 45°~90°；检查下颌牙时，患者下颌牙的平面尽量与地面平行，其高度与医师的肘部相当。

二、常用检查器械

现临床口腔检查常规使用的套装包括口镜、口腔科探针和口腔科镊子（图 3-2-1）。

1. **口镜** 口镜由口镜头和柄构成。可牵拉口角，推压唇、颊、舌等软组织，利用其镜面的反光可增加局部照明，检查不能直视的部位。

2. **探针** 用来探查牙面的窝、沟、点隙是否存在龋坏，牙齿有无裂纹及发现邻面的隐匿性龋，探查牙齿感觉过敏点及瘘管的走行方向，检查充填体有无悬突及人造修复体的密合程度。牙周专用探针用于探测牙周袋的位置和深度。

3. **口腔科镊子** 用于夹取敷料、药物、材料、异物及检查牙齿的松动度。

> ➤ **考点：** 口腔科常用的检查器械。

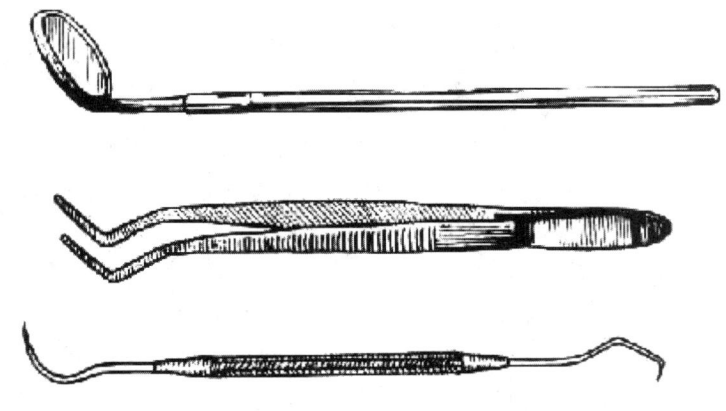

图 3-2-1　口腔科常用检查器械

三、检查方法

(一) 一般检查

1. 问诊　了解患者的主诉、现病史、既往史和有关家族史，了解疾病的发生、发展、部位、时间和诊治经过。对儿童应询问家长或陪同人员。问诊时不要使用暗示或引导性语言，以免影响病史的真实性。

2. 视诊　在患者进入诊室及调节椅位的过程中，医师应对患者的发育、营养、神志、精神、步态、面容等一般状况进行观察。重点检查颌面部、牙齿、牙龈、口腔黏膜等。

3. 探诊　主要探查牙齿的邻面异常情况及牙面的窝、沟、隙、裂；检查龋或牙体缺损的部位、深浅、洞底软硬度、探查后的牙髓反应；检查充填体、修复体与牙体间的密合程度、有无继发龋；检查龈沟及牙周袋的深度（用牙周探针），龈下牙石情况；检查窦道和瘘管的方向和深度、有无游离的死骨形成等。

4. 叩诊　可采取垂直叩诊和侧向叩诊，根据叩击音和患者的感觉判断牙周膜的反应。叩诊时，一般先叩邻牙或对颌牙作对照，然后再叩可疑患牙。

5. 扪诊　用手指和患者的反应相结合来检查病变的部位、范围、大小、形状、软硬度、波动感、压痛、弹性感、移动度及温热感等，帮助判断病变的性质。

6. 检查牙齿的松动度　常用镊子夹持前牙切缘或用镊子抵住后牙面窝沟，轻轻向颊舌向或近远中向摇动，根据牙齿松动度来判断牙周组织的病变程度。正常牙齿约有 0.5mm 幅度的生理动度。牙齿松动可分为三度。Ⅰ度松动牙仅颊（唇）舌向一个方向松动，或松动幅度 < 1.0mm。Ⅱ度松动牙有颊（唇）舌向和近远中向两个方向的松动，或松动幅度为 1.0 ～ 2.0mm。Ⅲ度松动牙在颊（唇）舌向、近远中向、垂直向三个方向均有松动，或松动幅度 > 2.0mm。

7. 嗅诊　嗅诊作为诊断的辅助手段，可对某些具有特殊气味的疾病病灶进行诊断。坏死性龈炎有特征性的腐败性恶臭，牙周溢脓及多龋者口臭明显，糖尿病患者口腔有丙酮味；胃病、肝病、呼吸道病的患者口腔中均可发出异样臭味。

8. 牙髓活力测验　根据牙髓对温度或电流的不同反应来判断牙髓活力是否存在。牙髓活力测验是定性而非定量的检查手段，测验时要求做自体对比测试。

➤ 考点：口腔颌面部的一般检查方法。

知识链接

牙髓温度测验

牙髓温度测验是通过观察牙齿对不同温度的反应，以判断牙髓状态。正常牙髓有一定的耐受范围（20～50℃）；牙髓有炎症时，疼痛阈值降低，感觉敏感；牙髓变性时，阈值提高，感觉迟钝；牙髓坏死时无感觉。

1. 冷测　用从冰箱中取出的小冰棒测试，慢慢挤出冰棒头贴于受检牙的正常牙面（一般为颊舌面的中 1/3），也可用小棉球蘸化学性挥发剂在牙面上测试。牙髓充血时，冷刺激感觉敏感或一过性的疼痛；急性牙髓炎的早期，冷刺激会引起剧痛；急性牙髓炎的晚期，热刺激引起疼痛，冷刺激反而缓解疼痛。

2. 热测　一般采用烤热的牙胶（温度为 65～70℃）来测试，将热牙胶置于湿润的受检牙的颊（唇）面（注：牙齿勿干燥，以免长时间接触刺激而损伤牙髓组织）。一般在冷测法测试结果不明确时使用，对牙髓感觉迟钝的患牙易得出阳性结果。

知识链接

牙髓活力电测验

牙髓活力电测验法简称电测法，是通过观察牙齿对不同强度电流的耐受程度对牙髓状态进行判断的方法。电活力测试仪可将定性的结果以量化的数字形式表现出来，数字区域一般为 1～80，首先对健康牙进行测试，电流量由小逐渐调大，记录健康牙感到有刺激时的数值，固定电流量并以此数字为基数，测试患牙。测试牙与对照牙的电测值之差大于 10 时，表示测试牙的牙髓活力与正常有差异；如达 80 仍无反应，表示牙髓无活力。

有的电测仪使用时有其他要求，如带口内挂钩，仪器检查头和牙面间要放导电介质等，还可能有一些特殊提醒，如安装心脏起搏器、金属全冠修复牙等属禁忌证等，用前仔细阅读说明书。

（二）辅助检查

1. 局部麻醉法　如急性牙髓炎的疼痛特点之一是患者不能准确指出患牙，当临床检查出的可疑牙齿分布在上、下颌两个不同区域且不能确定患牙时，对最可疑的患牙使用局部麻醉，若能阻断疼痛，即可确定患牙。

2. 穿刺检查　对触诊有波动感或非实质性含液体的肿块，可做穿刺检查。通过穿刺抽吸内容物的颜色、透明度及黏稠度等特性，可以进一步协助诊断。

3. 实验室检查　常用实验室检查包括血常规、血小板计数、出血和凝血时间、细菌涂片及培养、脱落细胞检查和组织病理学检查等。

4. 影像学检查　口腔 X 线摄影在牙体、牙周病变的诊断和治疗方面有较大的价值，X 线检查最常用到的是根尖片和曲面断层片。根据需要，还可以摄华氏位片、下颌骨侧位片、许勒位片、X 线头影测量片等。CT 能对上颌窦、颅底、涎腺以及口腔颌面部深在间隙病变的诊断提供较客观的依据。

5. 造影检查　口腔造影检查包括涎腺造影、颞下颌关节造影以及颌面部血管瘤瘤腔造影等。对碘过敏者禁用碘造影剂。

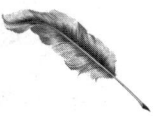

四、临床牙位记录方法

临床病历书写，记录牙位的方法常采用部位记录法，即以"+"符号将上下牙弓分为四个区，面对患者进行记录。恒牙用阿拉伯数字表示，中切牙记为1，侧切牙记为2，以此类推，第三磨牙记为 8|。例如，左侧上颌第一磨牙书写为 |6 ；乳牙采用罗马数字或英文大写字母表示，右侧上颌第二乳磨牙书写为 V| 或 E|。

1. 恒牙

8	7	6	5	4	3	2	1	1	2	3	4	5	6	7	8
8	7	6	5	4	3	2	1	1	2	3	4	5	6	7	8

2. 恒牙

V	IV	III	II	I	I	II	III	IV	V
V	IV	III	II	I	I	II	III	IV	V

或：

E	D	C	B	A	A	B	C	D	E
E	D	C	B	A	A	B	C	D	E

> 考点：部位记录法。

● **自测题** ●

一、选择题

1. 口腔检查常用的检查器械是
   A．口镜、口罩
   B．手电筒、镊子
   C．口镜、探针、镊子
   D．记录盘、头灯
   E．酒精灯、手电筒

2. 张口度的测量是指
   A．上、下唇之间的距离
   B．上、下前牙的切缘间之距
   C．上、下中切牙的切缘间之距
   D．上、下切牙之间的距离
   E．上、下颌骨之间的距离

3. 上、下切牙间距为 1～2cm，称为
   A．轻度张口受限
   B．中度张口受限
   C．中重度张口受限
   D．重度张口受限
   E．完全张口受限

二、问答题

在对颌面部病变扪诊检查时，应从哪几个方面进行检查和记录？

（吕继忠）

第三章

牙体牙髓病

第三章数字资源

思政之光

学习目标

通过本章内容的学习，学生应能：

识记：
1. 说出龋病的概念及临床分类。
2. 列举龋病、牙髓炎的临床表现。
3. 说出根尖周炎的临床表现。

理解：
1. 解释龋病、牙髓病的病因及诊疗原则。
2. 解释牙髓病的病因及诊疗原则。

运用：
能够正确诊断龋病、牙髓炎及根尖周炎，并进行应急处理。培养严谨的治学态度和精益求精的工匠精神。

第一节 龋 病

龋病（dental caries）又称龋齿，俗称"虫牙""蛀牙"，是指在细菌为主的多种因素共同作用下，牙体硬组织发生的慢性进行性破坏性疾病。

龋病是口腔常见病、多发病，世界卫生组织（WHO）把龋病列为继心血管疾病和癌症之后的三大非传染性重点防治疾病之一。2017年，全国第四次口腔健康流行病学抽样调查结果显示：5岁儿童乳牙龋齿的患病率为70.9%，12岁儿童恒牙龋齿的患病率为34.5%。

龋病早期，龋损仅表现为一定程度的矿物溶解，只有当脱矿严重或龋洞形成，出现临床症状时，才会引起患者注意。龋病的发展使牙齿不断破坏，最终导致牙齿的缺失，破坏牙列的完整性和咀嚼功能，直接影响面部的美观和食物的消化吸收，进而影响心理和身体健康（图3-3-1）。

 案例 3-3-1

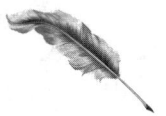

患者，女，20岁。主诉：左上后牙冷热刺激痛半月余，无自发痛、夜间痛。检查：26^{DO}深洞，探诊敏感，洞内冷刺激一过性疼痛，叩诊无不适，无松动，腐质去净未穿髓，X线检查显示26^{DO}低密度透射影像近髓腔。

问题：
1. 该患者可能的诊断是什么？诊断依据有哪些？
2. 需要与哪些疾病进行鉴别诊断？
3. 如何为该患者制订治疗计划？

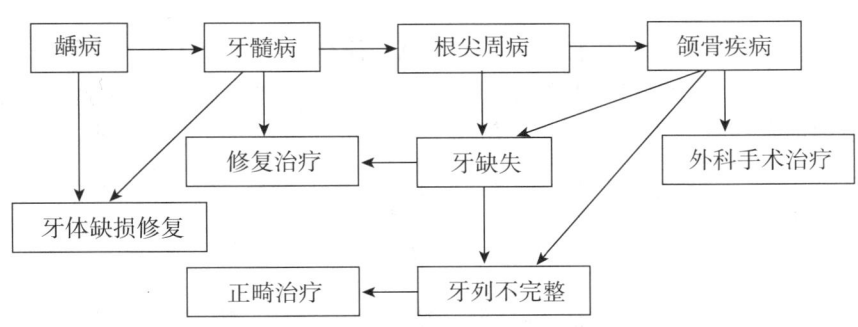

图 3-3-1　龋病及其相关的口腔疾病

【病因】

四联因素理论是20世纪70年代微生物学家Newbrun提出的，即龋病是在细菌、食物、宿主及时间相互作用下发生的，缺少任何一方都不足以致龋（图3-3-2）。

1．细菌　主要致龋菌是变形链球菌，其次为乳杆菌和放线菌属。致龋细菌靠唾液糖蛋白黏附在牙齿表面，形成牙菌斑，并具有利用蔗糖的产酸和耐酸的能力，使牙体硬组织脱矿。

2．食物　食物中的碳水化合物，在细菌的作用下发酵产酸，使牙齿脱矿进而导致牙体缺损形成龋洞。

3．宿主　影响龋病发生的宿主因素主要包括牙齿、唾液及机体全身状况。牙齿的点、隙、窝沟、牙颈部以及排列拥挤、错位的部位更容易使食物滞留并使菌斑聚集发生

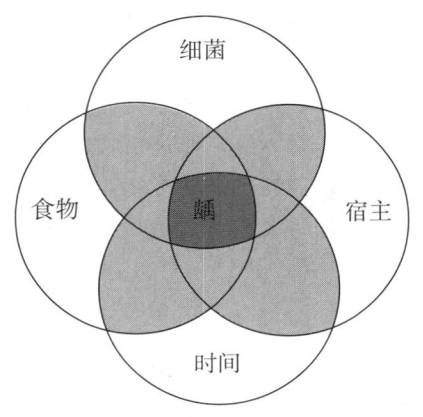

图 3-3-2　龋病的四联因素学说

龋齿；唾液的理化性质、分泌量与龋病的发生之间关系也很密切，口干症患者、头颈部放射治疗后的患者，由于唾液腺发生病理性破坏而致唾液分泌量减少，全口多数牙齿在短时间内可发生猖獗性龋坏，称为猖獗龋（rampant caries，猛性龋）。

4．时间　龋病的发生发展需要一定的时间才能完成，从细菌附着、牙菌斑生物膜形成到牙齿的颜色、形态、质地发生改变，一般需要1~2年的时间。

> 考点：龋病的四联因素理论。

【临床表现】

1．好发部位和好发牙位　龋病好发于细菌易于滞留且不易清除的部位，如牙齿的点、隙、窝沟处，牙齿的邻接面以及牙颈部。牙列不齐的部位、修复体和正畸装置的边缘是龋的好发部位。中老年因牙龈萎缩，根面暴露，易发生根面龋。在乳牙列，患龋率最高的是下颌第二乳磨牙，其次是上颌第二乳磨牙。在恒牙列，下颌第一磨牙的患龋频率最高，其次是下颌第二磨牙，以后依次是上颌第一磨牙、上颌第二磨牙、前磨牙、第三磨牙、上颌前牙、下颌前牙。

2．颜色改变　色泽改变是临床最早观察到的龋的变化。早期可见龋损部位表面粗糙，呈

白垩色；进一步发展可呈棕褐色或黑褐色；后牙窝沟的龋坏可呈墨浸状改变，提示龋坏已达牙本质深层。

3. 外形缺损　最显著的临床特征是牙体硬组织的实质性缺损，临床上大多可以通过视诊、探诊发现。但位于牙邻面和根面的龋洞常常难以发现，需要X线片辅助诊断。

4. 质地改变　龋洞内由于牙体硬组织脱矿和食物碎屑沉积，质地松软，易与正常组织区别。

5. 感觉变化　早期病变局限于牙釉质层，患者往往没有自觉症状；当龋损发展到牙本质层并出现龋洞时，患者才会有冷热刺激敏感症状或者食物嵌塞不适，呈一过性，刺激去除症状立即消失；当龋损发展到牙本质深层时，敏感症状加重，患者才会引起重视。

> 考点：龋病的临床表现为牙齿色、形、质的改变。

知识链接

龋病的诊断技术

问诊是龋病诊断的基础；视诊主要观察色、形、质的改变，需要配合外部光源和口镜；探诊可以帮助发现早期的窝沟龋和邻面龋，感受牙齿质的变化、牙髓反应、是否露髓；X线检查可以发现龋损的范围和近髓的深度，帮助发现邻面、根面等隐匿性龋；温度检测一般用超过60℃的牙胶棒进行热测试，用小冰棒进行冷测试，测试部位在唇颊或舌面中部的正常牙面；荧光投照技术可用于发现早期邻面龋；龋损组织化学染色有助于区别龋损和正常的牙体组织。

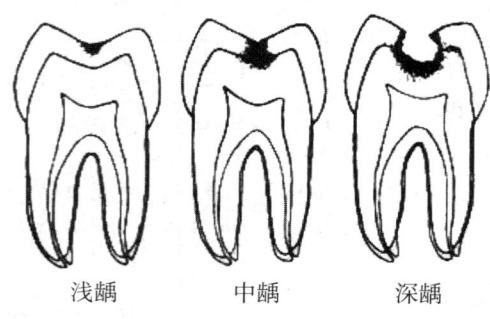

图3-3-3　龋病的三个阶段

【临床分类】

按照龋坏的深度分为浅龋、中龋和深龋三个阶段（图3-3-3）。

1. 浅龋　病变局限于牙釉质或根面牙骨质内。患者往往无自觉症状，常规口腔检查时才发现。浅龋发生在平滑面时，初期牙面呈白垩色，后因染色呈黄褐色斑块，探诊粗糙；邻面龋可在探诊时发现，或X线辅助检查时发现；点、隙、窝沟部位呈黑褐色，探针尖可探到洞底，并有卡住探针尖的感觉。

2. 中龋　龋损进展到牙本质浅层，牙齿的色、形、质均发生改变，患者对酸甜刺激敏感，冷热刺激有酸痛感（尤其是冷刺激），刺激去除症状立即消失。临床检查时，可探及龋洞，洞底探诊质软、有酸痛感，去除龋坏组织后，见龋洞深达牙本质浅层。

3. 深龋　龋损达牙本质深层。临床可见明显的龋洞，患者常有明显的冷热酸甜刺激痛或食物嵌塞痛，探诊敏感，腐质去净未露髓。无自发性疼痛。深龋的鉴别诊断主要在于牙髓状态的鉴别，临床上需要与可逆性牙髓炎、牙髓坏死和慢性牙髓炎进行鉴别。

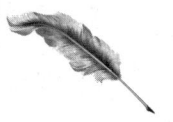

浅龋的鉴别诊断

浅龋在临床上应与釉质钙化不全、釉质发育不全和氟牙症相鉴别。

釉质钙化不全呈白垩色改变、表面光洁、可出现在牙面任何部位；但浅龋常有好发部位；釉质发育不全呈黄色或黄褐色，探诊硬而光滑、对称性分布；氟牙症受损牙面呈白垩色至深褐色，患牙对称性分布，表现为地区流行性。

【治疗】

针对龋损的不同程度，采取不同的治疗方案，及时终止病程，保护牙髓，恢复牙齿的形态和功能，维持口腔正常生理解剖关系。早期龋损可采用非手术疗法进行处理；对明显的牙体缺损，通过粘接性修复材料恢复丧失的牙体组织和促进再矿化，尽可能多地保存正常牙体组织。

1. 龋病的非手术治疗　采用化学疗法或再矿化法、预防性树脂充填及树脂渗透技术来终止龋病发展。常用的化学药物有氟化物、硝酸银等，可局部涂擦。再矿化液含有不同比例的钙、磷和氟，可每日含漱或局部涂擦。预防性树脂充填技术是窝沟龋的有效防治方法。凡是有明确患龋迹象的早期窝沟龋，已不适宜窝沟封闭的均可做预防性树脂充填，包括：窝沟较深，有患龋倾向（窝沟壁呈不透明、白垩色外观）；早期的小窝沟龋，深度浅，范围小。

渗透树脂技术（resin infiltration）主要应用于邻面和光滑面的非洞龋损（即位于釉质和牙本质浅层 1/3 的早期龋）以及与美观相关的光滑面釉质白垩色斑块（如正畸固定矫治器去除后形成的釉质表面脱矿）。其原理是通过虹吸原理，即光固化树脂通过毛细作用力渗入龋损的釉质，进入到表层下病损的微小孔道，填塞病变损坏部位，防止龋病的进展。堵塞和充填微孔的树脂在龋损内部形成屏障，替代因脱矿所导致的硬组织丢失，加强釉质结构，维持牙齿的正常解剖形态和外观。

2. 手术治疗　龋病进展到明显形成龋洞时，只能采用手术方法通过充填材料或修复体恢复牙齿外形和功能，包括传统充填术、直接粘接修复术、椅旁 CAD/CAM 牙体修复术等。

龋病修复的基本原则

首先应去净龋坏组织、感染的牙本质，消除感染源，终止龋病的进展，避免产生继发龋；其次，术中必须遵循保守治疗的原则，尽量保留健康的牙体组织，保护牙髓；预备窝洞要具有一定的抗力形和固位形，防止充填体松动脱落和牙体折裂。

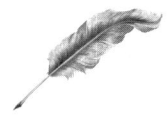

第二节 牙髓炎

案例 3-3-2

患者,女,52岁。主诉:左下后牙冷热刺激痛两年余,长期食物嵌塞不适,近日咬合不适感加重,无治疗史。检查:36^{MO}深龋洞,探诊疼痛,冷刺激疼痛且持续一段时间,叩诊不适,咬诊不适,无松动,X线检查显示36^{MO}低密度透射影像累及髓腔。

问题:
1. 该患者可能的诊断是什么?诊断依据有哪些?
2. 为该患者制订治疗计划。

牙髓炎(pulpitis)是牙髓组织对细菌感染或其他物理、化学刺激产生的特殊防御性炎症。

【病因】

1. 细菌感染 细菌通过暴露的牙本质小管或者穿过髓孔进入牙髓,引起牙髓感染。龋病是引起牙髓感染最常见的原因。牙周病时,细菌及毒素经过牙周袋,通过根尖孔、侧副根管而侵入牙髓,引起牙髓感染,可导致逆行性牙髓炎。

2. 物理因素 造成牙髓疾病的物理因素主要有急性创伤(如暴力、进食硌伤、拔牙时误伤邻牙等)、慢性咬合创伤(创伤性咬合、磨牙症、充填体过高等)、温度刺激(如牙体预备产热、充填材料导热、抛光产热等)、电流、激光。

3. 化学因素 绝大部分是医源性,主要来源于充填材料、酸蚀剂和粘接剂、消毒药物。

4. 其他因素 如增龄性变化、特发因素、气压骤变及系统疾病在牙髓中的表现等。

【临床表现】

1. 急性牙髓炎

(1) 症状:急性牙髓炎(acute pulpitis)的特点是起病急,疼痛剧烈。疼痛的特点是:

1) 自发性、阵发性疼痛:在没有任何外界刺激的情况下,突然发生剧烈的自发性尖锐疼痛。随炎症进展,疼痛持续时间逐渐延长,频率逐渐降低。化脓性炎症时可出现搏动性跳痛。

2) 夜间痛:疼痛往往夜间发作或较白天剧烈,患者难以入眠。

3) 温度刺激痛:冷热刺激可加剧疼痛,化脓性炎症或牙髓部分坏死时会有"热痛冷缓解"现象,临床上常见患者携带凉水瓶含漱来诊。

4) 疼痛不能定位:患者不能明确指出患牙,疼痛沿三叉神经分布放射至患牙同侧上、下颌牙或头、颞、面、耳等部位,但不会牵涉对侧区域。

(2) 检查:可探及近髓腔的深龋洞、充填体或深牙周袋;探诊可引起剧烈疼痛,有时可探及穿髓孔,或有脓血溢出;温度测试时冷热刺激疼痛加剧,刺激去除疼痛持续一段时间;早期可无叩诊不适,随炎症发展可出现垂直方向的轻度叩痛。

2. 慢性牙髓炎(chronic pulpitis) 临床最常见,可由急性牙髓炎转变而来或由深龋继发的牙髓病变。临床上经过牙髓治疗的患牙,由于残留了少量炎症根髓或多根牙遗漏了有炎症牙髓的根管,又出现温度刺激痛或自发钝痛,经再次完善的牙髓治疗后症状消失,称为残髓炎(residual pulpitis)。

(1) 症状:常因临床症状不明显而延误治疗。

1) 一般无明显自发痛;疼痛性质为间歇性钝痛,发作不频繁。

2) 长期的冷热刺激痛史,刺激去除后疼痛仍持续一段时间。

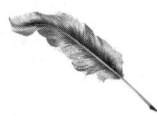

3）患牙常有咬合不适。

4）食物嵌入龋洞内时疼痛加剧，牙髓外露者会引起剧痛。在乳牙和年轻恒牙，牙髓在穿髓孔处可形成溃疡或增生形成息肉，进食时易出血。

（2）检查：可探及深龋洞，或已穿髓，探及穿髓孔时疼痛剧烈或暗色血液溢出；或可发现牙髓息肉，探之无痛但易出血；可查到引起牙髓炎的牙体硬组织疾患或其他原因；温度测验异常；常有叩诊不适或咬诊不适。

【治疗】

1．保存活髓　保存活髓是牙髓病治疗的最理想方法，多适用于可复性牙髓炎或根尖孔未发育完全的年轻恒牙的早期牙髓炎。

2．保存患牙　应采取措施控制感染并防止感染进一步扩散至根尖周组织，使患牙能够保存下来。

（1）缓解疼痛：开髓引流是急性牙髓炎止痛的最有效措施，止痛药物可暂时缓解疼痛，也可给予针灸止痛。

（2）控制感染、修复缺损：根管治疗术（root canal therapy，RCT）是治疗牙髓炎的首选方法，通过机械预备和化学冲洗去除感染，通过严密的三维充填封闭根管杜绝再感染，良好的冠方封闭可防止微渗漏，维持咬合与功能的稳定性，也是保存患牙成功的关键步骤。

> 考点：急性牙髓炎的治疗措施。

 知识链接

根管治疗术

根管治疗术是目前治疗牙髓病和根尖周病的最有效、最常用的方法。它采用专用的器械和方法对根管进行清理、成形（根管预备），根管内封药进行消毒灭菌（根管消毒），最后对根管进行严密的三维充填（根管充填）及良好的冠方封闭，达到控制感染、修复缺损、杜绝再感染、预防根尖周病变的发生或促进根尖周病变的愈合的目的。

第三节　根尖周炎

根尖周炎（apical periodontitis）是指发生于牙齿根尖部及其周围组织的炎症，多为牙髓病的感染通过根尖孔扩散而来。

 案例 3-3-3

患者，男，48岁。主诉：右上后牙颊侧牙龈反复起脓包一月余。检查：16^{MO}树脂充填体，颊侧牙龈窦道，压之溢脓，探诊疼痛，叩痛（+），咬诊不适，松动Ⅰ度。X线检查显示16根尖周低密度透射影像，根尖周膜间隙增宽。

问题：

1．该患者可能的诊断是什么？诊断依据有哪些？

2．该患者最佳的治疗计划是什么？

【病因】

1. 细菌感染 是根尖周炎的常见原因。牙髓炎或牙周感染时,细菌和细菌产物直接侵及根尖周组织,造成根尖周感染。

2. 理化刺激 根管治疗时机械预备、化学药物、根充材料超出根尖孔或根管侧壁穿孔都会对根尖周组织造成刺激;无水超声操作和不恰当的热牙胶充填会对根尖周组织造成热损伤。

3. 创伤 急剧外力(如碰撞、跌倒、打击等)施加于牙体,长期的咬合创伤以及正畸施力不当都可以导致根尖部的血运不足,造成根尖周组织缺血坏死,最终导致根尖周炎。

4. 免疫因素 牙髓治疗中根管内封药甲醛甲酚可作为半抗原,刺激病理性免疫应答。现在临床已禁止使用该药物作为根管内封药。

【临床表现】

1. 急性根尖周炎 症状主要是患牙及其周围组织不同程度的疼痛和肿胀。急性根尖周炎(acute apical periodontitis,AAP)由浆液期逐步进展到化脓期的急性根尖周脓肿、骨膜下脓肿、黏膜下脓肿,其临床表现各有特点(图3-3-4,表3-3-1)。

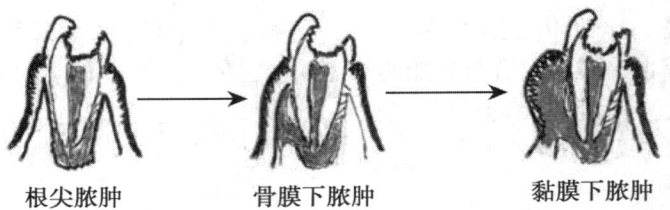

根尖脓肿　　骨膜下脓肿　　黏膜下脓肿

图 3-3-4　急性化脓性根尖周炎的三个发展阶段

表 3-3-1　急性根尖周炎各阶段临床症状及检查表现

症状和体征	浆液期	根尖周脓肿	骨膜下脓肿	黏膜下脓肿
疼痛性质	咬合痛	持续跳痛	极剧烈胀跳痛	咬合痛缓解
叩痛	(+)~(++)	(++)~(+++)	(+++)	(++)~(+)
扪诊	不适	疼痛	剧烈疼痛,深波动感	轻度疼痛,浅波动感
根尖区牙龈	无变化或潮红	小范围红肿	红肿明显,广泛	肿胀明显,局限,半球形
全身症状	无	无或轻	可有发热、乏力、血象升高	消退

2. 慢性根尖周炎(chronic apical periodontitis,CAP) 是指根管内感染及病原刺激物长期存在,导致根尖周围组织呈现慢性炎症反应,病变类型主要有根尖周肉芽肿、慢性根尖周脓肿和慢性根尖周囊肿,另外还有根尖周致密性骨炎和根尖周瘢痕。

(1)症状:一般无明显自觉症状,有时患牙在咀嚼时稍感不适或乏力,也有以牙龈反复脓包为主诉来就诊者。慢性根尖周炎常由牙髓炎发展而来,既往可有疼痛史,或者牙髓病史、反复肿痛史及牙髓治疗史等。

(2)检查:可查及深龋洞或充填体、牙冠变色;探诊无反应;牙髓诊断性试验无反应;叩诊轻度不适;有窦型可查及窦道口。X线检查显示根尖区骨质变化;慢性根尖周肉芽肿表现为根尖部圆形或椭圆形的透射区,边界清楚,直径一般在1cm以下;慢性根尖周脓肿表现为根尖部有近似圆形或椭圆形的透射区,边界模糊呈云雾状且不规则;慢性根尖周囊肿可见根尖部有边界清楚、骨白线包绕的圆形透射区,一般范围较大。根尖周致密性骨炎表现为根尖部骨质呈局限性的致密阻射影像,无透射区,多发生在下颌后牙。

知识链接

牙科锥形束 CT

多数患牙可通过根尖 X 线片辅助或明确诊断，但根尖片只能提供牙及其根尖周组织的二维图像，提供的信息较有限。对于一些复杂疑难病例，临床上可采用牙科锥形束 CT 进行辅助检查，可以三维观察牙根、根管及其周围组织的影像，有助于明确病因、辅助治疗、预测再治疗的预后。

【治疗】

根尖周病的治疗原则是清除病灶，控制感染，解除疼痛，保存患牙。急性根尖周炎可打开髓腔，引流根尖炎症渗出物。如已形成骨膜下或黏膜下脓肿，应及时行脓肿切开引流，待急性期症状缓解再行根管治疗，如不能保留则予以拔除。全身应用抗生素。慢性根尖周炎的治疗首选根管治疗；根管治疗不能控制炎症时，可行根尖手术；无法完成根管治疗、难治性根尖周炎迁延不愈或牙体组织破坏严重无法修复的患牙，可予以拔除。

> 考点：根尖周病的治疗原则。

知识链接

牙科手术显微镜

过去 20 年里，牙科手术显微镜（Dental operating microscope，DOM）在牙体牙髓治疗中的应用日益广泛，其优势在于：放大、照明、人体工程学设计和临床影像资料的采集。在牙髓治疗中，手术显微镜主要应用于：临床诊断（如牙隐裂、边缘密合度）、常规根管治疗、根管再治疗、遗漏根管的发现和处理、钙化弯曲根管的发现和处理、上颌磨牙 MB_2 根管的发现和治疗、下颌磨牙"C"形根管的发现和治疗、根尖发育不全患牙的治疗、牙根内吸收的处理、根管内分离器械的取出、显微根尖手术等方面。

（张慧敏）

自测题

一、选择题

1. 在龋病发生过程中有多种因素相互起作用，除了
   - A. 遗传
   - B. 细菌
   - C. 饮食
   - D. 时间
   - E. 宿主
2. 龋病治疗的目的在于
   - A. 终止病变过程
   - B. 保护牙髓
   - C. 恢复牙的形态、功能及美观
   - D. 维持与邻近软硬组织的正常生理解剖关系
   - E. 以上都是
3. 龋病的最好发牙位是
   - A. 上颌第一磨牙
   - B. 下颌第一磨牙
   - C. 下颌第二磨牙
   - D. 下颌第三磨牙
   - E. 上颌第二磨牙

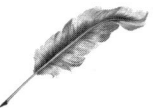

4. 慢性根尖周炎包括
    A．根尖周肉芽肿
    B．慢性根尖周脓肿
    C．根尖周囊肿
    D．根尖周致密性骨炎
    E．以上都是

5. 急性根尖周炎的应急处理包括
    A．开髓引流
    B．切开排脓
    C．调𬌗磨改
    D．消炎止痛
    E．以上都是

二、名词解释
龋病

三、问答题
1. 龋病的手术治疗有哪些方法？
2. 急性牙髓炎疼痛有哪些特点？
3. 急性根尖周炎各阶段临床症状有哪些特点？

第四章

牙周疾病

第四章数字资源

> **学习目标**
>
> 通过本章内容的学习，学生应能：
> **识记：**
> 说出牙周疾病的基本概念、危害和牙周健康的重要性，牙周疾病病因中的始动因素，慢性龈炎、牙周炎的主要症状。
> **理解：**
> 解释牙周疾病病因，慢性牙周炎及牙周炎伴发病变——牙周脓肿，牙周疾病治疗的程序。
> **运用：**
> 能够正确诊断牙周疾病并进行正确处理，具有和患者沟通交流及进行健康教育的能力，树立大健康理念，培养预防疾病、驱除病痛的职业责任。

牙周组织疾病是指发生于牙齿周围支持组织（牙龈、牙周膜、牙槽骨和牙骨质）的疾病总称，包括牙龈病和牙周炎两大类。

第一节 牙 龈 病

牙龈病是发生于牙龈组织的疾病，多为炎症，包括牙龈炎症和全身病变在牙龈的表现。

一、慢性龈炎

慢性龈炎又称菌斑性龈炎、边缘性龈炎、龈缘炎，曾称单纯性龈炎，病变主要位于游离龈和龈乳头。最常见于儿童和青少年。易复发，部分慢性龈炎患者可以发展为牙周炎。

【病因】

龈缘附近的菌斑微生物是始动因子，牙石、食物嵌塞、不良修复体、牙拥挤错位、口呼吸等是慢性龈炎的局部促进因素。

【临床表现】

1. 症状　在刷牙、吸吮、咬硬物时牙龈出血，偶有牙龈发痒、口臭或牙龈肿胀等症状。
2. 检查　牙龈充血、水肿，呈鲜红或暗红色（图3-4-1，彩图3-4-1），龈缘变厚，质地疏松，龈乳头圆钝肥大，点彩消失，探诊易出血，龈沟加深，形成龈袋或称假性牙周袋，患牙牙颈部可见有斑和龈上牙石堆积（图3-4-2，彩图3-4-2）。

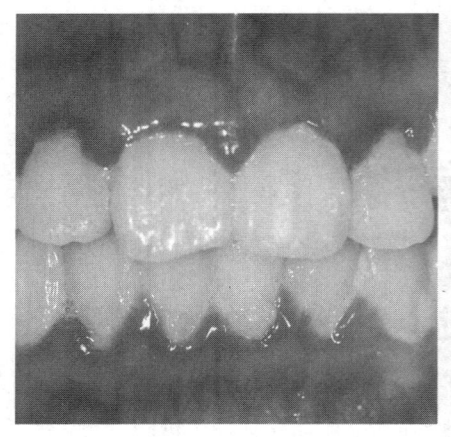
图 3-4-1 慢性龈炎

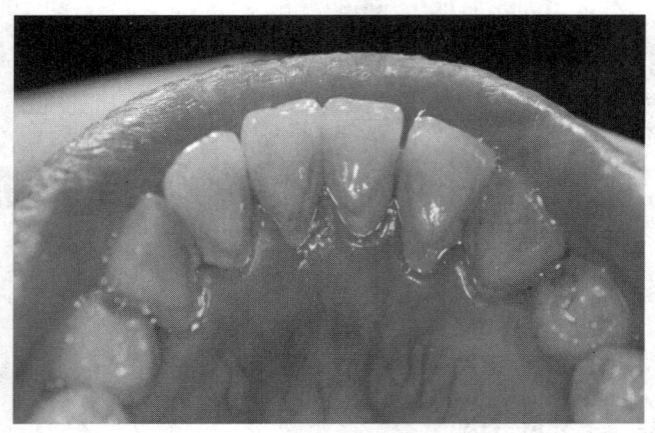
图 3-4-2 龈上牙石
牙面和牙颈部上的浅黄色附着物为龈上牙石

> 考点：慢性龈炎的临床表现。

【治疗】
1. 去除病因 通过口腔卫生指导和洁治术，彻底去除菌斑和牙石刺激物；并消除菌斑滞留因素；严重者可配合使用局部药物治疗。治疗后牙龈可完全恢复至正常。
2. 手术治疗 牙龈增生为主的患者，在炎症消退后可采用牙龈切除术或成形术，恢复牙龈外形。
3. 防止复发 做好口腔卫生指导，保持口腔卫生，每半年或一年复查和维护，防止复发。

二、妊娠期龈炎

妊娠期龈炎是指在妊娠期间性激素水平改变，使原有的牙龈炎症加重，牙龈肿胀或形成龈瘤样改变。妊娠期龈炎在分娩后病损可自行减轻或消退。

【临床表现】
1. 症状 常见症状是吮吸或进食时易出血。一般无疼痛，严重者有轻度疼痛。也有的患者因牙龈瘤样增生而就诊。妊娠期龈炎往往在妊娠 2~3 个月后开始，8 个月时炎症达到高峰，分娩后约 2 个月龈炎可减轻至妊娠前水平。
2. 检查 龈缘和龈乳头呈鲜红或暗红色，松软而光亮；肿胀、肥大明显，有龈袋形成；触之易出血。病变可发生于少数牙或全口牙龈，以前牙区为重。重者可见龈缘溃疡和假膜形成。

妊娠期龈瘤（也称孕瘤）是单个龈乳头增大呈瘤样，色鲜红光亮或呈暗紫色，表面光滑，质地松软，极易出血，有蒂或无蒂，一般直径不超过 2cm。瘤体较大可妨碍进食或被咬破而出血感染。孕瘤发生的部位多为前牙，下前牙唇侧龈乳头最多见。

> 考点：妊娠期龈炎的临床表现。

【治疗】
1. 去除局部刺激因素 指导口腔卫生，去除菌斑、牙石等局部刺激因素。
2. 尽量避免全身药物治疗，以免影响胎儿发育。
3. 局部含漱生理盐水等。
4. 对于妨碍进食的妊娠期龈瘤，在清除局部刺激物后可考虑手术切除，手术时机选择在

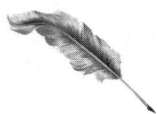

妊娠期的 4～6 个月，以免引起流产或早产。

第二节　牙　周　炎

牙周炎是侵犯牙龈、牙周膜、牙槽骨和牙骨质的慢性进行性、破坏性疾病，包括牙龈的炎症和出血、附着丧失和牙周袋形成、牙槽骨吸收和牙齿松动，是导致牙齿丧失的主要疾病。临床最常见的是慢性牙周炎。

一、慢性牙周炎

【病因】

菌斑生物膜是始动因素，主要为龈下菌斑和龈下牙石，各种局部促进因素如食物嵌塞、咬合创伤和不良口腔卫生习惯等也都是慢性牙周炎的病因。与慢性牙周炎关系最密切的细菌是牙龈卟啉单胞菌、中间普氏菌、具核梭杆菌、福赛坦氏菌等。

【临床表现】

可发生于任何年龄，多为成年人，35 岁以后患病率明显增高，男女性别无差异。

1. 牙龈肿胀出血　刷牙或咬食物时牙龈出血，牙龈红、肿，质地松软，牙龈炎症的程度和范围与局部刺激物一致，有龈下牙石（图 3-4-3，彩图 3-4-3）；探诊检查时可发现有附着丧失，探诊深度 4mm 以上，有牙周袋形成（图 3-4-4，彩图 3-4-4）。

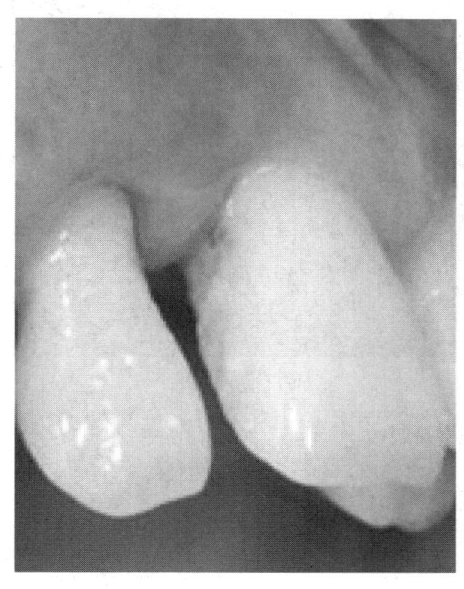
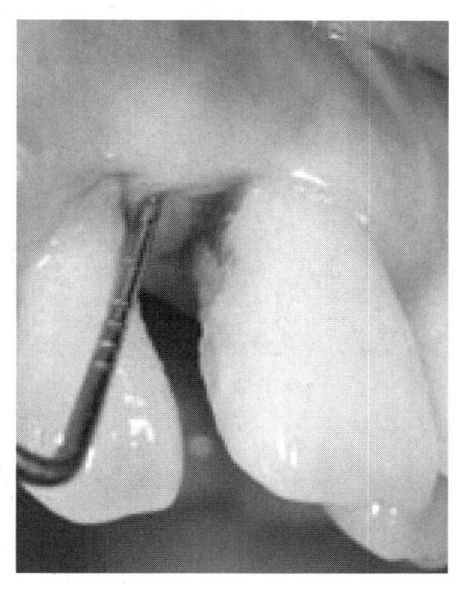

图 3-4-3　龈下牙石
用探针将龈缘从牙面分开，可见根面上的龈下牙石

2. 牙槽骨吸收　可有不同程度的牙槽骨吸收，严重者会因牙槽骨吸收和附着丧失而出现牙齿松动，并有病理性移位（图 3-4-5，彩图 3-4-5）。

3. 分度　根据牙周袋深度、附着丧失和牙槽骨吸收程度分为轻度、中度和重度。

（1）轻度：牙周袋 ≤ 4mm，附着丧失 ≤ 2mm，X 线片显示牙槽骨吸收不超过根长的 1/3。

（2）中度：牙周袋 ≤ 6mm，附着丧失 3～4mm，X 线片显示牙槽骨的水平型或垂直型吸收超过根长的 1/3，但不超过根长的 1/2。根分叉可有轻度病变。

（3）重度：牙周袋 > 6mm，附着丧失 > 5mm，X 线显示牙槽骨的水平型或垂直型吸收超过根长的 1/2。有根分叉病变，牙齿多有松动。

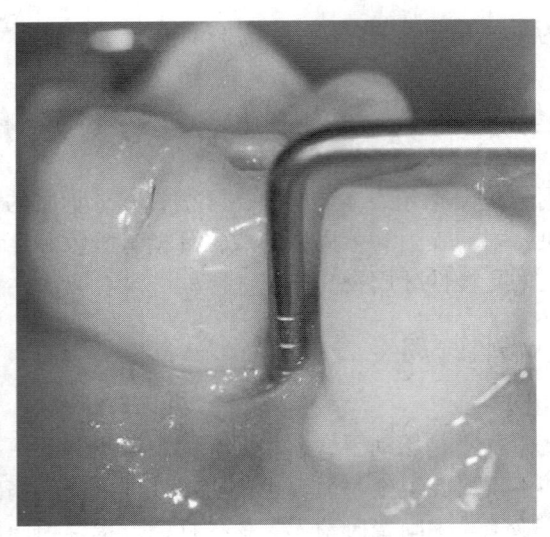

图 3-4-4　牙周袋和附着丧失
牙周探针探入牙周袋，袋底位于釉牙骨质界的根方 8mm，附着丧失 8mm

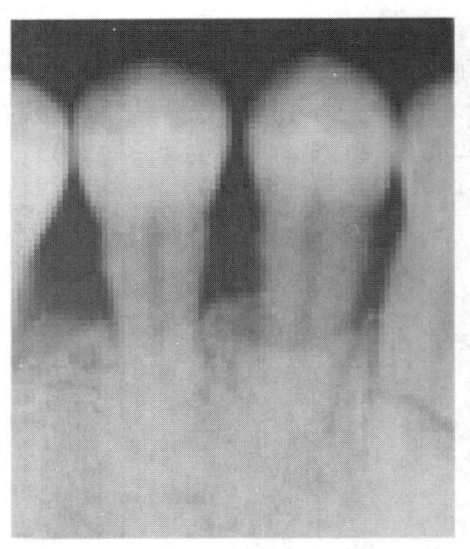 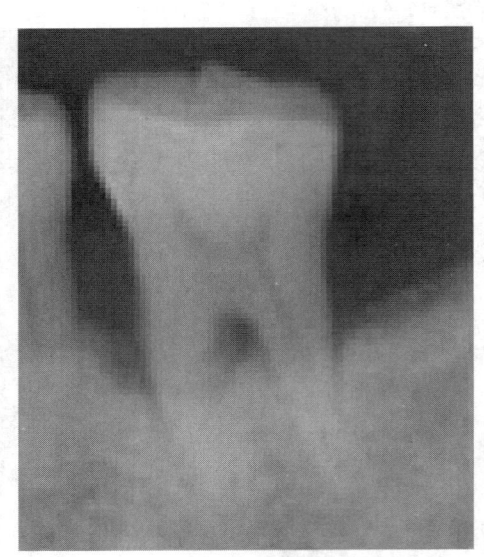

水平型骨吸收　　　　　　　　　垂直型骨吸收

图 3-4-5　牙槽骨吸收

> 考点：慢性牙周炎的临床表现。

【治疗】

1. 去除局部刺激因素　通过牙周基础治疗，清除菌斑生物膜，清除各种菌斑滞留因素和局部促进因素，从而控制感染。
2. 局部治疗　采用龈上洁治、龈下刮治术；处理牙周袋；调𬌗、固定松动牙等。
3. 全身治疗　控制全身系统性疾病，如糖尿病、消化系统疾病等。吸烟患者戒烟。
4. 维护治疗　定期检查和清除菌斑，防止复发。

二、侵袭性牙周炎

侵袭性牙周炎曾称为青少年牙周炎、早发性牙周炎、快速进展性牙周炎或牙周变性。分为局限型和广泛型两类。

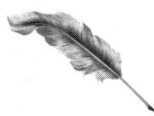

【病因】

1. 微生物　菌斑生物膜同样是始动因素，目前认为伴放线聚集杆菌是重要致病菌，牙龈卟啉单胞菌、福赛坦氏菌、齿垢密螺旋体等也是侵袭性牙周炎的龈下菌斑的优势菌。

2. 全身因素　有文献报道，此类患者外周血的中性多形核白细胞趋化功能异常，这种缺陷有家族遗传性，可能与遗传基因有关。

【临床表现】

1. 主要发生于青春期至35岁的年轻人，女性多于男性。进展较快，牙周破坏速度快于慢性牙周炎数倍，早期即可出现牙齿松动，前牙移位，呈扇形散开排列。20岁左右就有可能需拔牙或已失牙。

2. 牙周组织破坏程度与局部刺激物的量不一致（图3-4-6，彩图3-4-6）是突出表现，患者的牙颈部菌斑、牙石量很少，牙龈炎症明显或轻微，但有深牙周袋和重度牙槽骨吸收，牙周袋内有菌斑和龈下结石。

3. 局限型侵袭性牙周炎好发于第一恒磨牙和切牙，其他患牙不超过2个，多两侧对称。广泛型侵袭性牙周炎第一恒磨牙和上下切牙好发，但其他患牙3颗以上。

4. 局限型侵袭性牙周炎在X线片上可见典型的表现，骨吸收局限于第一恒磨牙和切牙。切牙表现为水平吸收，第一恒磨牙的近中或远中垂直骨吸收，或形成弧形吸收（即近、远中都有垂直骨吸收）。广泛型除第一恒磨牙和切牙外，还有3颗以上的其他牙有不同类型不同程度的骨吸收。

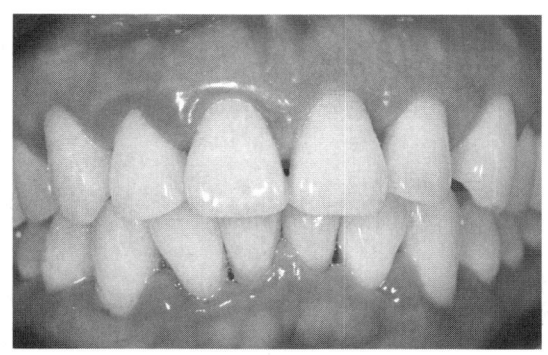

图3-4-6　侵袭性牙周炎

> 考点：侵袭性牙周炎的临床特点。

【治疗】

1. 去除疾病刺激因素　清除龈上和龈下菌斑、牙石和各种菌斑滞留因素。

2. 抗菌药物的应用　清除菌斑或至少破坏菌斑生物膜后可使用抗菌药物，如替硝唑、甲硝唑等。

3. 调整机体防御功能　因为宿主因素在此类牙周炎的病因中起到重要作用，因此应重视这方面的治疗。

4. 正畸治疗　控制炎症后进行正畸治疗。

5. 定期维护　应进行定期复查和维护治疗。

自测题

一、选择题

1. 临床最常见的牙周炎为
   A. 慢性牙周炎
   B. 青少年牙周炎
   C. 侵袭性牙周炎
   D. 反映全身疾病的牙周炎
   E. 以上均不是

2. 妊娠期龈炎的病因，不对的是
   A. 体内黄体酮的水平提高
   B. 牙龈是女性激素的靶器官
   C. 激素水平扩大牙龈对菌斑的反应
   D. 牙龈类杆菌为优势菌
   E. 妊娠本身不会引起牙龈炎

3. 不属于牙周炎症状的是
   A．牙龈炎症
   B．假性牙周袋
   C．松动
   D．牙槽骨嵴顶吸收
   E．附着丧失
4. 牙周炎的最主要特征是
   A．牙周袋形成
   B．龈袋形成
   C．牙龈出血
   D．牙列不齐
   E．牙石沉积
5. 慢性龈炎发病的主要原因是
   A．食物嵌塞
   B．不良修复体
   C．口呼吸
   D．菌斑
   E．早接触

二、名词解释
牙周组织疾病

三、问答题
慢性牙周炎如何分度？

（吕继忠）

第五章

口腔黏膜病

第五章数字资源

学习目标

通过本章内容的学习，学生应能：

识记：

列举复发性口腔溃疡的临床表现。

理解：

解释口腔黏膜斑纹类及溃疡类疾病的病因。

运用：

辨识常见口腔黏膜病病损特点，制订治疗方案。关爱患者，与患者良好沟通病情使其配合治疗。

口腔黏膜病是指发生在口腔黏膜与软组织上的疾病总称。口腔黏膜病的病因复杂，大多数与全身因素有关，有些口腔病损即是全身疾病在口腔的表现。口腔黏膜病可按发病原因、发病部位和临床表现等分为四类：

1. 口腔黏膜固有疾患，指病损主要发生在口腔黏膜的疾病，如创伤性溃疡、复发性阿弗他溃疡等。
2. 同时发生于皮肤或单独发生于口腔黏膜上的皮肤病，如扁平苔藓。
3. 合并起源于外胚层和中胚层的某些疾病，如白塞病合并外阴、肛门、葡萄膜的病损。
4. 全身性或系统性疾病在口腔黏膜的表征，如结核、梅毒、艾滋病等在口腔的表现。

➤ 考点：口腔黏膜病的分类。

第一节 复发性口腔溃疡

案例 3-5-1

患者，女，35岁。主诉：口腔反复溃疡8年，近4天溃疡复发，疼痛。现病史：8年前口腔开始发生溃疡，以后反复发作，间隔几周至数月不等，发作1~2周。近2年发作频繁，此起彼伏。曾用"维生素C""牛黄解毒片"等，效果不明显，本次发作4天，舌尖小溃疡，灼痛明显，影响说话、进食，口内唾液黏稠，有轻度口臭。检查：体温37.2℃，舌尖黏膜粟粒大小的溃疡，椭圆形，略凹陷，周围黏膜充血明显，溃疡表面有黄色假膜覆盖。

问题：
1. 目前可能的诊断是什么？
2. 如何治疗？

复发性口腔溃疡又称复发性阿弗他溃疡、复发性阿弗他口炎、复发性口疮等，是最常见的口腔黏膜溃疡。

【病因】

病因复杂，且存在明显个体差异，多认为与免疫因素、遗传因素、感染因素有关。与胃溃疡、十二指肠溃疡、肝炎、肝硬化、胆道疾病及内分泌紊乱、精神心理因素也有一定关系。

【临床表现】

1. 轻型阿弗他溃疡　周期性反复发作，有自限性，好发于黏膜上皮角化较差的区域。溃疡直径多为 2～5mm，圆或椭圆形，边缘整齐，病变有"红、黄、凹、痛"的特点，即溃疡中心稍凹陷，基底不硬，周围有 1mm 的充血红晕，表面有黄白色伪膜覆盖，灼痛明显。溃疡 7～10 天可自愈，不留瘢痕。间歇期长短不一，初发时间歇期长，以后间歇期越来越短。

2. 重型阿弗他溃疡　又称复发性坏死性黏膜腺周围炎、腺周口疮。溃疡数目少，多为单发，周围可有轻型口疮。溃疡直径大于 5mm，可达 1cm 以上，周围黏膜水肿，边缘隆起，溃疡底部坏死，中央凹陷，呈弹坑状，疼痛剧烈，可伴有相应部位淋巴结肿大。病损持续时间长，可达 3 个月到半年，也有自限性。溃疡愈合后留有瘢痕，甚至造成舌尖、腭垂的缺损。

3. 疱疹样阿弗他溃疡　又称阿弗他口炎。溃疡直径小于 2mm，但数目多，可达 10～30 个或更多。溃疡散在分布于口腔黏膜任何部位，似"满天星"，溃疡周围黏膜充血。唾液增多，疼痛明显，相应局部淋巴结肿大，有时伴有头痛、发热等症状。愈后不留瘢痕。

【治疗】

1. 局部治疗　消炎、止痛，促进溃疡愈合。

（1）药物治疗：0.05% 氯己定含漱剂含漱，每日 3～4 次。1% 丁卡因、0.5% 达可罗林表面涂布麻醉；0.5%～1% 利多卡因含漱。

（2）局部封闭：可用 2.5% 醋酸泼尼松混悬液 0.5～1ml，加入 2% 利多卡因 0.3～0.5ml 在溃疡基底部注射，每周 1 次。

2. 全身治疗

（1）治疗相关疾病，如积极治疗胃、十二指肠溃疡，活动性肝炎等。

（2）适当补充维生素和微量元素。

（3）免疫增强剂治疗。

第二节　口腔黏膜感染性疾病

案例 3-5-2

患儿，男，3 个月。主诉：因母亲喂奶时发现口腔内有乳白色斑块而就诊。口腔检查：患儿颊、腭黏膜上可见多处散在白色凝乳状斑块，略突起，不易擦去，用力擦去后，可见潮红创面。实验室检查：发现白色念珠菌菌丝。初步诊断为：口腔白色念珠菌病。

问题：
1. 该病的病因有哪些？
2. 如何为该患儿制订治疗计划？

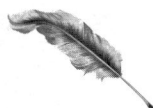

一、单纯疱疹

【病因】

由单纯疱疹病毒感染引起。口腔单纯疱疹由Ⅰ型单纯疱疹病毒引起。

【临床表现】

1. 疱疹性龈口炎 多见于2~4岁儿童，也可见于青少年。发病前可有接触史，潜伏期约1周，发病前2~3天全身不适，发热，淋巴结肿大。随后在口唇、颊黏膜、上腭等处出现小水疱。水疱直径约2mm，圆形，可发生在口腔黏膜任何部位，易破溃形成单个溃疡或融合成大小不等的溃疡面。患儿流涎、拒食，可伴发热、倦怠、厌食等全身症状。7~10天体温可恢复正常，病损逐渐愈合。如有继发感染，病程可延长。

2. 复发性唇疱疹 临床最为常见，患者多为成人。常发生在口唇及口周，开始患部发痒，有烧灼感，随即出现红斑及簇集性红色小丘疹，儿童有时可见较大水疱，疱液澄清，水疱破裂后呈现糜烂面，数日后干燥结痂。7~14天痊愈，可有暂时性色素沉着。发热性疾病、疲劳、精神紧张、免疫力低下时可再复发，复发时常常在原先发作的位置或邻近原先发作的位置。

【治疗】

1. 局部治疗 0.05%氯己定含漱剂含漱；涂布5%阿昔洛韦软膏。
2. 全身治疗 重症患者可全身使用抗病毒药物治疗，如阿昔洛韦。

二、口腔念珠菌病

【病因】

主要由白色念珠菌感染引起。念珠菌为条件致病菌，可存在于正常人的口腔、咽、肠道、阴道和皮肤等处。当全身或局部抵抗力下降时，白色念珠菌可致病。

【临床表现】

1. 急性伪膜型念珠菌病 又称鹅口疮、雪口病，可发生于任何年龄，多见于新生儿及婴幼儿。可发生于口腔的任何部位，以舌、颊、软腭、口底等处多见。口内有灼热、干燥、刺激等症状。1~2天后，黏膜出现散在白色斑点，状如凝乳，略高起，逐渐融合形成斑片。经过数日转为微黄色，日久则可变成黄褐色。斑片与黏膜粘连，不易剥离，若强行撕脱，可出血或暴露出表浅糜烂面。

2. 急性萎缩型念珠菌病 又称急性红斑型念珠菌病、抗生素性口炎。多有服用大量抗生素和激素史。口腔黏膜充血，形成广泛的红色斑块，边缘不整齐，好发于舌、颊及腭黏膜。

3. 慢性萎缩型念珠菌病 又称慢性红斑型念珠菌病、义齿性口炎。病损好发于戴上颌义齿和正畸矫正器的患者。常伴口角炎。慢性病程，持续数月至数年，可复发。可有轻度口干和烧灼感。

4. 慢性增殖型念珠菌病 又称慢性肥厚型念珠菌病。常发生于吸烟或口腔卫生差的患者。好发于口角联合区。红色与白色斑块病损处出现小的钝圆形结节或颗粒。镜下可见上皮异常增生，易恶变。

【治疗】

1. 去除不良因素 去除病因，停止使用抗生素等药物。注意义齿的清洁，睡觉前将义齿取下，浸泡于2%~4%碳酸氢钠溶液或0.12%氯己定溶液中。小儿喂养用具要清洁与消毒。注意防止因喂养而引起的交叉感染。

2. 局部治疗 婴儿、病症较轻者可用2%~4%碳酸氢钠液擦洗口腔，成人可用碱性漱口液含漱，每日3~4次。

3. 全身支持 严重者可口服抗真菌药物。注射胸腺肽或转移因子等，增强机体抵抗力。

三、手足口病

手足口病是一种儿童传染病，又名发疹性水疱性口腔炎。该病以手、足、口腔黏膜出现疱疹或破溃后形成溃疡为主要临床特征。

【病因】

最常见的病原微生物是柯萨奇病毒A16型和肠道病毒71型，可通过空气飞沫，或唾液、粪便传染手和用具传播。

【临床表现】

好发于3岁以下幼儿。夏秋季最易流行。潜伏期3～5天，多数无前驱症状。开始1～3天可出现持续低热，口腔和咽部疼痛，患儿常有流涎、拒食、烦躁等症状。皮疹多在第2天出现，多见于手指、足趾背部及指甲周围，也可见于手掌、足底、会阴及臀部。开始时为玫红色斑丘疹，1天后形成半透明的小水疱，如不破溃感染，常在2～4天吸收干燥，呈深褐色薄痂，脱落后无瘢痕。

本病的整个病程为5～7日，个别达10日。一般可自愈，预后良好，少数患者可复发，应警惕并发症（心肌炎、脑膜炎）的出现。

【治疗】

1. 对症治疗　给予退热及止痛药物，保持口腔清洁卫生，进食稀粥、米汤、豆奶及适量冷饮。

2. 抗病毒治疗　抗病毒药物和中医中药治疗。

第三节　口腔黏膜斑纹类疾病

案例3-5-3

患者，男，59岁。主诉：左颊部白色斑块1个月。现病史：于1个月前发现左颊部有白色斑块，无任何自觉症状。检查：左颊部黏膜咬合线处有一1.0cm×0.5cm的长方形病损，呈灰白色，略高于黏膜面，触诊病损黏膜较硬。组织病理检查：上皮单纯增生。

问题：

1. 目前可能的诊断是什么？
2. 如何治疗？

一、口腔白斑病

口腔白斑是发生在口腔黏膜的白色斑块，不能诊断为其他疾病的慢性损害。有些口腔白斑可以转化为癌。

【病因】

口腔白斑的发病原因还不清楚，可能与下列因素有关：

1. 吸烟　与吸烟时间的长短和吸烟的量呈正比。饮酒、烫食、酸辣以及嚼槟榔等习惯也与白斑的发生有关。

2. 白色念珠菌感染　我国口腔白斑患者中，白色念珠菌的检出率为34%。

3. 其他因素　微量元素、微循环的改变，遗传易感因素等都会影响白斑的发生。

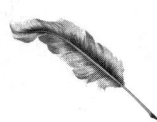

【临床表现】

口腔白斑好发于45～60岁男性患者。好发于颊、舌、唇、腭、口底、牙龈黏膜。

1. 斑块型　无症状或稍有不适。白色或灰白色均质较硬的斑块，平伏或高于黏膜表面，不粗糙或略粗糙，柔软，有些表面隆起呈结节状、颗粒状或乳头状，粗糙或有龟裂，扪之较硬。

2. 皱纹纸型　多发于口底和舌腹。表面粗糙，如皱纹纸，边界清楚。

3. 疣状型　乳白色，厚而高起，表面有刺状或绒毛状突起的白色斑块，粗糙，质稍硬，可有不适感。

4. 颗粒型　多见于口角联合区，白色颗粒散布在发红的黏膜上，表现为红白相间。多可检出白色念珠菌。

5. 糜烂型　增厚的白色斑块上出现糜烂或溃疡，有刺痛感。

【诊断】

根据临床表现可初步诊断，确诊依靠组织病理。有以下情况者有癌变倾向，应定期随访：年长患者；发生于舌腹、口底、舌侧缘、软腭复合体及口角联合区等部位；疣状型、颗粒型和糜烂型口腔白斑。

【治疗】

1. 去除病因　如戒烟和去除不良修复体，改正不良习惯。
2. 局部治疗　可用0.1%～0.3%维A酸软膏局部涂布，但充血、糜烂者禁用。也可用含维生素A、E的药膜敷贴。
3. 药物治疗　口服鱼肝油、维生素A或中药治疗。
4. 加强口腔卫生宣教，做到早预防、早发现、早治疗。有癌变倾向者应定期复查。

二、口腔扁平苔藓

扁平苔藓是一种原因不明的自身免疫性非感染性疾病，可同时或分别发生于皮肤和黏膜。其患病率为0.51%，是较常见的口腔黏膜疾病。好发于中年人，女性多于男性。因长期糜烂病损有恶变现象，WHO将其列入癌前状态。

【病因】

病因不明。可能与精神紧张、过度劳累、内分泌因素，以及某些全身疾病如糖尿病、高血压、免疫功能紊乱有关。

【临床表现】

口腔黏膜病损：以颊部最为多见，其次为舌、龈、前庭、唇、腭、口底等部位。多无自觉症状，也可有粗糙、烧灼感。病损常呈对称性，表现为小丘疹连成的线状白色、灰白色花纹，花纹可交织成网状、树枝状、环状或半环状，也可表现为白色斑块状。根据病损形态分为斑纹型、充血型和糜烂型。无论哪种损害，只要在充血基础上发生糜烂，均为糜烂型。极易合并继发感染，患者可有疼痛感。

• 自测题 •

一、选择题

1. 治疗口腔白色念珠菌感染选用
   - A．含抗生素漱口液
   - B．含止痛药漱口液
   - C．弱碱性漱口液
   - D．含激素漱口液
   - E．抑菌类漱口液

2. 婴儿口腔黏膜散发微凸的白色绒膜，撕脱后露出糜烂面，多考虑为

A．白斑
B．金黄色葡萄球菌
C．扁平苔藓
D．白色念珠菌
E．白塞氏病

3．年轻人唇周围皮肤红斑、灼痒、随后簇集小疱，破溃后黄色结痂，考虑为
A．口角炎
B．唇疱疹
C．鹅口疮
D．盘状红斑
E．水痘

4．手足口病最常见由什么微生物引起
A．衣原体
B．支原体
C．变形链球菌
D．水痘病毒
E．柯萨奇病毒

5．以下哪种疾病不属于癌前病变
A．重型阿弗他溃疡
B．扁平苔藓
C．牙龈瘤
D．白斑
E．结节性红斑

二、名词解释

白斑

三、问答题

1．口腔白斑病的分类是什么？
2．复发性阿弗他溃疡的治疗是什么？

（李　波）

第六章

口腔颌面部感染

第六章数字资源

学习目标

通过本章内容的学习，学生应能：

识记：
说出颌面部感染的特点。

理解：
解释智齿冠周炎和颌面部间隙感染的病因、传染途径和临床表现。

运用：
为智齿冠周炎患者制订治疗计划。发扬救死扶伤的职业精神，培养预防疾病、驱除病痛的职业责任。

第一节 概 述

一、口腔颌面部感染的特点

1. 口腔、鼻腔、鼻窦的腔隙与外界相通，各种细菌潜伏在这些部位，其环境有利于细菌的滋生与繁殖。

2. 龋病、牙髓病和牙周病发病率高，感染会向颌骨和周围软组织扩散，引起颌面部的牙源性感染。这是口腔颌面部特有的感染。

3. 口腔颌面部具有复杂的筋膜间隙，这些潜在的筋膜间隙相互通连，内含疏松结缔组织，感染可经此途径迅速蔓延和扩散。

4. 淋巴管和淋巴结丰富，感染容易沿淋巴管向周围扩散。特别是婴幼儿的淋巴网状内皮系统发育尚未完善，容易导致腺源性感染。颜面部的静脉通常瓣膜少而薄弱，尤其两侧口角至鼻根连线所呈的三角区内常无瓣膜，被称为"危险三角"。深部静脉与颅内海绵窦相通，如发生感染，易向颅内扩散，引起严重的颅内并发症，如海绵窦血栓性静脉炎等。

5. 口腔颌面部的器官位置表浅，一旦有感染和炎症，容易被发现，易于得到及时治疗。

> 考点：颌面部感染的特点。

二、口腔颌面部感染的诊断

口腔颌面部感染的诊断一般根据病史、典型体征及特殊检查方法，如穿刺、超声和 X 线

检查，即可诊断。有时需要明确感染性质，可进行细菌涂片、培养和活体组织检查等。

三、口腔颌面部感染的治疗

综合治疗是口腔颌面部感染的治疗原则，包括局部治疗、手术治疗和全身治疗。对于轻度感染，仅用局部治疗即能治愈。

第二节 智齿冠周炎

> **案例 3-6-1**
>
> 患者，男性，20 岁，左下磨牙区肿痛 3 天。3 天前自觉左下侧磨牙后区肿痛，进食咀嚼、吞咽时疼痛加重。1 天前，左下侧磨牙后区出现自发痛，伴张口受限，并出现畏寒、头痛等症状。查体：体温 38℃，脉搏 90 次/分，张口度约 2cm，左下第三磨牙阻生，冠周软组织红肿、糜烂、龈瓣内溢脓，左下颌下淋巴结肿大、压痛。
>
> 问题：
> 1．目前可能的诊断及处理原则是什么？
> 2．试为该患者制订一份治疗计划。

智齿（第三磨牙）阻生或萌出不全时，牙冠周围软组织发生的炎症称为智齿冠周炎（pericoronitis of the wisdom tooth）。常见于 18 岁之后的青年人，是口腔科的常见病和多发病。

【病因】

下颌骨的长度与下颌牙列的牙量不相适应，使第三磨牙萌生受阻。而牙龈瓣未能及时退缩与覆盖的牙冠间形成盲袋，有利于食物残渣的潜藏和细菌滋生，加上来自咀嚼的机械性损伤，使龈瓣及附近组织受感染。当机体抵抗力下降时，常诱发冠周炎急性发作。

【临床表现】

1．症状 初期仅感磨牙后区不适。偶有轻微疼痛。炎症加重时局部跳痛并反射至颞区，炎症波及咀嚼肌则张口受限，口腔清洁差而出现口臭。炎症继续发展可出现发热、畏寒、头痛等全身症状。

2．检查 常见下颌智齿萌出不全，冠周软组织红肿、糜烂、触痛。用探针可探及阻生牙并可见龈瓣下溢出脓性分泌物。重者可形成脓肿或感染向邻近组织扩散形成间隙感染。患侧下颌下淋巴结有肿大、触痛。

【治疗】

急性期以消炎、镇痛、建立引流、增强机体抵抗力、防止感染扩散的治疗为主，急性期过后应尽快处理病灶牙或覆盖的牙龈组织。

局部治疗措施有：①注意保持口腔清洁。龈袋内用 3% 过氧化氢溶液和生理盐水反复冲洗，并涂敷 2% 碘甘油等。②冠周脓肿形成后应及时切开引流，如脓腔较大可放置引流。③反复发作或智齿位置不正而不能正常萌出者，在炎症控制后应及时拔除阻生牙。全身治疗应注意休息，流质饮食，应用有效抗生素。

> 考点：智齿冠周炎的病因及治疗。

第三节 口腔颌面部间隙感染

口腔颌面部间隙感染（facial space infection of maxillofacial regions）亦称颌周蜂窝织炎，是颜面、口腔颌周组织及颈部软组织化脓性炎症的总称。在颌面部组织层次之间存在着潜在的筋膜间隙，其间充满疏松结缔组织，并且相互连通，当受到炎症侵袭时，化脓性炎症可在某个间隙内扩散，也可波及邻近的其他间隙形成弥散的蜂窝织炎。在机体抵抗力低下时，感染也可沿血管神经束向颅内、纵隔发展，引起海绵窦血栓性静脉炎、脑脓肿、败血症等严重并发症。

> 考点：颌面部间隙感染的概念。

一、眶下间隙感染

眶下间隙（infraorbital space）位于面前部、眼眶下方、上颌骨前壁与面部表情肌之间，四边的周界分别为眶下缘、上颌骨牙槽突、鼻侧缘与颧骨，底是尖牙窝为中心的上颌骨前壁，表面为皮肤、皮下组织、浅筋膜与表情肌。

【临床表现】

眶下间隙感染来源多为上颌前牙、前磨牙的根尖感染，少数来自上唇、鼻侧的化脓性感染。表现为眶下区的弥漫性水肿，常波及眼睑、鼻侧、鼻唇沟、上唇与颧部，患侧上颌前部龈唇沟明显肿胀变浅，触痛，可触到波动感。感染可向眶内、眶周扩散，也可沿内眦静脉等向颅内扩散，引起海绵窦栓塞性静脉炎。

【治疗】

眶下间隙感染脓腔形成后应及时切开引流，在上颌前牙或前磨牙区前庭沟肿胀最明显处切口，直达骨膜下，用止血钳分离到脓腔。除非脓肿已达皮下非常表浅，一般不在颜面切开；眶下区皮肤切口一般均沿眼轮匝肌纤维的方向或皮肤纹理做弧形切口。

二、咬肌间隙感染

咬肌间隙（masseteric space）位于咬肌与下颌升支外侧壁之间，前界为咬肌前缘，后界为下颌支后缘，在咬肌上部通过下颌切迹与颞下间隙和翼下颌间隙相连通，后方为腮腺深叶包绕。间隙四周被致密筋膜包围，中间为疏松结缔组织。

【临床表现】

咬肌间隙感染主要来源于下颌智齿冠周炎，下颌磨牙的根尖周炎及下颌骨骨髓炎。表现为以下颌角为中心的腮腺咬肌区弥漫性肿胀与压痛，张口受限严重，由于咬肌粗大并且与颌骨结合紧密，故脓肿很难自行破溃，也不易触及波动，但有凹陷性水肿，易并发下颌骨升支边缘性骨髓炎。

【治疗】

咬肌间隙感染常用口外切口，从下颌支后缘绕下颌角，距下颌骨下缘下 1.5～2.0 cm 处切口，切开皮肤、皮下组织、颈阔肌，沿下颌骨外侧面钝性分离咬肌下端的附着，进入咬肌间隙，引出脓液，切开与分离中应注意勿损伤面动脉与面神经下颌缘支。

三、下颌下间隙感染

下颌下间隙（submandibular space）位于下颌体与二腹肌前后腹之间的下颌下三角内，此间隙内有下颌下淋巴结与下颌下腺，并有面动脉、面静脉、舌神经与舌下神经通过，深面借下

颌舌骨肌与舌下间隙相隔，感染可向舌下、颏下、翼下颌及咽旁等间隙扩散。

【临床表现】

成人感染多来自下颌磨牙根尖感染和第三磨牙冠周炎，婴幼儿常继发于化脓性颌下淋巴结炎。牙源性感染病程发展快，颌下区肿胀明显，皮肤充血、发红，有时发亮，可见凹陷性水肿和压痛，早期即有脓肿形成，可触到波动感。腺源性感染病程发展较慢，初期为炎性浸润的硬结，穿破淋巴结被膜后，呈弥散性蜂窝织炎，症状同牙源性感染，但晚期才形成脓肿。

【治疗】

下颌下间隙感染应及时切开引流，通常取下颌骨下缘下 1.5～2.0cm 处做与下颌骨下缘相平行的切口，切开皮肤、皮下及颈阔肌，钝性分离达到脓腔。

四、翼下颌间隙感染

翼下颌间隙（pterygomandibular space）位于翼内肌与下颌支内侧骨板之间，内有下牙槽神经、舌神经与下牙槽动、静脉通过。

【临床表现】

感染来源常见于下颌第三磨牙冠周炎或下颌后牙的根尖感染。翼下颌间隙感染侵犯翼内肌，故初期可出现张口受限，吞咽不适，疼痛逐渐加剧，面部无肿胀；口内检查见翼下颌皱襞肿胀，压痛，口外见下颌支后缘及下颌角内侧丰满有压痛。

【治疗】

翼下颌间隙感染切开引流多选择口外切口，切口与咬肌间隙感染相同；也可用口内切口，取翼下颌皱襞稍外侧处做 2.0～2.5cm 纵切口，触及下颌升支前缘，钝分离进入翼下颌间隙，翼下颌间隙位置较深，应置入抗压引流管，保持引流通畅。

五、口底蜂窝织炎

口底蜂窝织炎（cellulitis of the floor of the mouth）是口底弥漫性多间隙感染，包括双侧下颌下、双侧舌下、颏下在内的五个间隙感染。多为厌氧菌或腐败坏死性细菌为主引起的腐败坏死性口底蜂窝织炎，是颌面部最严重的感染之一。

【临床表现】

感染主要由下颌牙的根尖感染或第三磨牙冠周炎扩散，口咽部软组织损伤后继发口底多间隙感染扩散或扁桃体炎、口炎、颏下或下颌下淋巴结感染扩散而来。化脓性口底蜂窝织炎初期多发生于一侧下颌下或舌下间隙，迅速扩散到其他间隙，呈现整个口底的弥漫性肿胀。腐败坏死性口底蜂窝织炎常常是产气荚膜杆菌、厌氧链球菌及各种芽孢杆菌的混合感染，在口底肌肉深层发生广泛坏死、溶解、产生棕褐色坏死液体。病情发展快，肿胀范围广泛，上至面颊部，下至颈部甚至前胸上部，颌周口底红肿坚硬，剧痛，有时可扪及捻发音，口底黏膜高度水肿，舌体被抬高，使舌体运动受限，患者语言不清、吞咽困难，甚至出现呼吸困难。常有高热、寒战等严重全身症状，呼吸短促，脉搏细弱，并迅速恶化，加重可因窒息、败血症或感染性休克而死亡。

【治疗】

腐败坏死性口底蜂窝织炎包括全身治疗及局部治疗。全身治疗要纠正酸中毒、保持电解质平衡、应用敏感抗生素等。局部治疗包括脓腔早期切开，充分引流，避免脓肿压迫呼吸道及纵隔扩散。

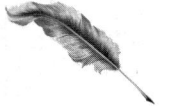

➤ 考点：各间隙感染的切开引流方法。

第四节　颌骨骨髓炎

颌骨骨髓炎（osteomyelitis of jaws）是指各种致病因子入侵颌骨，引起整个骨组织包括骨膜、骨皮质、骨髓，以及其中的血管、神经在内的骨组织炎症的总称，临床上以牙源性感染引起的化脓性骨髓炎最为常见，多见于青壮年，以 16~30 岁最为多见，男性多于女性。

【病因】

致病菌主要为金黄色葡萄球菌，其次为溶血性链球菌、肺炎双球菌等，多为混合性感染。感染多由下颌智齿冠周炎、牙槽脓肿、牙周炎等牙源性病变引起。口腔颌面部皮肤及黏膜损伤、开放性骨折、火器伤等也可发生损伤性颌骨骨髓炎。血源性颌骨骨髓炎则多见于婴幼儿。

【临床表现】

临床将化脓性颌骨骨髓炎分为中央性与边缘性骨髓炎两类。

1．中央性颌骨骨髓炎

（1）急性期：起病急骤，全身症状明显。炎症早期，患牙剧痛，疼痛往往沿三叉神经分布区域放射。患牙周围多个牙齿松动、叩痛明显、有伸长感，牙周溢脓，病变区口腔黏膜充血、肿胀。炎症继续发展，出现颌周弥漫肿胀、张口受限。下牙槽神经受到炎症侵犯时，出现下唇麻木。由于炎症在颌骨内形成血管栓塞，局部营养障碍致骨坏死，形成死骨而转入慢性期，脓液从口腔黏膜或皮肤破溃处引流。

（2）慢性期：多为急性颌骨骨髓炎的延续，急性炎症持续 2 周左右，颌骨内脓液可因局部组织破溃而得以引流，急性症状逐渐消退，体温恢复正常。相应部位仍有炎症浸润块，口腔内或颊部可出现多数瘘管溢脓，并有大量炎症性肉芽组织增生，死骨形成并逐渐分离，通过瘘管可以探及粗糙骨面或活动性死骨，有时有小骨块排出。如不及时有效治疗，病情可经久不愈，延续数月至数年。

急性期 X 线改变不明显，2~4 周后可显示骨质密度减低，骨髓腔扩大，骨小梁点状或斑片状破坏区，2~3 个月后可见病灶局限，死骨形成并与健康骨分离。

2．边缘性颌骨骨髓炎　指继发于骨膜炎或骨膜下脓肿的骨密质外板的炎性病变，常在颌周间隙感染基础上发生。下颌支多见，多由智齿冠周炎引起咬肌间隙感染，而继发边缘性颌骨骨髓炎。临床可分为以皮质骨增生为主的增生型和以颌骨表层皮质溶解为主的溶解破坏型两类。表现为以下颌角为中心的反复肿胀，伴张口受限。X 线片早期变化不明显，晚期可见骨膜反应，小片死骨形成。

【治疗】

1．急性期　以控制炎症、缓解症状、建立引流、增强机体抵抗力为主。

2．慢性期　保持瘘管引流通畅，加强营养。待病灶局限或死骨形成后，搔刮病灶，清除肉芽组织，摘除死骨。颌骨缺损过多，造成畸形，影响功能则应进行必要的修复。

第五节　面颈部淋巴结炎

面颈部淋巴循环丰富，成人面颈部淋巴结炎以继发于牙源性及口腔感染最为多见，也可来源于颜面部皮肤疖肿或受到损伤感染。小儿多由上呼吸道感染、扁桃体炎引起。由结核分枝杆菌感染引起的称为结核性淋巴结炎。

【临床表现】

1．急性淋巴结炎多见于婴幼儿。临床上大多起病急，进展快。主要表现为由浆液性逐渐向化脓性转化。浆液性炎症的特征是局部淋巴结肿大变硬、自觉疼痛或压痛；病变的淋巴结充

血、水肿；淋巴结尚可移动，边界清楚，与周围组织无粘连。全身反应轻微或只有低热。如感染进一步发展，则局部疼痛加重，向周围扩散则形成淋巴结周围炎，亦可在周围软组织中形成蜂窝织炎或脓肿，与周围组织发生粘连，皮肤发红、肿、硬，局部有明显压痛点及凹陷性水肿，脓肿可扪及波动感。全身中毒症状如高热、寒战、乏力、食欲减退、白细胞总数急剧上升，可并发毒血症、败血症，甚至出现感染中毒性休克。由于小儿淋巴结的屏障功能差，因此病情比成人尤为明显和危重，应提高警惕。

2．慢性淋巴结炎多发生在患者抵抗力强、细菌毒力较弱的情况下。常继发于龋齿、根尖周炎、牙周病变等慢性牙源性炎症，也可由急性炎症治疗不彻底而转变成慢性。表现为慢性增殖性炎症过程。轻度压痛，淋巴结活动，与周围组织不粘连，边界清楚。但无全身症状。如此可持续较长时间，当机体抵抗力下降时，可反复急性发作。

3．结核性淋巴结炎多见于儿童与青年。轻者仅有多个大小不等的肿大淋巴结，圆形或椭圆形，质地较韧，表面光滑，呈无痛性缓慢增大，活动无压痛；重者可伴有体质虚弱、营养不良或贫血、低热、盗汗、疲倦等症状，有肺、肾、骨等器官的结核病变或病史。炎症浸润波及周围组织，淋巴结彼此融合，形成不能被移动的肿块，病变继续发展，淋巴组织干酪样变性、液化，触有波动，但无发热，故称寒性脓肿，或破溃流出豆渣或米汤样脓液，形成经久不愈的瘘管。

化脓性淋巴结炎与结核性淋巴结炎形成脓肿后，可经穿刺抽取脓液来进一步明确脓肿是否形成以及细菌感染的种类。化脓性淋巴结炎的脓液多呈黄白色黏稠状，而结核性淋巴结炎的抽吸物稀薄污浊，灰暗色似米汤，夹杂有干酪样坏死物。若疑为结核性感染时，应注意机体是否还有其他结核病灶，可通过相应的检查来确定。

【治疗】

急性化脓性淋巴结炎的治疗应以抗感染为主。局部可予以理疗。如有脓肿形成应及时切开引流。特别强调要找出引起感染的原因，积极治疗原发病变。

慢性淋巴结炎如病变发展缓慢可不做处理。但对于反复急性发作或临床上不能与肿瘤相鉴别时，可考虑手术摘除，以排除恶性淋巴瘤或淋巴结转移瘤。

结核性淋巴结炎应注意全身治疗、加强营养、提高机体抵抗力，并进行抗结核治疗。

第六节　涎腺炎症

涎腺炎症（salivary glands）分为病毒性、化脓性和特异性感染三类。主要发生在腮腺与下颌下腺，舌下腺与小涎腺较少。临床上以慢性炎症较多，亦可急性发作。

一、流行性腮腺炎

流行性腮腺炎（epidemic parotitis，mumps）是由腮腺炎病毒引起的急性传染病，其特征为腮腺的非化脓性肿胀、疼痛。

【临床表现】

以5～15岁儿童多见，亦可见于成人，常有流行性腮腺炎接触史，潜伏期2～3周。起病较急，有发热、畏寒、头痛、咽痛、乏力、厌食等全身不适，成人症状较重。腮腺弥散肿大，边界不清，表面皮肤发紧、发亮，但不红，副性水肿明显，轻度触痛。挤压腮腺无脓性分泌物，可同时累及双侧腮腺、下颌下腺，也可以仅累及下颌下腺。白细胞总数正常或稍高，淋巴细胞增高。

【治疗】

需隔离患者2～3周，卧床休息，多饮水，注意口腔清洁，避免刺激性食物以减少唾液分泌，高热者可给予镇痛退热药。个别患者可出现并发症，如脑膜炎、心肌炎和睾丸炎等，必须

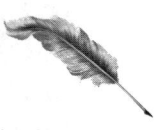

慎重处理，积极抢救。流行性腮腺炎一次患病常可获得终生免疫，偶有患者二次发病，如反复发作则应做进一步检查明确是否为儿童复发性腮腺炎。

二、化脓性腮腺炎

主要病原菌是金黄色葡萄球菌，亦有链球菌与肺炎球菌感染。当罹患严重的全身疾病，如肿瘤、贫血、肝肾衰竭、慢性消耗性疾病致机体抵抗力下降；手术、失血、腹泻、高热等各种原因引起的失水，腮腺分泌物减少；腮腺导管的狭窄、阻塞、涎石、异物等阻碍唾液排出等原因，口腔内致病菌经导管口逆行侵入腮腺引起感染。

【临床表现】

化脓性腮腺炎以慢性过程为多，也可急性发作。表现为腮腺区不适，或轻微胀痛，尤其是进食或酸性刺激时，唾液分泌增多，但排出不畅，腮腺区肿大，胀痛较明显，食后逐渐缓解，多数患者感到口干、口臭，晨起感到有带咸味的液体从导管口流出。检查可见腮腺稍肿大，轻度触压痛，导管口处发红，稍肿胀，挤压腮腺可见有黏稠脓性或浑浊的分泌物从导管口溢出，颊部黏膜下可扪到增粗、变硬的腮腺导管呈条索状。

急性化脓性腮腺炎多为慢性炎症的急性发作，少数为首次急性起病，表现为腮腺区肿胀、疼痛、导管口红肿，病情发展则疼痛加剧，腺组织坏死化脓后出现持续性跳痛，腮腺区以耳垂为中心肿胀明显，发展成腮腺区的蜂窝织炎。腮腺脓肿多为散在的多发性脓肿，且不易扪到波动，随着炎症过程的进展与机体抵抗力的变化，患者可出现畏寒、发热、白细胞数升高等明显的全身中毒症状。

【治疗】

1．慢性复发性腮腺炎　针对病因可用探针扩张导管，也可通过唾液腺镜冲洗导管，用40% 碘化油、抗生素等药物进行腮腺灌注。深部 X 线照射可使腺泡萎缩，亦可配合使用抗感染的中西药物。保守治疗无效者，可根据情况进行腮腺导管结扎或腮腺切除术。

2．急性化脓性腮腺炎　可用热敷、理疗、酸性食物或饮料促进唾液腺分泌。脓肿形成后及时切开引流。

三、下颌下腺炎

伴随涎石的阻塞发生下颌下腺炎是最常见的原因。手术或损伤造成下颌下腺导管或邻近组织形成瘢痕挛缩，使导管阻塞导致逆行性感染。异物如骨片、鱼刺、牙刷毛、竹签及牙垢等均可进入导管造成导管损伤引起炎症。

【临床表现】

多见于成年人。多为慢性过程，病史可为数月至数年。表现为口底、舌根部肿胀、疼痛，下颌下三角区肿胀压痛，下颌下腺导管口红肿，有脓性分泌物溢出，可伴有涎石病，进食时会出现腺体部位明显肿痛，不能吞咽，称为"涎绞痛"，进食结束后症状逐渐缓解。反复发作者，腺体可发生纤维化，腺体功能降低直至丧失，此时阻塞症状明显减轻甚至消失，颌舌沟可扪及稍粗的硬性索条状导管，或有较硬结节状结石，下颌下腺较硬并有压痛。急性下颌下腺炎症状与下颌下区急性炎症类似，应注意鉴别。

【治疗】

急性期治疗与一般炎症相同。慢性下颌下腺炎应早期消除病因，尽早摘除结石。对反复发作、结石深在无法取出、下颌下腺已纤维化者，应做下颌下腺摘除术。

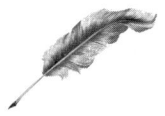

自测题

一、选择题

1. 成人口腔颌面部感染的主要途径是
   A．牙源性感染
   B．医源性感染
   C．腺源性感染
   D．血源性感染
   E．肝源性感染

2. 智齿冠周炎的治疗重点是
   A．切开引流
   B．龈瓣切除
   C．抗生素使用
   D．局部冲洗上药
   E．急性期拔牙

3. 智齿冠周炎循下颌骨外斜线前行扩散可导致
   A．颊间隙感染
   B．翼下颌间隙感染
   C．咬肌间隙感染
   D．咽旁间隙感染
   E．颏下间隙感染

4. 哪种感染容易造成呼吸困难
   A．颊间隙
   B．口底多间隙
   C．咬肌间隙
   D．眶下间隙
   E．下颌下间隙

5. 边缘性颌骨骨髓炎常继发于
   A．颊间隙感染
   B．下颌下间隙感染
   C．咬肌间隙感染
   D．翼颌间隙感染
   E．咬肌间隙感染

6. 确认脓肿最可靠的依据是
   A．穿刺
   B．血培养
   C．X线透视
   D．测体温
   E．核酸检测

二、名词解释

1. 智齿冠周炎　2. 颌面部间隙感染

三、问答题

1. 口腔颌面部感染的特点是什么？
2. 智齿冠周炎的局部治疗方法是什么？

（李　波）

第七章

口腔颌面部肿瘤

第七章数字资源

思政之光

学习目标

通过本章内容的学习,学生应能:

识记:
列举颌面部肿瘤的临床特点。

理解:
解释颌面部良性肿瘤和恶性肿瘤的鉴别。

运用:
能够根据颌面部良恶性肿瘤的临床表现,初步判断肿瘤性质。尊重患者,恶性肿瘤的患者对风险性治疗具有知情权、选择权的法治意识。

案例 3-7-1

患者,女性,45岁。发现右耳前下方肿物半年。半年前无意中发现右耳前下方肿物,蚕豆大小,肿物生长缓慢,无疼痛、麻木等不适,无面部表情障碍。检查:右耳前下方可触及直径约 1.5cm 圆形肿物,结节状,界限清楚,质地中等,活动度良好。B超示:右腮腺区直径 1.2cm 实性占位。

问题:
1. 目前可能的诊断是什么?
2. 如何为该患者治疗?

口腔颌面部肿瘤是严重威胁人类健康甚至生命的常见病、多发病,被世界卫生组织确定为当今常见四大疾病之一。口腔颌面部肿瘤具有类型繁多、生物学特性各异的特点,其中牙源性和涎腺源性肿瘤为口腔颌面部特有肿瘤。良性肿瘤以外科手术切除为主。临界瘤应切除肿瘤周围部分正常组织,以避免复发,如有恶变,则应扩大切除范围。恶性肿瘤则应综合设计治疗方案,包括手术治疗、放射治疗、化学药物治疗、激光治疗、冷冻治疗、高温治疗、栓塞治疗、生物治疗、营养治疗等,目前常采用多手段综合治疗。

第一节 口腔颌面部囊肿

一、软组织囊肿

（一）黏液囊肿

黏液囊肿（mucocele）系由外伤或炎症导致位于口腔黏膜下的黏液腺导管阻塞或破裂，使分泌物潴留，其周围被纤维被膜包裹，逐渐膨胀而形成囊肿。

好发于下唇及舌尖腹侧，以青少年居多。囊肿位于黏膜下，呈半透明、浅蓝色的小疱，质柔软，稍具弹性。囊肿易受伤破裂，溢出蛋清样透明黏稠液体而自行消失，破裂处愈合后，可再次形成囊肿。

常采用手术切除。采用纵形或梭形切口，连同囊肿的腺体一并切除，以防复发。

（二）舌下腺囊肿

舌下腺囊肿（ranula）为舌下腺导管阻塞或损伤导致舌下腺分泌物潴留所致。

多见于青少年。常发生在一侧口底，囊肿呈浅紫蓝色，柔软，较大的囊肿可将舌抬起。破裂后可流出黏稠略带黄色或蛋清样可拉丝液体，创口愈合后可再次复发。口外型表现为颌下部无痛柔软包块，穿刺抽吸出蛋清样液体。

治疗方法是手术完整摘除舌下腺。

（三）甲状舌管囊肿

甲状舌管不消失，残留上皮分泌物聚积可形成先天性甲状舌管囊肿（thyroglossal tract cyst）。

多见于儿童。囊肿常发生于颈正中线，自舌盲孔至胸骨切迹间的任何部位，但以舌骨上、下部最常见。患者多无自觉症状。囊肿生长缓慢，呈圆形，质软，界清，与皮肤及周围组织无粘连。舌骨以下囊肿与舌骨粘连，故可随吞咽及伸舌等动作而移动。囊肿位于舌根附近时可将舌根抬高，致吞咽、语言及呼吸功能障碍。囊肿可因舌盲孔与口腔相通而继发感染；囊肿感染自行破溃或切开引流，可形成甲状舌管瘘，瘘口经久不愈，长期溢少量黏液或脓性黏液，如果瘘口阻塞可使感染急性发作。

手术彻底切除囊肿及瘘管，应将舌骨中份一并切除，否则容易复发。

（四）鳃裂囊肿及鳃裂瘘

鳃裂囊肿（branchial cleft cyst）系胚胎发育中鳃裂残余上皮组织形成的囊肿，属于鳃裂畸形。

囊肿位于面颈部侧方，常位于颈上部，大多在舌骨水平、胸锁乳突肌上 1/3 前缘附近。囊肿发展缓慢，大小不定，多呈圆形，质软，有波动感。患者无自觉症状，如发生感染，可伴疼痛，并放射至腮腺区，形成鳃裂瘘。穿刺抽出白色水样液或乳白色液，少数呈黄色清液或浑浊液，个别黏稠如蛋清。

外科手术彻底切除，若残留囊壁，可导致复发。

二、颌骨囊肿

颌骨囊肿分为牙源性颌骨囊肿和非牙源性颌骨囊肿。牙源性颌骨囊肿临床较常见，分为以下几种。

1. 根端囊肿　根端囊肿是因牙根尖部的肉芽肿在慢性炎症刺激下，引起牙周膜的残余上皮增生、变性和液化，上皮覆盖整个囊腔形成根端囊肿。若仅拔除患牙，未适当治疗残留在颌骨内的囊肿，则称为残余囊肿。

2. 始基囊肿　始基囊肿发生于成釉器发育的早期阶段——牙釉质和牙本质形成之前。在炎症和损伤刺激下，成釉器的星网状层发生变性、液化，液体渗出并蓄积而成囊肿。

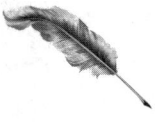

3. 含牙囊肿 含牙囊肿又称滤泡囊肿。发生在牙冠或牙根形成之后,在缩余釉上皮与牙冠之间出现液体渗出而形成囊肿。可含一个或多个牙齿(来自一个或多个牙胚)。

4. 角化囊肿 角化囊肿系源于原始的牙胚或牙板残余。囊内容角化物质多为清亮液体。囊壁上皮具有角化结构。

【临床表现】

多发生在青壮年。根端囊肿好发于前牙;始基囊肿、角化囊肿好发于下颌支及下颌第三磨牙区;含牙囊肿好发于第三磨牙区和上颌尖牙区。囊肿多为单发,亦可为多发。牙源性囊肿生长缓慢,囊肿继续生长,骨质逐渐向周围膨胀,导致面部畸形;压迫颌骨骨板变薄,扪诊时有乒乓球样感觉;上颌骨囊肿可侵及鼻腔及上颌窦,将眶下缘上推,压迫眼球,产生复视。囊肿继发感染,出现胀痛、发热、全身不适,可形成瘘管。角化囊肿具有易复发和易癌变的特性。

【治疗】

采用手术摘除。较大囊肿可先期采用开窗术减压,囊肿逐渐缩小,后期手术切除,避免较大损伤。如有急性感染,需控制炎症后再行手术治疗。

 知识链接

口腔颌面部生长发育

在人体胚胎发育过程中,口腔在受精卵第14天开始发育,颌面部的发育在胚胎期(第4~8周末)基本完成。口腔颌面部由2个下颌突、2个上颌突、1个额鼻突、2个侧鼻突、1个中鼻突和2个球状突,共10个突起生长、衍化、融合而成。在颌面部形成过程中,多种环境或遗传因素都会影响突起的生长与正常融合,如导致生长和(或)融合异常,就会出现唇裂、腭裂、面裂及颌裂等畸形。

第二节 口腔颌面部良性肿瘤

口腔颌面部常见的良性肿瘤及瘤样病变包括牙龈瘤、成釉细胞瘤和涎腺混合瘤等。

一、牙龈瘤

牙龈瘤(epulis)并非真性肿瘤,系来源于牙周膜及牙槽骨骨膜的类肿瘤样炎性增生物,其发生与慢性炎症、机械刺激以及内分泌有关。临床分为三种类型:肉芽肿型牙龈瘤、纤维型牙龈瘤和血管型牙龈瘤。

【临床表现】

肉芽肿型牙龈瘤常见于青壮年,多发生于唇颊侧及牙龈乳头,呈粉红色或红色,质软,有蒂或基底较宽,易出血。纤维型牙龈瘤可同时发生在唇颊侧和舌侧形成鞍状;一般有蒂,蒂位于附着龈处;颜色与正常牙龈相似,表面光滑,不易出血。肿块长大可使牙齿松动或移位。血管型牙龈瘤质地软,有蒂或无蒂,紫红色,触之易出血。多见于妊娠期妇女,此时称妊娠期龈瘤或孕瘤,分娩后可缩小或停止生长。

【治疗】

手术切除。原则上应将病变波及的牙周膜、骨膜甚至邻近骨组织去除,以减少复发。创面可用牙周塞治剂或牙周辅料覆盖。是否早期拔牙可根据临床表现及是否复发酌情考虑。

二、成釉细胞瘤

成釉细胞瘤（ameloblastoma）为颌骨中心性上皮瘤，在牙源性肿瘤中较为常见，属临界肿瘤。

【临床表现】

多见于20～50岁青壮年。下颌体及下颌角为好发部位。肿瘤生长缓慢，初期常无症状；渐进发展可使颌骨膨隆，造成两侧面部不对称畸形；骨质受压变薄，触之可有乒乓球样感；穿刺可抽出黄色或黄褐色液体，其内含胆固醇结晶。肿瘤可使下颌运动异常，吞咽、咀嚼及呼吸障碍；肿瘤表面黏膜受到对牙的咬伤，可出现牙痕或溃烂；肿瘤向牙槽突发展可导致牙齿松动、移位或脱落；肿瘤压迫神经可出现麻木等感觉异常。上颌骨成釉细胞瘤可波及鼻腔导致鼻阻塞，侵入上颌窦波及眼眶、鼻泪管时可使眼球移位、突出或流泪；向口内生长可引起咬合错乱。X线检查表现为单囊或多囊的密度减低区，少数呈蜂窝状，囊间切迹大小悬殊，间隔清晰锐利；瘤区牙根常见锯齿状吸收。

【治疗】

手术治疗。手术应在肿瘤外0.5cm的正常骨质处切除，以免复发。下颌骨部分切除后，可行即刻植骨术修复。该瘤属于临界瘤，术中行冰冻切片检查，如发现恶变，应按恶性肿瘤手术原则处理。

三、涎腺混合瘤

涎腺混合瘤为多形性腺瘤（pleomorphic adenoma），是唾液腺肿瘤中最常见的肿瘤。瘤细胞呈浸润性生长，常侵犯被膜和被膜以外的组织，带有恶性倾向，属于临界性肿瘤。

【临床表现】

可发生于任何年龄，以30～50岁多见。好发于腮腺及下颌下腺；舌下腺少见，小涎腺中以腭部最多，颌骨内也偶有发现。位于腮腺浅叶、下颌下腺、口腔内小涎腺者，位置表浅易被发现。生长缓慢，常无自觉症状。肿瘤界限清楚，质地中等，隆起处常较软，囊性变时可触及波动；低凹处较硬，为实质性肿块。呈分叶状或球状，表面呈结节状。体积不等。可活动，下颌骨受压可发生压迹。若出现生长加速，伴有疼痛、面神经麻痹等症状时，应考虑恶变。

【治疗】

手术切除。切忌手术单纯剜出肿瘤，应在周围正常组织0.5cm处切除肿瘤，并包括黏膜与骨膜。腮腺肿瘤应保留面神经。下颌下腺肿瘤应连同下颌下腺完整切除。

> 考点：腮腺多形性腺瘤的特点及手术关键。

第三节 口腔颌面部恶性肿瘤

口腔颌面部恶性肿瘤以鳞状细胞癌最为多见。因鳞癌发生部位不同，其组织结构、恶性程度、转移部位及治疗方法等均有所不同。

一、舌癌

舌癌是最常见的口腔恶性肿瘤。鳞癌多发生于舌前2/3；腺癌及未分化癌多位于舌根（后1/3）。男性多见，40～60岁多发。好发部位为舌缘，其次为舌尖、舌背及舌根处。

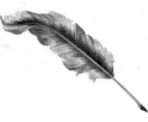

第七章 口腔颌面部肿瘤

【临床表现】

局部肿物、溃烂、灼痛，浸润性较强，常波及舌肌，舌运动受限，导致语言、进食及吞咽困难等。肿瘤表现为四种类型：①肿物溃烂，周缘隆起，底部凹凸不平；②在红斑或白斑上发生糜烂裂隙；③以增生为主向外突出，呈菜花状；④黏膜表面无明显溃烂，但基底有明显浸润块。晚期舌癌可蔓延至口底及下颌骨，导致全舌固定；舌根部癌肿或继发感染常伴剧痛，反射至耳颞部及整个同侧头面部。舌癌常发生早期区域淋巴结转移，转移率较高。舌癌还可经血行转移至肺、肝组织。

【治疗】

以手术为主的综合治疗。手术应完整切除病灶，如有条件，同期行血管化软组织瓣修复，有转移淋巴结时，需行颈淋巴结清扫术。

二、牙龈癌

牙龈癌也是口腔癌中的常见肿瘤，下牙龈较上牙龈为多，男性多于女性。发病年龄多为40～60岁。

【临床表现】

生长缓慢，以溃疡型多见。早期症状为牙龈肿大或溃烂、出血、压痛、牙松动。侵及下牙槽神经，可发生下唇感觉不适或麻木；侵犯磨牙后区可有张口受限。侵犯上颌窦或鼻腔，可有鼻血、鼻塞；波及上唇底部或鼻翼时，局部皮肤浸润、皮肤发红。牙龈癌还可表现为龈瘤型，在增生外突的牙龈肿物表面呈现溃烂，个别呈疣状或桑椹样增生。多发生区域淋巴结转移。下牙龈癌多转移至患侧下颌下和颏下淋巴结及颈深淋巴结；上牙龈癌可转移到患侧下颌下和颈深淋巴结。

X线片上常见两种类型：①浸润破坏型：周缘不整齐，如虫蚀状，深浅不一；②压迫吸收型：周缘光滑，受压颌骨呈浅盘状吸收。

【治疗】

以手术切除为主。切除的软硬组织缺损可采用血管化皮瓣修复。

三、颊黏膜癌

颊黏膜癌多为中等分化程度的鳞状细胞癌，少数为腺癌及恶性多形性腺瘤。

【临床表现】

多发于40～60岁，男性多见，在进食槟榔人群中发生率较高。表现为肿块、溃烂和疼痛。易侵犯肌层，甚至皮下及皮肤。晚期可导致张口受限。颊黏膜癌多转移至同侧下颌下淋巴结及颈深淋巴结，有时也可转移至腮腺淋巴结，远处转移少见。

【治疗】

早期颊黏膜癌应手术治疗，中晚期患者应采用综合治疗。

四、唇癌

唇癌是指发生于红唇黏膜的癌肿，以鳞状细胞癌多见，腺癌与基底细胞癌很少见。唇癌的病因尚未明确，可能与吸烟、紫外线照射有关。下唇癌明显多于上唇癌，且多以唇红缘中外1/3处为好发部位，唇内侧黏膜少见。

【临床表现】

绝大多数病例为分化良好的鳞癌。病史较长，多在1年以上，最长可达10余年之久。临床常见三种类型：外生型、溃疡型和疣状型。

唇癌的淋巴转移较其他口腔癌少见且时间较迟。通常上唇癌多向耳前、下颌下及颈淋巴结

转移。下唇癌常向颏下及颌下淋巴结转移，然后再向颈深淋巴结转移。

【治疗】

手术为最常用、最有效的方法。对中晚期患者及有淋巴结转移者应采用手术治疗为主的综合治疗。

五、口底癌

口底癌指发生于口底黏膜的鳞癌。

【临床表现】

口底癌以发生在舌系带两侧的前口底为常见，局部可出现溃疡或肿块，引起疼痛、流涎、舌运动受限、吞咽困难等症状。晚期向深层侵犯口底诸肌群。

口底癌极易发生双侧颈淋巴结转移。最易侵及的是颏下及下颌下淋巴结，后期则多转移至颈深上群淋巴结。

【治疗】

手术治疗。

六、涎腺腺样囊性癌

腺样囊性癌又称圆柱瘤或圆柱瘤型腺癌，是涎腺最常见的恶性肿瘤之一。发生在腭腺常见。

【临床表现】

病程较长、数月或数年。肿瘤早期以无痛性肿块为多，少数病例在发现时即有疼痛，疼痛性质为间断性或持续性。肿瘤多为 1～3cm，但有的体积也较大。肿瘤常沿神经扩散，出现面神经麻痹，舌知觉和运动障碍剧烈疼痛。

肿瘤也常侵犯邻近骨组织。发生于小涎腺的腺样囊性癌累及黏膜时，除触及质地硬、表面呈小结节状的肿块外，常可见明显的、呈网状扩张的毛细血管。腺样囊性癌转移率高，最常见的是肺转移。腺样囊性癌颈淋巴转移率很低，但舌根部腺样囊腺癌转移率较高，可以考虑做选择性颈淋巴结清扫术。

【治疗】

手术切除是主要手段，术中应配合冰冻切片检查周界是否正常。腺样囊性癌对放疗不敏感，但配合术后放疗可明显降低术后复发率，提高患者生存率。

自测题

一、选择题

1. 成釉细胞瘤的好发部位是
   A．下颌前牙区
   B．上颌后牙区
   C．上颌前牙区
   D．下颌体及下颌角部
   E．下颌颏孔区
2. 属于牙源性囊肿的是
   A．球上颌囊肿
   B．鳃裂囊肿
   C．始基囊肿
   D．鼻唇囊肿
   E．皮脂腺囊肿
3. 角化囊肿属于
   A．牙源性颌骨囊肿
   B．血外渗囊肿
   C．发育性颌骨囊肿
   D．炎症性颌骨囊肿
   E．鳃裂囊肿
4. 颌面部恶性肿瘤多为
   A．基底细胞癌
   B．鳞状细胞癌
   C．表皮细胞癌

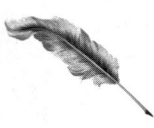

D．柱状细胞癌
　　　E．小细胞癌
5．下颌骨成釉细胞瘤的治疗原则为
　　　A．放射治疗
　　　B．下颌骨切除加颈淋巴结清扫
　　　C．下颌骨方块或整块切除
　　　D．手术刮除
　　　E．保守治疗

6．为防止甲状舌管囊肿术后复发，手术应该
　　　A．完整摘除囊肿
　　　B．舌骨表面剥离干净
　　　C．切除囊肿及舌骨中段
　　　D．追踪瘘管并结扎
　　　E．术后放疗

二、名词解释

牙龈瘤

三、问答题

1．成釉细胞瘤的临床表现及治疗原则是什么？
2．多形性腺瘤的临床表现及治疗原则是什么？

（李　波）

第八章 口腔颌面部损伤

学习目标

通过本章内容的学习，学生应能：

识记：
说出口腔颌面部损伤的分类、急救措施及出血和窒息的处理方法。

理解：
列举口腔颌面部软硬组织损伤的分类及临床表现。

运用：
能够正确判断口腔颌面部损伤的严重程度并进行急救处理，具有敬佑生命、救死扶伤、甘于奉献的职业精神和团队协作精神。

口腔颌面部外伤多因交通事故、跌倒、打斗以及工作意外等所致，战时则多为火器伤。颌面部外伤多伴有身体其他器官的损伤，在诊治时应做全面系统的检查，分清轻重缓急，妥善处理。

第一节 口腔颌面部损伤特点

口腔颌面部血液循环丰富，损伤后出血较多，容易形成血肿、组织水肿，且反应快而重；损伤后组织抗感染和修复再生能力较强，有利于伤口愈合。

口腔颌面部存在口腔、鼻腔、鼻窦等众多窦腔，其中存在大量的细菌，伤口易与这些窦腔相通而发生感染。因此，在清创缝合时，应尽早关闭与上述窦腔相通的伤口，以减少感染的发生。

口腔颌面部上接颅脑，损伤时易合并颅脑损伤，包括脑挫伤、颅底骨折等，下接颈部，为大血管和颈椎所在。腮腺、面神经、三叉神经等重要组织损伤后可引起涎瘘及相应神经损伤症状，应及时处理。呼吸道上端损伤后可因组织移位、舌后坠、血肿、血凝块和分泌物的堵塞或误吸而发生窒息。消化道上端损伤可导致进食不畅，妨碍营养吸收。牙齿及颌骨损伤引起咬合紊乱，导致咀嚼功能障碍。牙齿在打击力量大时可引起二次伤害。牙齿间的咬合关系是诊断及治疗颌骨骨折的重要标准。口腔颌面部是人容貌的主要组成部分，鼻唇部、颊部、眼眶等部位的开放性损伤，出现组织缺损和移位时会严重影响患者的容貌。

> ➢ 考点：颌面部损伤的特点。

第二节 口腔颌面部损伤的急救处理

一、窒息急救

窒息分为阻塞性窒息和吸入性窒息。①阻塞性窒息：异物阻塞、组织移位和肿胀压迫等，均引起窒息；②吸入性窒息：昏迷的伤员可将血液、唾液、呕吐物或其他异物吸入呼吸道内而引发窒息。

烦躁不安，出汗，鼻翼扇动，吸气时间大于呼气时间是窒息的前期症状，继而出现口唇发绀，严重时出现三凹体征，呼吸急促而表浅。如未及时抢救，可出现血压下降、脉搏细弱、瞳孔散大，呼吸心跳停止而死亡。

窒息的急救关键在于早发现、早处理。一旦出现窒息症状，应立即将患者头部放低取头侧位，判断窒息类型及原因，迅速进行急救。异物阻塞引起的窒息应立即用吸引器或手指将异物清除，口底及舌根部肿胀压迫呼吸道引起的窒息，应及早经口鼻插入通气导管。对于吸入性窒息，应立即行环甲膜切开术或气管切开术，迅速吸出气管内分泌物及异物，恢复呼吸道通畅。

二、出血急救

应根据损伤部位、出血的来源和程度以及现场条件而采取相应的急救措施。

1. 指压止血　适用于面部出血较多的紧急情况，用手指压迫出血部位供应动脉的近心端，达到暂时止血的目的。常见的颌面部动脉有面动脉、颞浅动脉，严重出血时，可压迫单侧颈总动脉，但持续时间一般不超过5分钟，禁止同时压迫双侧颈总动脉（图3-8-1）。

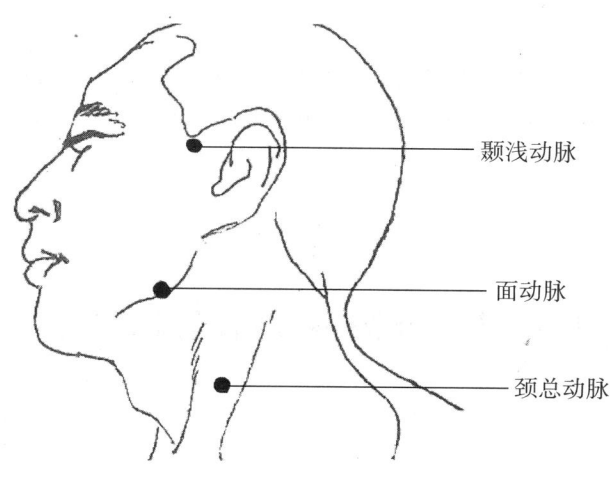

图 3-8-1　指压止血

2. 包扎止血　适用于口腔颌面部小动脉、小静脉及毛细血管的出血或创面渗血，将受损及移位软组织复位后，用无菌辅料覆盖伤口表面，绷带加压包扎。

3. 填塞止血　适用于有组织缺损或洞穿性的伤口，也可用于窦腔出血。将无菌辅料填塞于出血部位，绷带加压包扎。

4. 结扎止血　该方法是常用、可靠的止血方法，在条件许可时，可结扎创口内出血的血管或在远处结扎出血动脉的近心端。

5. 药物止血　适用于创面渗血、小静脉或小动脉出血。将止血药、止血纱布等置于创面后加压包扎。

三、包扎和运送

颌面部包扎的作用有压迫止血、暂时性固定骨折、保护并缩小创面、减少污染等。常见的包扎方法有十字绷带包扎、单眼包扎、四尾带包扎等。

运送伤员时应注意保持呼吸道通畅,一般伤员可采用侧卧位或头偏向一侧,昏迷的伤员应采用俯卧位,额部垫高,以利口腔内分泌物及血凝块流出,防止其阻塞呼吸道。

第三节　颌面部软组织损伤

口腔颌面部软组织损伤分为闭合性损伤和开放性损伤两大类。

一、闭合性损伤

闭合性损伤多为钝器打击或碰撞摩擦所致。轻者皮下组织受损,重者可并发骨折或血管、神经断裂。临床可表现为疼痛、肿胀、淤血、血肿及功能障碍等。

治疗原则是镇痛、止血,预防感染和恢复功能。

二、开放性损伤

根据病因及伤情的不同可分为擦伤、挫伤、裂伤、撕裂或撕脱伤、咬伤等,不同类型损伤的临床表现及处理方法各有其特点。

1. 彻底冲洗创口　尽早用生理盐水或3%过氧化氢溶液彻底清洗创口,去除创口内的细菌、泥沙等异物,同时结扎或者钳夹止血。

2. 清理创口　清创原则是尽可能保留受伤组织,除确定已坏死的组织外,一般将创缘稍加修整后复位缝合。

3. 缝合创口　对于没有明显感染或组织坏死的创口,即使超过48小时,在充分清创后仍可做严密缝合。缝合时要求对位精确平整,以免造成畸形和功能障碍。

> ➢ 考点：颌面部软组织损伤的清创处理。

第四节　牙槽突骨折和颌骨骨折

案例 3-8-1

患者,男,26岁。数小时前从高处坠落致面部外伤。查：神志清楚,耳鼻出血,伴脑脊液鼻漏,右侧面颊部肿胀明显,右侧上颌骨下垂,后牙早接触。

问题：
1. 该患者明确诊断前还应做何种检查？
2. 试对该患者做出诊断并简述治疗方案。

一、牙槽突骨折

牙槽突骨折多为外力直接作用于牙槽突所致,上颌骨前部多见,可单独发生,也可与牙损伤及颌骨骨折同时发生。多见于跌打和意外损伤。

牙槽突骨折常伴有牙龈组织的撕裂、牙松动、牙折或牙脱落，典型特征为摇动骨折段内的某一颗牙时，可见邻近数牙及骨折片随之移动，当骨折片移位时可引起咬合错乱。

治疗牙槽突骨折首先应在局麻下将移位的牙槽突复位至正常解剖位置，然后利用骨折相邻的正常牙列为基础固定骨折片。目前常用的方法有牙弓夹板固定法（图3-8-2）、金属结扎丝固定法（图3-8-3）等。

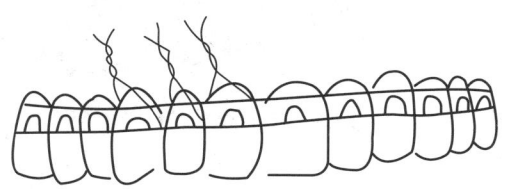

图3-8-2　牙弓夹板固定法

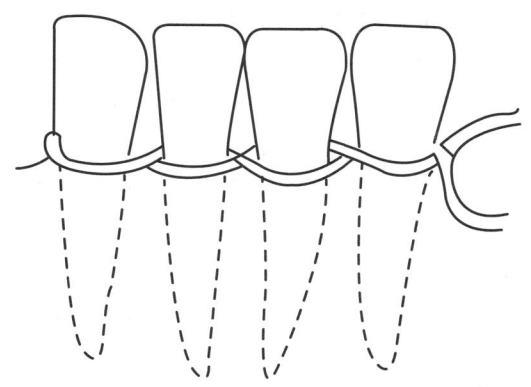

图3-8-3　金属结扎丝固定法

二、颌骨骨折

颌骨骨折多因交通事故或跌打损伤所致，少部分因病理性及医源性引起。

【临床表现】

（一）上颌骨骨折

1. 骨折线　上颌骨与鼻骨、颧骨和颅骨相连，骨折线易发生在骨缝和薄弱的骨壁处。Le Fort按常见骨折线的高低位置，将其分为三型（图3-8-4）。①Le Fort Ⅰ型骨折：又称上颌骨低位骨折或水平骨折。骨折线由梨状孔水平、牙槽突上方两侧向后，绕上颌结节上方延伸至翼突。②Le Fort Ⅱ型骨折：又称上颌骨中位骨折或锥形骨折。骨折线自鼻根部向两侧横过鼻梁，经泪骨、眶下缘和颧上颌缝，绕上颌骨外侧壁向后至翼突。有时可波及筛窦达颅前窝而出现脑脊液鼻漏。③Le Fort Ⅲ型骨折：又称上颌骨高位骨折或颅面分离骨折。骨折线自鼻额缝向两侧横过鼻梁、眶部，经颧额缝达翼突，形成颅面分离。该型骨折多伴颅底骨折或颅脑损伤，出现耳鼻出血或脑脊液漏。

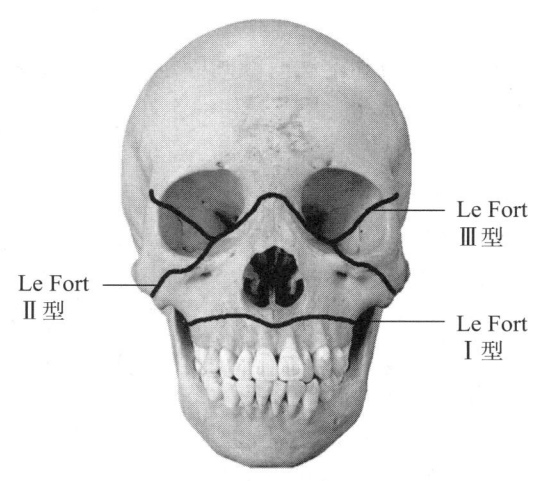

图3-8-4　上颌骨骨折Le Fort分型

> 考点：上颌骨骨折的常见分型。

2．骨折段移位和咬合关系错乱　上颌骨骨折段的移位常向下后内方移位，导致不能正常咬合及面部伸长。

3．眶及眶周变化　上颌骨高位骨折时易引起眶周组织水肿，皮下出血，形成瘀斑，有时可见球结膜下出血，或出现眼球移位而发生复视。

4．颅脑损伤　上颌骨中位及高位骨折时常伴有颅底骨折或颅脑损伤，出现脑脊液漏。

（二）下颌骨骨折

1．骨折好发部位　下颌骨骨折好发于下颌骨解剖结构薄弱区，最常见于下列四个部位（图3-8-5）：正中联合部、颏孔区、下颌角及髁突颈部。

2．骨折段移位　下颌骨骨折片移位主要受咀嚼肌群牵拉的影响，其次与骨折的位置、骨折线的方向和倾斜度、外力的大小和方向有关。

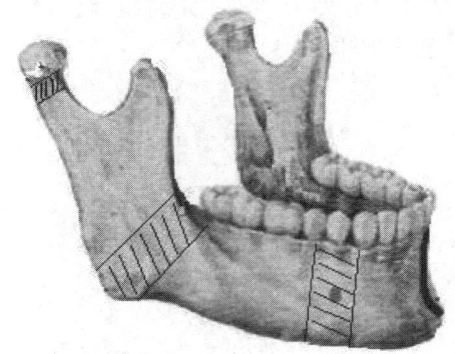

图 3-8-5　下颌骨骨折好发部位

3．咬合错乱　咬合错乱是下颌骨骨折最常见的体征，即使轻度移位，也可出现咬合错乱，如早接触、开颌、反颌等多种情况。

4．张口受限　疼痛和升颌肌群痉挛使多数下颌骨骨折伤员存在张口受限。

> 考点：下颌骨骨折的常见部位。

5．软组织及神经损伤　颌骨骨折时多伴有软组织损伤，如挫裂伤、水肿、血肿等。骨折时撕裂和牵拉会损伤下牙槽神经而出现下唇麻木。

【治疗】

应尽早治疗，如合并有颅脑损伤、大出血、休克或严重肢体损伤等情况时，应待全身情况稳定后，再治疗颌骨骨折。合并软组织伤的应先清创缝合创口，再做骨折固定，骨折线上的牙应尽可能保留。

1．复位　正确复位是固定前提，复位的标准是尽可能恢复患者原有的咬合关系和面型。常用的方法有手法复位、牵引复位和手术切开复位。

2．固定　为保证骨折对位愈合，防止骨折片复位后发生移位，必须采取稳定可靠的固定方法。常见的固位方法有单颌牙弓夹板固定法、颌间固定法及坚强内固定法（图3-8-6）。

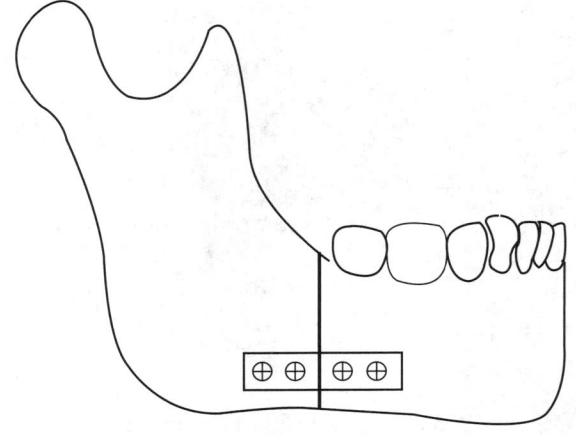

图 3-8-6　下颌骨骨折坚强内固定术

> 考点：颌骨骨折的复位与固定方法。

知识链接

坚强内固定

坚强内固定是近20年来随着新生物材料技术和新理论发展起来的颌骨骨折内固定新技术。骨折在愈合过程中需要稳定的环境，固定物应有良好的组织相容性，能抵消影响愈合的各种不良应力，并能维持骨折在正确的位置上直到愈合，因此被称为坚强内固定或坚固内固定，实验研究表明其比以往的多种固定方法效果好，且能大大缩短颌间固定的时间，甚至不用颌间固定，是目前治疗骨折的首选方法。坚强内固定所用的材料主要有纯钛、钛合金和各种高分子可降解材料。

第五节 颧骨颧弓骨折

案例 3-8-2

患者，男，28岁。因车祸致颌面部外伤8小时入院。查：神情痛苦，查体合作，生命体征平稳，右侧颧面部塌陷，右眼复视，张口度一横指，咬合关系正常。

问题：
1. 试做出诊断并说明诊断依据。
2. 试述该患者的治疗方案。

颧骨和颧弓位于面中部两侧较为突出的部位，易受撞击而发生骨折。颧骨因与上颌骨相连，常与上颌骨骨折同时发生。颧弓较窄细，更易发生骨折。

【临床表现】

（一）颧面部塌陷畸形

颧骨、颧弓骨折后骨折块移位主要取决于外力的方向，多向内后方移位而造成颧面部塌陷畸形，两侧不对称，因面部软组织肿胀，可能暂时掩盖颧面部塌陷，当面部肿胀消退后，再次出现塌陷畸形。

（二）张口受限

由于骨折片向内后方移位，压迫咬肌和颞肌，妨碍喙突运动，造成张口疼痛及张口受限。

（三）复视

当颧骨骨折片发生移位时，会造成眼球移位、外展肌充血和局部水肿，从而使眼球移动受限而发生复视。

（四）神经症状

颧骨骨折常与上颌骨骨折伴发，形成颧上颌骨复合体骨折，会引发眶下神经损伤，造成支配区域的感觉麻木，也可能损伤面神经的颧支，造成患侧眼睑闭合不全。

> 考点：颧骨颧弓骨折出现的损伤症状。

（五）瘀斑

颧骨眶外侧壁骨折时，眶周皮下、眼睑和结膜下出现出血性瘀斑。

【治疗】

颧骨、颧弓骨折后如仅有轻度移位、畸形不明显、张口度正常、无复视等症状时，可保守治疗。凡有张口受限、复视者均应做手术复位，虽无功能障碍但面部畸形明显者也可考虑手术复位内固定。

（一）口内上颌前庭沟切开复位法

口内上颌前庭沟切开复位法适用于颧弓骨折不伴有旋转移位者。自上颌磨牙区前庭沟做切口，直达骨面，沿下颌骨喙突外侧向上分离，经颞肌肌腱、颞肌达颧骨和颧弓深面，用骨膜分离器将骨折片向外上前方向提翘，将骨折片复位。

（二）面部小切口切开复位法

面部小切口切开复位法适用于颧弓骨折不伴有旋转移位者。在颧骨颧弓骨折处下方皮肤做切口，直达颧弓表面，探明骨折片位置后，将单齿钩探入骨折片深部，向上方提拉颧骨颧弓骨折片使其复位。

（三）头皮冠状瓣切开复位法

头皮冠状瓣切开复位法适用于复杂的颧骨骨折及颧上颌骨复合骨折。切口较大，显露范围大，能充分显露骨折断端，手术应在颧弓、颧额缝和眶下缘达到3点固定，一般使用小钛板或微型钛板进行固定。

自测题

一、选择题

1．颌面部软组织裂伤，伤及耳下区，容易出现的后遗症是
 A．耳聋
 B．涎漏
 C．三叉神经痛
 D．眩晕
 E．面瘫

2．颌面部外伤出现吸入性窒息，紧急状态下应考虑采取什么处理方式
 A．压迫颈部
 B．胸部按压
 C．环甲膜切开或气管切开
 D．静脉开放输液
 E．插入通气导管

3．颌面部外伤的常见止血方法不包括
 A．压迫止血
 B．结扎止血
 C．药物止血
 D．介入栓塞止血
 E．电凝止血

4．下颌骨骨折四个好发部位是
 A．正中、下颌角、颏孔、髁突颈
 B．正中、下颌角、磨牙区、颏孔
 C．下颌角、磨牙区、颏孔、乙状切迹
 D．乙状切迹、磨牙区、髁突颈、正中
 E．髁状突、磨牙区、正中部、失牙区

5．下颌骨骨折时，出现同侧下唇麻木，应该考虑什么损伤
 A．唇动脉
 B．舌神经
 C．颊神经
 D．下牙槽神经
 E．面神经

6．颧骨颧弓骨折，下列哪种症状比较少见
 A．咬合错位
 B．复视
 C．张口受限
 D．上唇麻木
 E．舌后坠

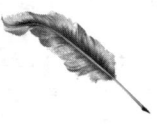

7. 颌骨骨折复位，重要的解剖复位标准是
   A．牙齿咬合恢复
   B．面容对称
   C．神经麻木缓解
   D．舌体居中
   E．血肿消退

二、名词解释
Le Fort Ⅲ型骨折

三、问答题
1．颌面部血运丰富，在外伤时会有什么特点？
2．颌面部复杂创伤的救治原则是什么？

（李　波）

第九章 口腔修复学

第九章数字资源

思政之光

> **学习目标**
>
> 通过本章内容的学习,学生应能:
> **识记:**
> 说出牙体缺损、牙列缺损或缺失的概念。
> **理解:**
> 解释牙体缺损、牙列缺损或缺失的不良影响和各种类型修复体的适应证。
> **运用:**
> 能够为患者制订个性化的最佳修复方案,具有和患者沟通交流及进行健康教育的能力,认真履行医学道德规范。

 案例 3-9-1

患者,女性,54岁。4个月前行16、17松动牙拔除术,要求修复缺失牙。口腔检查:16、17缺失,拔牙创面愈合良好,缺牙区牙槽嵴丰满,口内余留牙条件可,松动(-)。

诊断:上颌牙列缺损

问题:
1. 本病例可采用哪几种方法修复?
2. 如果采用固定义齿修复,需采用何种方法?

口腔修复学(prosthodontics)是研究用符合生理学和生物力学的方法来修复口腔及颌面部各种缺损的一门学科,其内容是研究牙体缺损、牙列缺损、牙列缺失及口腔颌面缺损的病因、临床表现、诊断和治疗方法,并设计制作各种修复体,恢复和改善患者的口腔功能和形态,以保障患者口腔器官及全身的健康。

第一节 口腔修复学的基本概念

一、牙体缺损、牙列缺损或缺失

(一)概念

1. **牙体缺损** 牙体硬组织出现外形和结构的破坏。
2. **牙列缺损** 上颌或下颌牙列中部分牙齿的缺失。

3．牙列缺失　上颌和（或）下颌牙列中牙齿全部缺失。

（二）不良影响

1．咀嚼功能减退　影响程度与牙体缺损及缺失的部位、数量、缺牙时间长短有关。严重者还会对患者的胃肠道功能产生影响。

2．发音功能障碍　前牙大面积缺损或缺失时，对齿音、唇齿音及舌齿音的发音影响较大。

3．美观影响　前牙缺失对美观的影响较大，而多数后牙的缺失会导致面下1/3高度变短，口角下垂，皱纹加深，呈现"衰老"面容。

4．对牙周组织的影响　邻面牙体组织的缺损，牙列缺损长时间不修复会导致部分牙邻接关系的破坏，从而导致咬合关系紊乱或形成咬合创伤。

5．对颞下颌关节的影响　咬合关系紊乱会阻碍下颌的生理运动，久不修复可出现颞下颌关节紊乱综合征的症状。

6．心理影响　上述不利影响长时间得不到解决时，还会影响患者的心理健康。

> 考点：牙体缺损、牙列缺损或缺失的不良影响。

二、常用修复体

常用修复体分为固定修复体和可摘修复体两大类。

（一）固定修复体

用粘接材料固定于患者口腔内，患者不能自行摘戴。临床常用的固定修复体有：

1．嵌体（inlay）　嵌入牙体内部，主要用于恢复缺损的牙冠外形。

2．贴面（laminate veneer）　覆盖牙冠的唇颊面，起到改善牙齿外形及颜色的效果。

3．部分冠（partial veneer crown）　覆盖部分牙冠表面，根据覆盖牙冠的多少又可分为3/4冠、7/8冠等。

4．全冠（complete crown）　覆盖全部牙冠表面，可以用树脂、金属、陶瓷等材料制作。

5．桩核冠（post-core crown）　利用桩插入根管内以获得固位的冠修复体称为桩冠，将桩核和全冠分开制作则称为桩核冠。

6．固定桥（fixed bridge）　在缺牙两侧或单侧的天然牙上以全冠等作为固位装置，连接桥体恢复缺牙的形态和功能。

（二）可摘修复体

通过卡环等固位装置获得固位力，患者能够自行摘戴。临床常用的可摘修复体有：

1．可摘局部义齿（removable partial denture）　用于修复患者牙列缺损的可摘修复体。一个典型的可摘局部义齿包括人工牙、基托、连接体、固位体等组成部分。

2．全口义齿（complete denture）　用于修复牙列缺失的可摘修复体，又称总义齿。全口义齿完全依靠大气压力和吸附力取得固位。

3．覆盖义齿（over denture）　基托覆盖在已完成治疗的牙根或牙冠上，由此取得支持和（或）固位的可摘局部义齿或全口义齿。

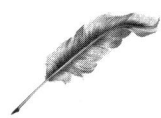

> **知识链接**
>
> **𬌗架**
>
> 模拟人体上下颌和颞下颌关节结构的机械装置,能在一定程度上模拟下颌的功能运动。通常由固定上下颌模型的上、下颌体以及连接上下颌体的关节结构所构成。根据𬌗架的关节结构特点可以将其分为4种类型:铰链式𬌗架、平均值𬌗架、半可调𬌗架和全可调𬌗架。

第二节 牙体缺损、牙列缺损或缺失的修复

一、牙体缺损的修复治疗

【适应证】

牙体缺损可以采用充填的方式进行治疗(详见第三章),但以下情况应采用修复体方法进行治疗:

1. 牙体缺损过大,充填材料无法获得足够固位或不能为患牙提供足够保护者。
2. 需要加高或恢复咬合者。
3. 各种原因导致的牙冠重度磨耗者。
4. 氟斑牙、四环素牙等需改善牙齿外观且对美观要求较高者。

【修复体种类】

主要采用固定修复体。按牙体缺损范围由小到大,可采用的固定修复体依次为嵌体、部分冠(贴面)、全冠和桩核冠。

【修复原则】

1. 生物学原则 修复体应满足对所修复牙及周围口腔软硬组织的生理保健要求,即尽量保存患牙牙体硬组织、牙髓组织及牙周组织。
2. 生物力学原则 修复体和所修复的患牙要建立良好的固位和抗力。
3. 美学原则。

二、牙列缺损的修复治疗

牙列缺损可采用固定义齿(亦称固定桥)修复或可摘局部义齿修复。

(一)固定义齿

1. 固定义齿主要由固位体、桥体及连接体组成:①固位体:粘固于基牙上,起固位作用的部分;②桥体:恢复缺失牙形态与功能的部分;③连接体:桥体与固位体间的连接部分(图3-9-1)。

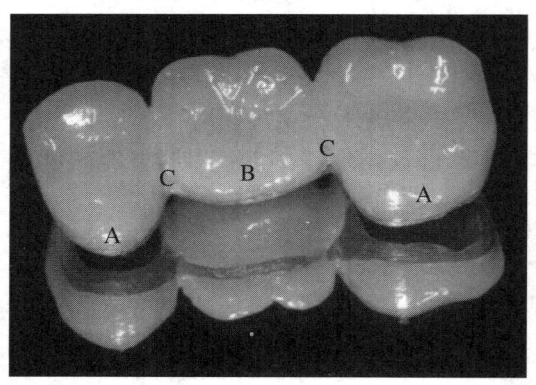

图3-9-1 固定义齿的组成
A.固位体;B.桥体;C.连接体

2. 适应证

(1)缺牙数目:缺失牙数目和缺牙区两端基牙的承受力是选择固定桥修复时必须考虑的因素。固定义齿最适合利用缺牙隙两端的2颗基牙

修复 1～2 颗缺失牙；缺牙数在 2 颗以上者若是间隔缺失，有中间基牙增加支持，也可考虑。

(2) 缺牙部位：末端游离缺失者，应慎重考虑。

(3) 基牙条件：牙冠形态正常，牙冠龈殆高度适宜；牙根粗长，多根牙最好；最好是健康活髓牙，有病变者需经完善的根管治疗；牙周组织健康，牙槽骨无吸收或吸收不超过根长的 1/3；基牙的位置应基本正常，无过度的倾斜或错位，不影响牙体预备取得共同就位道。

(4) 咬合关系：缺牙区的咬合关系基本正常，缺牙间隙有适当的龈殆高度。

(5) 缺牙区牙槽嵴：一般在缺牙后 3 个月，缺牙区牙槽嵴吸收趋于稳定后再行固定修复。

(6) 年龄：主要用于成年人，高龄不是禁忌证，但年龄过小者应慎重。

(7) 其他方面：应综合考虑患者口腔卫生情况及口内余留牙的情况。随种植的发展，要充分考虑患者的要求，患者应知晓固定桥优缺点并能接受牙体预备的全过程。

> 考点：固定义齿的适应证。

(二) 可摘局部义齿

可摘局部义齿利用天然牙、基托下黏膜和骨组织作支持，借助义齿的固位体及基托固位，用人工牙恢复缺失牙的形态和功能，用基托恢复缺损的牙槽嵴、颌骨及周围的软组织形态，患者可自行摘戴，是牙列缺损中最常用的修复方法。

1. 可摘局部义齿由殆支托、固位体、连接体、人工牙和基托等部件组成（图 3-9-2，彩图 3-9-1）。

2. 适应证

(1) 口腔任何部位的牙列缺损，尤其是游离端缺失者。

(2) 可作为拔牙创面未愈合者的过渡性修复，或需维持缺牙间隙者。

(3) 缺失牙伴有牙槽骨、颌骨或软组织缺损者。

(4) 需升高颌间距，以恢复面部垂直距离者。

(5) 需活动夹板固定松动牙者。

(6) 需以基托封闭腭部裂隙者。

(7) 不能耐受固定义齿修复的牙体预备，或主动要求进行可摘局部义齿修复者。

(8) 特殊需要者，如化妆义齿。

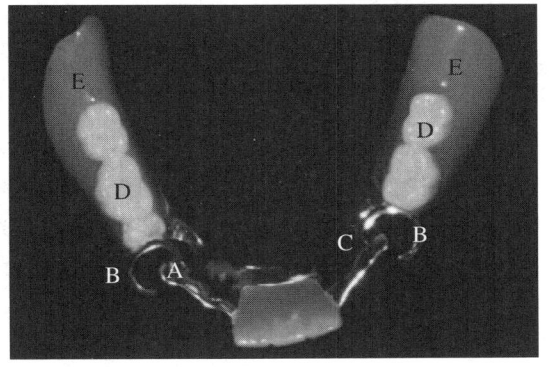

图 3-9-2 可摘局部义齿的组成
A. 殆支托；B. 固位体；C. 连接体；
D. 人工牙；E. 基托

3. 优缺点　与固定义齿比，可摘局部义齿有适用范围广、磨除牙体组织少、义齿能自行摘戴、易于清洁、制作方法简便、费用较低、损坏后易于修补等优点。缺点是体积大，影响发音，舒适度、稳定性和咀嚼效能均低于固定义齿；若义齿设计欠合理，还可能带来基牙损伤、龋病、牙周炎、牙槽嵴加速吸收等不良后果。

> 考点：可摘局部义齿的适应证。

三、全口义齿修复

为牙列缺失患者制作的义齿称为全口义齿，俗称总义齿。由天然牙根支持的全口义齿称覆盖全口义齿,由种植体支持的全口义齿称种植全口义齿。全口义齿由基托和人工牙两部分组成(图3-9-3,彩图3-9-2)。义齿基托和黏膜紧密贴合及良好的边缘封闭产生的吸附力和大气压力将总义齿吸附在上下颌牙槽嵴上起到固位作用;基托和人工牙恢复患者的生理功能与面部外形,维护口腔组织的健康。

四、种植义齿修复

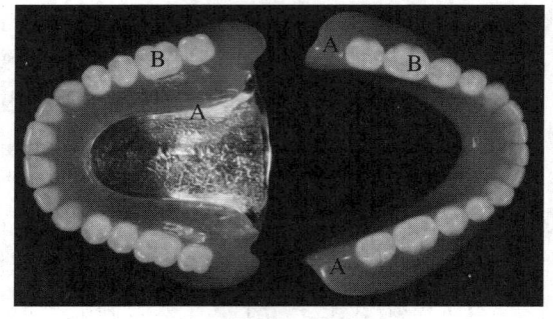

图3-9-3 全口义齿的组成
A. 基托;B. 人工牙

随着安全性、可靠性的逐渐提高以及操作方法的不断简化,种植义齿已成为牙列缺损或缺失修复的常规治疗方式之一。全身条件良好,缺牙区无软硬组织病变,有足够骨量,骨密度理想,无不良咬合习惯、经济上能承受且能按时复诊者,均可考虑采用种植义齿修复。

种植义齿由种植体、基台、上部结构三部分组成,替代天然牙根的种植体植入颌骨后,通过基台及上部结构获取类似于牙固位支持的修复体,根据固位方式可分为固定式种植义齿、可摘式种植义齿。

 知识链接

种植体的骨结合理论

由 Branemark 教授于1977年报告种植义齿10年疗效观察分析时提出,在光学显微镜下观察,种植体表面和周围骨组织直接紧密接触,没有任何纤维组织等非骨组织介入种植体和骨组织之间。到目前为止,骨结合(osseointegration)仍被作为种植成功的标志,是确保种植体周围骨组织能长期保持稳定并承担功能负荷的基础。

(张慧敏)

• 自测题 •

一、选择题

1. 根据牙槽骨骨吸收理论,全口义齿制作一般在拔牙后
    A. 1周
    B. 2周
    C. 4周
    D. 8周
    E. 12周
2. 可摘局部义齿的组成部分不包括
    A. 人工牙
    B. 基托
    C. 桥体
    D. 固位体
    E. 连接体
3. 牙列缺损可能产生的不良影响是
    A. 牙髓炎症
    B. 根尖周炎症
    C. 导致全身感染性疾病
    D. 擦伤舌及口腔黏膜
    E. 牙齿伸长或倾斜移位,影响咬合
4. 固定桥的适应证有
    A. 基牙根尖未形成的小龄儿童
    B. 后牙缺失多过3个
    C. 缺牙区邻牙牙周炎未治疗
    D. 缺牙区邻牙牙髓炎已完善治疗

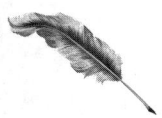

E．以上都是
5．以下不属于可摘局部义齿的优点的是
　　A．使用范围广
　　B．义齿能自行摘戴
　　C．磨除牙体组织较多
　　D．易于清洗
　　E．价格低廉

二、名词解释
牙体缺损

三、问答题
1．牙体缺损、牙列缺损或缺失的不良影响有哪些？
2．可摘局部义齿的优缺点有哪些？

第十章

全身疾病与口腔疾病的关系

第十章数字资源

思政之光

> **学习目标**
>
> 通过本章内容的学习，学生应能：
> 识记：
> 1. 说出牙周炎对全身健康的影响。
> 2. 列举全身疾病在口腔的特殊表征。
> 理解：
> 分析牙周炎影响全身健康的机制。
> 运用：
> 正确诊断全身疾病造成的口腔损害，增强大健康意识，对患者进行有关健康方式和疾病预防等方面的宣传教育。

第一节 全身疾病或药物导致的口腔疾病

一、釉质发育不全

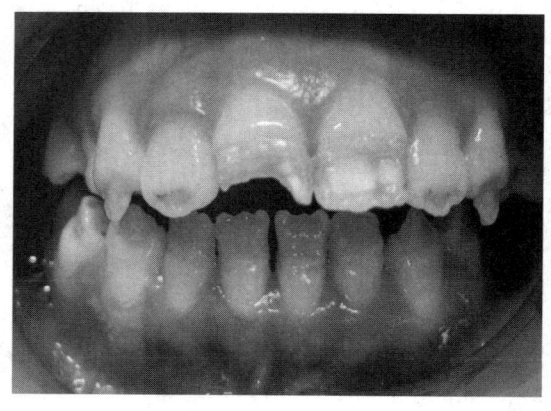

图 3-10-1　釉质发育不全

釉质发育不全是牙齿在发育期间，由于全身或局部因素导致釉质结构异常而出现的永久性缺陷。常见的全身因素有营养障碍、感染性疾病及内分泌疾病等；局部因素有乳牙根尖部感染、外伤等，均可直接影响相应恒牙胚的发育。轻者，釉质仅有色泽和透明度的改变，牙面出现白垩色或黄褐色横纹；重者，牙面有实质性缺损，呈棕褐色的沟状或窝状凹陷，甚至无釉质被覆，使牙齿失去正常形态（图 3-10-1，彩图 3-10-1）。

轻者可不需治疗，但应注意防龋，有实质性缺损者可用复合树脂修复，严重者宜做树脂或瓷贴面，亦可烤瓷或全瓷冠修复。

二、四环素牙

在牙齿发育的矿化期，因服用四环素类药物（包括四环素、去甲基金霉素、土霉素等），而导致牙齿的颜色和结构发生改变，称为四环素牙。四环素可以由母体通过胎盘引起乳牙着色。在胚胎 4 个月至 7 岁期间，凡服用治疗量的四环素类药物皆可导致四环素牙，表现为全口牙齿均出现一定的颜色改变，初呈黄色，可逐渐变为棕黄、棕色或棕灰色。轻度，颜色呈均匀的深浅程度不同的黄色；中度，为深浅程度不同的灰褐色（图 3-10-2，彩图 3-10-2）；重度，除牙面有较深的染色外，伴釉质发育不全。

轻度、不伴有釉质缺损者可用脱色法治疗，中、重度者可用光固化复合树脂贴面、瓷贴面修复或冠修复。为预防四环素牙的发生，凡妊娠 4 个月后和哺乳期的母亲及 8 岁以下儿童均不宜使用四环素类药物。

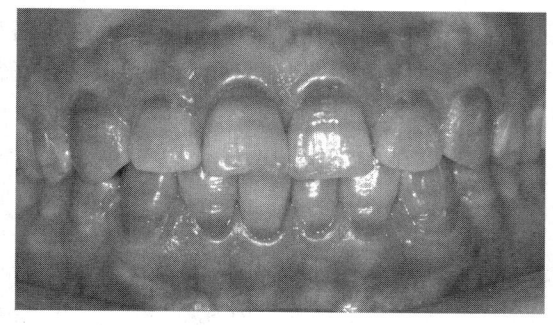
图 3-10-2　中度四环素牙

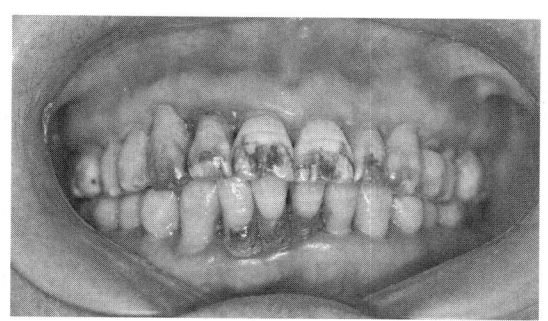
图 3-10-3　氟牙症

三、氟牙症

氟牙症又称氟斑牙或斑釉，是由于机体在牙齿发育期间摄取氟量过高而引起的一种特殊类型的釉质发育不全。氟牙症是慢性氟中毒在口腔的突出表现，具有一定的地域性，这些地区往往饮水或者食物中氟的含量高于正常范围。

氟牙症一般只发生于恒牙，也会发生于全口牙。最常见的是在同一时期萌出牙齿的釉质上出现白垩色到褐色等颜色不一的斑块，严重者还会出现牙釉质的实质缺损（图 3-10-3，彩图 3-10-3）。氟牙症患牙耐磨性差，易于磨损，但对酸蚀的抵抗力较强。

轻症者无需处理，着色较深而无明显缺损的患牙可用漂白脱色法脱色；重度有缺损的患牙可用光固化复合树脂贴面、瓷贴面或烤瓷冠修复。预防措施主要是改良水源含氟量，降低氟摄入量。

知识链接

牙齿漂白技术

牙齿漂白技术是通过使用化学物质氧化牙齿中的有机着色物而使牙色变浅的方法。漂白剂一般为氧化剂，各种浓度的过氧化氢、过硼酸钠和过氧化脲是常用的漂白剂。

根据治疗对象不同，牙齿漂白可分为活髓牙漂白和无髓牙漂白，每种都包括诊室漂白和家庭漂白两种方式。

四、药物性牙龈肥大

长期服用苯妥英钠、硝苯地平和环胞素等药物可引起牙龈增生肥大，多始于服药后一年内，常波及全口牙龈，但以前牙唇侧为重。

首先去除局部刺激因素，控制炎症，在允许的情况下，可停药或更换其他药物。如在控制炎症后肥大增生的牙龈仍存在，可采取手术治疗，切除增生的牙龈。

> 考点：全身疾病或药物导致的常见口腔疾病。

第二节 全身疾病在口腔的表现

全身疾病常累及口腔，有些疾病则首先在口腔出现症状，因此有些全身疾病的患者往往首诊于口腔科，掌握口腔表现与全身疾病的关系，将有助于对原发病的早期诊断，同时也避免忽略全身检查所带来的严重后果。

一、血液系统疾病

（一）白血病

所有类型的白血病，特别是急性白血病均出现口腔病损，常见的口腔表现如下：①严重的牙龈出血；②牙龈增生肿大；③口腔溃疡；④口腔黏膜肿块；⑤牙痛、牙齿松动；⑥淋巴结肿大。

（二）贫血

1. 缺铁性贫血　表现为口腔黏膜苍白，舌背丝状乳头和菌状乳头萎缩甚至消失，舌面光滑发亮，有时出现小溃疡、口腔黏膜和舌灼痛感，口角炎症或皲裂。

2. 巨幼细胞贫血　早期表现为舌炎，烧灼感，疼痛，继之舌背丝状乳头和菌状乳头萎缩，舌面光滑、舌质红，俗称"牛肉舌"，可伴有味觉迟钝或消失，严重者舌面光滑，呈蜡片状，舌部肌张力丧失。

3. 再生障碍性贫血　口腔黏膜苍白，牙龈有少量持续性出血，黏膜有紫色瘀点、瘀斑，轻微创伤即可引起溃疡和坏死。常见于牙龈缘、颊黏膜和硬腭，重症者口腔表现类似急性白血病。

（三）出血性疾病

出血性疾病包括血小板减少性紫癜、血友病等，表现为明显的出血倾向，可由刷牙、吮吸、洁牙刮治、拔牙或轻微外伤引起，牙周病患者可因结石及慢性炎症引起牙龈自发性出血，乳牙脱落和恒牙萌出等都可引起严重出血。口腔黏膜及皮肤可出现瘀点、瘀斑或黏膜下血肿。临床可见拔牙、洁牙刮治术后出血不止、创口愈合迟缓等，值得临床医师注意。

二、内分泌系统疾病

（一）糖尿病

糖尿病可影响牙周炎的发病和进程，糖尿病患者牙周感染较普遍和严重，在年轻时即可发生。除此之外，在口腔黏膜和腮腺组织也均出现病损。

口腔表现：①牙龈色深红、肿胀，易出血，龈缘呈肉芽肿状增生，易发生牙周脓肿，牙槽骨吸收破坏迅速，短期内可引起深牙周袋和牙齿松动；牙周炎的发病进程和糖尿病密切相关，血糖控制不良者，其牙周组织的炎症较重，血糖控制后牙周炎情况好转。②舌色深红，肿大，

第十章 全身疾病与口腔疾病的关系

刺痛，有牙痕，并可发生裂沟，口腔常有甜味或烂苹果味。③口腔黏膜干燥，充血发红，唇红干裂。④腮腺肿大，呈双侧无痛性、弥漫性肿大。

（二）甲状旁腺功能亢进

由甲状旁腺激素分泌过多而引起，溶骨性病变和疼痛是该病的典型症状。

口腔表现：①颌骨发生多囊性瘤样病变，患病初期即有骨痛；②发生颌骨中枢性巨细胞瘤，又名棕色瘤，X 线检查见骨小梁减少，影像模糊不清，骨皮质变薄，严重者可发生病理性骨折，骨吸收区内牙齿的牙髓均有活力；③复发性龈瘤或多发性龈瘤，牙龈炎症，牙周袋形成；④颌骨广泛吸收，牙槽骨硬骨板消失，牙松动、移位，甚至脱落，拔牙后创口不易愈合；如为无牙颌，戴用义齿时有明显的不适感。

三、特异性感染

（一）梅毒

各期梅毒均可出现口腔病损，主要表征为：

1．树胶肿　三期梅毒最常见，好发于硬腭，其次为舌、唇、软腭，初起为肉芽组织增生，呈半圆形突起，坚硬如橡胶，很快发生中心坏死，硬腭病变可累及骨质，形成腭穿孔。

2．梅毒性舌炎　舌乳头萎缩，表面光滑，表现为萎缩性舌炎。有时舌部呈分叶状，伴有沟纹，表现为间质性舌炎。

3．舌白斑　三期梅毒间质性舌炎可发生白斑，易引起恶变。

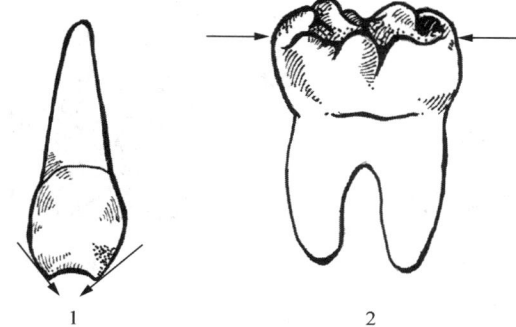

图 3-10-4　先天性梅毒牙
1．新月状切牙　2．桑椹状磨牙

4．牙发育异常　见于先天性梅毒。上、下切牙切端变窄，切角圆钝，中央部有切迹如"新月状"，因牙齿形态变化致牙间隙增大，第一恒磨牙牙尖向中央聚拢并萎缩，釉质发育不良呈颗粒状，形似桑椹，故又称"桑椹牙"（图 3-10-4）。

（二）结核

口腔结核多继发于肺结核或肠结核，主要表现为结核性溃疡和结核性肉芽肿。

四、艾滋病

1．口腔黏膜白色念珠菌感染　常为艾滋病的先兆症状，病变顽固且范围广泛。可见腭部、腭垂、舌及口底黏膜白色病损，表现为片状红斑或白斑，表面有干酪样渗出物，伴有疼痛及烧灼感。涂片镜检可见白色念珠菌，青年人多见伪膜型，若伴有口角炎，更应高度怀疑艾滋病。

2．口腔黏膜毛状白斑　好发于双侧舌缘，呈现毛发或毛毯状突起的白色斑块，可蔓延至舌背和舌腹，多无自觉症状。

3．牙周病变　游离龈呈火红色线状充血，在龈缘形成特殊的"新月形"红线，附着龈出现点状红斑，龈乳头溃疡、坏死时，伴有出血及恶臭。牙周附着及牙槽骨迅速破坏，并累及全口牙使之松动。牙周软组织溃疡坏死，疼痛明显。

4．卡波西肉瘤　艾滋病患者最常见的肿瘤，是艾滋病的临床诊断指征之一。好发于腭部和牙龈，呈单个或多个褐色或紫色大小不一的斑块或扁平高起的包块，可出现分叶溃疡或出血。

5．非霍奇金淋巴瘤　在口腔好发于软腭、牙龈、舌根等部位，表现为高出黏膜面的软组织肿块，呈红色或紫色，有弹性，需经病理检查确诊。

第三节 与口腔疾病相关的综合征

一、干燥综合征

干燥综合征是一种自身免疫性疾病，其特征为外分泌腺的进行性破坏，临床表现为口干、眼干，并伴有全身各种自身免疫性疾病。

口腔表现：①口干，唾液分泌减少，唇及口腔黏膜发红、干燥，严重者咀嚼及吞咽困难，需辅助汤水才能咀嚼食物及咽下；②猖獗性龋齿，表现为多个牙齿逐渐变色，继而小片脱落，最终只留有残根；③唾液腺肿大，以腮腺肿大及慢性炎症最为常见，也可伴有颌下腺、舌下腺肿大；④舌痛、舌面干裂、舌乳头萎缩。

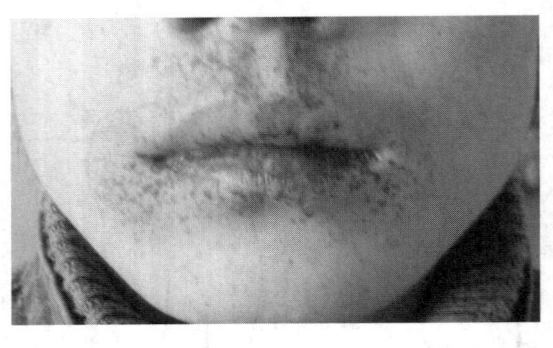

图 3-10-5　色素沉着肠息肉综合征，口周皮肤、黏膜色素沉着

二、色素沉着肠息肉综合征

色素沉着肠息肉综合征系显性遗传病，有明显家族史，以黏膜、皮肤色素斑，胃肠道多发性息肉和家族遗传性为主要特征。

口腔表现：色素沉着于口周皮肤、唇红缘及口腔黏膜，色素为多发性，呈黑色，颇似黑色素斑，口唇、皮肤色素斑可在青春期后消退，但口腔黏膜色素斑持久不退（图3-10-5，彩图3-10-4）。

● 自测题 ●

一、选择题

1．艾滋病的典型口腔表现是
 A．口腔念珠菌病
 B．口腔毛状黏膜白斑
 C．口腔卡波西肉瘤
 D．口腔单纯疱疹
 E．以上全是

2．氟牙症的主要病因是
 A．婴儿期高热性疾病
 B．人体氟摄入量过高
 C．发育期缺微量元素
 D．人体氟摄入量过低
 E．母亲妊娠期的疾病

3．急性白血病均出现口腔病损，常见的口腔表现有
 A．严重的牙龈出血
 B．口腔溃疡
 C．牙龈增生肿大
 D．口腔黏膜肿块
 E．以上都是

4．糖尿病的口腔表现为
 A．严重的牙周病，唾液少，舌乳头萎缩
 B．口腔黏膜广泛糜烂
 C．口腔黏膜出现丛集成簇的水疱
 D．骨质疏松症
 E．口腔黏膜白色斑块

5．三期梅毒的口腔黏膜损害不包括
 A．硬下疳
 B．梅毒舌炎
 C．舌白斑
 D．舌树胶肿
 E．腭树胶肿

二、名词解释

氟牙症

（吕继忠）

第十一章 口腔预防保健

第十一章数字资源

> **学习目标**
>
> 通过本章内容的学习,学生应能:
> **识记:**
> 说出龋病和牙周病的预防方法。
> **理解:**
> 解释龋病和牙周病的三级预防。
> **运用:**
> 提升口腔保健意识,具有和患者沟通交流及进行健康教育的能力,具有从事社区服务的能力。坚定理想信念,树立为祖国卫生事业的发展和人类身心健康奋斗终生的职业理想。

第一节 概 述

一、口腔预防保健

口腔预防保健(preventive oral health)是研究各种可能的致病因素对口腔健康的影响、口腔疾病的分布规律,以及制定防治口腔疾病、提高口腔健康质量的一系列方法和措施,它是口腔预防医学中的一个基本概念。

二、口腔预防医学

口腔预防医学是通过有组织的社会努力预防口腔疾病,维护口腔健康和提高生命质量的科学和艺术,涉及口腔医学的各个方面,通过预防或减少口腔疾病的发生和发展达到促进口腔健康的目的,其中由于龋病和牙周病等一些口腔常见病具备发病缓慢的特点,而常常被引入三级预防的观念。

三、口腔疾病的三级预防

1. 一级预防(primary prevention) 也称为病因预防,是在疾病尚未发生时针对致病因素(或危险因素)采取措施,也是预防疾病和消灭疾病的根本措施,如氟化物的应用、糖类饮食的控制、窝沟封闭、牙菌斑控制等措施。

2. 二级预防(secondary prevention) 也称"三早"预防,即早发现、早诊断和早治疗,是防止或减缓疾病发展而采取的措施,如口腔定期检查所发现的早期牙病的处理、较小龋洞充填及牙周早期治疗等措施。

3．三级预防（tertiary prevention） 也称临床预防，主要是对已经发生的口腔疾病的临床治疗，防止病情恶化，预防并发症和后遗症，如中龋的充填治疗、牙周病的牙周治疗及牙列缺损的修复治疗等措施。

> 考点：口腔疾病的三级预防措施。

第二节　口腔疾病的预防

一、龋病的预防

一级预防是进行口腔健康教育、控制及消除危险因素和实行预防措施；二级预防是早期诊断和早期处理，包括定期检查发现并确定早期病变，及时做早期充填等治疗；三级预防是防止龋病的并发症，阻止炎症向牙槽骨、颌骨深部扩展，防止牙槽脓肿及颌面化脓感染及全身感染和恢复牙齿功能。

由于龋病是多因素联合作用的结果，因此预防龋病应该采取以上综合性防龋措施，既要控制菌斑、增强宿主抗龋能力，又要建立起合理的饮食习惯和良好的口腔卫生习惯，这是降低人群龋病发生率的有效途径。

> 考点：龋病的预防方法。

二、牙周病的预防

一级预防是在牙周组织受到损害前防止致病因素的侵袭，或致病因素已侵袭到牙周，但尚未引起牙周病损前立即将其去除，包括对大众进行口腔健康教育和指导，清除菌斑和其他有害刺激因子；二级预防是早期诊断和早期处理，包括治疗牙龈炎和早期牙周病，采用洁治术等方法清除牙菌斑等；三级预防是指到了牙周病中晚期，进行刮治、松牙固定术、牙周手术和修复正畸等。

三、口腔癌的预防

1．减少致病因素　戒烟、戒酒和减少咀嚼槟榔的不良习惯，注意对光辐射的防护，避免唇部长时间的直接日照，拔除残根，及时处理残冠和调磨锐利的牙尖，注意消除义齿锐利的边缘等，防止这些因素对软组织的损伤。

2．提高公众对口腔癌警告标志的认识　口腔癌的警告标志有：口腔内的2周以上尚未愈合的溃疡面；口腔黏膜有白色、红色和发暗的斑；口腔及颈部有不正常的肿胀和淋巴结肿大等。

3．定期口腔检查　定期口腔检查至关重要，检查对象主要包括40岁以上的长期吸烟者，吸烟量在每日20支以上者，既吸烟又有饮酒习惯者。因烟酒刺激口腔已有白斑者以及长期有咀嚼槟榔习惯者，应至少半年检查一次。指导高危人群学习自我检查。如果发现头颈部的异常情况，应及时就医明确诊断。

4．政府相关政策的制定　卫生行政部门协同其他政府部门，制定控烟、控酒和防止环境污染的政策措施，增进公众健康水平。

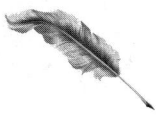

四、错殆畸形的预防

1. **消除致畸因素** 妊娠期母体的营养不良或患病会造成胎儿牙颌面发育不良或发育异常。儿童时期的一些急、慢性疾病，如维生素 D 缺乏引起钙磷代谢障碍，导致颌骨、牙弓发育畸形等。

2. **破除不良习惯** 如吮拇指习惯、吐舌或萌牙时有舌舔牙的不良习惯，均可造成前牙反殆；咬下唇可使上前牙唇倾，形成前牙深覆盖及下颌后缩；咬上唇可使下颌前突、前牙反殆；偏侧咀嚼习惯可使咀嚼侧后牙呈反殆，上下牙弓中线向咀嚼侧偏歪，颜面出现双侧不对称畸形。

3. **重点关注儿童替牙期** 如乳牙早失和乳牙滞留，会造成恒牙延迟萌出或错位萌出，又如额外牙和先天缺失牙等，也均会造成错殆畸形，因此积极做好定期口腔检查工作，消除因替牙期问题带来的错殆畸形的发生。

第三节　自我口腔保健方法

一、漱口

漱口（mouth rinsing）是较为常用的清洁口腔的方法。通过漱口可清除食物残渣和保持口腔清洁。当口腔内有感染时，可以根据专业口腔医师的指导，应用相应的药物漱口液漱口，帮助减少口腔内致病微生物的生长繁殖，起到一定的辅助治疗作用。

二、刷牙

养成良好的刷牙习惯，掌握正确的刷牙方法非常重要。

选择牙刷时注意牙刷的刷头不宜过大，刷毛应柔软，儿童、老人和牙周病患者应选用专用牙刷，口腔内有义齿或戴有矫正器者应在专业口腔医师的指导下选择特制的牙刷。

有效刷牙要做到牙齿的各个部位都刷到，每次三分钟左右，每天至少刷牙两次，特别是晚上睡觉前刷牙更为重要。目前公认的去除牙菌斑效果较好的刷牙方法为巴斯刷牙法。

巴斯刷牙法（Bass 法）也称水平颤动法，主要操作要点是：①将刷头置于牙颈部，刷毛与牙长轴呈 45°角，刷毛指向牙根方向（上颌牙向上，下颌牙向下），轻微加压，使刷毛部分进入龈沟，部分至于龈缘上；②以 2~3 颗牙为一组，以短距离（约 2mm）水平颤动牙刷 4~6 次，然后将牙刷向牙冠方向转动，拂刷唇舌（腭）面；③将牙刷移至下一组 2~3 颗牙的位置重新放置，注意放置要有 1~2 颗牙的位置重叠；④刷上前牙舌（腭）面时将刷头竖放在牙面上，使前部刷毛接触龈缘或进入龈沟，做上下提拉颤动，自上而下拂刷，不做来回拂刷。刷下前牙舌面时，自下而上拂刷。

> ➢ 考点：巴斯刷牙法。

三、牙齿邻面的清洁

一般的刷牙方法只能清除菌斑的 70% 左右，在牙的邻面常余留牙菌斑，需要用以下方法来辅助清除。

1. **牙线**　适用于牙间乳头无明显退缩的牙间隙。方法是将牙线紧贴牙邻面，由龈沟向切（殆）方移动，"刮除"牙面上的菌斑。重复 3~4 次。依次逐个将全口牙齿的邻面菌斑

彻底清除。

2．牙签　适用于牙间龈乳头退缩或牙间隙增大时，不适于无牙龈乳头退缩者。

3．牙间隙刷　类似于微型洗瓶刷，适用于牙龈退缩以及根分叉贯通病变的患牙。

4．其他工具　如锥形橡皮尖及牙线夹等均为清洁邻面和按摩牙间乳头的良好工具，还有家用冲洗器等均可帮助清除菌斑，可指导患者选择应用。

四、无糖口香糖

现在许多无糖口香糖中的甜味一般都应用木糖醇，这些口香糖不仅可以清除口腔中的异味，还能减轻口腔中酸的浓度，在一定程度上降低龋齿的发生率。

第四节　社区口腔卫生保健

知识链接

WHO 于 1974 年集合社区卫生护理界的专家，共同界定适用于社区卫生作用的社区定义："社区是指一固定的地理区域范围内的社会团体，其成员有着共同的兴趣，彼此认识且互相来往，行使社会功能，创造社会规范，形成特有的价值体系和社会福利事业。每个成员均经由家庭、近邻、社区而融入更大的社区。"

一、社区口腔卫生保健的定义

社区口腔卫生保健（community oral health care）是以一定社区人群的口腔健康状况改善与提高为目标，以生物、心理、社区三维结构的医学模式概念为基础，以社区的社会经济与文化为背景，从社区的实际需要出发，以三级医疗保健网为依托，以初级卫生保健为基本途径，以社区群体预防为主要策略，建立并逐步发展县、乡、村或区、街道、委员会，或与之相应的三级口腔卫生保健网，并通过社区试点研究，建立、发展和完善一个社区的口腔卫生保健服务提供系统，实现社区人人享有最基本的口腔卫生保健目标。

二、社区口腔卫生保健的意义

由于我国人口众多，需要治疗和进行预防保健的牙病患者众多，所以未来要以社区口腔医师为骨干，合理使用社区资源和适宜技术，以人的健康为中心、家庭为单位、社区为范围、需求为导向，以妇女、儿童、老年人、慢性病患者和残疾人等为重点，以解决社区主要口腔卫生问题，满足基本口腔卫生服务需求为目标，融预防、医疗、保健、康复和健康教育等为一体，提供有效、经济、方便、综合和连续的基层口腔卫生服务。

（张慧敏）

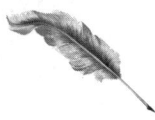

● 自测题 ●

一、选择题

1．以下不属于口腔疾病一级预防措施的是

A．氟化物的应用

B．控制糖的摄入

C．窝沟封闭
D．较小龋洞的充填
E．牙菌斑控制
2．以下不属于牙周病预防的是
A．清除牙菌斑
B．牙周刮治
C．松牙固定术
D．早期龋洞的充填
E．口腔健康教育
3．目前公认的去除牙菌斑效果较好的刷牙方法为
A．横刷法
B．竖刷法
C．随意刷牙法
D．巴斯刷牙法
E．以上都对
4．以下属于口腔癌预防措施的为
A．戒烟、戒酒
B．戒除咀嚼槟榔的不良习惯
C．拔除残根
D．定期口腔检查
E．以上都正确
5．以下属于自我口腔保健的是
A．漱口
B．刷牙
C．牙线
D．无糖口香糖
E．以上都是

二、名词解释
口腔预防保健

三、问答题
1．简述牙周病的预防方法。
2．简述错𬌗畸形的预防方法。

中英文专业词汇索引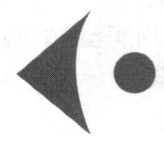

A

暗适应（dark adaptation） 14

B

白内障（cataract） 65
白内障囊内摘除术（intracapsular cataract extraction，ICCE） 67
白内障囊外摘除术（extracapsular cataract extraction，ECCE） 67
瘢痕性睑外翻（cicatricial ectropion） 25
贝佐尔德脓肿（Bezold's abscess） 162
鼻（nose） 119
鼻出血（epistaxis；nosebleed） 185
鼻窦（nasal sinuses） 122
鼻窦炎（sinusitis） 181
鼻肺反射（nasopulmonary reflex） 124
鼻疖（furuncle of nose） 175
鼻前庭（nasal vestibule） 120
鼻前庭炎（vestibulitis of nose） 174
鼻腔（nasal cavity） 120
鼻腔异物（foreign body in the nasal cavity） 188
鼻息肉（nasal polyp） 180
鼻咽（nasopharynx） 124
鼻咽癌（nasopharyngeal carcinoma） 201
鼻咽纤维血管瘤（angiofibroma of nasopharynx） 200
鼻中隔（nasal septum） 120
鼻中隔偏曲（deviation of nasal septum） 184
鼻周期（nasal cycle） 124
闭合性喉外伤（closed laryngeal trauma） 216
扁桃体周围脓肿（peritonsillar abscess） 196
变应性鼻炎（allergic rhinitis，AR） 179
杓状软骨（arytenoid cartilage） 129
表层巩膜炎（episcleritis） 49
并发性白内障（complicated cataract） 68
玻璃体（vitreous） 6
玻璃体变性（vitreous degeneration） 70
玻璃体积血（vitreous hemorrhage） 71
玻璃体炎（vitreous inflammation） 71
部分冠（partial veneer crown） 303

C

彩色多普勒成像（color Doppler imaging，CDI） 19
残髓炎（residual pulpitis） 262
侧卧试验（side lying maneuver） 166
猖獗龋（rampant caries） 259
超急性细菌性结膜炎（hyperacute bacterial conjunctivitis） 34
超声乳化术（phacoemulsification） 67
成釉细胞瘤（ameloblastoma） 290
持续正压通气（continuous positive airway pressure，CPAP） 200
磁共振成像（magnetic resonance image，MRI） 19

D

单纯疱疹病毒（herpes simplex virus，HSV） 44
单纯疱疹病毒性角膜炎（herpes simplex keratitis，HSK） 44
单纯性表层巩膜炎（simple episcleritis） 49
倒睫（trichiasis） 25
镫骨肌声反射（acoustic stapedius reflex） 141
低视力（low vision） 12
地图状溃疡（geographic ulcer） 44
电光性眼炎（electric ophthalmia） 99
蝶窦（sphenoid sinus） 123
窦口鼻道复合体（ostionmeatal complex，OMC） 121

E

额窦（frontal sinus） 122
腭扁桃体（tonsilla palatine） 125
耳廓（auricle） 111
耳蜗（cochlea） 114
耳咽管（auditory tube） 113
二级预防（secondary prevention） 313

F

房水（aqueous humor） 6
飞蚊症（muscae volitantes，floaters） 70
非增殖性糖尿病视网膜病变（nonproliferative diabetic retinopathy，NPDR） 75
非正视（ametropia） 84
分泌性中耳炎（secretory otitis media） 155
氟喹诺酮类（fluoroquinodone） 43
覆盖义齿（over denture） 303

G

盖莱试验（Gelle test，GT） 140
干眼（dry eye） 37
高血压性视网膜病变（hypertensive retinopathy，HRP） 74
根尖周炎（apical periodontitis） 263
巩膜（sclera） 4
巩膜炎（scleritis） 49
骨结合（osseointegration） 306
鼓室导抗图（tympanogram） 140
固定桥（fixed bridge） 303
光感（light perception，LP） 13
光学相干断层扫描（optical coherence tomography，OCT） 20
滚转试验（roll maneuver） 166
过敏性结膜炎（allergic conjunctivitis） 37

H

海绵状血管瘤（cavernous hemangioma） 190
海姆立克手法（Heimlich maneuver） 220
核性白内障（nuclear cataract） 65
颌骨骨髓炎（osteomyelitis of jaws） 283
虹膜（iris） 4
喉（larynx） 129
喉癌（carcinoma of the larynx） 210
喉插管损伤（laryngeal trauma secondary to intubation） 217
喉梗阻（laryngeal obstruction） 212
喉麻痹（laryngeal paralysis） 217
喉乳头状瘤（laryngeal papilloma，LP） 209
喉外伤（injuries of larynx） 216
喉咽（laryngopharynx） 126
喉异物（foreign bodies in larynx） 219
后弹力层（descemet membrane） 3
后弹力层膨出（descemetocele） 41
后发性白内障（after-cataract） 68
后囊下性白内障（subcapsular cataract） 66
后葡萄膜炎（posterior uveitis） 55
呼吸（breathing） 229
环甲膜切开术（crocothyroidotomy） 215
环状软骨（cricoid cartilage） 129
黄斑（macula lutea） 4
会厌软骨（epiglottic cartilage） 129

J

基底细胞癌（basal cell carcinoma） 27
基质层（stroma） 3
急性鼻窦炎（acute sinusitis） 181
急性鼻炎（acute rhinitis） 175
急性闭角型青光眼（acute angle-closure glaucoma） 58
急性扁桃体炎（acute tonsillitis） 194
急性根尖周炎（acute apical periodontitis，AAP） 264
急性化脓性中耳炎（acute suppurative otitis media） 157
急性会厌炎（acute epiglottitis） 207
急性或亚急性细菌性结膜炎（acute or subacute bacterial conjunctivitis） 34
急性牙髓炎（acute pulpitis） 262
急性咽炎（acute pharyngitis） 193
计算机断层扫描（computer tomography，CT） 19
继发性青光眼（secondary glaucoma） 62
甲状软骨（thyroid cartilage） 129
甲状舌管囊肿（thyroglossal tract cyst） 288
甲状腺相关眼病（thyroid associated ophthalmopathy，TAO） 81
睑板腺癌（meibomian gland carcinoma） 27
睑板腺囊肿（chalazion） 23
睑腺炎（hordeolum） 23
睑缘炎（blepharitis） 24
交感性眼炎（sympathetic ophthalmia） 55
角膜（cornea） 2
角膜白斑（corneal leukoma） 41
角膜斑翳（corneal macula） 41
角膜后沉着物（keratic precipitate，KP） 16, 53
角膜浸润（corneal infiltration） 40
角膜溃疡（corneal ulcer） 40
角膜瘘（corneal fistula） 41
角膜葡萄肿（corneal staphyloma） 41
角膜软化症（keratomalacia） 45
角膜炎（keratitis） 40
角膜缘（limbus） 4
角膜薄翳（corneal nebula） 41
结节性表层巩膜炎（nodular episcleritis） 49
结膜（conjunctiva） 7, 33
结膜炎（conjunctivitis） 33
睫状神经节（ciliary ganglion） 10

睫状体（ciliary body） 4
近视（myopia） 85
晶状体（lens） 6
颈动脉体瘤（carotid body tumor，CBT） 228

K

开放性喉外伤（open laryngeal trauma） 217
可摘局部义齿（removable partial denture） 303
口底蜂窝织炎（cellulitis of the floor of the mouth） 282
口腔颌面部间隙感染（facial space infection of maxillofacial regions） 281
口腔修复学（prosthodontics） 302
口腔预防保健（preventive oral health） 313
口咽（oropharynx） 124
眶下间隙（infraorbital space） 281

L

老年性白内障（senile cataract） 65
老视（presbyopia） 83
泪膜（tear film） 3
泪器（lacrimal apparatus） 7
利特尔区（Little area） 120
良性阵发性位置性眩晕（benign paroxysmal positional vertigo，BPPV） 165
林纳试验（Rinne test，RT） 139
鳞状细胞癌（squamous cell carcinoma） 28
流行性出血性结膜炎（epidemic hemorrhagic conjunctivitis） 35
流行性角结膜炎（epidemic keratoconjunctivitis） 35
流行性腮腺炎（epidemic parotitis，mumps） 284
螺旋器（Corti 器） 115

M

麻痹性睑外翻（paralytic ectropion） 26
脉络膜（choroid） 4
慢性鼻窦炎（chronic sinusitis） 183
慢性鼻炎（chronic rhinitis） 177
慢性闭角型青光眼（chronic angle-closure glaucoma） 59
慢性扁桃体炎（chronic tonsillitis） 195
慢性根尖周炎（chronic apical periodontitis，CAP） 264
慢性喉炎（chronic laryngitis） 208
慢性化脓性中耳炎（chronic suppurative otitis media） 158
慢性细菌性结膜炎（chronic bacterial conjunctivitis） 34
慢性牙髓炎（chronic pulpitis） 262
慢性咽炎（chronic pharyngitis） 194
盲（blindness） 12
毛细血管瘤（capillary hemangioma） 190
梅尼埃病（Meniere disease） 163
膜迷路（membranous labyrinth） 115

N

内睑腺炎（internal hordeolum） 23
内皮细胞层（endothelium） 3
年龄相关性白内障（age-related cataract） 65
年龄相关性黄斑变性（age-related macular degeneration，AMD） 72
黏液囊肿（mucocele） 288

P

盘状角膜炎（disciform keratitis） 44
皮质性白内障（cortical cataract） 65
葡萄膜（uvea） 4

Q

气道（airway） 229
气管插管术（trachea intubation） 213
气管切开术（tracheotomy） 213
前弹力层（Bowman's membrane） 3
前房积血（hyphema） 94
前房角（angle of anterior chamber） 5
前葡萄膜炎（anterior uveitis） 53
嵌体（inlay） 303
青光眼（glaucoma） 57
青霉素 G（penicillin G） 43
屈光不正（refraction error） 84
龋病（dental caries） 258
全冠（complete crown） 303
全口义齿（complete denture） 303

R

人工晶体植入术（intraocular lens implantation） 67
人类乳头状瘤病毒（human papilloma virus，HPV） 190
弱视（amblyopia） 91

S

鳃裂囊肿（branchial cleft cyst） 288
三级预防（tertiary prevention） 314
散光（astigmatism） 87
色觉（color vision） 14
沙眼（trachoma） 36
筛窦（ethmoid sinus） 122
上颌窦（maxillary sinus） 122
上睑下垂（ptosis） 26
上皮细胞层（epithelium） 2

舌下腺囊肿（ranula） 288
社区口腔卫生保健（community oral health care） 316
声带息肉（polyp of vocal cord） 221
声带小结（vocal nodules） 220
声门区（glottic portion） 131
声门区癌（glottic carcinoma） 210
声门上区（supraglottic portion） 131
声门上区癌（supraglottic carcinoma） 210
声门下区（infraglottic portion） 131
声门下区癌（subglottic carcinoma） 210
施瓦巴赫试验（Schwabach test，ST） 139
食管（esophagus） 132
食管腐蚀伤（caustic injuries of esophagus） 225
视放射（optic radiation） 7
视交叉（optic chiasm） 6
视觉诱发电位（visual evoked potential，VEP） 19
视力（visual acuity） 12
视路（visual pathway） 6
视盘（optic disc） 4
视盘水肿（papilledema） 76
视皮质（visual cortex） 7
视神经（optic nerve） 6
视神经萎缩（optic nerve atrophy） 77
视神经炎（optic neuritis） 76
视束（optic tract） 6
视网膜（retina） 4
视网膜电图（electroretinogram，ERG） 19
视网膜动脉阻塞（retinal artery occlusion，RAO） 73
视网膜静脉阻塞（retinal vein occlusion，RVO） 73
视网膜内微血管的异常（intraretinal microvascular abnormalities，IRMA） 75
视网膜脱离（retinal detachment，RD） 76
视网膜震荡（commotio retinae） 95
视网膜中央动脉（central retinal artery，CRA） 10
视网膜中央动脉阻塞（central retinal artery occlusion，CRAO） 73
视网膜中央静脉（central retinal vein，CRV） 10
视网膜中央静脉阻塞（central retinal vein occlusion，CRVO） 73
视野（visual field） 13
手动（hand motion，HM） 13
树枝状角膜炎（dendritic keratitis） 44
漱口（mouth rinsing） 315

T

糖尿病视网膜病变（diabetic retinopathy，DR） 75
糖尿病性白内障（diabetic cataract） 68
特应质（atopy） 179

贴面（laminate veneer） 303
铁质沉着症（siderosis） 97
听性脑干反应（auditory brainstem response，ABR） 141
铜质沉着症（chalcosis） 97
瞳孔（pupil） 4
头孢曲松钠（ceftriaxone sodium） 43
头孢唑啉（cefazolin） 42
妥布霉素（tobramycin） 42

W

外鼻（external nose） 119
外侧膝状体（lateral geniculate body） 7
外睑腺炎（external hordeolum） 23
外伤性白内障（traumatic cataract） 68
韦伯试验（Weber test，WT） 139
萎缩性鼻炎（atrophic rhinitis） 178
涡静脉（vortex vein） 10

X

细菌性角膜炎（bacterial keratitis） 42
下颌下间隙（submandibular space） 281
先天性白内障（congenital cataract） 67
先天性青光眼（congenital glaucoma） 62
纤维膜（fibrous tunic） 2
涎腺多形性腺瘤（pleomorphic adenoma） 290
涎腺炎症（salivary glands） 284
腺样体（adenoid） 124
小儿急性喉炎（acute laryngitis in children） 206
悬雍垂（uvula） 125
血管内皮生长因子（vascular endothelial growth factor，VEGF） 62
循环（circulation） 229

Y

牙科手术显微镜（dental operating microscope，DOM） 265
牙髓炎（pulpitis） 262
牙龈瘤（epulis） 289
咽（pharynx） 124
咽后脓肿（retropharyngeal abscess） 197
咽后隙（retropharyngeal space） 126
咽旁脓肿（parapharyngeal abscess） 197
咽旁隙（parapharyngeal space） 126
咽神经丛（pharyngeal plexus） 128
咽异感症（abnormal sensation of throat） 203
咽隐窝（pharyngeal recess） 124
眼电图（electrooculogram，EOG） 19
眼钝挫伤（ocular blunt trauma） 94
眼睑（eyelid） 7

眼睑内翻（entropion） 25
眼睑外翻（ectropion） 25
眼眶（orbit） 7
眼眶蜂窝织炎（orbital cellulitis） 80
眼眶炎性假瘤（orbital inflammatory pseudotumor） 80
眼球（eye ball） 2
眼外肌（extraocular muscles） 7
眼外伤（ocular trauma） 93
眼压（intraocular pressure，IOP） 18
眼压测量（tonometry） 18
咬肌间隙（masseteric space） 281
一级预防（primary prevention） 313
翼下颌间隙（pterygomandibular space） 282
翼状胬肉（pterygium） 38
音叉试验（tuning fork test） 139
吲哚菁绿血管造影（indocyanine green angiography，ICGA） 19
荧光素眼底血管造影（fundus fluorescein angiography，FFA） 19
硬性透气性角膜接触镜（rigid gas permeable contact lens，RGP） 86

原发性开角型青光眼（primary open angle glaucoma，POAG） 60
原发性青光眼（primary glaucoma） 58
远视（hyperopia） 84

Z

增殖性糖尿病视网膜病变（proliferative diabetic retinopathy，PDR） 75
粘连性角膜白斑（adherent corneal leukoma） 41
真菌性角膜炎（fungal keratitis） 43
正视（emmetropia） 84
指数（counting finger，CF） 13
智齿冠周炎（pericoronitis of the wisdom tooth） 280
中耳癌（carcinoma of middle ear） 172
中间葡萄膜炎（intermediate uveitis） 54
中心性浆液性脉络膜视网膜病变（central serous chorio-retinopathy，CSC） 71
桩核冠（post-core crown） 303
阻塞性睡眠呼吸暂停低通气综合征（obstructive sleep apnea-hypopnea syndrome，OSAHS） 198

主要参考文献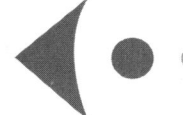

1．苑明茹，熊均平．五官科学．郑州：郑州大学出版社，2018．
2．戴馨，郭丹．眼耳鼻喉口腔科学．北京：人民卫生出版社，2016．
3．马建民，王宁宇，江泳．眼耳鼻喉口腔科学．2版．北京：北京大学医学出版社，2016．
4．苑明茹，黄建，代晖．眼耳鼻喉口腔科学．北京：科学技术文献出版社，2016．
5．王斌全，黄健．眼耳鼻喉口腔科学．7版．北京：人民卫生出版社，2014．
6．崔浩，王宁利，徐国兴．眼科学．3版．北京：北京大学医学出版社，2013．
7．龚树生．耳鼻咽喉头颈外科学．南京：江苏科学技术出版社，2013．
8．姬爱平．口腔急诊常见疾病诊疗手册．北京：北京大学医学出版社，2013．
9．田勇泉．耳鼻咽喉头颈外科学．8版．北京：人民卫生出版社，2013．
10．张志愿，俞光岩．口腔科学．8版．北京：人民卫生出版社，2013．
11．赵士杰，皮昕．口腔颌面部解剖学．2版．北京：北京大学医学出版社，2013．
12．赵依民．口腔修复学．7版．北京：人民卫生出版社，2013．
13．刘家琦，李凤鸣．实用眼科学．3版．北京：人民卫生出版社，2013．
14．赵堪兴，杨培增．眼科学．8版．北京：人民卫生出版社，2013．
15．樊明文，周学东．牙体牙髓病学．4版．北京：人民卫生出版社，2012．
16．葛立宏．儿童口腔医学．4版．北京：人民卫生出版社，2012．
17．孟焕新．牙周病学．4版．北京：人民卫生出版社，2012．
18．张志愿，俞光岩．口腔颌面外科学．7版．北京：人民卫生出版社，2012．
19．葛坚，赵家良．眼科学．2版．北京：人民卫生出版社，2010．
20．孔维佳．耳鼻咽喉头颈外科学．2版．北京：人民卫生出版社，2010．
21．马涛，叶文忠．五官科学．2版．西安：第四军医大学出版社，2010．
22．肖跃群．眼耳鼻喉口腔科护理．北京：人民卫生出版社，2010．
23．赵堪兴，杨培增．眼科学．7版．北京：人民卫生出版社，2008．
24．黄玮，郭丹．眼耳鼻喉口腔科学．2版．郑州：郑州大学出版社，2008．
25．曹采方．临床牙周病学．北京：北京大学医学出版社，2006．
26．刘家琦，李凤鸣．实用眼科学．2版．北京：人民卫生出版社，2006．
27．邓辉．儿童口腔医学．北京：北京大学医学出版社，2005．
28．冯海兰，徐军．口腔修复学．北京：北京大学医学出版社，2005．
29．谢秋菲．牙体解剖与口腔生理学．北京：北京大学医学出版社，2005．
30．于世凤，高岩．口腔组织学与病理学．北京：北京大学医学出版社，2005．

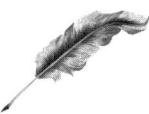

彩 图

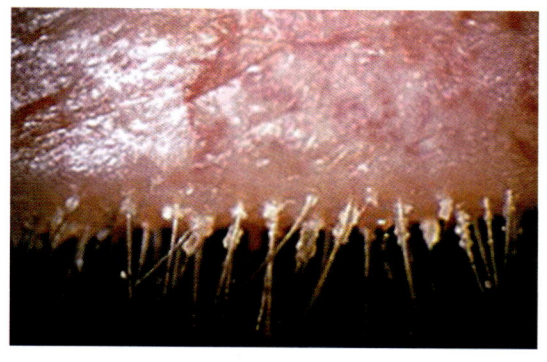

彩图 1-3-1　鳞屑性睑缘炎

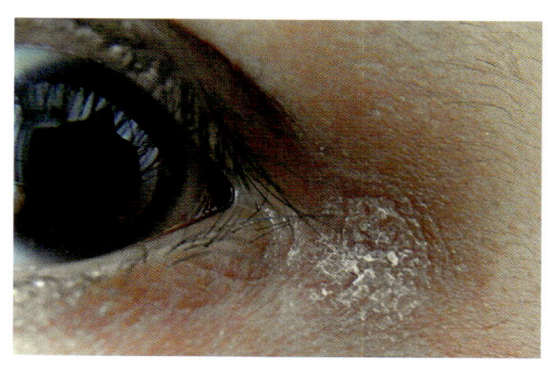

彩图 1-3-2　眦部睑缘炎

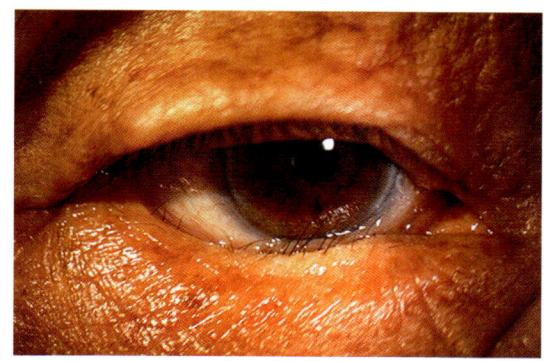

彩图 1-3-3　右眼下眼睑内翻伴倒睫

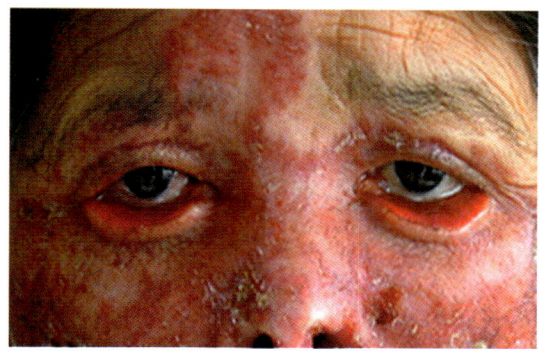

彩图 1-3-4　双眼瘢痕性下眼睑外翻

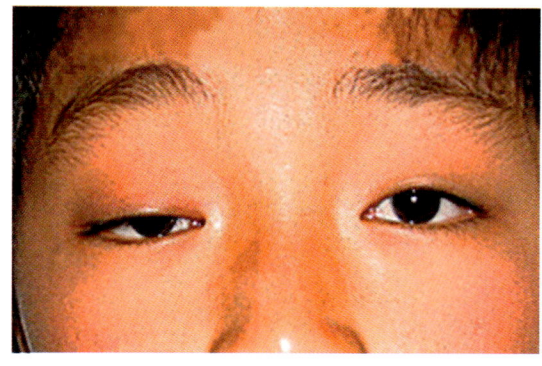

彩图 1-3-5　右眼上睑下垂

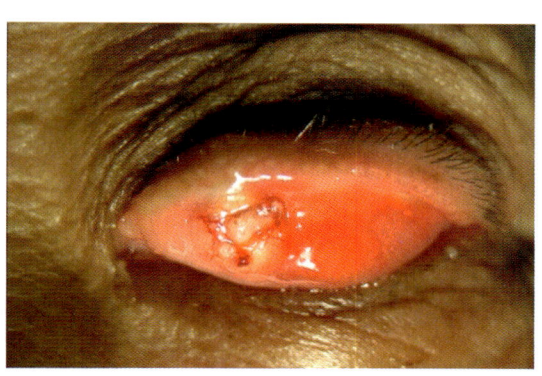

彩图 1-3-6　睑板腺癌

彩 图

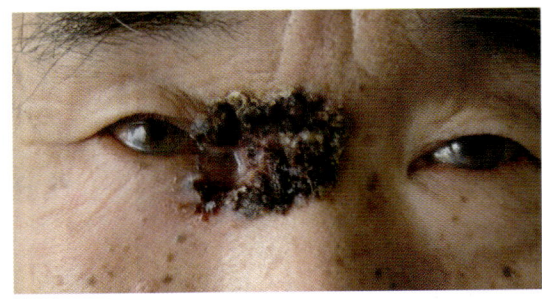

彩图 1-3-7　基底细胞癌

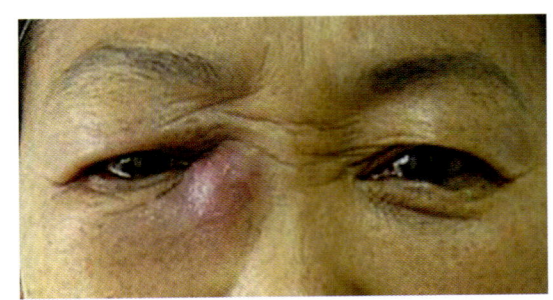

彩图 1-4-1　右眼急性泪囊炎

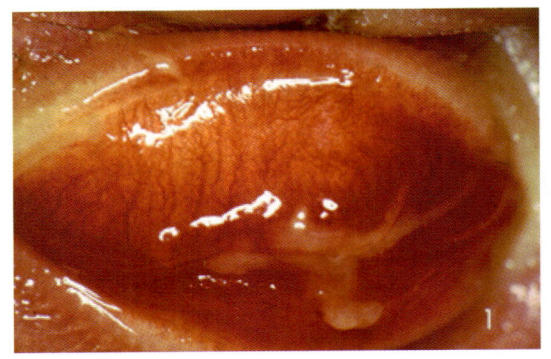

彩图 1-5-1　新生儿淋菌性结膜炎

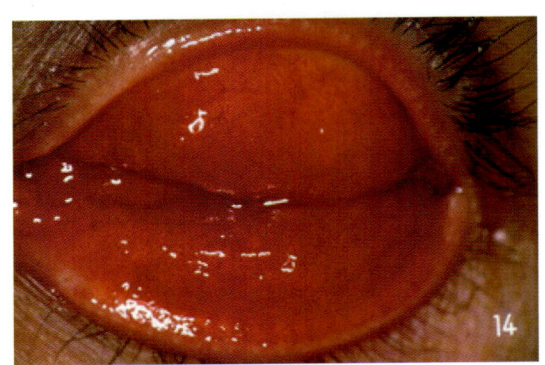

彩图 1-5-2　流行性角结膜炎

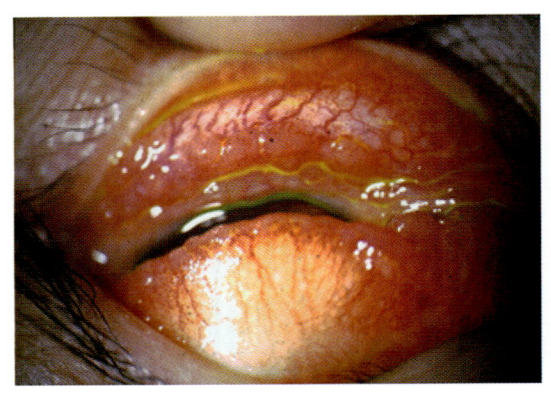

彩图 1-5-3　沙眼急性期

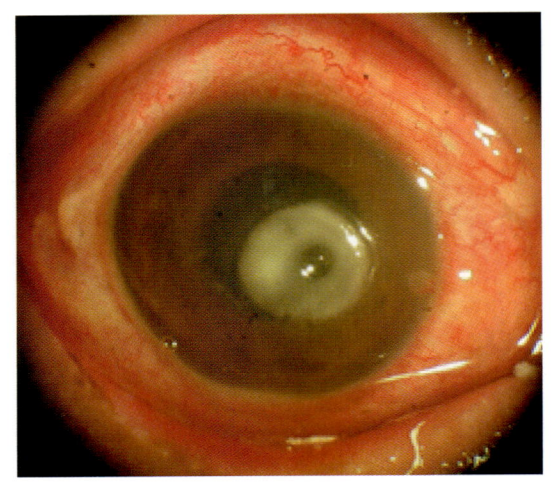

彩图 1-6-1　细菌性角膜溃疡

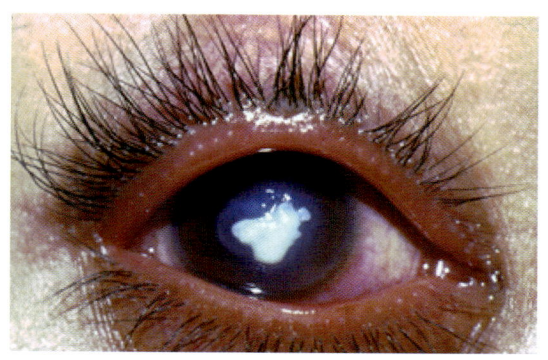

彩图 1-6-2　真菌性角膜溃疡

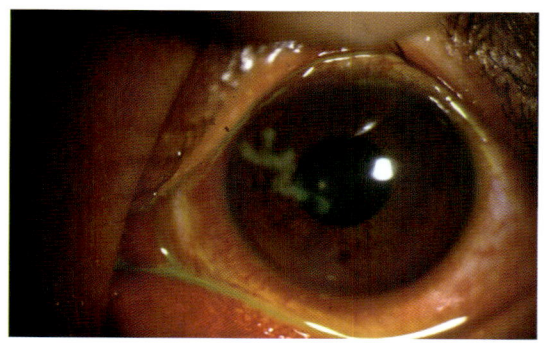

彩图 1-6-3　单纯疱疹病毒性角膜炎树枝状角膜损害

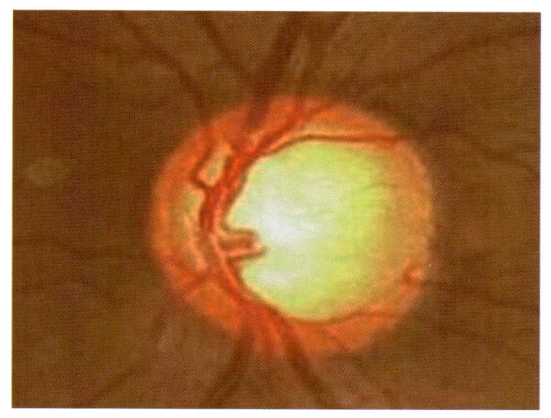

彩图 1-9-1　开角型青光眼眼底改变（青光眼杯）

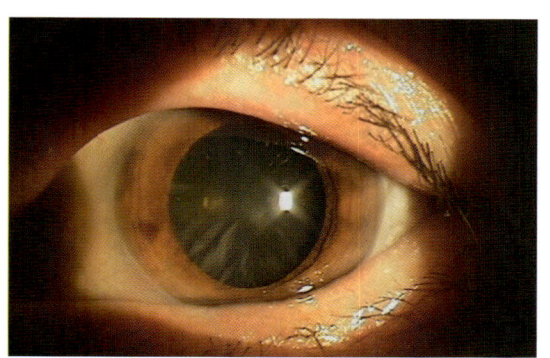

彩图 1-10-1　初发期皮质性白内障

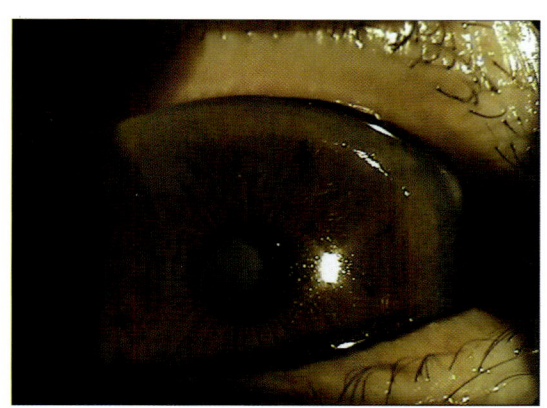

彩图 1-10-2　膨胀期皮质性白内障

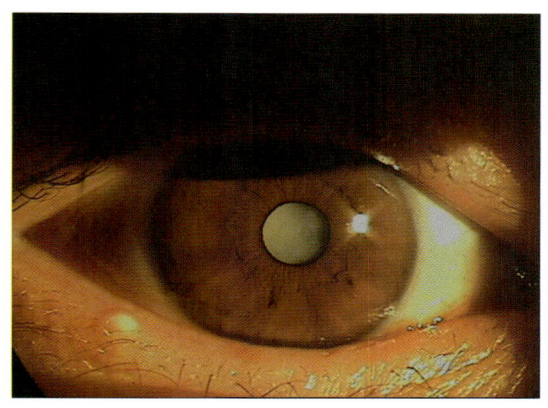

彩图 1-10-3　成熟期皮质性白内障

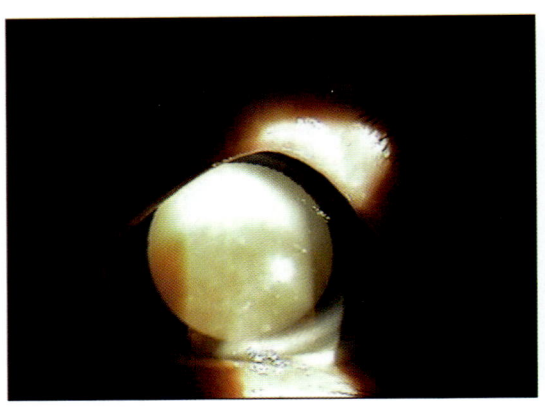

彩图 1-10-4　过熟期皮质性白内障

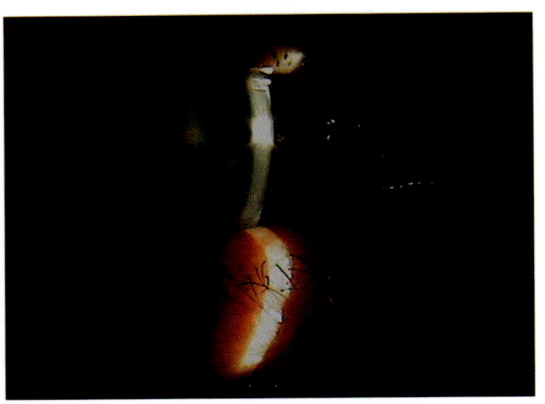

彩图 1-10-5　核性白内障

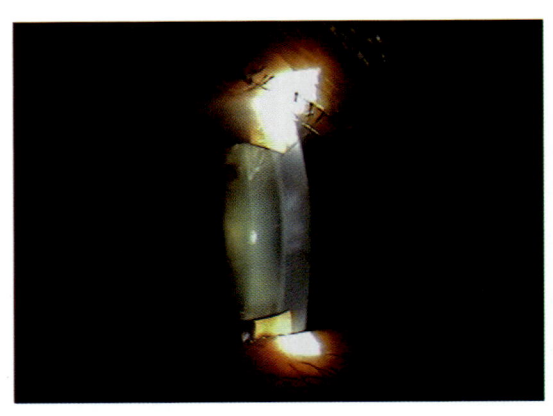

彩图 1-10-6　后囊下性白内障

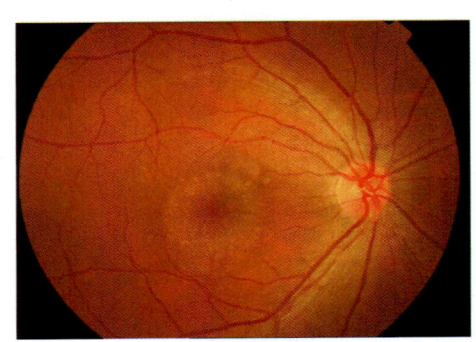

图 1-11-1　中心性浆液性视网膜脉络膜病变

右眼黄斑区见一盘状浆液性脱离区，约 3PD 大，中心凹反射消失，病变区视网膜下见黄白色点状沉着

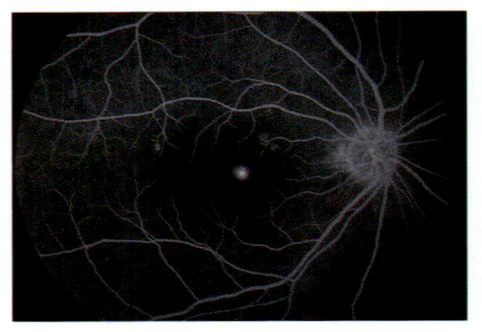

图 1-11-2　中心性浆液性视网膜脉络膜病变 FFA 造影

示中心凹鼻侧出现一荧光素渗漏点，呈墨渍样扩大

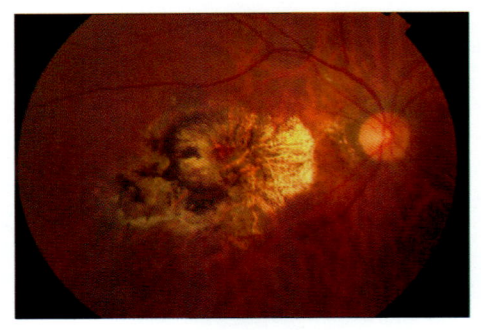

图 1-11-3　干性 AMD

右眼眼底可见边界清晰的地图状萎缩

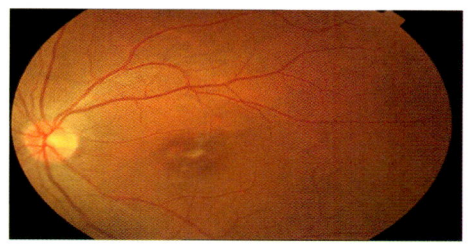

图 1-11-4　湿性 AMD
左眼黄斑区视网膜下黄白色不规则病灶

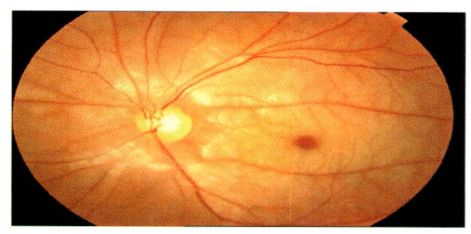

彩图 1-11-5　CRAO
左眼视网膜弥漫性水肿，黄斑中心凹呈樱桃红点

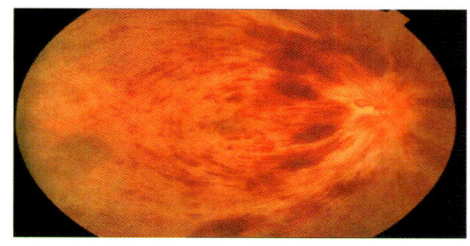

彩图 1-11-6　CRVO
右眼可见沿迂曲扩张的视网膜静脉分布火焰状视网膜内出血

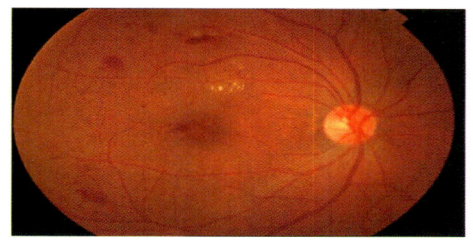

彩图 1-11-7　NPDR
右眼后极部散在微动脉瘤、小出血点和硬性渗出

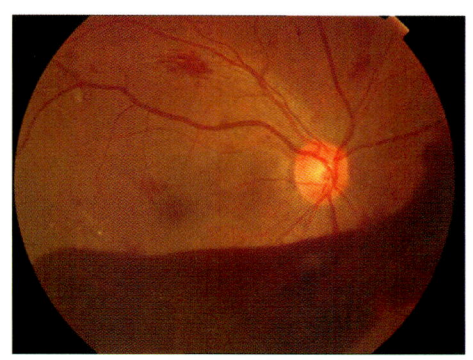

彩图 1-11-8　PDR
右眼视网膜散在出血，下方视网膜前出血

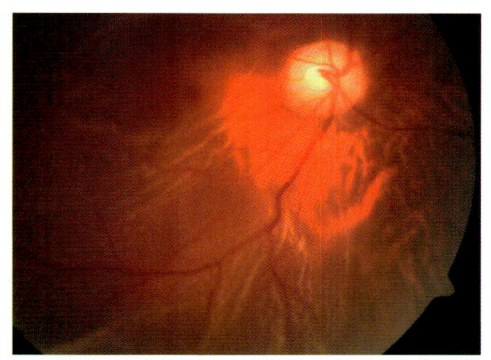

彩图 1-11-9　视网膜脱离

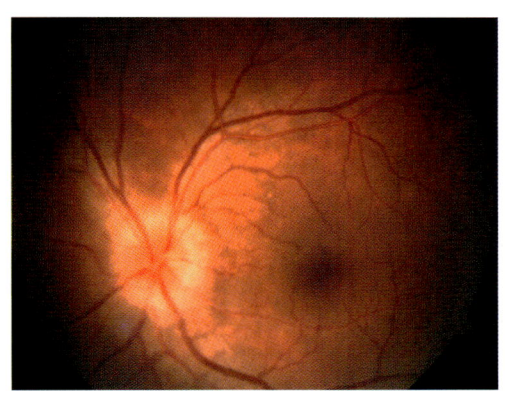

彩图 1-11-10　视盘水肿

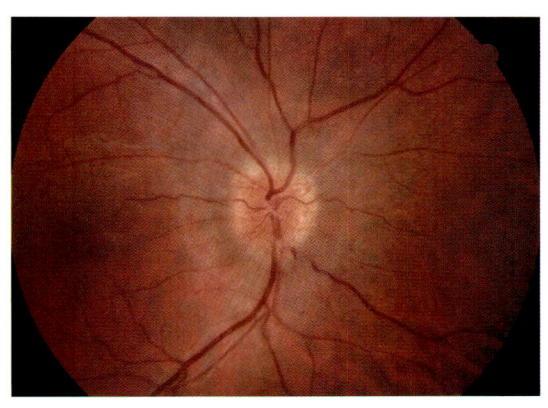

彩图 1-11-11　视神经视盘炎

彩 图

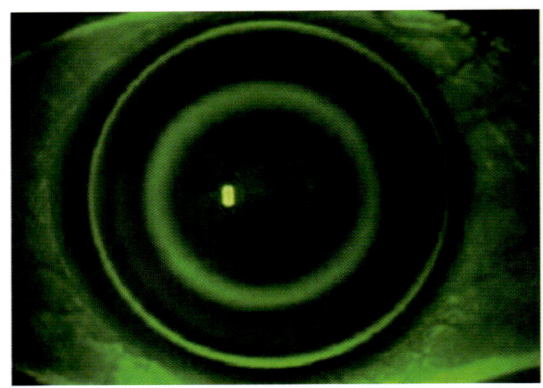

彩图 1-13-1　角膜塑形术

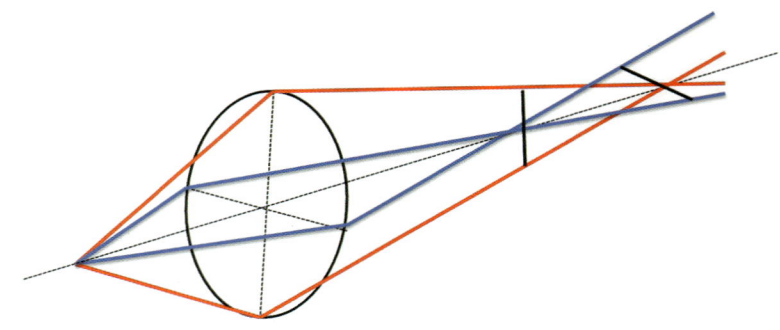

彩图 1-13-2　散光的成像原理

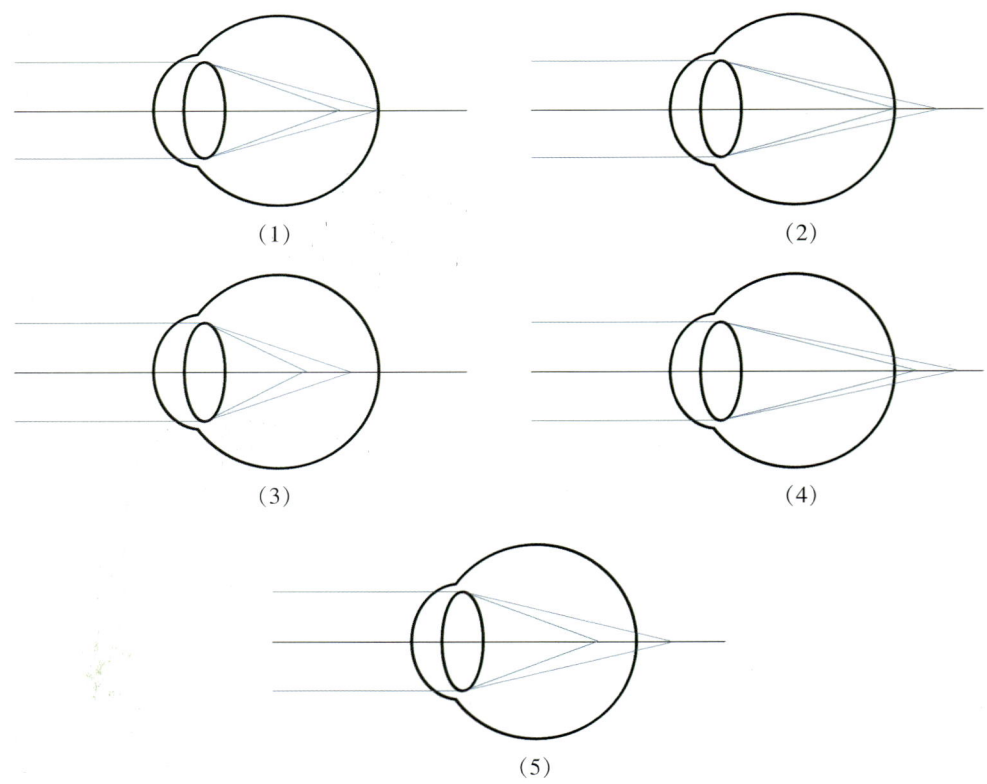

图 1-13-3　散光类型

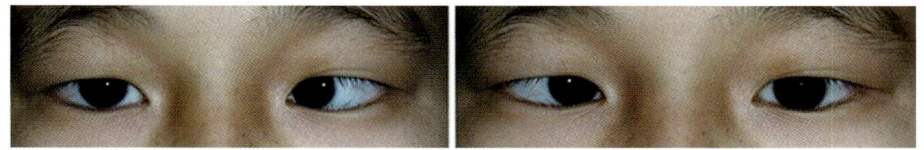

彩图 1-13-4　共同性斜视

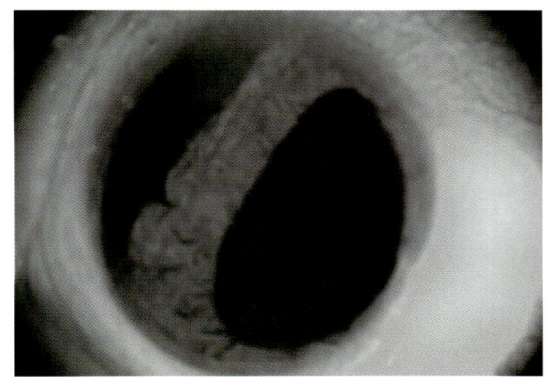

彩图 1-14-1　虹膜根部局限性离断

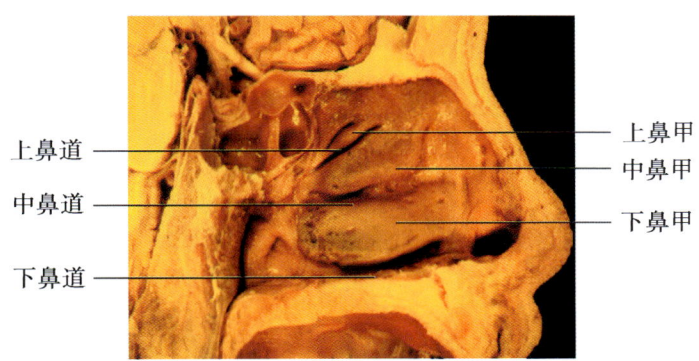

彩图 2-1-1　鼻腔外侧壁

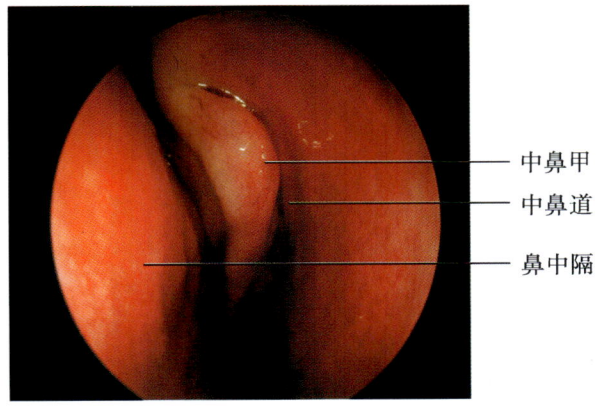

彩图 2-1-2　鼻内镜下观察中鼻甲与中鼻道

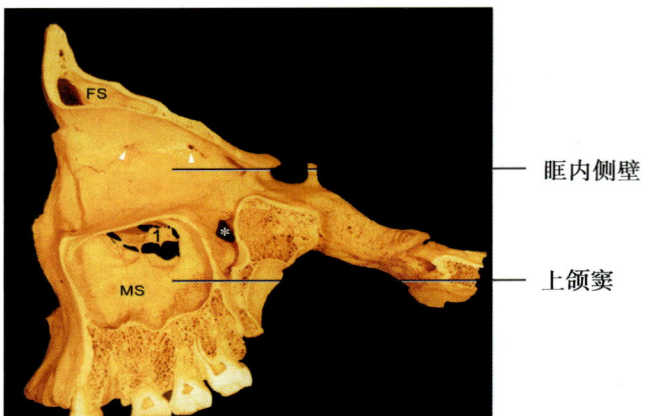

彩图 2-1-3 上颌窦

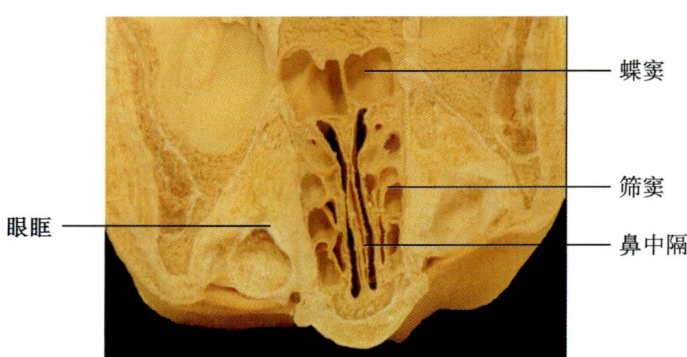

彩图 2-1-4 筛窦及其毗邻

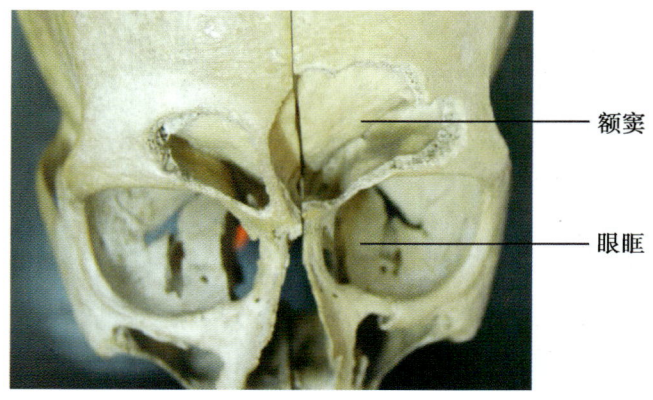

彩图 2-1-5 额窦及其毗邻

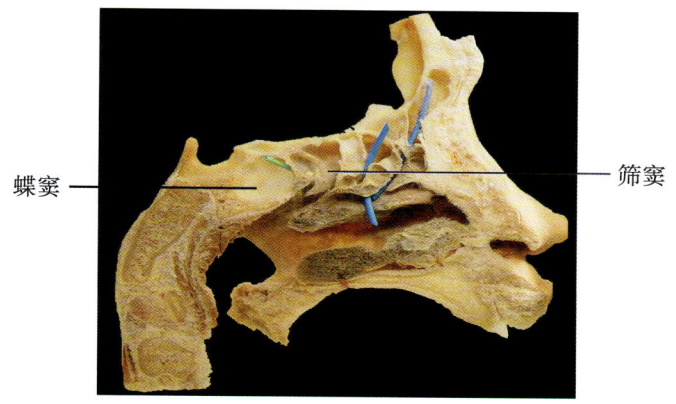

彩图 2-1-6　蝶窦及其毗邻

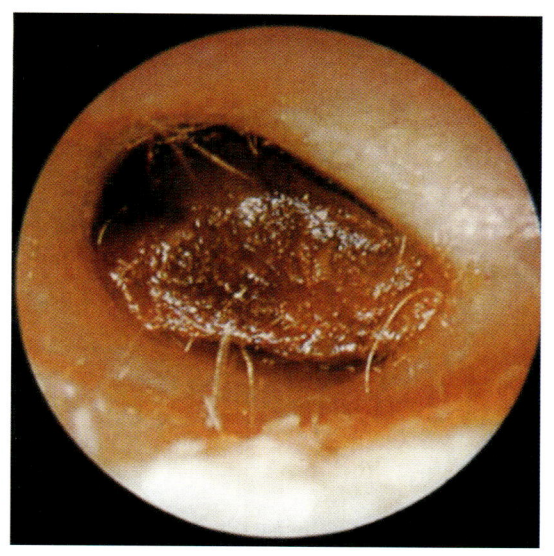

彩图 2-3-1　耵聍栓塞

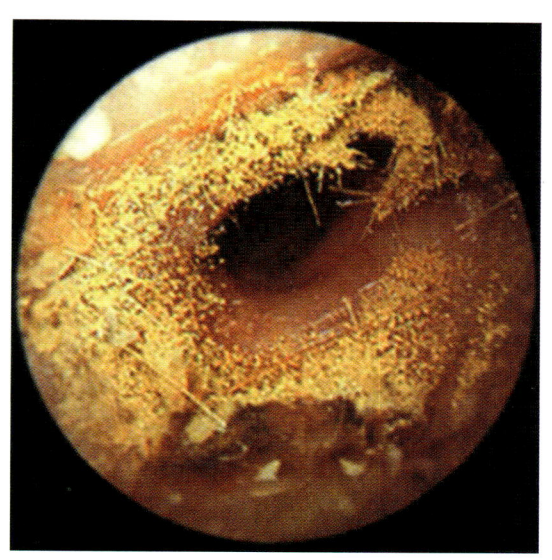

彩图 2-3-2　外耳道真菌病

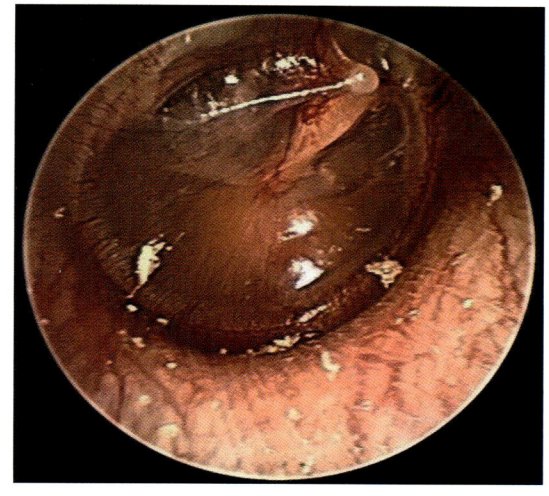

彩图 2-3-3　分泌性中耳炎，中耳腔积液

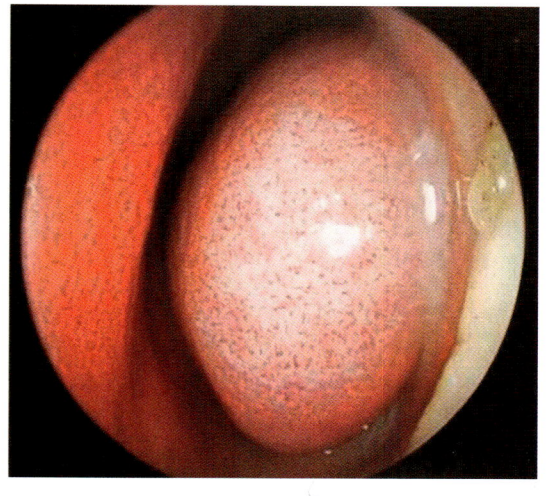

彩图 2-4-1　慢性单纯性鼻炎

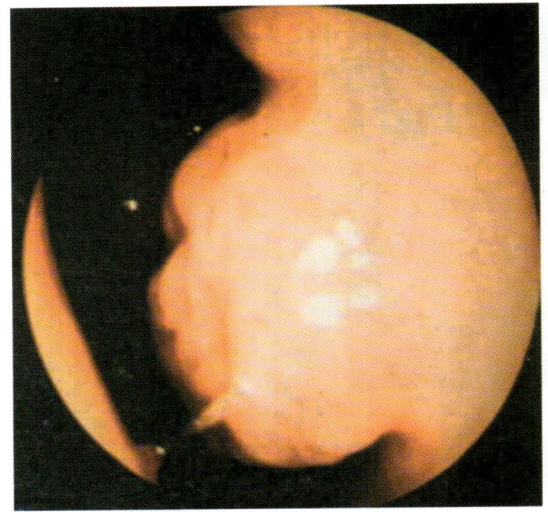

彩图 2-4-2　慢性肥厚性鼻炎

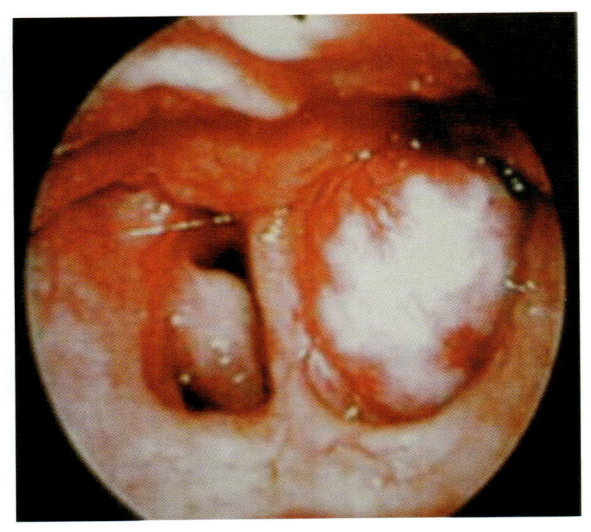

彩图 2-5-1　鼻咽纤维血管瘤

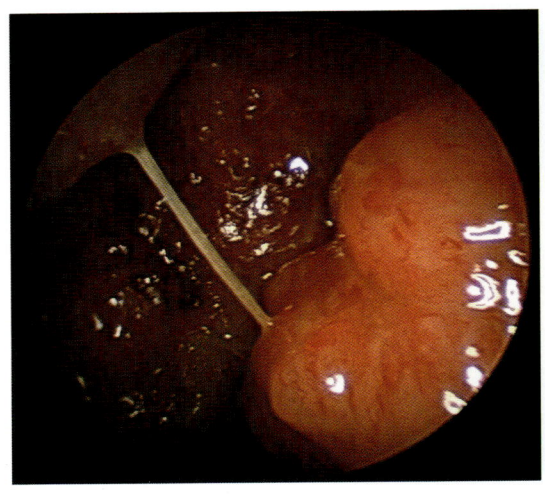

彩图 2-5-2　鼻咽癌

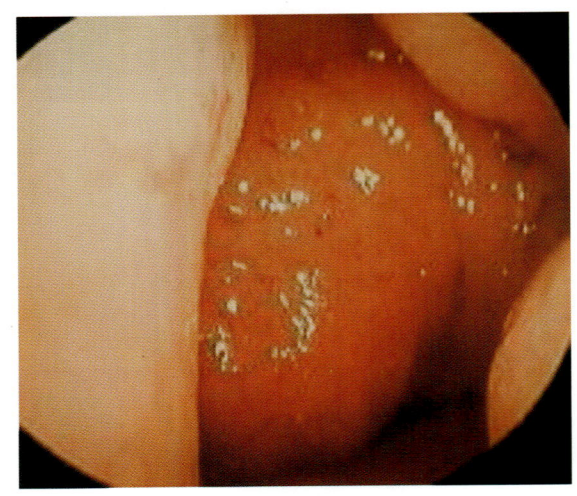

图 2-5-3　鼻内镜下示肥大腺样体突入鼻腔

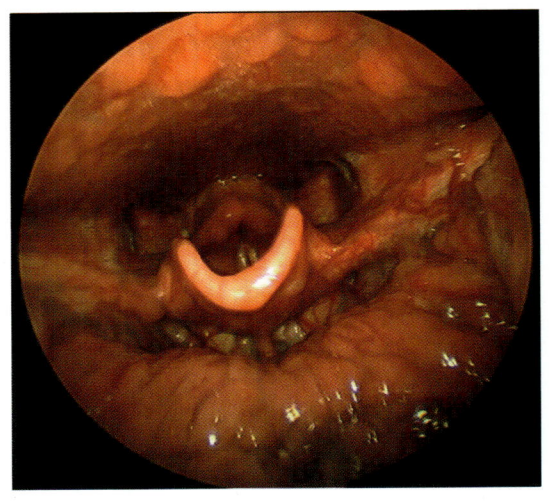

彩图 2-6-1　急性喉炎

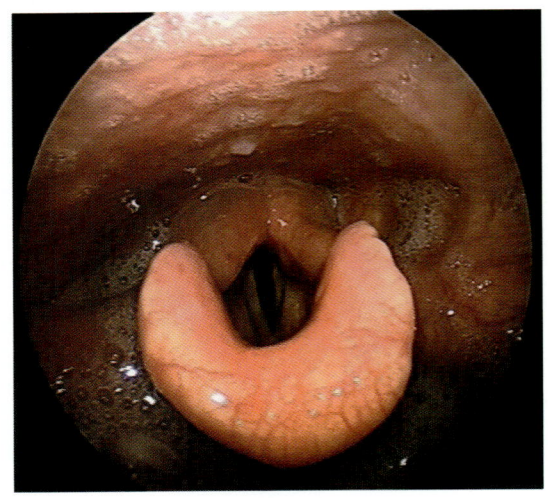

彩图 2-6-2　急性会厌炎双侧披裂黏膜水肿

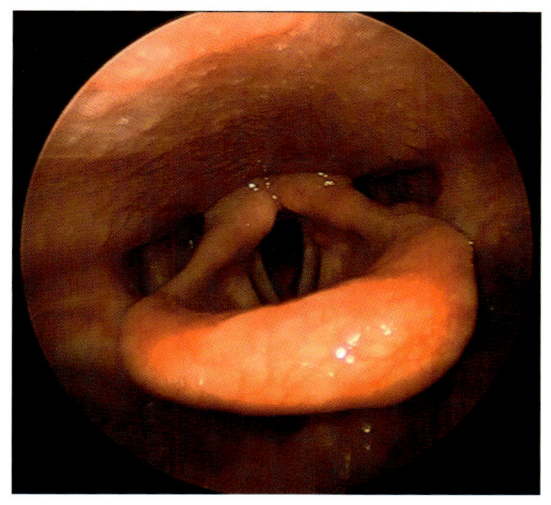

彩图 2-6-3 慢性单纯性喉炎

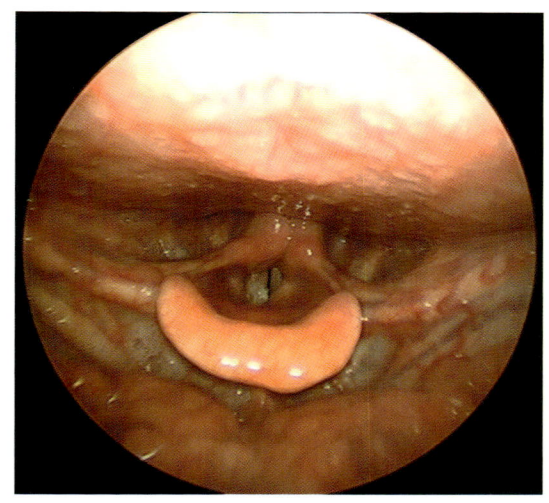

彩图 2-6-4 声门癌

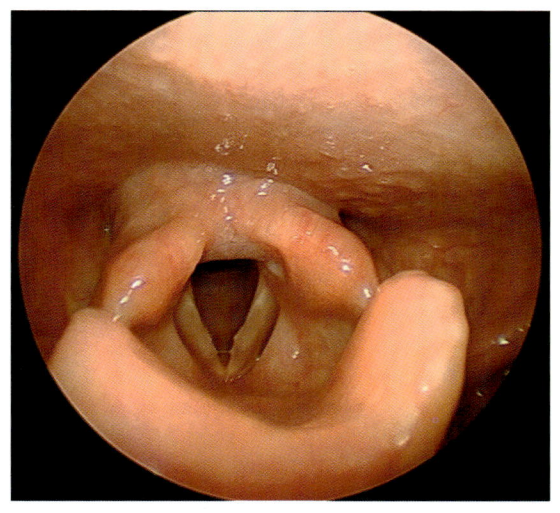

彩图 2-6-5 声带小结

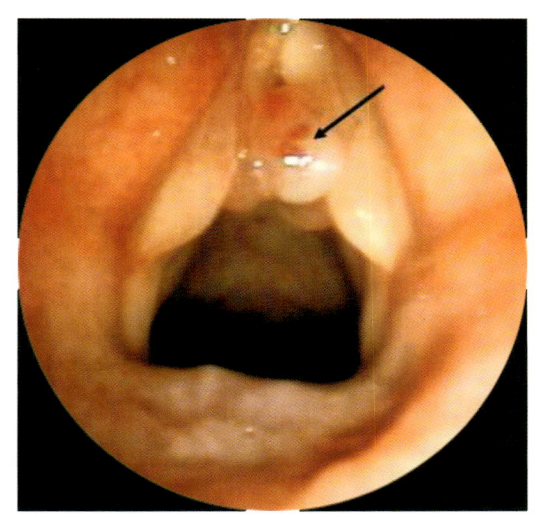

彩图 2-6-6 声带息肉

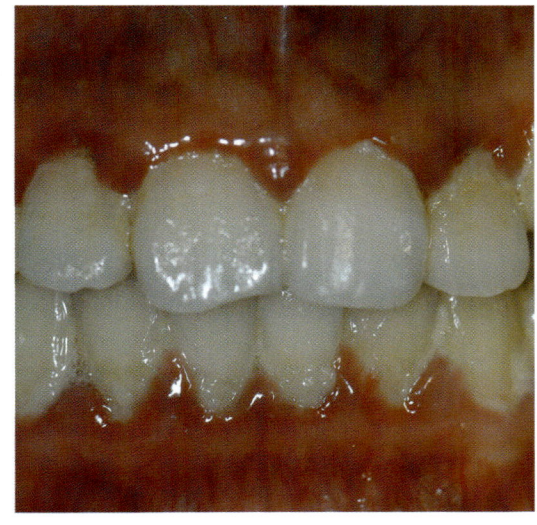

彩图 3-4-1 慢性龈炎

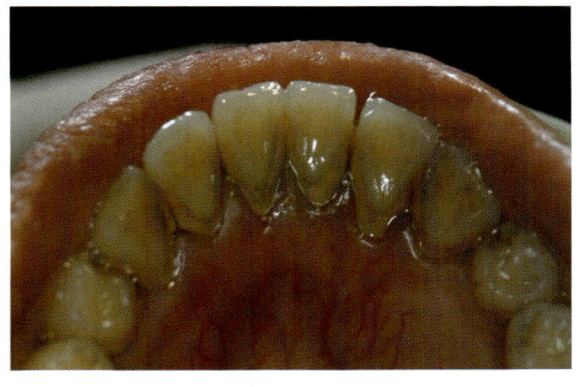

彩图 3-4-2 龈上牙石

牙面和牙颈部上的浅黄色附着物为龈上牙石

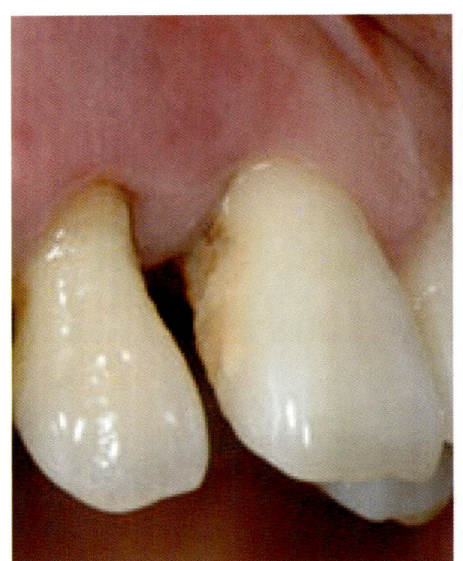
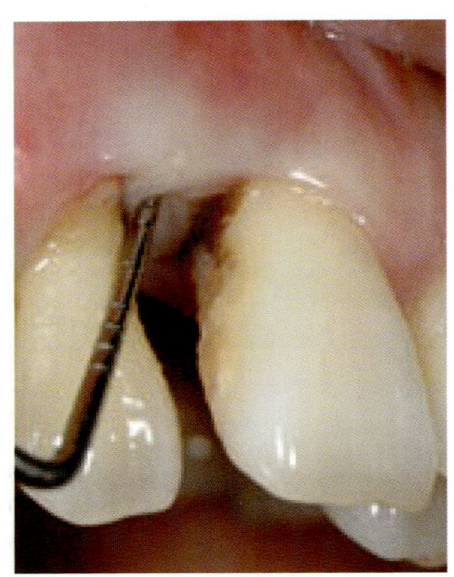

彩图 3-4-3　龈下牙石
用探针将龈缘从牙面分开，可见根面上的龈下牙石

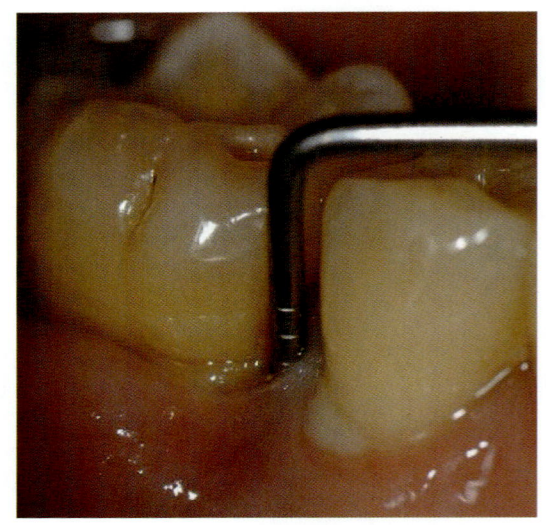

彩图 3-4-4　牙周袋和附着丧失
牙周探针探入牙周袋，袋底位于釉牙骨质界的根方 8mm，附着丧失 8mm

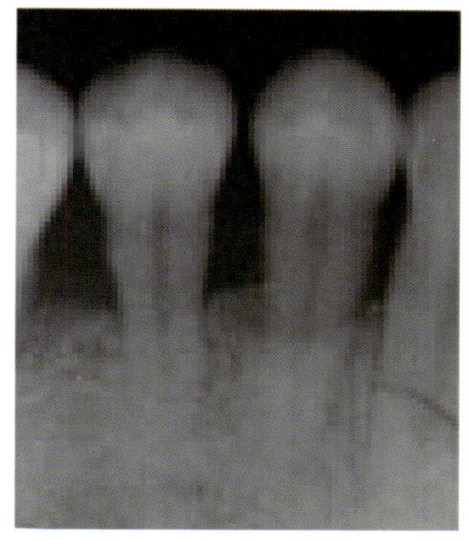
水平型骨吸收

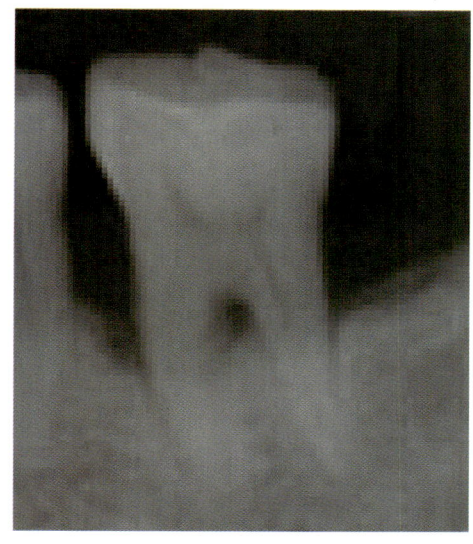
垂直型骨吸收

彩图 3-4-5　牙槽骨吸收

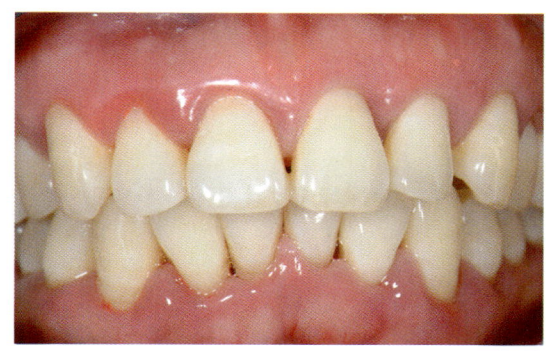

彩图 3-4-6　侵袭性牙周炎

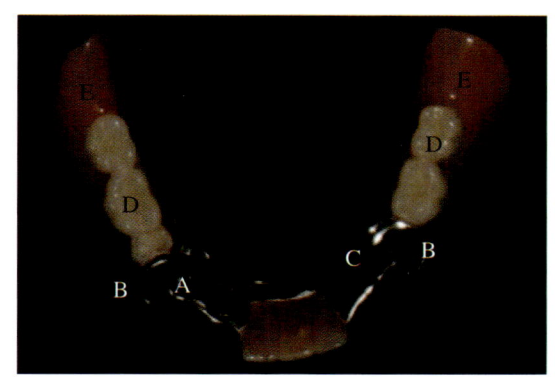

彩图 3-9-1　可摘局部义齿的组成
A. 𬌗支托；B. 固位体；C. 连接体；D. 人工牙；E. 基托

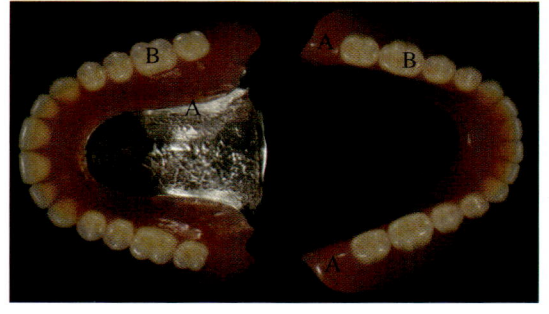

彩图 3-9-2　全口义齿的组成
A. 基托；B. 人工牙

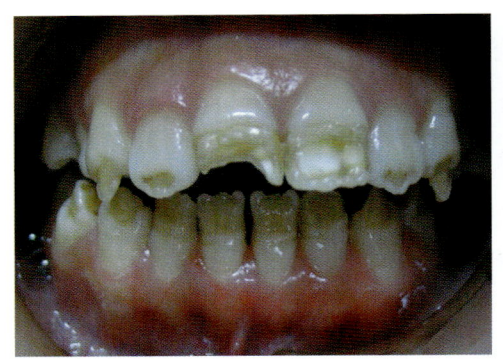

彩图 3-10-1　釉质发育不全

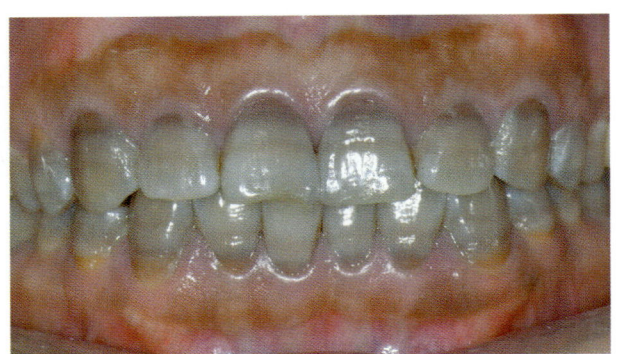

彩图 3-10-2　中度四环素牙

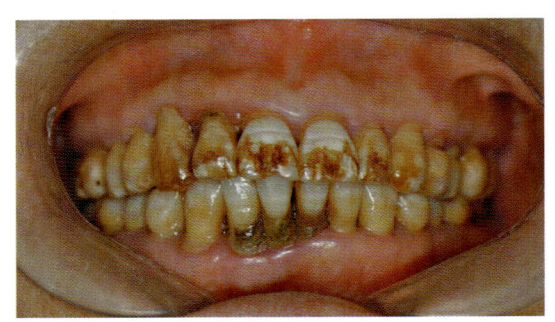

彩图 3-10-3　氟牙症

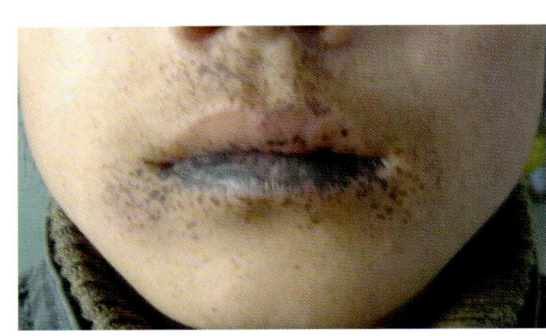

彩图 3-10-4　色素沉着肠息肉综合征，口周皮肤、黏膜色素沉着